Bei Vollmond auf dem Dach

Medizingeschichte im Kontext

Herausgegeben von Karl-Heinz Leven, Mariacarla Gadebusch Bondio, Hans-Georg Hofer, Livia Prüll und Nadine Metzger

Begründet als Freiburger Forschungen zur Medizingeschichte von Ludwig Aschoff, fortgesetzt von Eduard Seidler

Band 27

Eva Maria Hofer

Bei Vollmond auf dem Dach

Medizin- und Kulturgeschichte des Schlafwandelns in der Frühen Neuzeit

PETER LANG
Berlin · Bruxelles · Chennai · Lausanne · New York · Oxford

Bibliografische Information der Deutschen Nationalbibliothek
Die Deutsche Nationalbibliothek verzeichnet diese Publikation in der Deutschen Nationalbibliografie; detaillierte bibliografische Daten sind im Internet über http://dnb.d-nb.de abrufbar.

Diese Arbeit erschien zugleich als Dissertation an der Rheinischen Friedrich-Wilhelms-Universität Bonn und wurde auf dem Publikationsserver bonndoc veröffentlicht.

DE-5-41
ISSN 1437-3122

ISBN 978-3-631-93560-6 (Print)
ISBN 978-3-631-93625-2 (E-PDF)
ISBN 978-3-631-93626-9 (E-PUB)

DOI 10.3726/b22801

Verlegt durch Peter Lang GmbH, Berlin (Deutschland)

info@peterlang.com

Diese Publikation wurde begutachtet.

www.peterlang.com

In Dankbarkeit meinen Patienten gewidmet:
für ihr Vertrauen, mit dem sie mir ihre Geschichten erzählen.

Inhaltsverzeichnis

Dank

Als ich im März 2014 bei meinen Quellenstudien zum Schlaf in der Antike auf frühneuzeitliche Berichte über Nachtwandler stieß, war mir sofort klar, dass ich mich damit in meiner Doktorarbeit beschäftigen wollte. Dass die vorliegende Arbeit trotz eingelegter Pausen für Staatsexamina, Praktisches Jahr und Berufsbeginn als Ärztin nach zehn Jahren schließlich fertiggestellt werden konnte, ist der Unterstützung vieler zu verdanken. An erster Stelle danke ich meiner Doktormutter Prof. Dr. phil. Dr. rer. med. habil. Mariacarla Gadebusch Bondio, die mir bei der Themenfindung und dem Aufbau der Arbeit half, meinen Ideen offen begegnete, mir wohlwollende Kritik rückmeldete und auch nach Berufung nach Bonn die weitere Betreuung trotz der Distanz aufrecht erhielt. Insbesondere möchte ich ihr für den intensiven Austausch in der Endphase der Arbeit herzlich danken sowie für ihre Art, mich stets zu motivieren ohne unter Druck zu setzen. Dass sie trotz zeitlicher Verzögerungen nie den Glauben in mein Vorhaben verlor, stimmte mich stets optimistisch und erfüllt mich mit Dankbarkeit. Für die finanzielle Unterstützung noch während des Medizinstudiums danke ich der Stiftung Begabtenförderung Cusanuswerk sowie der Dr. Günther Findel- und Rolf und Ursula Schneider-Stiftung, die mir 2018 einen zweimonatigen Aufenthalt an der Herzog August Bibliothek in Wolfenbüttel ermöglichten. Dieser Forschungsaufenthalt war ein großes Geschenk für mich und wird mir immer als etwas ganz Besonderes in Erinnerung bleiben. Die dortigen Bestände sowie der fachliche und bis heute anhaltende freundschaftliche Kontakt mit anderen Forschenden waren vor allem für den zweiten Teil dieser Arbeit sehr gewinnbringend. Mein besonderer Dank gilt außerdem Prof. Dr. Hartmut Schulz, ehemals FU Berlin, dessen

Bekanntschaft ich 2014 in einem Workshop des Cusanuswerks machte und der nicht nur seine umfangreiche Quellensammlung zum Schlafwandeln, sondern auch sein schlafmedizinisches Wissen großzügig mit mir teilte. Für seine Bereitschaft zur fachlichen Diskussion einzelner Kapitel meiner Arbeit danke ich insbesondere Dr. Felix Sommer, den ich am Institute for Medical Humanities in Bonn kennen lernen durfte. Dank gilt außerdem dem Doktorandenkolloquium des letztgenannten Instituts, in welchem ich ausgewählte Ideen meiner Forschungen vorstellen und mir dazu Rückmeldung einholen konnte. In diesem Zusammenhang möchte ich auch PD Dr. Christian Kaiser für seine Mühen beim Gegenlesen des gesamten Textes und seine wertschätzenden Anmerkungen danken. Nicht unerwähnt bleiben darf auch Prof. Dr. Philipp Osten, der mich zu Beginn meines Forschungsvorhabens bezüglich der Fragestellung unterstützte. Den Herausgebern Prof. Dr. Karl-Heinz Leven, meiner Doktormutter, Prof. Dr. Hans-Georg Hofer, PD Dr. Livia Prüll und Univ.-Prof. Dr. Nadine Metzger danke ich für die freundliche Aufnahme in der Reihe Medizingeschichte im Kontext im Peter Lang Verlag. Meiner Freundin Iris Hopf, meiner Schwester Isabell Hüttinger und meinem Mann Marius Locher danke ich für die sorgfältige Korrektur des Manuskripts. Vor allem Letzterem gilt mein ausgesprochener Dank für die treue und verständnisvolle Begleitung an meiner Seite für die gesamte Zeit dieser Arbeit. Nicht nur sein Zuspruch, sondern auch die unvergleichliche kulinarische Verwöhnung in besonders stressigen Phasen war für mich unersetzlich. Danken möchte ich auch meinen Eltern und meiner Familie, die bei wichtigen Etappen dieser Arbeit mitgefiebert und mir den Rücken gestärkt haben. Zuletzt möchte ich all jenen unerwähnten Personen meinen Dank aussprechen, die meine Begeisterung für das Phänomen des Schlafwandelns geteilt, die Entstehung dieser Arbeit mit Interesse verfolgt, mich mit ihren Ideen inspiriert und mich auch bei Rückschlägen immer wieder zum Weitermachen ermutigt haben.

Einleitung

Das Spannungsfeld frühneuzeitlichen Schlafens

Das vorliegende Buch richtet seinen Fokus auf das Phänomen des frühneuzeitlichen Schlafwandelns. Die Perspektive, aus der es betrachtet wird, ist vornehmlich die des frühneuzeitlichen Arztes. Durch seine Aufmerksamkeit, die er dieser Schlafstörung schenkte, war es maßgeblich seine Profession, die zu deren Pathologisierung beitrug. Dabei stellt sich die Frage, weshalb Mediziner überhaupt zu dem Schluss kamen, dass es sich hierbei um eine Erkrankung handelte. Berichte von schlafwandelnden Menschen finden sich bereits in antiken griechischen und römischen Quellen. Albertus Magnus (etwa 1200–1280) griff später aristotelisches Gedankengut über Bewegungen im Schlaf auf und setzte sich mit diesem Paradox wissenschaftlich auseinander, bemüht, zu klären, ob es sich dabei um einen Wach- oder Schlafzustand handeln würde und auf welche Ursachen es zurückzuführen sei. Albertus Magnus' Ausführungen dürfen als erste umfassende ihrer Art gelten und als für lange Zeit einzige wissenschaftliche ihres Umfangs, die von einem geistlichen Gelehrten geschrieben wurden.[1] Nach Albertus Magnus befassten sich vorrangig Mediziner mit dem Phänomen des Herumgehens im Schlaf. Während zwischen dem 14. und 15. Jahrhundert keine nennenswerte wissenschaftliche Beschäftigung mit solchen Zuständen zu verzeichnen ist, kam es gegen Ende des 16. Jahrhunderts scheinbar plötzlich zu einer Häufung einer medizinisch-ärztlichen Auseinandersetzung mit Bewegungen und

---

1 Für eine genauere Ausführung hinsichtlich der Beschäftigung mit dem Schlafwandeln in Antike und Mittelalter vgl. Kapitel 2.1 *Schlafwandeln in Antike und Mittelalter.*

sonderbaren Verhaltensweisen im Schlaf. Der Schilderung von Fallberichten folgten Erklärungsansätze und schließlich diätetische und medikamentöse Behandlungsvorschläge sowie die Einführung einer Definition und eines Terminus für einen solchen Zustand, dem Nachtwandeln.

Schlaf war in der Frühen Neuzeit ein Zustand, der unterschiedliche gesellschaftliche, religiöse und medizinische Fragen aufwarf. Mit dem Blick vergangener Zeiten betrachtet, in denen elektrisches Licht sowie sichere und beheizte Wohnräume noch nicht existierten, lässt sich erahnen, wie die Nacht und damit der mit dem Schlaf verbundene Kontrollverlust mit Gefahr, dem Gefühl von Unsicherheit und Angst verbunden sein konnte.[2] Der Schlafende, dessen Wahrnehmung herabgesetzt ist, ist heute wie damals nicht in der Lage, Diebe, Angreifer oder wilde Tiere frühzeitig auszumachen und – sofern er nicht aufwacht – diesen schutzlos ausgeliefert. Auf der anderen Seite ist das Bedürfnis nach Schlaf ab einem bestimmten Zeitpunkt unaufschiebbar und der Mensch muss ihm nachgeben.

Doch Schlaf geht nicht nur mit möglichen Gefahren einher. Auch in der Frühen Neuzeit wurde Schlaf wegen seines Erholungseffekts und seiner positiven Wirkung auf die psychische und physische Gesundheit als wohltuend empfunden. Neben dieser passiven Seite birgt der Schlaf durch das Hervorbringen von Träumen auch etwas Kreativ-Schöpferisches. Aufgrund der Verwobenheit von Schlaf und Traum gerät der Schlafzustand in das breite Feld der Träume, das sich in der Frühen Neuzeit von religiöser und medizinischer Traumdeutung über Imagination, Selbsterkenntnis, Wunder- und Aberglaube spannte.[3]

Frühneuzeitlicher Schlaf war keine reine private Angelegenheit. Dies wird allein schon durch gängige Schlafgewohnheiten deutlich. Das Bett oder das Schlafzimmer war keinesfalls ein privater Rückzugsort, der Raum für Intimität, Ruhe und Alleinsein bot. Ein Bett wurde in der Regel mit mehreren Mitgliedern des Hausstandes aber auch mit fremden Reisenden

---

2 Eindrücklich schildert Ekirch die „Terrors of the Night" zu Beginn seiner Kulturgeschichte der Nacht, vgl. Ekirch, A. Roger: At day's close: night in times past. New York/London: W. W. Norton & Company, 2005, S. 3–56.

3 Einen wissenschaftsgeschichtlichen Ansatz zum Traum und Traumprozess sowie dessen Verbindungen zu Religion, Wissenschaft und Medizin schuf Claire Gantet. Gantet, Claire: Der Traum in der Frühen Neuzeit: Ansätze zu einer kulturellen Wissenschaftsgeschichte. Berlin/New York: De Gruyter, 2010.

im Sinne der Gastfreundschaft geteilt.[4] Dass Schlaf in solchen Fällen nicht immer die gleiche gewünschte Ruhe brachte, liegt auf der Hand. Wie wichtig ein guter und erholsamer Schlaf für jeden ist, wird meistens erst dann klar, wenn dieser aufgrund von Schlafstörungen unterschiedlichster Ursachen nicht mehr vorliegt und das Bemühen folgt, den Schlaf mit geeigneten Mitteln und Vorkehrungen zu fördern. Umfangreiche Empfehlungen zur Gestaltung des Schlafes finden sich in diätetischen Überlegungen basierend auf der Lehre der *sex res non naturales*.[5] Sie wurden im späten Mittelalter und der Renaissance mit dem Wiederaufkommen von antikem und vor allem galenischem Gedankengut von Ärzten studiert und fanden in deren

---

4 Vgl. Morhmann, Ruth-Elisabeth: Zur Geschichte des Schlafes in volkskundlich-ethnologischer Sicht. Rheinisch-westfälische Zeitschrift für Volkskunde 2012; 57: 15–34, insb. 24. Gabriele Jancke bezieht in ihren Untersuchungen zur Gastfreundschaft in der Frühen Neuzeit auch die Bedeutung des Bettes mit in ihre Forschung ein. Sie kommt zu dem Ergebnis, dass sich Gastfreundschaft ganz selbstverständlich auch auf das Teilen des gemeinsamen Bettes bezog und führt dafür mehrere Beispiele aus der Geschichte mit an. Gästen wurde nicht nur Unterschlupf im eigenen Haus, Essen und Trinken am Tisch gewährt, sondern auch das eigene Bett, s. dazu Jancke, Gabriele: Gastfreundschaft in der frühneuzeitlichen Gesellschaft: Praktiken, Normen und Perspektiven von Gelehrten. Göttingen: Vandenhoeck & Ruprecht unipress 2013, S. 319–335.

5 Der diätetische Ansatz ist hippokratisch und wurde von Galen weiterentwickelt. Die medizinische Etablierung des Konzepts der *sex res non naturales* fand vermutlich durch den weit verbreiteten Gesundheitsratgeber *Regimen sanitatis salernitanum* statt, ein etwa aus dem 13. Jahrhundert stammendes Gesundheitsgedicht. Das *Regimen* erteilte Gesundheitsratschläge von der Jugend bis zum Greisenalter und verwies dabei insbesondere auf die Einhaltung von hygienischen Maßnahmen, Bewegung, Diät sowie ausgeglichene emotionale aber auch Fülle- und Leerezustände des Körpers. Mit etwa 240 Auflagen in Latein, Hebräisch, Persisch sowie zahlreichen weiteren Sprachen handelt es sich bei dem beschriebenen Büchlein um einen wahren Klassiker der Gesundheitsliteratur. Vgl. Porter, Roy: Die Kunst des Heilens. Eine medizinische Geschichte der Menschheit von der Antike bis heute. Heidelberg/Berlin: Spektrum Akademischer Verlag, 2000, S. 108–109. Vgl. auch die lateinische Ausgabe von Ackermann, Johann Christian Gottlob (Hrsg.): Regimen Sanitatis Salerni sive Scholae Salernitanae de conservanda bona valetudine praecepta. Stendal: Franzen/Grosse, 1790. Die genannte Ausgabe sowie ihre deutsche Übersetzung finden sich z. B. in: Das medizinische Lehrgedicht der Hohen Schule zu Salerno (Regimen sanitatis Salerni). Aus dem Lateinischen ins Deutsche übertragen von Paul Tesdorpf und Therese Tesdorpf-Sickenberger. Berlin/Stuttgart/Leipzig: Kohlhammer, 1915.

Praxis Verwendung.[6] Zu diesen sechs nicht-natürlichen Dingen zählten die Luft, Speisen und Getränke, Schlafen und Wachen, Arbeit und Ruhe, die Gemütsaffekte sowie Ausscheidungen. Ärzte sahen bei deren fehlender Einhaltung, mangelnder Qualität oder schadhafter Zusammensetzung den Auslöser für Krankheiten.[7] Die Lehre von den *sex res non naturales* wurde bis in die Frühe Neuzeit von Ärzten vertreten. Auf den Schlaf bezogen stellten sich vor allem Fragen zur Gestaltung der Schlafumgebung, der Schlafenszeit und Dauer eines guten und damit gesunden Schlafes.[8]

Schlaf stand in der Frühen Neuzeit wie auch heute im Spannungsfeld zwischen dem lebensnotwendigen Bedürfnis nach Erholung und Ruhe, einer gesundheitsfördernden Lebensgestaltung, dem Erleben von Träumen, Faszination, Gefahr und Angst. Wie müssen vor diesem Hintergrund Erzählungen über Menschen gewirkt haben, die nachts das Bett verließen, in der Dunkelheit durch das Haus wanderten, dieses und damit dessen Schutz hinter sich ließen, alltäglichen Beschäftigungen nachgingen oder sogar auf das Hausdach stiegen – und das alles, während sie schliefen? Schlafen und Wachsein scheinen sich im Schlafwandel geradezu zu vermischen. Ein solches Verhalten muss für den Beobachter und für den, der solche Geschichten hörte, faszinierend, beängstigend oder zumindest irritierend gewesen sein und im Vergleich zum gewöhnlichen, ruhigen und eher passiv wirkenden Schlafenden viele Fragen aufgeworfen haben.

Wissen über Schlafwandeln im 21. Jahrhundert

Wenn auch eine ärztliche Auseinandersetzung mit Schlafstörungen schon früh in der Geschichte einsetzte, so wurde in der modernen Medizin dem Schlaf erst in jüngerer Zeit in verschiedenen medizinischen Fächern mit der

6 Vgl. hierzu Dannenfeldt, Karl H.: Sleep: Theory and Practice in the Late Renaissance. J. Hist. Med. Allied Sci 1986; 41 (4), 415–441.

7 Zu einer genauen Darstellung der *sex res non naturales* vgl. Stolberg, Michael: Gelehrte Medizin und ärztlicher Alltag in der Renaissance. Oldenbourg: De Gruyter, 2021, S. 151–154.

8 An mancher Stelle wird von einer Medikalisierung des Schlafes erst im 21. Jahrhundert ausgegangen. Vgl. Brunt, Lodewijk und Steger, Brigitte (Hrsg.): Worlds of Sleep. Berlin: Frank Timme, 2008, S. 10. Vor dem Hintergrund existierender medizinischer Ratgeberliteratur der Frühen Neuzeit zur Förderung eines guten und gesunden Schlafes kann diese Ansicht jedoch nicht gehalten werden.

Somnologie ein eigener Bereich gewidmet.[9] Es brauchte die Entwicklung entsprechender diagnostischer Instrumente wie der Elektroenzephalographie (EEG), der Polysomnographie (PSG) und der Video-PSG, um neue Erkenntnisse zu gewinnen.[10]

Zur Beurteilung von Schlafstörungen und der Schlaf-Wach-Regulation gilt in der klinischen Praxis die PSG als Goldstandard. Hierbei wird der Schlafende anhand diverser physiologischer Parameter und einer parallelen Videoaufzeichnung überwacht. Wichtige Bestandteile einer PSG sind u.a. die EEG, Elektrookulografie (EOG) und Elektromyografie (EMG), womit die Hirnaktivität bzw. die Augenbewegungen und der Muskeltonus des Schlafenden registriert werden.[11] Der apparativen Diagnostik geht eine gezielte Eigen- und Fremdanamnese voraus. Schlaf-assoziierte Störungen können außerdem mittels speziell dafür entwickelter Fragebögen oder vom Patienten ausgefüllter (Schlaf-)Tagebücher näher ermittelt werden. Ferner ergänzen körperliche und laborchemische Untersuchungen die Diagnostik bei Schlafstörungen.

Mit der Weiterentwicklung der EEG-Untersuchung gelang Aserinsky und Kleitman 1953 die Entdeckung zweier unterschiedlicher Schlafphasen: NREM- und REM-Schlaf.[12] NREM-Schlaf bestimmt vor allem die erste Nachthälfte. Im Elektroenzephalogramm zeichnet er sich durch langsame EEG-Wellen mit hoher Amplitude aus. Er wechselt sich im Laufe der Nacht mehrmals mit

---

9 Das umfangreiche Standardwerk der Schlafmedizin ist das jährlich aktualisierte und aktuell in der 32. Auflage vorliegende *Kompendium Schlafmedizin*, vgl. Deutsche Gesellschaft für Schlafforschung und Schlafmedizin: Kompendium Schlafmedizin für Ausbildung, Klinik und Praxis. Hrsg. von Peter Geisler, Svenja Happe und Andrea Rodenbeck. Landsberg: ecomed Medizin, 2022. Vgl. außerdem die ausführlichen Überblickdarstellungen von Stuck, Boris A. et al. (Hrsg.): Praxis der Schlafmedizin. Berlin: Springer, 2018; Pollmächer, Thomas et al. (Hrsg.): Handbuch Schlafmedizin. München: Elsevier, 2020 sowie von Kryger, Meir H. et al. (Hrsg.): Principles and practice of sleep medicine. Philadelphia: Elsevier, 2017.

10 Zur Geschichte der Schlafforschung mit ihren Meilensteinen vgl. Schulz, Hartmut: The history of sleep research and sleep medicine in Europe. J. Sleep Res. 2022; 31 (4): e13602. DOI: 10.1111/jsr.13602.

11 Zu den einzelnen diagnostischen Methoden in der Schlafforschung und insbesondere den Bestandteilen der Polysomnographie vgl. Weeß, Hans-Günter: Diagnostische Methoden. In: Stuck et al. (2018): 23–85.

12 Aserinsky, Eugene und Kleitman, Nathaniel: Regularly occuring periods of eye motility, and concomittant phenomena, during sleep. Science 1953; 118: 273–274.

Phasen des REM-Schlafs ab,[13] wobei letzterer im Verlauf an Länge zunimmt und durch ein eher desynchronisiertes EEG-Muster zusammen mit einer Aktivierung vegetativer Funktionen mit schnellen Augenbewegungen in der Elektrookulographie auffällt, die namensgebend für diese Schlafphase waren (REM, Rapid Eye Movement). Die schnellen Augenbewegungen sind insbesondere deshalb bemerkenswert, da es während des REM-Schlafs zu einem Verlust des Muskeltonus kommt. Die Atonie der Halte- und Stellmuskulatur kann in diesem Schlafstadium durch kurze Zuckungen im Gesichtsbereich und an den Extremitäten überlagert werden. Charakteristisch ist außerdem eine veränderte Temperaturregulation, als deren Folge Schwitzen, Zittern oder eine Piloerektion auftreten können.[14] Schließlich berichten Schlafende, die während des REM-Schlafs geweckt werden, häufiger von intensiven und emotionalen Träumen als dann, wenn sie aus dem NREM-Schlaf geweckt werden, weshalb REM-Schlaf häufig mit Träumen assoziiert wird, was dieser Schlafphase umgangssprachlich den Namen des *Traumschlafs* einbrachte. Inzwischen konnte jedoch belegt werden, dass Traumaktivität auch im NREM-Schlaf stattfindet.[15]

Nach heutigen Kenntnissen entsteht Schlaf durch eine komplexe Integration sensorischer, humoraler und zentral neuronaler Faktoren, die im Gehirn stattfindet. Störungen des Schlafes und des Wachzustandes sind multifaktoriell bedingt und basieren auf Unregelmäßigkeiten externer und interner Stimuli und deren zentraler Verarbeitung.[16] Als Grundlage für die Diagnostik und

---

[13] In der heutigen Schlafforschung werden nach dem Standard der American Academie of Sleep Medicine die Schlafstadien W. (Wach), N1–N3 (NREM-Schlaf) und R. (REM-Schlaf) voneinander unterschieden. Diese Einteilung löste 2007 die bis dahin geläufigen Schlafstadien nach Allan Rechtschaffen und Anthony Kales ab. Vgl. dazu Penzel, Thomas und Schöbel, Christoph: Messung von Schlaf und Schläfrigkeit. In: Pollmächer et al. (2020): 21–30, v. a. S. 22–23.

[14] Zur Physiologie des Schlafes vgl. Schmidt, Markus H. et al.: Die normale Schlafphysiologie. In: Pollmächer et al. (2020): 5–19.

[15] Stellvertretend für die inzwischen vorzufindende Fülle an wissenschaftlicher Auseinandersetzung mit Träumen sei hier insbesondere auf die Arbeiten des Schlaf- und Traumforschers Michael Schredl verwiesen, z. B. Schredl, Michael: Traum. München/Basel: Ernst Reinhardt, 2008; Schredl, Michael: Träume: Unser nächtliches Kopfkino. Berlin/Heidelberg: Springer Spektrum, 2013; Schredl, Michael: Researching Dreams: The Fundamentals. Cham: Springer International Publishing 2018 (zum Verhältnis von Träumen im NREM und REM-Schlaf vgl. v. a. S. 4–5).

[16] Stuck et al. (2018), S. 94–95.

Einteilung bekannter Schlafstörungen dient die inzwischen in dritter Auflage erschienene International Classification of Sleep Disorders (ICSD-3), die von der American Academy of Sleep Medicine (AASM) herausgegeben wird.[17] Die dort definierten Schlafstörungen stimmen großteils mit den Definitionen der zwei großen und bekannten psychiatrischen Klassifikationssysteme – der ICD-10 und des DSM-5 – überein, wobei das für Deutschland verbindliche Klassifikationssystem der ICD-10 das Kapitel der Schlafstörungen nur ungenügend behandelt. Mit einer genaueren Aufarbeitung und damit auch allgemeinen Aufwertung dieses Themengebietes ist mit der weiteren Anwendung der neuesten Auflage, der ICD-11, zu rechnen, die Schlafstörungen nun nicht mehr in der Reihe der psychiatrischen Erkrankungen aufzählt, sondern als eigenständige Krankheitsgruppe. Die ICD-11 trat am 01.01.2022 in Kraft. Die bisher durch das Bundesinstitut für Arzneimittel und Medizinprodukte (BfArM) erstellte Übersetzung muss jedoch noch mit verschiedenen Gremien abgestimmt werden, so dass mit einer einheitlichen Nutzung der ICD-11 im deutschsprachigen Raum erst in unbestimmter Zeit zu rechnen ist.[18] Vor diesem Hintergrund wird im Folgenden auf die international in der Forschung geltende Einteilung der Schlafstörungen nach der ICSD-3 Bezug genommen. Diese unterscheidet klinisch bekannte Schlafstörungen nach sechs Hauptgruppen: Insomnien, schlafbezogene Atmungsstörungen, Hypersomnien zentralen Ursprungs, zirkadiane Rhythmusstörungen, Parasomnien und schlafbezogene Bewegungsstörungen. Daneben werden hier auch Normvarianten des Schlafes sowie organische und psychiatrische oder verhaltensbedingte Schlafstörungen mit aufgeführt.

Zu den eindrücklichsten Schlafstörungen zählen die Parasomnien. Dabei handelt es sich um motorische oder auch vokalisatorische Ereignisse, um Aktivitäten des autonomen Nervensystems sowie zum Teil auch um gezeigte Emotionen und Träume, die während des Einschlafens, im Schlaf selbst oder beim Wecken aus diesem auftreten können und mit dem Konzept eines

---

17 American Academy of Sleep Medicine: International Classification of Sleep Disorders. 3. Auflage. Diagnostic and coding manual. Darien: AASM, 2014.

18 Dies entspricht dem Stand zur Zeit der Fertigstellung des vorliegenden Buches im November 2024.

ruhigen Schlafes nicht im Einklang stehen.[19] Parasomnien gliedern sich in solche des NREM-Schlafs (Arousal-Störungen), REM-Schlaf-bezogene Parasomnien, andere Parasomnien und das Sprechen im Schlaf. Unter den Arousal-Störungen werden solche Schlafstörungen zusammengefasst, in denen bei einer unvollständigen Weckreaktion aus dem Tiefschlaf (einer Phase des NREM-Schlafs) diverses Verhalten beobachtet werden kann. Hierbei wird noch einmal zwischen dem verwirrten Erwachen (confusional arousal), dem Schlafwandeln (Somnambulismus) und dem Nachtschreck (Pavor nocturnus) unterschieden.[20] Allen diesen Arousal-Störungen ist gemein, dass es wiederholt zu Episoden kommt, in denen der Betroffene meist im ersten Drittel des Nachtschlafs inkomplett erwacht. Weiter muss, um die Diagnose einer solchen Störung stellen zu können, das Kriterium erfüllt sein, dass Betroffene während eines solchen Paroxysmus kaum oder gar nicht auf andere Personen, die zu interagieren oder den Schlafenden zu wecken versuchen, reagieren und generell eine sehr eingeschränkte bis fehlende Wahrnehmung ihrer realen Umgebung haben. Bei dem gezeigten Verhalten handelt es sich um automatisierte Handlungsmuster. Außerdem kommt es im Unterschied zu anderen Schlafstörungen zu keinem Traumerleben und Betroffene entwickeln eine partielle bis komplette Amnesie für das Vorgefallene. Nicht selten verharren Menschen, die unter Arousal-Störungen leiden, in einer solchen Phase über mehrere Minuten in einem verwirrten und desorientierten Zustand.[21] Arousal-Störungen lassen sich zudem nicht durch andere psychiatrische oder somatische Erkrankungen, Medikamentennebenwirkungen oder Drogeneinfluss erklären auch wenn diese die Wahrscheinlichkeit für

---

[19] Zur Erscheinung von Parasomnien und ihrer Einteilung vgl. Ohayon, Maurice M.: Epidemiology of parasomnias. In: Thorpy, Michael J. und Plazzi, Giuseppe (Hrsg.): The Parasomnias and Other Sleep-Related Movement Disorders. Cambridge: Cambridge University Press, 2010, S. 7–12.

[20] Vgl. Heidbreder, Anna: Arousal-Störungen. In: Pollmächer et al. (2020): 317–323, v. a. S. 317.

[21] Diese Nosologie der Parasomnien stammt ursprünglich von Robert Broughton und hat sich in den diagnostischen Kriterien der ICSD-3 etabliert, vgl. dazu Pressman, Mark R. und Broughton, Roger: NREM Arousal Parasomnias. In: Chokroverty, Sudhansu und Billiard, Michael (Hrsg.): Sleep Medicine. A Comprehensive Guide to Its Development, Clinical Milestones, and Advances in Treatment. New York: Springer, 2015: 375–389, v. a. S. 383–384.

deren Auftreten erhöhen.[22] Werden alle diese Kriterien erfüllt und ist beim Betroffenen ein Umherwandeln oder ein anderes komplexes Verhalten außerhalb der Schlafstatt zu beobachten, so liegt nach Definition der ICSD-3 das Phänomen des Schlafwandelns vor.

Für das Schlafwandeln kennzeichnend ist das Verlassen des Bettes durch den Betroffenen. Setzt sich der Schlafende lediglich im Bett auf und sieht sich um, so liegt kein Schlafwandeln, sondern sogenanntes verwirrtes Erwachen vor. Schlafwandeln beginnt plötzlich, häufig wird auch von einem abrupten Verlassen des Bettes durch Springen oder Stürzen berichtet. Darauf folgende Handlungen fallen sehr divers aus. Schlafwandler können beim Herumgehen das Schlafzimmer oder auch das Haus verlassen und beispielsweise alltägliche Handlungen, wie etwa das Zusammenlegen von Wäsche oder das Benutzen einer Toilette, ausführen.[23]

Als Ursache für das Schlafwandeln wird ein zuvor wahrgenommener Weckreiz angenommen, der nicht zum vollständigen Erwachen des Betroffenen führt. Nur einzelne Hirnregionen wachen dabei auf, während die anderen weiter schlafen. Der Schlafwandelnde befindet sich damit in einem Zwischenzustand zwischen Schlaf und Wachsein.[24] Dieses Phänomen bringt das Schlafwandeln in die Nähe des Konzepts von dissoziativen Störungen.[25] Das Auftreten somnambuler Phasen wird mit dem Diathese-Stress-Modell erklärt, wobei als begünstigende Stressoren neben Schlafentzug auch psychischer und körperlicher Stress, Migräne, neurologische Erkrankungen, hohes Fieber beim Kind, die prämenstruelle Phase, diverse Psychopharmaka und Alkoholkonsum gelten.[26]

Während die genaue Pathophysiologie des Schlafwandelns bis heute nicht geklärt ist, ist doch eine genetische Prädisposition anzunehmen. So konnte beispielsweise eine 1.5-fach höhere Wahrscheinlichkeit für das Auftreten von Schlafwandeln bei eineiigen Zwillingen im Vergleich zu zweieiigen

---

22 Vgl. Heidbreder (2020), S. 317.

23 American Psychiatric Association: Diagnostisches und statistisches Manual psychischer Störungen – DSM-5. Hrsg. von Peter Falkai und Hans-Ulrich Wittchen. Göttingen: Hogrefe, 2015, S. 547.

24 Schredl, Michael: Parasomnien. In: Stuck et al. (2018): 217–239, v. a. S. 224–225.

25 Vgl. dazu Pressman und Broughton (2015), S. 387.

26 Zu diesen und noch weiteren das Schlafwandeln begünstigenden Faktoren vgl. Hughes, John R.: A review of sleepwalking (somnambulism): The enigma of neurophysiology and polysomnography with differential diagnosis of complex partial seizures. Epilepsy Behav 2007; 11 (4): 483–491, insb. S. 483–485.

Zwillingen festgestellt werden.[27] Außerdem wird ein Zusammenhang von Arousal-Störungen mit dem Allel HLA DQB1*0501 vermutet.[28] Durch bildgebende und apparative Diagnostik konnten als Korrelat für Arousal-Störungen wie dem Schlafwandeln u.a. funktionelle Veränderungen im cingulären Cortex und allgemein das gleichzeitige Auftreten von Schlaf und Wachzustand in verschiedenen Hirnarealen gefunden werden.[29] Insbesondere werden veränderte neuronale Mechanismen, die den slow wave sleep (SWS) steuern, mit dem Auftreten von Schlafwandeln in Verbindung gebracht.[30] Schlafwandeln tritt deutlich häufiger im Kindes- als im Erwachsenenalter auf. So wird die Prävalenz für Schlafwandeln mit etwa 18 % für Kleinkinder und 2–4 % für Erwachsene angegeben, die Lebenszeitprävalenz liegt bei ca. 20 %. Das DSM-5 gibt sogar eine Schätzung an, wonach bei bis zu 30 % aller Kinder mindestens einmal eine Episode von Schlafwandeln auftritt.[31]

Je nach gezeigtem Verhalten setzt sich ein Schlafwandler in seinem Anfall einer Eigengefährdung etwa durch Stürze, Schnittwunden oder Verbrühungen

---

[27] Hublin, Christer et al.: Prevalence and genetics of sleepwalking. A population-based twin study. Neurol. 1997; 48: 177–181.

[28] Heidbreder, Anna et al.: Not only sleepwalking but NREM parasomnia irrespective of the type is associated with HLA DQB1*05:01. J. Clin. Sleep Med. 2015; 12: 565–570 sowie Young, Peter: Genetic aspects of parasomnias. Somnologie 2008; 12 (1): 7–13.

[29] Castelnovo, Anna et al.: Scalp and Source Power Topography in Sleepwalking and Sleep Terrors: A High-Density EEG Study. Sleep 2016; 39: 1815–1825. Vgl. auch Januszko, Piotr et al.: Sleepwalking episodes are preceded by arousal related activation in the cingulate motor area: EEG current density imaging. Clin. Neurophysiol. 2016; 127: 530–536. Vgl. auch Heidbreder, Anna et al.: Gray matter abnormalities of the dorsal posterior cingulate in sleep walking. Sleep Med. 2017; 36: 152–155 sowie Desjardins, Marie-Eve et al.: Altered brain perfusion patterns in wakefulness and slow-wave sleep in sleepwalkers. Sleep 2018; 41 (5): 1–9. Letztere konnte sowohl für den Schlaf- als auch für den Wachzustand bei Schlafwandelnden eine verminderte regionale Hirndurchblutung in unterschiedlichen Hirnbereichen feststellen, woraus sich u.a. die herabgesetzte Schmerzwahrnehmung im Schlafwandeln erklären lässt.

[30] So konnte gezeigt werden, dass Schlafwandler im Vergleich zu Gesunden häufiger aus dem slow wave sleep aufwachen, vgl. dazu Gaudreau, Hélène et al.: Dynamics of Slow-Wave Activity during the NREM Sleep of Sleepwalkers and Control Subjects. Sleep 2000; 23 (6): 755–760. Außerdem zeigen Schlafwandler einen signifikant höheren Anteil an hypersynchronen Delta-Wellen im EEG, vgl. Pilon, Mathieu et al.: Hypersynchronous Delta Waves and Somnambulism: Brain Topography and Effect of Sleep Deprivation. Sleep 2006; 29 (1): 77–84.

[31] American Psychiatric Association (2015), S. 548.

aus. Dies wird zusätzlich dadurch begünstigt, dass im Schlafwandeln die Schmerzwahrnehmung herabgesetzt ist.[32] Eine somnambule Phase endet entweder damit, dass der Schlafwandler wieder in sein Bett zurückkehrt und weiterschläft oder aus seiner Episode erwacht. Die Zeit unmittelbar nach dem Erwachen ist geprägt von Verwirrtheit, an welche sich eine langsame Reorientierung anschließt. Außenstehende können nur bedingt mit einem schlafwandelnden Mitmenschen interagieren, da deren Aufmerksamkeit und Fähigkeit, auf Fragen oder Aufforderungen einzugehen, stark reduziert ist.[33] Weiter charakteristisch ist das Vorliegen einer Amnesie für das Schlafwandeln an sich und darin gezeigte Verhaltensweisen. Gelegentlich sind jedoch lückenhafte Erinnerungen an Handlungen während der Episode bzw. Erinnerungen in Form eines Traums möglich.[34] Aufgrund der häufigen Amnesie ist zur Diagnostik des Schlafwandelns eine Fremdanamnese durch den Bettpartner oder bei Kindern durch deren Eltern, die die Episoden beobachtet haben, sinnvoll. Dadurch können die spezifischen Kriterien der Arousal-Störungen und speziell des Schlafwandelns abgefragt werden. Unterstützend können private Videoaufnahmen, die während eines Anfalls aufgenommen wurden, dienen, insbesondere auch dann, wenn sich während einer PSG im Schlaflabor kein Schlafwandeln provozieren lässt.

Als weitere Schlafstörung, die dem Schlafwandeln auf dem ersten Blick ähnlich sieht, sei die Sexsomnie erwähnt. Unter Sexsomnie werden unbewusste sexuelle Verhaltensweisen im Schlaf zusammengefasst. Sie äußern sich häufiger beim Mann und zeigen unterschiedliche Ausprägungen vom einfachen Sprechen mit sexuellem Inhalt über Masturbation bis zum erzwungenen Geschlechtsverkehr mit der Person, mit welcher der Schlafende sein Bett teilt.[35] Die Störung wurde bisher nicht gehäuft bei Schlafwandlern beobachtet und Betroffene verlassen meist nicht das Bett.

---

32 Heidbreder (2020), S. 320.

33 Ebenda.

34 Siehe dazu Young, Peter und Möddel, Gabriel: Schlafwandeln und andere Non-REM-Parasomnien. Aktuelle Neurol. 2014; 41 (04): 225–236, v. a. S. 231.

35 Siehe dazu Andersen, Monica L. et al.: Sexsomnia: Abnormal sexual behavior during sleep. Brain Res. Rev. 2007; 56 (2): 271–282. Zu den sozialen und forensischen Konsequenzen vgl. Bumb, Jan M. et al.: Strafrechtliche Implikationen schlafassoziierter Verhaltensstörungen. Fortschr. Neurol. Psychiatr. 2015; 83 (11): 621–627.

Differentialdiagnostisch sollten außerdem REM-Schlaf-Verhaltensstörungen und schlafbezogene hypermotorische Epilepsien ausgeschlossen werden, die als einfaches Schlafwandeln fehlgedeutet werden können. REM-Schlaf-Verhaltensstörungen können in der Frühphase neurodegenerativer Erkrankungen wie der α-Synukleinopathie bzw. eines Parkinson-Syndroms,[36] einer Parkinson-Demenz, einer Demenz mit Lewy-Körperchen oder einer Multisystematrophie auftreten. Die meist schwierige Abgrenzung zu den NREM-Parasomnien ist in der Regel nur durch eine videobasierte Polysomnographie möglich. REM-Schlaf-Verhaltensstörungen unterscheiden sich vom Schlafwandeln darin, dass sie ein deutlich späteres Manifestationsalter von meist über 50 Jahren aufweisen und eher in der zweiten Nachthälfte auftreten. Dazu kommen die für solche Schlafstörungen charakteristischen realistischen Träume, die meist als emotional geschildert und vom Betroffenen nach dem Aufwachen gut erinnert werden können. Die Trauminhalte können dabei positiv wie negativ sein und von der erlebten Vergangenheit handeln. Dabei decken sich die zu beobachtenden Bewegungen des Schlafenden in der Regel mit den Trauminhalten. Ein Betroffener lebt sozusagen seine Träume aus. Dies erklärt sich durch die hier fehlende oder häufig unterbrochene Muskelatonie im REM-Schlaf. So verursacht beispielsweise ein Traum mit Fluchtszene ein plötzliches Herausspringen oder Herausfallen aus dem Bett oder ein Boxen gegen den Schlafpartner als geträumter Abwehrversuch.

Abgesehen von der Gefahr der Eigen- und Fremdverletzung während einer somnambulen Phase besteht bei Schlafwandlern ein sehr unterschiedlicher Leidensdruck. Abhängig von der Häufigkeit der Episoden klagen Betroffene über Tagesschläfrigkeit[37] oder eine reduzierte Leistungsfähigkeit. Ein einheitliches Vorgehen in der Behandlung des Schlafwandelns im Sinne einer Leitlinie existiert nicht. Experten raten dazu, Betroffene und

---

[36] Vgl. dazu Di Fabio, Nadia et al.: Sleepwalking, REM Sleep Behaviour Disorder and Overlap Parasomnia in Patients with Parkinson's Disease. Eur. Neurol. 2013; 70: 297–303.

[37] Montplaisir, Jacques et al.: Does sleepwalking impair daytime vigilance? J. Clin. Sleep Med. 2011; 7 (2): 219–219.

deren Angehörige primär über das gezeigte Phänomen und allgemein schlafhygienische Maßnahmen aufzuklären. Schlafentzug sollte ebenso wie unregelmäßige Schlafenszeiten und ggf. existierende Trigger (z. B. Alkohol, schlafbezogene Atmungsstörungen) vermieden bzw. mitbehandelt werden. Eine wichtige verhaltensmodifizierende Maßnahme kann außerdem das Schaffen einer sicheren Schlafumgebung sein, wie etwa das Entfernen von gefährlichen Gegenständen im Schlafbereich, das Abpolstern von spitzen oder scharfen Kanten und das Absichern von Treppen und Fenstern. Zusätzlich wird das Erlernen und Anwenden von Entspannungsverfahren empfohlen, um Stress und dadurch die Häufigkeit von Schlafwandeln zu reduzieren. Eine medikamentöse Therapie sollte nur in ausgeprägten Fällen und bei hohem Leidensdruck der Betroffenen erwogen werden, zumal keine spezifische Medikation für Schlafwandeln zur Verfügung steht. Zur Auswahl stehen hier neben Benzodiazepinen (z. B. Clonazepam und Diazepam), welche den Tiefschlaf reduzieren und damit Arousal-Störungen entgegenwirken können, auch Antidepressiva (z. B. Paroxetin), Antikonvulsiva (v. a. Carbamazepin) und Melatonin.[38] In der Mehrzahl der Fälle ist ein therapeutisches Eingreifen beim Vorliegen von Schlafwandeln jedoch nicht notwendig.

Fragestellung

Diese Arbeit untersucht den Prozess der Pathologisierung des Phänomens Schlafwandeln in der Frühen Neuzeit sowie die kulturellen-religiösen, medizinischen und sozialen Rahmenbedingungen, die dem zugrunde lagen und diesen Prozess begleiteten. Das Phänomen des Schlafwandelns ist, obwohl es beispielsweise literarisch, wie etwa zur Zeit der Romantik, ein äußerst beliebtes Sujet darstellte, historisch und insbesondere medizingeschichtlich kaum untersucht. Das vorliegende Buch möchte das Schlafwandeln zum Gegenstand einer historischen Auseinandersetzung

---

[38] Vgl. Carter, Gregory S.: The Pharmacology of Parasomnias and Movement Disorders of Sleep. In: Larrivee, Denis (Hrsg.): Sleep Medicine and the Evolution of Contemporary Sleep Pharmacotherapy. London: IntechOpen, 2021. DOI: 10.5772/intechopen.100472.

machen und durch einen möglichst breiten Blick ein grundlegendes kulturhistorisches Verständnis im Sinne einer Überblicksdarstellung bieten, aus der heraus eine weiterführende Diskussion dieses Phänomens in anderen Fachdisziplinen entstehen kann. Ausgangspunkt der Untersuchung bilden antike römische und griechische Quellen, deren Rezeption Mitte und vor allem Ende des 16. Jahrhunderts in der ärztlichen Auseinandersetzung mit schlafwandelnden Menschen Fragen aufwarf und schließlich zu dem Bestreben führte, dieses Phänomen pathophysiologisch zu erklären, von dämonologischen Theorien abzugrenzen und Behandlungsansätze zu entwickeln. Zu beobachten ist, dass die anfänglich elaborierten physiologischen Erklärungen an Bedeutung verloren und zunehmend die Seele, die Imagination und die innerpsychischen Vorgänge von Schlafwandelnden das ärztliche Interesse auf sich zogen. Anhand frühneuzeitlicher weit verbreiteter Fallbeispiele rekonstruiert diese Arbeit außerdem den damals vorherrschenden Schlafwandlertypus, der bis zum 18. Jahrhundert und teilweise bis heute die Vorstellung von einem Schlafwandler prägte.

Aufbau der Arbeit

Der Kern der vorliegenden Arbeit ist viergeteilt und sowohl nach chronologischen wie auch inhaltlichen Gesichtspunkten geordnet. Dem Buch geht mit dem ersten Kapitel *Konzepte von Schlaf und Traum in der Frühen Neuzeit* eine medizinische und kulturelle Einordnung des Untersuchungsgegenstandes voraus, bevor mit *Schlafwandeln zwischen Norm, Wunder und Krankheit* der Pathologisierungsprozess dieses Phänomens eingeleitet wird. Ausgehend von antikem Quellenmaterial, welches von frühneuzeitlichen Ärzten rezipiert wurde, wird die Sicht im zweiten Kapitel allmählich auf die medizinische Beschäftigung mit schlafwandelnden Menschen gegen Mitte des 16. Jahrhunderts gelenkt. Im dritten Kapitel *Die Pathologisierung des Schlafwandelns in der Frühen Neuzeit* wird der insbesondere durch den Mediziner Jakob Horst angestoßene Prozess der Pathologisierung des Schlafwandelns Ende des 16. Jahrhunderts in den Fokus gerückt. Dazu wird das Phänomen des Nacht- bzw. Schlafwandelns in den Kontext der Zeit eingebunden, um ein umfänglicheres Verstehen der sich entwickelnden Erklärungsmodelle zu ermöglichen. Im vierten Kapitel *Schlafwandeln als medizinischer Gegenstand* werden neben der Entwicklung eines Verständnisses für das Schlafwandeln als medizinisches Interessensgebiet oder als Krankheit und der damit einhergehenden Beanspruchung und Einverleibung dieses Phänomens als ärztliche Aufgabe Therapievorschläge und deren Weiterentwicklungen berücksichtigt. Das fünfte Kapitel *Schlafwandler in Fallberichten des 16. und 17. Jahrhunderts* gibt anhand konkreter Fallberichte Aufschluss über die Wahrnehmung von Schlafwandlern und den Umgang mit ihnen durch Ärzte und Laien in der Frühen Neuzeit. Dadurch soll Erkenntnis darüber gewonnen werden, welche medizinischen, gesellschaftlichen und rechtlichen Fragen das Phänomen des Nachtwandelns bei Zeitgenossen aufwarf, welches Bild von einem Nachtwandler zu dieser Zeit vorherrschte und inwiefern derartige Zustände vom Nicht-Mediziner als krankhaft und behandlungsbedürftig verstanden wurden.

Stand der Forschung

In den letzten Jahren trat das Forschungsfeld *Schlaf* in den Geisteswissenschaften mehr ins Blickfeld. Auch sind der Beschäftigung mit dem Schlaf assoziierten Themen, wie beispielsweise der Nacht und der Dunkelheit,[39] aber auch der Geschichte des Bettes und des Schlafzimmers[40] mehrere Publikationen zu verdanken. Insbesondere ist ein Zuwachs an

[39] Als Klassiker muss hier zuerst genannt werden: Ekirch (2005). Lesenswerte Aspekte liefert ebenfalls Bronfen, Elisabeth: Tiefer als der Tag gedacht: eine Kulturgeschichte der Nacht. München: Hanser, 2008. Der Sammelband *Die Entdeckung der Nacht* versucht, die Veränderung der Wahrnehmung von Nacht und Dunkelheit im Zuge der europäischen Aufklärung aufzuzeigen. Vgl. Hühn, Helmut und Krieger, Verena (Hrsg.): Die Entdeckung der Nacht: Wirklichkeitsaneignungen im Prozess der europäischen Aufklärung. Jena: VDG, 2020. Cočo C. Bojadžiev konzentriert sich bei seinen Darstellungen auf die Zeit des Mittelalters. Vgl. Bojadžiev, Cočo C.: Die Nacht im Mittelalter. Würzburg: Königshausen & Neumann, 2003.

[40] Vgl. z. B. Hennig, Nina und Mehl, Heinrich (Hrsg.): Bettgeschichte(n): zur Kulturgeschichte des Bettes und des Schlafens. Schleswig: Schleswig-Holsteinisches Landesmuseum, 1997; Dibie, Pascal: Ethnologie de la chambre à coucher. Paris: Grasset, 2014; Carlano, Annie und Sumberg, Bobbie (Hrsg.): Sleeping around: the bed from antiquity to now. Santa Fe, NM: Museum of International Folk Art, 2006; Becker, Joachim: „Wenn unser Bett erzählen könnte…" Kulturgeschichte des Bettes – Wissenswertes – Kurioses. Wachenheim: J. Becker, 2011.

Interesse in den Kunst-, Literatur- sowie Kulturwissenschaften bezüglich der Themen Schlaf und – vor allem – Traum zu verzeichnen. Daraus hervorgegangene Forschungsergebnisse können Ausgangspunkt für eine historische Beschäftigung mit dem Schlaf sein.[41]

Publikationen aus den Geschichtswissenschaften fokussieren weniger den Schlaf an sich als das damit verbundene Phänomen des Träumens und der

[41] An dieser Stelle können aufgrund der Fülle an Veröffentlichungen zu diesen Themen nur exemplarisch einige wenige Beispiele genannt werden, so etwa der einschlägige Band *Der Schlaf der Vernunft* von Peter André Alt, der literarische Träume von Homer bis Kafka untersucht und mit dem Wissen und den Vorstellungen zu Träumen der damaligen Zeit in Verbindung bringt, vgl. Alt, Peter-André: Der Schlaf der Vernunft: Literatur und Traum in der Kulturgeschichte der Neuzeit. München: Beck, 2011. Marie Guthmüller und Hans-Walter Schmidt-Hannisa legen den Schwerpunkt ihrer kultur- und wissenschaftsgeschichtlichen Untersuchung zum Traum in ihrem zweibändigen Werk *Das nächtliche Selbst* auf den Zeitraum 1850–1950, als sich allmählich empirisch-experimentelle Forschungsmethoden in Untersuchungen zum Traum durchsetzten und Theorien zu diesem Phänomen in den unterschiedlichsten Fachgebieten und Künsten generierten. Der erste Band umfasst den Untersuchungszeitraum von 1850–1900 und erschien 2016. 2020 folgte der zweite Band mit Schwerpunkt auf den Jahren 1900–1950. Vgl. Guthmüller, Marie und Schmidt-Hannisa, Hans-Walter (Hrsg.): Das nächtliche Selbst: Traumwissen und Traumkunst im Jahrhundert der Psychologie. Band 1: 1850–1900. Göttingen: Wallstein Verlag, 2016 und Band 2: 1900–1950. Göttingen: Wallstein Verlag, 2020. Eva Kocziszky zeichnet in *Der Schlaf in Kunst und Literatur* ein Bild der Entwicklung literarischer und bildnerischer Auseinandersetzung mit dem Schlaf von der griechischen Antike bis zur europäischen Gegenwart, vgl. Kocziszky, Eva: Der Schlaf in Kunst und Literatur: Konzepte im Wandel von der Antike zur Moderne. Berlin: Dietrich Reimer Verlag, 2019. Ein kulturhistorischer Überblick zum Schlaf im Mittelalter findet sich bei Gabriele Klug, vgl. Klug, Gabriele: Wol ûf, wir sullen slâfen gâan!: der Schlaf als Alltagserfahrung in der deutschsprachigen Dichtung des Hochmittelalters. Frankfurt am Main: Lang, 2007. Zusätzlich ist auch Marcus Nolls Studie *An anatomy of sleep* erwähnenswert, die das Motiv des Schlafes und dessen Störungen in Shakespeares Dramen, so unter anderem das Schlafwandeln der Lady Macbeth, untersucht und in den einführenden Kapiteln einen guten Überblick zu vorherrschenden Schlaftheorien im Elisabethanischen Zeitalter bietet, vgl. Noll, Marcus: An anatomy of sleep: die Schlafbildlichkeit in den Dramen William Shakespeares. Würzburg: Königshausen und Neumann, 1994. Bezüglich der schlafwandelnden Lady Macbeth vgl. hier v. a. S. 141–145.

Bedeutung von Traum und Traumdeutung bzw. der Vision.[42] Meilenstein für die frühneuzeitliche Diskurs- und Wissenschaftsgeschichte des Traums ist die Habilitationsschrift *Der Traum in der Frühen Neuzeit* der Historikerin Claire Gantet von 2010.[43] Claire Gantet untersucht hier auf Basis unterschiedlichster Textgattungen und Fragestellungen für den Zeitraum von 1500 bis 1750 das Themenfeld des Traums. Aus medizinhistorischer Sicht ebenfalls erwähnenswert ist Lucia Dacomes Artikel *To What Purpose Does It Think?*, der sich auf die Natur des Traums und dessen Medikalisierungsprozess im England des 17. und 18. Jahrhunderts konzentriert.[44]

Es existiert eine überschaubare Menge an historischen Arbeiten (darunter nur wenige medizinhistorische), die sich mit der Geschichte des Schlafes auseinandersetzen. Georg Wöhrle vermittelt in der Dissertation *Hypnos, der Allbezwinger* von 1995, welche Vorstellung von Schlaf im antiken Griechenland existierte, welche Schlafmotive vorherrschten und welche Ideen Eingang in die griechische Philosophie und Medizin erlangten.[45] Petra Strobl liefert in ihrer 2002 erschienenen Publikation *Die Macht des Schlafes in der griechisch-römischen Welt* neben bekannten, aus der antiken Mythologie stammenden Vorstellungen zum Schlaf auch Einblicke

---

42 Für die Antike vgl. Weber, Georg: Kaiser, Träume und Visionen in Prinzipat und Spätantike. Stuttgart: Franz Steiner Verlag, 2000. Zum Traum aus medizinischer Sicht in der Antike vgl. Strunz, F.: Der Traum als Mittel der Diagnose, der Heilung und der Lebensorientierung in der antiken Welt, Fortsch. Neurol. Psychiatr. 1994; 62 (10): 389–398. Stellvertretend für die für das Mittelalter existierende Literatur zum Traum sei auf Thomas Ricklins philosophiehistorische Auseinandersetzung hingewiesen, vgl. Ricklin, Thomas: Der Traum der Philosophie im 12. Jahrhundert: Traumtheorien zwischen Constantinus Africanus und Aristoteles. Leiden/Bosten/Köln: Brill, 1998. Vgl. auch Le Goff, Jacques: Les rêves dans la culture et la psychologie collective de l'Occident médiéval. In: Le Goff, Jacques (Hrsg.): Pour un autre Moyen Age. Temps, travail et culture en Occident : 18 essais. Paris: Gallimard, 1977: 299–306. Für die Frühe Neuzeit vgl. auch die jüngere Publikation von Rivière, Janine: Dreams in Early Modern England: "Visions of the Night". New York: Routledge, 2017.

43 Vgl. Gantet (2010).

44 Vgl. Dacome, Lucia: To What Purpose Does It Think? Dreams, Sick Bodies and Confused Minds in the Age of Reason. Hist. Psychiatry 2004; 15 (4): 395–416.

45 Vgl. Wöhrle, Georg: Hypnos, der Allbezwinger: eine Studie zum literarischen Bild des Schlafes in der griechischen Antike. Stuttgart: Steiner, 1995.

in Schlafgewohnheiten und der Gestaltung der Schlafumgebung in griechischer und römischer Zeit. Auch werden den Schlafstörungen wie der Schlaflosigkeit und der Schlafsucht samt deren Behandlung Raum geboten.[46] Maßgebend für die Aufarbeitung des Themenfeldes des Schlafes im Mittelalter ist das Buch *Zur Bedeutung von Schlaf und Traum im Mittelalter* von Maria Elisabeth Wittmer-Butsch.[47] Von Sasha Handley erschien 2016 mit *Sleep in Early Modern England* eine Arbeit, die die Vorbereitung der häuslichen Umgebung, des eigenen Körpers und der Seele im Haushalt des frühneuzeitlichen Englands untersucht. Alle diese Maßnahmen, die bereits tagsüber getroffen wurden, so Handley, kennzeichnen die herausragende Stellung, die ein guter und gesunder Schlaf im Alltag der Frühen Neuzeit innehatte, was Handley von einer frühen Medikalisierung des Schlafes sprechen lässt.[48] Es findet sich hier ebenfalls eine, wenn auch nur grobe Behandlung des Themas Schlafwandeln mit Blick auf einzelne Fallbeispiele aus dem 18. Jahrhundert, aus denen Handley den Zusammenhang zwischen der immer größeren Raum einnehmenden Theorie der Empfindsamkeit und Schlafstörungen herausarbeitet.[49] Mit der Epoche der Frühen Neuzeit befasst sich außerdem der etwas älterer Aufsatz *Sleep: Theory and Practice in the Late Renaissance* von Karl H. Dannenfeldt.[50] Anhand von Äußerungen

---

46 Vgl. Strobl, Petra: Die Macht des Schlafes in der griechisch-römischen Welt: eine Untersuchung der mythologischen und physiologischen Aspekte der antiken Standpunkte. Hamburg: Kovač, 2002.

47 Vgl. Wittmer-Butsch, Maria Elisabeth: Zur Bedeutung von Schlaf und Traum im Mittelalter. Krems: Medium Aevum Quotidianum, 1990. Eine Betrachtung des Schlafverhaltens als wichtigen Bestandteil der Lebens- und Gesundheitsordnung in der mittelalterlichen Medizin nimmt außerdem Hans Lauer in einem Aufsatz vor, vgl. Lauer, Hans H.: Schlafdiätetik im Mittelalter. Somnologie 1998; 2 (4): 151–162. Interessante, wenn auch keine die Physiologie oder genaue medizinische Betrachtung des Schlafes bzw. des Schlafverzichts betreffende Aspekte für das Mittelalter nennt Bernd-Ulrich Hergemöller, vgl. Hergemöller, Bernd-Ulrich: Schlaflose Nächte: der Schlaf als metaphorische, moralische und metaphysische Größe im Mittelalter. Hamburg: HHL-Verlag, 2002.

48 Vgl. Handley, Sasha: Sleep in Early Modern England. New Haven: Yale University Press, 2016.

49 Ebenda, S. 188–196.

50 Vgl. Dannenfeldt (1986).

damaliger Ärzte, u.a. denen des dänischen Arztes Levinus Lemnius und der französischen Mediziner Ambroise Paré und André du Laurens, skizziert Dannenfeldt die damaligen theoretischen und praktischen Überlegungen zum Schlaf unter Ärzten und deren Empfehlungen für ihre Patienten. Dannenfeldt geht dabei nicht nur auf physiologische Erklärungsansätze und den Schlaf betreffende diätetische Überlegungen ein, sondern auch auf die Schlafstatt und Schlafkleidung, das Schlafzimmer sowie das Thema Schlaflosigkeit. Renate Wittern gelingt es in ihrer Habilitationsschrift *Der Schlaf als medizinisches Problem am Beginn der Neuzeit* von 1978, einen umfassenden wissenschaftsgeschichtlichen Überblick über die in der Antike und in der Frühen Neuzeit vorherrschenden Theorien zum Schlaf zu geben.[51] Dabei erwähnt sie gelegentlich das Phänomen der Bewegungen im Schlaf, ohne jedoch weiter darauf einzugehen. Im dritten Kapitel ihrer Habilitationsschrift werden Bewegungen im Schlaf im Zusammenhang mit dem Werk *De somno et vigilia* des italienischen Mediziners Johannes Argenterius behandelt: Dieser brachte solche Bewegungen mit Träumen in Zusammenhang, welche durch bewegliche Wärme erzeugt werden sollten. Diese Wärme wiederum sollte neben den Träumen gleichzeitig auch Bewegungen entstehen lassen ohne dass dabei die Sinnesorgane mit angeregt würden. Wie Schlafstörungen schließlich pharmakologisch entgegengewirkt werden konnte, erfährt der Leser in der Arbeit *Zur Geschichte der Schmerz-, Schlaf- und Betäubungsmittel im Mittelalter und früher Neuzeit* von Franz-Josef Kuhlen, nachdem auch hier die damaligen Schlaftheorien ausgehend von der Antike zuvor aufgearbeitet wurden.[52] Die Forschung mit Schwerpunkt auf der Epoche der Moderne legt ihren Fokus dagegen häufig (aber nicht ausschließlich) auf die bürgerliche Wahrnehmung des Schlafes, insbesondere hinsichtlich der Arbeits- und Leistungsfähigkeit

---

51 Vgl. Wittern, Renate: Der Schlaf als medizinisches Problem am Beginn der Neuzeit. Hochschulschrift der LMU München (1978), S. 112–114. Für die Frühe Neuzeit vgl. auch Emrich, Birgit: Zwischen Disziplinierung und Distinktion: Der Schlaf in der Frühen Neuzeit. WerkstattGeschichte 2003; 34: 53–75 sowie Handley, Sasha: Sociable Sleeping in Early Modern England, 1660–1760. History 2013; 98 (329): 79–104.

52 Vgl. Kuhlen, Franz-Josef: Zur Geschichte der Schmerz-, Schlaf- und Betäubungsmittel im Mittelalter und früher Neuzeit. Stuttgart: Deutscher Apotheker-Verlag, 1983.

des Menschen sowie auf dessen Strukturierung und Reglementierung in präindustrieller und industrieller Zeit.[53]

Unter den genannten Publikationen finden sich nur sehr wenige, die sich mit den Störungen des Schlafes befassen, wobei hier hauptsächlich Albträume oder Schlaflosigkeit den Mittelpunkt der wissenschaftlichen Betrachtung bilden.[54] Jüngere Veröffentlichungen widmen sich insbesondere der Schlaflosigkeit in der Moderne: So zeichnet zum Beispiel Eluned Summers-Bremner in *Insomnia* von 2008 mit einem kulturgeschichtlichen Ansatz nach, wie sich fehlender Schlaf geradezu als Modeerscheinung in unserer westlichen Welt etablieren konnte, und geht dabei auch auf antike Erscheinungsformen der Insomnie ein, ohne dass die Schlaflosigkeit

53 Der Sammelband *Kontrollgewinn – Kontrollverlust* setzt sich gedanklich mit dem Umgang mit Schlaf vom späten 18. bis zum 20. Jahrhundert auseinander. Zentrales Element ist die weitaus fehlende Kontrolle gegenüber dem Bedürfnis nach Schlaf und dem Versuch, diese zu erlangen oder den Schlaf zu regulieren, vgl. Ahlheim, Hannah (Hrsg.): Kontrollgewinn – Kontrollverlust: Die Geschichte des Schlafes in der Moderne. Frankfurt/New York: Campus Verlag, 2014. Den Schlaf und mit ihm verbundene Verhaltensweisen des vorindustriellen Frankreichs untersucht Guillaume Garnier in einem eher wissens- und sozialgeschichtlichen Ansatz. Vgl. Garnier, Guillaume: L'oubli des peines : Une histoire du sommeil (1700–1850). Préface de Frédéric Chauvaud et Michel Porret. Rennes : Presses Universitaires de Rennes, 2013. Garnier lässt hier auch das präindustrielle Schlafwandeln nicht unerwähnt, vgl. ebenda, S. 200–216. Die Zeit des 18. bis 20. Jahrhunderts wird bei Sonja Kinzler durch medizinische Theorien der damaligen Zeit sowie Aspekte der Schlafphysiologie und experimentellen Schlafforschung ergänzend behandelt, vgl. Kinzler (2011). Für einen kulturgeschichtlichen Ansatz zum Schlaf des 19.–20. Jahrhunderts vgl. Ahlheim, Hannah: Der Traum vom Schlaf im 20. Jahrhundert: Wissen, Optimierungsphantasien und Widerständigkeit. Göttingen: Wallstein Verlag, 2018.

54 Eine Kulturgeschichte des vormodernen Ephialtes bzw. des Alpdrucks oder *incubus* leistet: Metzger, Nadine: Wolfsmenschen und nächtliche Heimsuchungen: Zur kulturhistorischen Verortung vormoderner Konzepte von Lykanthropie und Ephialtes. Remscheid: gardez! Verlag, 2011. Für die Frühe Neuzeit vgl. Rivière, Janine: Demons of Desire or Symptoms of Disease? Medical Theories and Popular Experiences of the "Nightmare" in Premodern England. In: Plane, Ann Marie und Tuttle, Leslie (Hrsg.): Dreams, Dreamers and Visions: The Early Modern Atlantic World. Philadelphia: University of Pennsylvania Press, 2013: 49–71. Auch Brian A. Sharpless und Karl Doghramji fügen in ihrer Arbeit über die Schlafparalyse den aktuellen medizinischen Überlegungen historische Entwicklungen hinzu, vgl. Sharpless, Brian A. und Doghramji, Karl: Sleep paralysis: historical, psychological, and medical perspectives. Oxford: Oxford University Press, 2015.

hier medizinisch oder medizinhistorisch betrachtet wird.[55] Ähnlich geht auch Roger Ekirch in seinem Beitrag *The Modernization of Western Sleep* von 2015 vor.[56] Einen medizinischen Blick auf Schlaf, Schlafstörungen, die Ökonomisierung und das Geschäft mit dem Schlaf sowie das Thema Schlaflosigkeit in den USA vom 19. Jahrhundert bis heute bietet Matthew J. Wolf-Meyer mit *The Slumbering Messes* von 2012.[57]

Die meisten Publikationen, die sich mit dem Schlaf oder der Geschichte des Schlafes beschäftigen, klammern eine eingehende Auseinandersetzung mit dem Phänomen des Nacht- oder Schlafwandelns weitestgehend aus. Dietlinde Goltz spricht 1993 bezüglich des Nachtwandelns in ihrem Aufsatz *Nachtwanderei, Mondsucht und Somnambulismus* von einer „Nachtseite der Medizingeschichte“,[58] denn medizinhistorische Auseinandersetzungen zum Thema Schlafwandeln lagen damals noch nicht vor. Die nur wenigen existenten Quellen über Schlafwandler aus der Antike dürften Grund dafür sein, dass es an einer wissenschaftlichen Beschäftigung mit diesem Themengebiet in den Geschichtswissenschaften bislang fehlt. Zwar werden Textstellen aus dem *Corpus Hippocraticum*, von Aristoteles und Galen, welche das Schlafwandeln ansprechen, vereinzelt in Arbeiten, die sich mit Schlaf und Traum in der Antike auseinandersetzen, erwähnt, jedoch nicht miteinander in Zusammenhang gebracht oder verglichen.[59] So versäumt selbst der in seinen Ansätzen

---

55 Vgl. Summers-Bremner, Elundet: Insomnia: A Cultural History. London: Reaktion Books, 2008.

56 Vgl. auch Ekirch, A. Roger: The Modernization of Western Sleep: Or, Does Insomnia Have a History? Past Present 2015; 226: 149–192.

57 Vgl. Wolf-Meyer, Matthew J.: The Slumbering Masses: Sleep, Medicine, and Modern American Life. Minneapolis: University of Minnesota Press, 2012.

58 Goltz, Dietlinde: Nachtwanderei, Mondsucht und Somnambulismus – Eine Nachtseite der Medizingeschichte. Medizinhist. J. 1993; 28 (H4): 321–343, v. a. S. 322.

59 So erkennt Silvia Matentzoglu in ihrer Dissertation von 2011 eine Anspielung auf Schlafwandler in *Über die heilige Krankheit* aus dem *Corpus Hippocraticum*. Allerdings deutet sie den beschriebenen Zustand mehr mit dem Phänomen des Pavor nocturnus als mit dem des Schlafwandelns, vgl. Matentzoglu, Silvia: Zur Psychopathologie in den hippokratischen Schriften. Dissertationsschrift aus der medizinischen Fakultät der Universität Erlangen-Nürnberg (2011), S. 33–37. H. Wijsenbeek-Wijler folgert in ihrer Studie von 1978 richtig, dass es sich bei dem in den *Parva naturalia* des Aristoteles erwähnten Bewegungen im Schlaf um Schlafwandeln handeln muss, vergisst jedoch, die kommentierte Textstelle einer weiteren Erwähnung des Schlafwandelns in Aristoteles' Werk *De generatione animalium* gegenüberzustellen und das Bild damit zu erweitern. Vgl. Wijsenbeek-Wijler, Henriette: Aristotele's concept of soul, sleep and dreams. Amsterdam: Hakkert, 1978, S. 188–189.

vielversprechende Artikel *Sleepwalking Through the Thirteenth Century* von 2016 von Christina Thomsen Thörnqvist,[60] in dem mittelalterliche Kommentare zu Aristoteles' Äußerungen über das Schlafwandeln aus *De somno et vigilia* untersucht werden, die explorierte Textstelle mit Aristoteles' diesbezüglichen Aussagen aus *De generatione animalium* zu ergänzen, wodurch ein tieferes Verständnis für dieses Phänomen nicht aufkommen kann. Ähnlich werden solche Quellen aus dem Mittelalter nur beiläufig in größeren Abhandlungen über Schlaf und Traum erwähnt. So kommt Wittmer-Butsch auch auf die ein oder andere kurze Schilderung von Schlafwandlern zu sprechen, jedoch ohne dabei über die bloße Beschreibung des sichtbaren Verhaltens solcher Menschen hinauszugehen.[61] Dagegen rückt William MacLehose erstmals mit dem Artikel *Sleepwalking, Violence and Desire in the Middle Ages*[62] von 2013 die medizinischen Lehren und Darstellungen des Schlafwandelns im Mittelalter in den Fokus. Insbesondere stellt MacLehose darin den schlafwandelnden Ritter ins Zentrum des Interesses, der in seiner schlafwandlerischen Episode sein Pferd zäumt, es reitet, dabei um sich schlägt und gewalttätig wird und bringt diesen mit den damaligen medizinischen und philosophischen Diskussionen in Zusammenhang. MacLehose stellt bei dem vorherrschenden Schlafwandlertypus fest, dass dieser Angehöriger der aristokratischen oder intellektuellen Schicht war und Frauen vom Schlafwandeln ausgeschlossen wurden. Für die Bewegungen im Schlaf wurde überwiegend die *imaginatio* verantwortlich gemacht, die wiederum aus der Gewohnheit heraus oder aber getrieben von Begierde und Angst den Schlafenden zum Herumgehen verleiten sollte.

---

60 Thörnqvist, Christian Thomsen: Sleepwalking Through the Thirteenth Century: Some Medieval Latin Commentaries on Aristotle's *De somno et vigilia* 2.456 a 24–27. Vivarium 2016; 54: 286–310.

61 Wittmer-Butsch (1990), S. 67–69.

62 MacLehose, William: Sleepwalking, Violence and Desire in the Middle Ages. Cult. Med. Psychiatry 2013; 37 (4): 601–624. Von MacLehose existiert eine jüngere, ebenfalls interessante Publikation von 2020, in welcher die Rolle der Vorstellungskraft in Bezug zu nächtlichen, unkontrollierbaren Verhaltensweisen, insbesondere der nächtlichen Pollution, aus Sicht der Gelehrten des 12. und 13. Jahrhundert dargestellt wird. So wurde von dem beobachtbaren Schlafverhalten eines Menschen nicht nur auf dessen gedankliche Beschäftigung tagsüber, sondern auch generell auf seine Moral geschlossen. Vgl. MacLehose, William: Captivating thoughts: nocturnal pollution, imagination and the sleeping mind in the twelfth and thirteenth centuries. J. Mediev. Hist. 2020; 46 (1): 98–131.

In einem wissens- und sozialgeschichtlichen Ansatz befasst sich Guillaume Garnier in *L'oubli des peines* von 2013 unter anderem mit natürlichen wie auch künstlichen somnambulen Zuständen im vorindustriellen Zeitalter. Er geht davon aus, dass das Schlafwandeln, das vormals als Objekt der *curiositas* zu verstehen war, gegen Ende des 17. Jahrhunderts von Ärzten pathologisiert wurde[63] und erst Anfang des 19. Jahrhunderts eine breite medizinische Auseinandersetzung mit solchen Phänomenen zu beobachten war.[64]

Sasha Handley beleuchtet in dem 2012 veröffentlichten Artikel *Sleepwalking, Subjectivity and the Nervous Body in Eighteenth-Century Britain*[65] das Schlafwandeln aus medizinhistorischer Perspektive. Sie untersucht, wie im 18. Jahrhundert das Schlafwandeln zu einer neurologischen Modeerkrankung wurde und bringt diesen Prozess mit den kulturellen und sozialen Hintergründen der Zeit – der Romantik und dem *age of sensibility* – in Verbindung: Ärzte und Philosophen legten ihr Augenmerk darauf, die Seele als solche zu ergründen, während romantische Dichter nach dem Übernatürlichen und dem Phantasievollen suchten. Sie alle kamen in der Beschäftigung mit dem Schlafwandel der Suche nach der Seele und der Einbildungskraft näher. Handley schreibt Thomas Willis den entscheidenden Umbruch innerhalb der Pathologisierung des Schlafwandelns zu, indem Willis durch die Entdeckung des Blutkreislaufes die physiologische Funktion des Gehirns und dessen Verbindung zum Körper aufzeigte. In einem weiteren Aufsatz von 2017 verfolgt Sasha Handley, wie Ende des 18. Jahrhunderts in Folge der in ihrem Artikel von 2012 dargelegten medizinischen und philosophischen Erklärungsansätze der Schlafwandler im Rahmen entwicklungspsychologischer und pädagogischer Strömungen moralisiert und für pädagogische Zwecke benutzt wurde. Nicht mehr das Bewundernswerte am Schlafwandeln wurde mit diesem verbunden, sondern die Gefahren ungezügelter Leidenschaften und einer ungebremsten Phantasie. Der Schlafwandler wurde so zum seitenfüllenden Antihelden in der Ratgeber- und Erziehungsliteratur des späten 18. Jahrhunderts.[66] Handley berücksichtigt bei ihren Untersuchungen jedoch lediglich britische Autoren und vernachlässigt

---

63 Garnier (2013), S. 203.

64 Garnier (2013), S. 205.

65 Handley, Sasha: Sleepwalking, Subjectivity and the Nervous Body in Eighteenth-Century Britain. Eighteenth-Century Studies 2012; 35 (3): 305–323.

66 Vgl. Handley, Sasha: Deformities of Nature: Sleepwalking and Non-Conscious States of Mind in Late Eighteenth-Century Britain, J. Hist. Ideas 2017; 78 (3): 401–425.

dabei die Schriften deutschsprachiger Ärzte, welche von großer Bedeutung für den Prozess der Pathologisierung des Schlafwandelns waren, der dort bereits im 16. Jahrhundert begonnen hatte. Zudem war es nicht allein die Frage nach der Seele und der Einbildungskraft, die Ärzte dazu brachte, sich mit dem Schlafwandeln auseinanderzusetzen. Und zuletzt verweist Handley in *Sleep in Early Modern England* auf das Desiderat einer Kulturgeschichte der Schlafstörungen fern ab einer longue durée oder einer unmittelbaren Behandlung der Melancholie und schlägt vor, Schlafstörungen auch unter dem Aspekt anderer Zustände des Unbewusstseins wie etwa mit dem Schlafwandeln kulturgeschichtlich zu betrachten.[67] Hierzu ist zu allererst einmal jedoch eine basale Untersuchung des Phänomens des Schlafwandelns und der medizinischen sowie gesellschaftlichen Hinwendung zu diesem Forschungsgegenstand unerlässlich. Welche Hintergründe bei der Pathologisierung eine Rolle spielten, wird in dieser Arbeit genauer zu untersuchen sein. Zuletzt berücksichtigt Handleys Untersuchung die Vermischung des natürlichen mit dem magnetischen Somnambulismus Ende des 18. Jahrhunderts. Das in Mode gekommene Schlafwandeln sollte den in die Kritik geratenen magnetischen Somnambulismus aufwerten. Ein Magnetiseur, der sich selbst als professionell darstellen wollte, gab an, eine Prädisposition zum Schlafwandeln hervorlocken zu können. Diese im 18. Jahrhundert aufkommende Praxis erfuhr im Übrigen in den letzten Jahren im Vergleich zum natürlichen Somnambulismus eine weitaus umfangreichere wissenschaftliche Auseinandersetzung.[68] Dass es

---

[67] Handley (2016), S. 218.

[68] Hier soll bei der Fülle an dazu existierender Sekundärliteratur nur eine kleine Auswahl stellvertretend angeführt werden: Für den Mesmerismus bzw. künstlichen Somnambulismus in Frankreich, seiner kulturellen Eingebundenheit und den sich daraus ergebenden politischen Entwicklungen ist immer noch Robert Darntons Buch maßgebend: Darnton, Robert: Mesmerism and the end of the enlightenment in France. Cambridge: Harvard University Press, 1968. Für die Ausbreitung und Wirkung von Mesmers Theorien in Italien vgl. Gallini, Clara: La sonnambula meravigliosa: magnetismo e ipnotismo nell'Ottocento italiano. Mailand: Feltrinelli, 1983. Für den deutschsprachigen Raum sind insbesondere die Arbeiten von Heinz Schott zu erwähnen, vgl. Schott, Heinz: Heilkräfte aus der Maschine. Elektrische und Magnetische Kuren im 18. Jahrhundert, Gesnerus 1987; 44 (1–2): 55–66 sowie Schott, Heinz: Über den „thierischen Magnetismus" und sein Legitimationsproblem. Zum 250. Geburtstag von F. A. Mesmer (1734–1815), Medizinhist. J. 1986; 21 (1/2): 104–112. Philipp Osten stellt die Verzahnung der wissenschaftlichen Auseinandersetzung mit somnambulen Zuständen und dem Volksglauben her, vgl. Osten, Philipp: Das Tor zur Seele: Schlaf, Somnambulismus und Hellsehen im frühen 19. Jahrhundert. Paderborn: Ferdinand Schöningh, 2015.

aufgrund der Verwendung des gleichen oder eines ähnlichen Terminus für das Schlafwandeln wie auch für den künstlichen Somnambulismus nach Mesmer zu einer häufigen Verwechslung dieser Phänomene gekommen war, bemängelt Dietlinde Goltz in ihrem bereits genannten Aufsatz.[69] Goltz hält es deshalb im oben erwähnten Beitrag für notwendig, die Unterschiede zwischen diesen drei verschiedenen Phänomenen zu verdeutlichen und dabei aus medizinhistorischer Perspektive das natürliche Schlafwandeln des 17. Jahrhunderts kurz zu beschreiben.[70] Bei den Ausführungen von Dietlinde Goltz handelt es sich jedoch, dem Format eines Aufsatzes geschuldet, mehr um eine knappe Darstellung der vielen Fragen, welche das Schlafwandeln bei Ärzten in der Frühen Neuzeit aufwarf, als um eine genaue Untersuchung der damaligen unterschiedlichen vorherrschenden Theorien und Ansichten zu diesem Thema. Auch kann hier nicht die Antwort auf die Frage gefunden werden, weshalb es überhaupt an der Wende zwischen dem 16. und 17. Jahrhundert zu einem medizinischen Interessenszuwachs für das Nachtwandeln kam.

Eine weitere, im Vergleich zu Dietlinde Goltzs Aufsatz ausführlichere geschichtliche Untersuchung zum Schlafwandeln legen Sharda Umanath, Daniel Sarezky und Stanley Finger mit ihrem Beitrag *Sleepwalking through History: Medicine, Arts, and Courts of Law* von 2011 vor.[71] Zwar wird hier unter anderem kurz auf die antike und frühneuzeitliche Beschäftigung mit schlafwandlerischen Zuständen eingegangen, der Fokus der Studie liegt jedoch klar auf dem späten 18. und dem 19. Jahrhundert, dessen medizinische Theorien zu diesem Phänomen und die Auseinandersetzung in den Künsten dazu erläutert werden.

---

69 Goltz (1993), S. 321–322. Diese Kritik äußerte bereits der deutsche Okkultist Karl Kiesewetter (1854–1895) in seiner 1893 veröffentlichten Biographie zu Franz Anton Mesmer, vgl. Kiesewetter, Karl: Franz Anton Mesmer's Leben und Lehre. Nebst einer Vorgeschichte des Mesmerismus, Hypnotismus und Somnambulismus. Cambridge: Cambridge University Press, 2011, S. 64.

70 Vor Dietlinde Goltz nahm bereits 1907 der Arzt Leopold Loewenfeld eine ausdrückliche Differenzierung zwischen den verschiedenen Formen des Somnambulismus vor. So unterscheidet er zwischen dem spontan und dem künstlich herbeigeführten Somnambulismus, wobei der erste das Schlaf- oder Nachtwandeln und den hysterischen Somnambulismus umfasst und dem hypnotischen Somnambulismus gegenüber gestellt wird, vgl. Loewenfeld, Leopold: Somnambulismus und Spiritismus. 2. verm. Auflage. Wiesbaden: Bergmann, 1907, S. 1–25.

71 Umanath, Sharda et al.: Sleepwalking through History: Medicine, Arts, and Courts of Law. J. Hist. Neurosci. 2011; 20 (4): 253–276.

Frank Stahlhoff widmet sich in seiner Schrift *Nachtwandel in Anthropologie und Literatur im 18. Jahrhundert*[72] den diskursiven Schriften *Versuch einer Experimental-Seelenlehre* von Johann Gottlob Krüger und *Versuch einer Erklärung des Nachtwandelns* von Georg Friedrich Meier und untersucht das Phänomen des Nachtwandelns unter anthropologischen und ästhetischen Gesichtspunkten. Dabei beschäftigt er sich auch mit rhetorischen Strukturen medizinischer Fallberichte von Nachtwandlern aus dem 18. Jahrhundert. Wie die außergewöhnlichen Fähigkeiten von Nachtwandlern im Zeitalter der Aufklärung immer noch für Verwunderung sorgten und das Ergründen des Nachtwandelns als ein höchst schöpferischer Schlafzustand zwischen Psychologisierung und Geniekonzept angesiedelt wurde, beschreibt Ingo Uhlig in *Traum und Poiesis: produktive Schlafzustände 1641–1810*.[73]

Weitere historische Auseinandersetzungen zum Schlafwandel thematisieren eher dessen spektakuläre Formen, in denen einzelne Fallbeispiele von Schlafwandlern, die gewaltvolles Potential entwickeln, vorgestellt werden und Überlegungen zum gerichtlichen Umgang mit solchen Vorkommnissen aufgezeigt werden.[74] Die Quellenlage gestaltet sich hier jedoch oft sehr dünn und beschränkt sich fast ausschließlich auf Fallberichte des 19. und 20. Jahrhunderts. Auch wird das Schlafwandeln dadurch plakativ auf solche Verhaltensweisen reduziert. Die damit im Zusammenhang stehende Frage nach der Zurechnungsfähigkeit und Delinquenz eines Nachtwandlers im 18. Jahrhundert greift Hans-Walter Schmidt-Hannisa in *Das eiserne Szepter*

---

[72] Stahlhoff, Frank: Nachtwandel in Anthropologie und Literatur im 18. Jahrhundert. Diskursives Schrifttum und medizinische Beschreibungsliteratur. Saarbrücken: VDM Verlag, 2008.

[73] Uhlig, Ingo: Traum und Poiesis: produktive Schlafzustände 1641–1810. Göttingen: Wallstein Verlag, 2015.

[74] Vgl. Ekirch, A. Roger und Shneerson, John M.: Nineteenth-Century Sleep Violence Cases: A Historical View. In: Pressman, Mark (Hrsg.) Parasomnias. Sleep Medicine Clinics 2011; 6 (4): 483–492. Ebrahim, Irshaad O und Shapiro, Colin M.: Medico-legal consequences of parasomnias. In: Thorpy und Plazzi (2010): 81–98, v. a. S. 81–82. Wolf-Meyer räumt in seiner Veröffentlichung *The Slumbering Masses* gerichtlichen Implikationen und sich daraus ergebenden Schwierigkeiten in Fällen des mordenden Schlafwandlers einen größeren Platz ein. Dabei untersucht er anhand bekannter mordender Schlafwandlerfälle der Neuzeit (allesamt Männer, u.a. Albert J. Tirell) den Umgang mit solchen unklaren Bewusstseinszuständen vor Gericht vom 19. Jahrhundert bis heute, vgl. Wolf-Meyer (2012), S. 203–224.

des Schlafes[75] auf und geht dabei von einem Phänomen aus, das als ein Mittelzustand zwischen Schlafen und Wachen zu verstehen ist.

Der Untersuchungszeitraum der vorgestellten Studien, die sich mit dem Phänomen des Nacht- oder Schlafwandelns befassen, beschränkt sich neben dem Mittelalter vor allem auf das 18. bis 20. Jahrhundert. Die Zeit des 16. bis 17. Jahrhunderts wird dagegen, wie auch die Antike, weitestgehend ausgespart. In dem jüngeren Aufsatz *The Noctambuli: tales of sleepwalkers and secrets of the body in seventeenth-century England*[76] beleuchtet Elizabeth Hunter kulturgeschichtliche Aspekte der Auffassung frühneuzeitlicher *noctambuli* und positioniert ihre eigenen Ergebnisse zwischen denen, die MacLehose für das Mittelalter und Handley für das 18. Jahrhundert beschrieben haben. Sie kommt zu dem Schluss, dass – während für das Mittelalter insbesondere die Vorstellungskraft und die Gewohnheit und im 18. Jahrhundert zentralnervöse-anatomische Ursachen als Erklärung für das Schlafwandeln herangezogen wurden – dieses Phänomen im 17. Jahrhundert zusammen mit teuflischem Wirken und Wahnvorstellungen diskutiert wurde, woraus sich später auch die Idee eines Zusammenhangs mit Kosmologie und Astralkörper entwickelte. Bei der kulturgeschichtlichen Betrachtung des Schlafwandelns wird sich zeigen, dass alle diese Aspekte in der Frühen Neuzeit von Bedeutung waren und nicht für sich alleinstanden. Erst ihre gegenseitige Integration, die unter anderem von Medizinern vorgenommen wurde, bildete die Vorstellung vom frühneuzeitlichen Schlafwandler. Diese sich ab dem späten 16. Jahrhundert entwickelnden Gedanken zum Schlafwandeln sind aus medizinhistorischer Sicht grundlegend für dessen Pathologisierungsprozess. Das vorliegende Buch soll diese Lücke schließen und damit auch eine Brücke zwischen den existierenden Untersuchungen schlagen.

---

75 Schmidt-Hannisa, Hans-Walter: Das eiserne Szepter des Schlafes. Über die Unzurechnungsfähigkeit von Schlaftrunkenen, Nachtwandlern und Träumern im 18. Jahrhundert. In: Niehaus, Michael (Hrsg.): Unzurechnungsfähigkeiten. Diskursivierungen unfreier Bewusstseinszustände seit dem 18. Jahrhundert. Frankfurt am Main: Lang, 1998: 57–83.

76 Hunter, Elizabeth: The *Noctambuli*: tales of sleepwalking and secrets of the body in seventeenth century England. The Seventeenth Century 2022; 37 (1): 99–124.

Methodischer Zugang

Die geschichtliche Untersuchung des Nacht- bzw. Schlafwandelns als Krankheitsentität birgt mehrere Herausforderungen. Da es über lange Zeit in der Geschichte an einem Fachterminus für das Nachtwandeln fehlte, war es von Vornherein nicht zielführend, das Phänomen im Sinne einer Begriffsgeschichte zu betrachten, auch wenn sich dieser Ansatz generell für eine Übersichtsarbeit eignen würde. Letzteres Vorgehen hätte schließlich zu einer zu starken Selektion der Quellen geführt und dazu, dass interessante – sowohl antike wie frühneuzeitliche – Aspekte unbeachtet bei Seite gelassen worden wären.

Daneben stellt sich gleich zu Beginn die Frage, ob es sich bei dem Phänomen des Nacht- oder Schlafwandelns um eine ahistorische, zeitlich überdauernde Konstante handelt oder ob dieses in seiner Wahrnehmung und ärztlichen Einschätzung dem historischen Wandel unterworfen ist. Geschichtswissenschaftliche Arbeiten zum Thema Schlaf, der die Voraussetzung für das Schlafwandeln bildet, sind sich darin einig, dass das Erleben und die Interpretation von Schlaf sehr wohl zeitgebunden sind,[77] sodass dieser Umstand vorerst auch für das Schlafwandeln angenommen wird. Die Beschäftigung mit einem historischen Krankheitsbild birgt unter der Annahme einer konstanten Krankheitsentität außerdem stets die Gefahr, unser heutiges Krankheitsverständnis dem historischen im Sinne einer retrospektiven Diagnose überzustülpen und die damaligen Überlegungen zur Deutung und Behandlung einer Krankheit als noch unvollkommen darzustellen. Eine historische Untersuchung einer Krankheit muss als „Deutung des Krankheitsgeschehens der Vergangenheit"[78] den Anspruch verfolgen, ein Krankheitsbild durch Beachtung sowohl der historisch vorherrschenden ärztlichen Theorien und praktischen Überlegungen dazu als auch der kulturellen Umgebung desselben zu rekonstruieren. Ein Verständnis des frühneuzeitlichen Phänomens *Nachtwandeln* setzt ein Verständnis für die Zeit und die Forschungsumwelt frühneuzeitlicher Ärzte voraus.

---

77 Vgl. dazu z. B. Kinzler (2011), S. 10–12 und Osten (2015), S. 11–15 sowie den *Stand der Forschung* in der Einleitung dieser Arbeit.

78 Leven, Karl-Heinz: Krankheiten – historische Deutung versus retrospektive Diagnose. In: Paul, Norbert und Schlich, Thomas (Hrsg.): Medizingeschichte: Aufgaben, Probleme, Perspektiven. Frankfurt/New York: Campus Verlag, 1998: 153–181: 181.

Da ein Krankheitskonzept jedoch nicht nur für sich alleine steht, sondern erst durch den betroffenen Patienten letztendlich Anwendung finden kann, wäre eine Untersuchung des Phänomens des Schlafwandelns ohne Beachtung des Schlafwandlers selbst sehr lückenhaft. Gerade die Betrachtung eines medizinischen Gegenstandes aus Patientenperspektive ist eine Forderung der jüngeren Geschichtswissenschaft.[79] Idealerweise sollte, so der Gedanke, die Perspektive des Patienten mit der des Arztes zusammengebracht werden.[80] Ein nicht unerhebliches Problem, das bei einer patientengeschichtlichen Untersuchung des Schlafwandelns aufkommt, ist die Frage nach dafür geeigneten Quellen, in denen der Patient selbst zu Wort kommt. Hier ergeben sich zwei Schwierigkeiten: Die erste liegt darin, dass Ego-Dokumente[81] großteils fehlen, da Nachtwandler meistens von ihren nächtlichen Episoden keinerlei Erinnerung haben. Damit kann in der Regel nicht auf ausführliche, authentische Zeugnisse von dieser Patientengruppe zurückgegriffen werden. Immerhin existieren jedoch einige Schilderungen über die emotionale Reaktion Betroffener, die aus ihrem Paroxysmus erwachen oder denen von ihrem nächtlichen Verhalten erzählt wird. Solche Zeugnisse können durchaus der Untersuchung des Nachtwandelns aus Patientenperspektive dienen. Das zweite Problem ergibt sich aus dem ersten: Da Nachtwandler selbst kein Zeugnis von ihren Episoden geben können, stammen die dieser Arbeit vorliegenden Quellen über das Nachtwandeln zwangsläufig von einer anderen, außenstehenden Person, die den Nachtwandler beobachtete.

---

79 Diese Forderung findet sich insbesondere in der Erforschung der Frühen Neuzeit und geht auf den britischen Historiker Roy Porter zurück, vgl. Porter, Roy: The Patient's View. Doing Medical History from below. Theory Soc. 1985; 14 (2): 175–198. Porter kritisierte die Ignoranz der forschenden Medizingeschichte gegenüber dem Patienten, gleichwohl dieser ein Konstrukt der Medizin ist. Vgl. Porter, Roy: Introduction. In: Porter, Roy (Hrsg.): Patients and practitioners: Lay perceptions of medicine in preindustrial society. Cambridge: Cambridge University Press, 2002: 1–22: 2.

80 Diese Integration beider Ansätze hält Roy Porter für einen entscheidenden Schritt in der Geschichtswissenschaft der Medizin, vgl. Porter (2002), S. 3.

81 Winfried Schulze definiert Ego-Dokumente als „Aufzeichnungen, die individuelle und auf das ‚Selbst' bezogene Beobachtungen und Erfahrungen zusammenhängend zum Ausdruck bringen.", vgl. das Geleitwort zur Reihe „Selbstzeugnisse der Neuzeit. Quellen und Darstellungen zur Sozial- und Erfahrungsgeschichte". In: Schulze, Winfried (Hrsg.): Ego-Dokumente: Annäherung an den Menschen in der Geschichte. Berlin: Akademie Verlag, 2009, S. 7.

Dies ist in der Regel ein Familienmitglied oder ein weiterer Hausgenosse. Den meisten in frühneuzeitlichen Drucken niedergeschriebenen Zeugnissen von Nachtwandeln ist daher gemein, dass sie Zeugnisse aus mindestens zweiter Hand sind, in deren Kenntnis ein Mediziner kam, der den Vorfall schließlich niederschrieb. Für nur einen kleinen Teil dieser Berichte können diese Ärzte als echte Augenzeugen gelten. Die restlichen Berichte sind die von anderen Augenzeugen (in der Regel von Laien) oder aber von Zeugen des Hörensagens. Dies muss deshalb berücksichtigt werden, da sich – je häufiger eine Geschichte bis zur Verschriftlichung durch einen Arzt weitererzählt wurde – mit jedem neuen Tradierungsschritt die Wahrscheinlichkeit vergrößerte, dass am ursprünglichen Augenzeugenbericht eine Änderung vorgenommen wurde.

Vor dem Hintergrund der eingangs erläuterten Herausforderungen einerseits und andererseits, um den Anforderungen an eine moderne Medizingeschichtsschreibung gerecht zu werden, ist es sinnvoll, das Phänomen des Nachtwandelns vor dem kulturellen Hintergrund der Frühen Neuzeit als Konzept zu untersuchen. Schließlich konnte das Schlafwandeln erst durch die Bedeutung, die ihm von frühneuzeitlichen Ärzten zugeschrieben wurde, zu einer Krankheitsentität werden. Diese Bedeutung wiederum wurde der Erscheinung im Rahmen damals verbreiterter Lehrmeinungen und medizinischer Strömungen, die ihrerseits wieder kulturell überformt waren, zuteil. Deshalb ist neben hinführenden Erläuterungen zu den physiologischen und pathophysiologischen Denkmustern der damaligen Zeit auch eine intensive Beschäftigung mit antiken Vorstellungen zum Phänomen des Herumgehens im Schlaf für ein frühneuzeitliches Verständnis desselben von grundlegender Wichtigkeit. Schließlich bildeten die Lehren der antiken Vorbilder Hippokrates, Aristoteles und Galen das Fundament der damaligen ärztlichen und medizinischen Anschauungen. Indem die Wahrnehmung, die theoretischen Überlegungen und Erklärungsmuster zum Nachtwandeln in die kulturelle Zeit des späten 16. und frühen 17. Jahrhunderts eingebettet werden, wird zugleich ein vorsichtiger vergleichender Blick des damaligen auf das heutige Krankheitsverständnis für den Leser möglich.[82]

---

82 Vgl. von Engelhardt, Dietrich: Pathographie – historische Entwicklung, zentrale Dimensionen. In: Fuchs, Thomas et al. (Hrsg.): Wahn Welt Bild. Die Sammlung Prinzhorn. Beiträge zur Museumseröffnung. Heidelberg: Springer, 2002: 199–212.

Methodisch wird diese medizin- und kulturgeschichtliche Herangehensweise mit rezeptions- und – wann immer bei entsprechender Quellengrundlage möglich – patientengeschichtlichen Ansätzen verbunden. Durch eine philologisch gestützte Textanalyse und durch kontextualisierende Hermeneutik werden die verschiedenen Positionen zeitgenössischer Diskurse im Hinblick auf die rezipierten Quellen erschlossen. So werden die pluralen medizinischen Auffassungen zum Schlafwandeln rekonstruiert. Ein ergänzendes rezeptionsgeschichtliches Vorgehen erweist sich deshalb als nützlich, weil dadurch sowohl der Prozess der Pathologisierung des Schlafwandelns, der im Untersuchungszeitraum erfolgte, als auch der der Herausbildung einer eigenständigen Krankheitsentität und eines bestimmten Schlafwandlertypus besser nachgezeichnet werden können.

Quellen

Basis der diesem Buch zugrundeliegenden Untersuchungen bilden vor allem frühneuzeitliche Drucke aus dem späten 16. bis mittleren 17. Jahrhundert. Monographien über das Schlafwandeln in der Frühen Neuzeit wurden im Vergleich zu anderen medizinischen Themen selten publiziert. Dagegen ist eine Behandlung dieses Phänomens häufiger in allgemeinmedizinischen Werken vorzufinden. Hinzu kommt, dass weit bis in das 16. Jahrhundert ein Fachterminus für Schlafwandler fehlt und selbst nach Einführung eines solchen in der Frühen Neuzeit gelegentlich das Schlafwandeln umschrieben wird. Aufgrund dieser Umstände wurden sämtliche größeren medizinischen Sammelwerke, Werke der Gattung *Observationes* und *Quaestiones* sowie medizinische Dissertationen und anderweitige Monographien über den Schlaf aus der Zeit des 16. bis Ende des 18. Jahrhunderts auf die Erwähnung von Schlafwandlern durchforstet.[83] Stichpunkte, nach denen gesucht wurde, waren *Schlafwandler*, *Nachtwandler*, *Mondsüchtiger*, bzw. *Schlafwandel*, *Nachtwandel* und *Mondsucht* sowie ihre lateinischen und latinisierten

[83] Ausgangspunkt bildet hierfür die 1900 herausgegebene dreibändige Literatursammlung Die Literatur der Psychiatrie, Neurologie und Psychologie von Heinrich Laehr, die sämtliche relevante Titel von 1459–1799 enthält. Sie wurde systematisch durchgesehen und interessierende Werktitel wurden genauer untersucht. Vgl. Laehr, Heinrich: Die Literatur der Psychiatrie, Neurologie und Psychologie von 1459–1799. Band 1–3. Berlin: Reimer, 1900.

griechischen Entsprechungen *somnambulus*, *noctambulus*, *noctivagus*, *nyctobata*, *lunaticus*, *somnambulismus*, *hypnobatesis*, *noctambulismus*, *noctisurgium* und *nyktegersia*. Da, wie eingangs erwähnt, häufig ein Terminus technicus für Schlafwandler fehlt, wurden die Quellen auch nach dem Schlafwandeln verwandter Phänomene untersucht, wie etwa Schlaf (*somnus*), Schlaflosigkeit (*agrypnia/insomnia*), Traum ((*in*)*somnium*) und Albtraum (*incubus/ephialtes*).[84] Ein Augenmerk wurde ebenfalls auf Verweise auf andere Autoren innerhalb der untersuchten Quellen sowie innerhalb von Lexikaartikeln aus dem 17. bis 18. Jahrhundert, z. B. (darunter das *Universal-Lexicon* von Johann Heinrich Zedler und die *Encyclopédie* von Denis Diderot und Jean-Baptiste le Rond d'Alembert) und in kleinerem Umfang auch auf Ärztebriefe gerichtet. Ausgangspunkt für letztere bildet eine Recherche in der Internetdatenbank *Frühneuzeitliche Ärztebriefe des deutschsprachigen Raums (1500–1700)* der Bayerischen Akademie der Wissenschaften.[85] Von Interesse hinsichtlich des Fortwirkens der im 16. und 17. Jahrhundert aufkommenden Gedanken zum Nachtwandeln war weiterhin die Durchsicht der Indices der seit 1670 jährlich von der *Academia Naturae Curiosorum* (später Leopoldina) herausgegebenen Zeitschrift *Miscellanea Curiosa*, in welcher interessante medizinisch-naturwissenschaftliche Beobachtungen publiziert wurden und Fallberichte über Schlafwandler enthalten sind. Zudem unterstützen die Verzeichnisse und Datenbanken einschlägiger Bibliotheken die Quellensuche, darunter besonders die Bayerische Staatsbibliothek München u.a. mit dem *Verzeichnis der Drucke des 16./17. Jahrhunderts*, die Universitätsbibliothek der Ludwig-Maximilians-Universität München und die Herzog-August-Bibliothek in Wolfenbüttel.

Aufgrund der Rezeption antiker Gedanken in der Frühen Neuzeit erfolgt eine Recherche antiker Quellen, wobei für griechische Texte auf bestehende Indices der „großen" griechischen Autoren und Naturwissenschaftler

---

[84] Dabei diente das Register des dreiteiligen Bandes von Laehr mit dem Registereintrag *Schlaf. Somnum. Schlaflosigkeit. Noctambulatio. Somnium. Somnambulismus. Träume* der Kontrolle, vgl. Laehr (1900 d), S. 235–239.

[85] Es handelt sich um eine rein digitale Datenbank. Eine Recherche ist möglich über https://aerztebriefe.badw.de/datenbank.html (letzter Zugriff am 03.11.2024).

Hippokrates,[86] Aristoteles,[87] und Galen[88] zurückgegriffen wurde. Die Suche nach relevanten lateinischen antiken Autoren erfolgte mittels der publizierten Einträge im Thesaurus Linguae Latinae, welcher vorhandenes Material bis 600 n. Chr. erfasst, unter den Lemmata *ambulo*, *ambulatio*, *lunaticus* sowie der Lemmalisten für die noch unpublizierten Komposita der Lemmata *somnus*, *somnium* und *noct**.[89]

Da der Schwerpunkt der Untersuchung auf der Frühen Neuzeit liegt, ist der Umfang des untersuchten mittelalterlichen Quellenmaterials geringer, zumal bei den frühneuzeitlichen Autoren keine unmittelbare Rezeption mittelalterlicher Quellen (im Gegensatz zu den antiken Quellen) über das Schlafwandeln stattfand. Grundlage hierfür bilden Kommentare zu Aristoteles' Werk der *Parva naturalia*,[90] die Aphorismen und Kommentare der Vertreter des Salerno, v. a. von Urso von Salerno[91] sowie Ausgaben der *Regimina sanitatis*, deren Lehre von den *sex res non naturales* auch den Schlaf miteinschließt.

Bei der Quellenrecherche zeigte sich eine Diskrepanz zwischen der Menge an frühneuzeitlichen Quellen, welche sich mit dem Schlafwandeln auseinandersetzen und den nur wenigen und knappen Beschreibungen zu Schlafwandlern oder dem Schlafwandeln verwandten Erscheinungen in antiken Texten. Von den antiken griechischen und römischen Quellen wurden

---

86 Kühn, Josef-Hans; Fleischer, Ulrich (Hrsg.): Index Hippocraticus. Band 1–4. Göttingen: Vandenhoeck & Ruprecht, 1986–1989.

87 Aristoteles: Index Aristotelicus. In: Bonitz, Hermann (Hrsg.): Aristotelis Opera. Band 5. Berlin: De Gruyter, 1961.

88 Assmann, Friedrich Wilhelm: Index in Galeni Libros. In: Kühn, Karl Gottlob (Hrsg.): Claudii Galeni opera omnia. Band 20. Leipzig: Knobloch, 1833; Gippert, Jost: Wortformenindex zu den Schriften Galens. Band 1–2. Dettellbach: Röll, 1997.

89 Dank gebührt an dieser Stelle Herrn Dr. Manfred Flieger vom Thesaurus Linguae Latinae in München, der so freundlich war, die genannten Lemmata herauszusuchen.

90 Ephesius, Michael: In Aristotelis Parva Naturalia commentaria. Hrsg. von P. Wendland. Berlin: Reimer, 1903; Albertus Magnus: Beati Alberti Magni [...] Parva Naturalia. Recognita per R.A.P.F. Petrum Jammy. Lyon: Prost/Rigaud/DeLaGarde/Hugetan, 1651; Averroes: Compendium librorum Aristotelis qui Parva naturalia vocantur. In: Wolfson, Harry Austryn et al. (Hrsg.): Corpus commentariorum Averrois in Aristotelem. Band 7. Cambridge (Mass.): Mediaeval Acad. of America, 1949.

91 Urso <Salernitanus>. Die medizinisch-naturphilosophischen Aphorismen und Kommentare des Magister Urso Salernitanus. Hrsg. von Rudolf Creutz. Berlin: Julius Springer, 1936. Ergänzend wird mit herangezogen: The Prose Salernitan Questions. [...] Hrsg. von Brian Lawn. London: Oxford University Press, 1979.

lediglich solche bei der Untersuchung berücksichtigt, welche später bei der Rezeption in der Frühen Neuzeit von Bedeutung sind. Da frühneuzeitliche Autoren bei ihren Überlegungen zum Schlafwandeln kaum (und wenn, dann nur indirekt) auf mittelalterliches Gedankengut zurückgriffen, fiel die Auswahl auf Albertus Magnus, Urso von Salerno und Taddeo Alderotti – drei Männer, welche zum einen die überlieferten antiken Texte interpretierten, kommentierten und mit ihren Ideen erweiterten, zum anderen auf unterschiedliche Weise die Grundgedanken für den philosophischen und medizinischen Diskurs ihrer Zeit bildeten und nachfolgende Denker und Mediziner gleichermaßen in ihren eigenen Theorien beeinflussten, selbst wenn jene dies in ihren Werken auch nicht klar formulierten. Durch diese Auswahl soll eine Brücke zwischen den rezipierten antiken Texten und denen aus der Frühen Neuzeit geschlagen werden. Es soll jedoch an dieser Stelle betont werden, dass es nicht das Ziel war, eine genaue Analyse des mittelalterlichen Gedankengutes zum Schlafwandeln vorzulegen und das entsprechende Kapitel bewusst knapp gehalten wurde.

Bei der Fülle an frühneuzeitlichen Quellen über das Schlafwandeln war eine Reduzierung der Analyse auf ausgewählte Schriften erforderlich. Die Auswahl der für die vorliegende Arbeit relevanten Primärliteratur erfolgte mittels der Kriterien der (insbesondere medizinisch-ärztlichen) Rezeption sowie der Innovation. So werden vorrangig sechs Autoren in der folgenden Untersuchung berücksichtigt, welche erstens von zeitgenössischen und folgenden Medizinern häufig rezipiert wurden und zweitens bei ihren Beobachtungen und Gedankengängen über Schlafwandler auf neue Theorien und Erkenntnisse stießen aber auch Maßstäbe für das schließlich sich verbreitende Verständnis dieses Phänomens setzten. Bei den ausgewählten Autoren handelt es sich ausnahmslos um Mediziner bzw. praktizierende Ärzte: Petrus Salius Diversus und Levinus Lemnius, von welchen die frühesten Quellen zum Schlafwandeln in der Frühen Neuzeit stammen, Jakob Horst der Ältere, der als erster Mediziner eine Monographie über das Nachtwandeln veröffentlichte, welche vorerst auf Latein erschien und später von seinem Sohn Jakob Horst dem Jüngeren ins Deutsche übersetzt wurde sowie zuletzt Andreas Libavius und Gregor Horst, bei denen sich eine mehr naturwissenschaftliche Betrachtung des Phänomens einstellte.[92]

[92] Zu den jeweiligen biographischen Angaben und der historischen Leistung der einzelnen Autoren sei auf die entsprechenden Kapitel in dieser Arbeit verwiesen.

Zur Zitierweise der lateinischen und z.T. griechischen Texte frühneuzeitlicher Drucke sei angemerkt, dass zum Zweck der besseren Lesbarkeit Abbreviaturen und Ligaturen aufgelöst werden. Außerdem wird die Schreibweise frühneuzeitlicher Texte der des klassischen Lateins angepasst. Wo nicht anders in dieser Arbeit angegeben, stammen die Übersetzungen der lateinischen und griechischen Texte sowie aus dem Französischen und Italienischen ausschließlich von der Autorin. Die deutschen Begriffe Schlafwandeln und Nachtwandeln werden in diesem Buch synonym verwendet. Da es sich in beinahe allen, in der vorliegenden Arbeit herangezogenen Quellen um männliche Schlafwandler handelt bzw. lediglich solche von den Autoren berücksichtigt wurden, wird von einer geschlechtergerechten Schreibung abgesehen und lediglich dort, wo in den Originaltexten explizit von einer Schlafwandlerin die Rede ist, die weibliche Form verwendet. Ähnlich wird bei der Erwähnung von in der Frühen Neuzeit typisch männlich dominierten Berufsgruppen, z. B. Arzt, Handwerker etc. vorgegangen. Autoren oder andere historische Persönlichkeiten werden im Text erst dann biographisch eingeführt, wenn eine ausführlichere Behandlung dieser erfolgt. Dieses Vorgehen kann dazu führen, dass für einzelne Personen, die bereits früher in dieser Arbeit erwähnt werden, erst an späterer Stelle biographische Informationen folgen. In diesen Fällen wird per Fußnote auf das entsprechende Kapitel verwiesen, in welchem die ausstehenden Angaben zu finden sind.

1. Konzepte von Schlaf und Traum in der Frühen Neuzeit

1.1 Gelehrte Medizin in der Frühen Neuzeit

Hauptstätten für die medizinische Ausbildung in der Renaissance bildeten die Universitäten von Italien (v. a. Padua und Bologna) sowie Frankreich (v. a. Paris). So war es keine Seltenheit, dass auch junge deutschsprachige Studenten für ihr Medizinstudium ihre Heimat verließen. Ab der zweiten Hälfte des 16. Jahrhunderts und Anfang des 17. Jahrhunderts konnten schließlich auch Basel sowie Wittenberg einen steigenden Zulauf an Medizinstudenten verzeichnen.[93] Vorgelesen wurde aus einem einheitlichen Kanon der medizinischen Autoritäten Hippokrates, Galen, Hunain ibn Ishāq und Avicenna, später, ab Mitte des 16. Jahrhunderts, diente die *Universa medicina* des Jean Fernel (1497–1558) als umfangreiche Quelle für die Vorlesungen an den Universitäten.[94] In Anlehnung an Galens Auffassung von Medizin wurde diese gemeinhin als Kunst verstanden, welche die Gesundheit des Menschen bewahrte und die geminderte oder verlorene Gesundheit zu fördern bzw. wiederherzustellen versuchte.[95] Dabei wurde diese Kunst zum einen prophylaktisch, zum anderen kurativ ausgeübt, wobei als kurative Ansätze die Verwendung von Arzneien sowie diätetische und chirurgische Maßnahmen zur Anwendung kamen.

---

[93] Vgl. dazu Stolberg (2021), S. 39–40.

[94] Stolberg (2021), S. 41–42. Zu den biographischen Angaben des Mediziners Jean Fernel vgl. das Unterkapitel *Die facultates und die Physiologie des Jean Fernel* in diesem Kapitel

[95] Stolberg (2021), S. 47.

Die zeitgenössische Vorstellung von Gesundheit und Krankheit sowie die der Natur des menschlichen Körpers basierte vor allem auf den Prinzipien der Elementenlehre bzw. der Humoralpathologie sowie dem Wirken und den Funktionen der *facultates* (Wirkvermögen).

Humoralpathologie

Nach der Säftelehre oder Humoralpathologie wurde jedem Menschen ein individuelles Temperament zugesprochen, welches sich aus dem Mischverhältnis der vier Säfte (Blut, schwarze Galle, gelbe Galle und Schleim) und deren Qualitäten ergab. Das Überwiegen eines bestimmten Saftes verursacht nach der Theorie der Säftelehre ein sanguinisches, melancholisches, cholerisches oder phlegmatisches Temperament. Daneben konnten aber auch Mischtemperamente auftreten, etwa wenn zwei Säfte gleichermaßen besonders ausgeprägt in einem Körper vorlagen, sodass sich daraus beispielsweise ein melancholisch-phlegmatisches Temperament ableiten ließ. Den einzelnen Säften wiederum wurden zwei bestimmte Qualitäten zugesprochen. Für das Blut war dies eine warme und feuchte Primärqualität, für schwarze Galle eine kalte und trockene, für die gelbe Galle dagegen eine warme und trockene und für den Schleim schließlich eine kalte und feuchte Qualität. Das Mischverhältnis der Qualitäten, welches sich aus dem vorliegenden Temperament ergab, wurde *complexio* genannt. Die *complexio* war aber noch weit mehr als das: Als ganz individuelles Resultat der Mischung aus den Flüssigkeiten und Qualitäten kennzeichnete sie spezifisch eine Person, änderte sich mit dem Lebensalter und begünstigte zu bestimmten Krankheiten oder zur Anfälligkeit für äußerliche Einflüsse, wie zum Beispiel für planetare Konstellationen.[96] Ähnlich wie der Mensch zeichneten sich auch Nahrungsmittel, Getränke und Medikamente durch

[96] Vgl. Stolberg, Michael: Homo patiens: Krankheits- und Körpererfahrung in der Frühen Neuzeit. Köln: Böhlau, 2003, S. 116–121. Zur Entwicklung der Komplexion von einem rein theoretischen, naturphilosophischen Begriff hin zu einem Identifikationsmerkmal einer Person s. Groebner, Valentin: Der Schein der Person: Steckbrief, Ausweis und Kontrolle im Europa des Mittelalters. München: C. H. Beck, 2004, S. 86–90. Zum Komplexionsbegriff vgl. auch Klibansky, Raymond et al. (Hrsg.): Saturn und Melancholie: Studien zur Geschichte der Naturphilosophie und Medizin, der Religion und der Kunst. Frankfurt am Main: Suhrkamp, 1990, S. 115–124.

ihre speziellen Qualitäten aus, was bestimmte Lebensmittel für bestimmte Komplexionstypen geeigneter machte als andere.

Die *facultates* und die Physiologie des Jean Fernel

Der Begriff *Physiologie* wurde Mitte des 16. Jahrhunderts von dem französischen Arzt Jean Fernel (ca. 1497–1558)[97] eingeführt. Seinem Werk *Universa medicina* setzte er einen Grundlagenteil mit dem Titel *Physiologia* voran, welcher bereits einige Jahre zuvor in der Schrift *De naturali parte medicinae* erschienen war. Fernels Werk, das in der Tradition von platonischem und aristotelisch-galenischem Gedankengut steht, brachte die bisherigen medizinischen Theorien und Entwicklungen zusammen und beeinflusste die weitere wissenschaftliche Entwicklung innerhalb der Medizin für das nachfolgende Jahrhundert. Auch diente sie der theoretischen Auseinandersetzung mit dem Schlafwandeln als Basis für ärztliche Erklärungsansätze. Die folgende Schilderung der Physiologie des Fernel basiert auf Grundlage der Bücher II–V der *Physiologia*[98] sowie ergänzend auf einzelnen Aspekten seines weiteren Werkes *De abditis rerum causis*.

[97] Der französische Mediziner Jean Fernel praktizierte nach einem Studium der Astronomie, Mathematik und Medizin als Leibarzt Heinrich des II. und Katharina de Medici. Die Begriffe der Physiologie sowie der Pathologie gehen auf ihn zurück. Vgl. den Artikel von Tshisuake, Barbara I. In: Gerabek, Werner E. et al. (Hrsg.): Enzyklopädie Medizingeschichte. Berlin/New York: De Gruyter, 2005: 394. Einen bibliographischen Überblick bietet Mazliak, Paul: Jean Fernel, premier physiologiste de la Renaissance. Paris: Hermann, 2016, S. 15–23. Zu Fernels Werk und Leben s. außerdem Sherrington, Charles: The endeavour of Jean Fernel. With a list of the editions of his writings. Cambridge: Cambridge University Press, 1946 sowie Hirai, Hiro: Medical Humanism and Natural Philosophy: Renaissance Debates on Matter, Life and the Soul. Leiden: Brill, 2011, S. 46–79.

[98] Zitiert wird nach der Standardausgabe. Fernel, Jean: Universa medicina. Paris: Lutetia Parisiorum, 1567, S. 49–115. Für die englische Übersetzung mit einer kurzen Einführung zum Werk und dessen Stellung in der Medizin der Frühen Neuzeit s. Fernel, Jean: The physiologia of Jean Fernel (1567). Übers. und hrsg. von John M. Forrester. Philadelphia: American Philosophical Society, 2003. Für eine umfassende Darstellung der Physiologie des Fernel s. Wittern (1978), S. 15–26.

Der Körper baut sich, so Fernel, im Wesentlichen aus den vier Elementen Feuer, Wasser, Luft und Erde auf.[99] Treffen diese vier Elemente aufeinander, bilden sie ein sogenanntes *temperamentum*,[100] wobei ein ausgeglichenes *temperamentum* dann entsteht, wenn alle vier Elemente in gleicher Potenz aufeinander treffen, ein nicht ausgeglichenes dagegen, wenn diese in unterschiedlicher Stärke vorliegen.[101] Je nach Vorherrschen eines bestimmten Elements resultieren ungleiche *temperamenta* in sämtlicher Ausprägung. Ein *temperamentum* ist als dynamisch zu verstehen und kann durch äußere Einflüsse, wie etwa durch Essen, Alkoholgenuss, Hitze oder Bäder beeinflusst werden sowie durch den natürlichen Wandel mit dem Lebensalter.[102]

Haben sich die Elemente vermischt, kommt ihnen als göttlicher Teil eine natürliche Wärme (lat. *calor innatus*) zu, der im Herzen verankert liegt und die Lebensenergie eines Lebewesens präsentiert.[103] Ist diese aufgebraucht, tritt der Tod ein. Zur Vermittlung zwischen diesem göttlichen Teil des Körpers und dem Körper selbst dient der *spiritus innatus* oder *nativus*, ein ätherischer Körper.[104] Notwendigerweise verbunden werden *calor* und *spiritus* durch eine ölige Flüssigkeit, dem *humor nativus* oder *primigenius*.[105] Neben dem *spiritus innatus* existieren zusätzlich drei weitere Arten von *spiritus*: der *spiritus naturalis*, der von der Leber hervorgeht, der *spiritus vitalis* im Herzen sowie der *spiritus animalis* im Gehirn. Die drei *spiritus* gehen auseinander hervor. Mithilfe des *spiritus innatus* entwickelt sich in der Leber aus einem besonders feinen Teil des Blutes, welcher wiederum aus dem feinen und lufthaltigen Teil der Nahrung kommt, der *spiritus naturalis*. Davon gelangt ein Teil in das Herz, wo er in den luftähnlichen *spiritus vitalis* umgewandelt wird, der darauf wieder zu einem gewissen Anteil in das Gehirn gelangt und sich dort zum *spiritus animalis* verändert, der von der Beschaffenheit dem Äther gleicht. Die Aufgabe der genannten drei *spiritus* besteht zum einen in der

---

99 Fernel, Jean: Joannis Fernelii Ambiani de abditis rerum causis libri duo. Paris: Wechel, 1551, S. 7–8. Für eine englische Übersetzung mit umfangreicher Einführung s. Fernel, Jean: Jean Fernel's On the Hidden Causes of Things: Forms, Souls, and Occult Diseases in Renaissance Medicine. Hrsg. und übers. von John M. Forrester. Leiden: Brill, 2005.

100 Fernel (1567), S. 60.

101 Fernel (1567), S. 61.

102 Fernel (1567), S. 69–70.

103 Fernel (1567), S. 72.

104 Fernel (1567), S. 73–74.

105 Fernel (1567), S. 74–82.

Ernährung der *spiritus innati*, zum anderen aber in der Ermöglichung diverser Körperfunktionen über die *facultates naturales*, *vitales* und *animales*.[106] Unter *facultas* kann eine Fertigkeit der Seele verstanden werden, mittels welcher sie zusammen mit den entsprechenden Organen ihre Aufgaben erfüllt.[107] Der Mensch als „Krone der Schöpfung" zeichnet sich durch den Besitz der höchsten Seelenstufe, der *anima intelligens*, aus.[108] Diese ermöglicht dem Menschen einerseits das Verständnis von Wissenschaft, Ethik und Kunst, andererseits verfügt sie aber auch über alle anderen *facultates* der niedrigeren Seelenstufen von Pflanzen und Tieren: über die der *anima naturalis*, welche sich um die Zeugung, Ernährung und das Wachstum eines Lebewesens sorgt[109] sowie über die der *anima sentiens*, welche neben den *facultates* der *anima naturalis* Bewegung, Wahrnehmung, Empfindung und leichtere intellektuelle Fähigkeiten ermöglicht.[110]

Von besonderem Interesse ist an dieser Stelle das Verständnis der *anima sentiens*. Deren Fertigkeiten setzen sich aus verschiedenen *facultates* zusammen: Fünf *facultates* für die Sinne, zwei für die Bewegung – *facultas appetendi* (Streben) und *movendi* (die eigentliche Bewegung) – sowie drei für ihre intellektuellen Fähigkeiten – *facultas discernendi* (Unterscheidung), *fictrix* (Vorstellung) und *conservatrix* (Bewahrung). Ort der Zusammenkunft und Integration aller von den *facultates* beschaffenen Informationen ist der *sensus communis* bzw. *primarius* im Gehirn, der zentrale Ort der *anima sentiens*.[111] Dort werden alle ankommenden Informationen bewertet, bewahrt und als Erinnerung festgehalten. Mittels der *spiritus* als Medium vollzieht die *anima sentiens* ihre *facultates*. Von den Ventrikeln und Sinus des Gehirns gelangen die *spiritus animales* über die Nerven in die Sinnesorgane und Muskeln. Ihre Aufgabe ist es, die von den Sinnesorganen aufgenommenen Informationen zurück ins Gehirn zum *sensus communis* zu bringen, damit dort eine Bewertung dieser Sinnesreize etc. stattfinden kann. Andererseits werden

---

106 Fernel (1567), S. 84–85.
107 Fernel (1567), S. 86–88.
108 Fernel (1567), S. 102–104.
109 Fernel (1567), S. 88–91.
110 Fernel (1567), S. 94–102.
111 Fernel (1567), S. 96.

über die *spiritus* aber auch Bewegungsbefehle von der Seele in die Muskeln übermittelt und damit Bewegung generiert.[112]

1.2 Diätetik und Physiologie des Schlafes

Als Teil der *sex res non naturales* wurde dem Schlafen und Wachsein in der Diätetik des Mittelalters und der Frühen Neuzeit besondere Beachtung zuteil. In Anlehnung an das pseudo-aristotelische *Secretum secretorum* und das *Regimen sanitatis Salernitanum* erfreuten sich Gesundheitsratgeber in Form von Handbüchern in Mittelalter und Renaissance großer Beliebtheit.[113] Solche Ratgeber enthielten unter anderem Anweisungen für einen gesunden und erholsamen Schlaf. Darunter fielen die Diskussion über den geeigneten Schlafplatz genauso wie Tipps zur richtigen Schlaflage, Schlafenszeit und -dauer.[114] Daneben gab es bereits in der Antike zahlreiche Bemühungen, Erklärungsansätze für Schlaf als natürliches Gegengewicht zum Wachen zu finden. Zu den bedeutendsten antiken Werken, welche sich naturwissenschaftlich mit dem Schlaf auseinandersetzen, zählt die Schrift *περὶ ὕπνου καὶ ἐγρηγόρσεως* (lat. *De somno et vigilia*)[115] des griechischen Naturphilosophen

---

[112] Fernel (1567), S. 98–100.

[113] Vgl. Cavallo, Sandra und Storey, Tessa: Healthy living in the late Renaissance Italy. Oxford: Oxford University Press, 2013. Für speziell die Nahrung betreffende diätetische Ratschläge vgl. Gentilcore, David: Food and Health in Early Modern Europe: Diet, Medicine and Society, 1450–1800. London: Bloomsbury Academic, 2016.

[114] Zur Diskussion der genauen Modalitäten des Schlafes in der Frühen Neuzeit siehe Wittern (1978), S. 48–70. Vgl. auch Cavallo und Storey (2013), S. 113–144.

[115] Aristoteles. De somno et vigilia, 453 b 11–458 a 32. Für Aristoteles' Werk der *Parva naturalia*, welche auch *De somno et vigilia* enthält, wurde die Textausgabe von Sir David Ross verwendet. Vgl. Aristoteles: Parva naturalia. Eingef. und komm. von Sir David Ross. Oxford: Clarendon Press, 1955. Die interessierenden Textstellen wurden zusätzlich mit den folgenden jüngeren Ausgaben und Übersetzungen verglichen: Aristoteles. Kleine naturwissenschaftliche Schriften (Parva naturalia). Übers. und hrsg. von Eugen Dönt. Stuttgart: Philipp Reclam junior, 1997. Aristoteles. Parva naturalia. Übers. und komm. von Paolo Cosenza. Band 1–3. Napoli: Loffredo, 2013. Speziell für den Teil *De insomniis* der *Parva naturalia* wurden auch die Ausgabe von David Gallop und die Übersetzung von Philip J. van der Eijk hinzugezogen. Vgl. Aristotles. On Sleep and Dreams. Übers., komm. und hrsg. von David Gallop. Oxford: Oxbow Books, 2015. Siehe außerdem die Kommentare in: Aristoteles: De insomniis, De divinatione per somnum. Übers. und erl. von Philip J. van der Eijk. Berlin: Akademie-Verlag, 1994.

Aristoteles (384–322 v. Chr.)[116] sowie diverse Werke des griechischen Arztes und Anatoms Galen von Pergamon (129/131 bis 200/215),[117] der aristotelisches Gedankengut übernahm und modifizierte. Bemerkenswert ist, dass beide Autoren und ihre Lehren durch das Mittelalter hindurch und Galen sogar bis in die Frühe Neuzeit als unangefochtene Autoritäten galten. So ist bei nahezu allen frühneuzeitlichen Autoren, welche sich mit dem Schlaf beschäftigten, eine Auseinandersetzung mit aristotelischen und galenischen Theorien festzustellen. Vor diesem Hintergrund ist es sinnvoll zu untersuchen, welche Vorstellungen von Schlaf bei Aristoteles und Galen vorzufinden sind.

Nach Aristoteles' Auffassung diente der Schlaf der Erhaltung des Lebewesens.[118] Er war demzufolge etwas Gutes mit dem Endzweck des Wachseins. Schlaf und Wachsein waren als Gegensätze zu verstehen.[119] So zeichnete sich der wache Zustand durch eine freie Betätigung der Wahrnehmung (*αἴσθησις*),[120] der Schlaf dagegen als Fesselung derselben aus, so dass im schlafenden Zustand die Sinne nicht gebraucht werden konnten.[121] Allerdings treten Gegensätze nach aristotelischer Vorstellung nicht alleine, sondern stets zusammen in einem Lebewesen auf: Ein Körper

---

[116] Der griechische Philosoph und Naturforscher Aristoteles wurde 384 v. Chr. in Stageira geboren und stand als Schüler des Platon unter dem Einfluss von dessen Lehren. Aristoteles hinterließ ein umfangreiches und vielfältiges Lebenswerk, das bedeutende Gedanken und Entwicklungen in der Naturphilosophie, Physik, Staatstheorie und vielen weitern Bereichen enthält. Eine neuere Darstellung zu Aristoteles' Leben und Denken bietet beispielsweise Natali, Carlo: Aristotle. His life and school. Princeton/Oxford: Princeton University Press, 2013.

[117] Galen von Pergamon war ein aus Kleinasien stammender griechischer Arzt, der in seiner Vaterstadt als Gladiatorenarzt wirkte und bis zum Leibarzt des Kaisers Marc Aurel (121–180) aufstieg. Der Umfang seines schriftlichen Schaffens als Mediziner ist enorm und vielfältig. Als Anhänger hippokratischer Lehren übernahm er die Humoralpathologie des Hippokrates und verband sie mit aristotelischen und hellenistischen Ideen. Galens Theorien prägten die antike, byzantinische und arabische Medizin und blieben bis weit in die Frühe Neuzeit richtungsweisend für die ärztliche Ausbildung und Praxis. Vgl. Leven, Karl-Heinz (Hrsg.): Antike Medizin: Ein Lexikon. München: C. H. Beck, 2005, S. 315–318.

[118] Aristoteles. De somno et vigilia, II, 455 b 22.

[119] Aristoteles. De somno et vigilia, I, 453 b 26–27.

[120] Aristoteles. De somno et vigilia, I, 454 a 32–454 b 1.

[121] Aristoteles. De somno et vigilia, I, 454 b 9.

kann demnach weder ausschließlich wach sein noch ausschließlich schlafen. So folgt dem Schlaf schließlich das Aufwachen und diesem wiederum der Schlaf. Schlaf, so Aristoteles, entstehe durch eine Funktionsuntüchtigkeit des Primärorgans (*κύριον αἰσθητήριον*), das er im Herzen verankert sah.[122] Dadurch ließ sich auch das Aussetzen der Sinne und der Bewegung (*κίνησις*) erklären. Als Ursache des Schlafes nannte Aristoteles die natürliche Nahrungsaufnahme der Lebewesen: Aus der aufgenommenen Nahrung entstehe eine Ausdünstung in die Adern, wo sie sich schließlich in Blut umwandeln würde. Durch Wärme würden die Dünste im Körper nach Oben steigen und folglich den Kopf schwer und schläfrig machen. Ändere die Wärme durch dortige Abkühlung ihre Richtung, sacke sie nach Unten, entziehe dem Herzen Wärme, das heißt seine Energie, bringe dieses damit zur Ruhe und Schlaf träte ein.[123] Wärme sollte besonders nach der Nahrungsaufnahme durch die Ausdünstung der zugenommenen Lebensmittel verursacht werden, konnte jedoch auch bei körperlicher Betätigung, durch bestimmte Schlafmittel sowie bei etlichen Krankheiten wie Fieber, Lethargie und Epilepsie entstehen. War die warme Substanz verdaut und hatte die Trennung des dickflüssigen vom dünnflüssigen, klaren Blut zu Ende gefunden, sollte das Erwachen eintreten.[124] In diesem Zustand befand sich nach aristotelischer Vorstellung im Kopf des Lebewesens das klarste und reinste Blut. In den unteren Körperteilen sammelte sich dagegen dickflüssiges und trübes Blut.

Geprägt von Aristoteles' Gedanken war auch das Werk Galens von Pergamon, der neben aristotelischer Weltanschauung die Lehren des Hippokrates[125] berücksichtigte, was allein durch seine diversen Kommentare

---

[122] Aristoteles. De somno et vigilia, II, 455 b 2–13.

[123] Aristoteles. De somno et vigilia, III, 456 b 18–28.

[124] Aristoteles. De somno et vigilia, III, 458 a 10–12.

[125] Hippokrates von Kos (ca. 460–375/351 v. Chr.) stammte aus einer Asklepiaden-Familie. Seine medizinische Ausbildung erhielt er u.a. durch seinen Vater Herakleides. Nach praktischen Tätigkeiten auf Kos übte Hippokrates seine ärztliche Praxis als Wanderarzt aus. Er gilt als der Begründer der wissenschaftlichen Medizin sowie der koischen Ärzteschule, die medizinisch-wissenschaftliche Erkenntnisse aus der Empirie erwarb. Vgl. Leven (2005), S. 414–416 unter dem Lemma *Hippokrates*.

zum *Corpus Hippocraticum*[126] ersichtlich wird. So übernahm Galen Aristoteles' Schlaftheorie, nach welcher Schlaf als Produkt einer durch Dämpfe verursachten Beschwerung des Kopfes zu verstehen war. Allerdings verortete Galen den Sitz des zentralen Wahrnehmungsorgans nicht wie Aristoteles im Herzen, sondern (wie auch schon Hippokrates[127] und Platon[128]) im Gehirn.[129]

Die Ansichten der antiken Vorbilder nahm Jean Fernel in seiner *Universa medicina* als Grundlage für seine eigenen Lehren. So entwickelte er unter anderem auch eine Theorie zur Entstehung des Schlafes, die zwar nicht in einem eigenständigen Kapitel erschien, wohl aber aus verschiedenen Stellen in seinem Werk als Ganzes wiedergegeben werden kann.

---

126 Als *Corpus Hippocraticum* wird eine Sammlung von über 60 medizinischen Schriften verstanden, die etwa in der Zeit zwischen 420 v. Chr. bis 100 n. Chr. entstanden und unter der Autorschaft des griechischen Arztes Hippokrates von Kos subsumiert werden, wobei nur ein Teil der Schriften tatsächlich von Hippokrates selbst stammt. Charakteristisch für die hier zusammengefassten Schriften sind ihre empirische Betrachtung der Natur und die daraus resultierende Wissensgewinnung für die Medizin aus exakter Beobachtung des Patienten sowie die Verneinung des göttlichen Eingreifens in das Körpergeschehen. Vgl. Leven (2005), S. 418–420 unter dem Lemma *Hippokratische Schrift / Corpus Hippocraticum*. Eine Einführung zum *Corpus Hippocraticum* gibt Golder, Werner: Hippokrates und das Corpus Hippocraticum. Eine Einführung für Philologen und Mediziner. Würzburg: Königshausen & Neumann, 2007.

127 Hippokrates: De morbo sacro 17, VI 394 Littré. Textstellen aus dem *Corpus Hipocraticum* werden nach der Gesamtausgabe von Emile Littré 1839–1861 zitiert. Es existiert auch ein Nachdruck von 1962. Der Autorin dieser Arbeit lag jedoch nur die Originalausgabe vor. Neben dieser Gesamtausgabe wurde auch die von Karl Gottlob Kühn herangezogen. Für *De morbo sacro* wurde zusätzlich die Ausgabe von Grensemann verwendet. Vgl. Hippokrates: Œuvres complètes d'Hippocrate. Hrsg. von Émile Littré. 10 Bände. Paris: Bailliere, 1839–1861; Galen: Τοῦ μεγάλου Ἱπποκράτους ἅπαντα. Magni Hippocratis opera omnia. 3 Bände. Hrsg. von Karl Gottlob Kühn. Leipzig: Knobloch, 1825–1827; Hippokrates: Die hippokratische Schrift „Über die heilige Krankheit", übers. und erl. von Hermann Grensemann. Berlin: De Gruyter, 1968.

128 Platon: Timaios. In: Burnet, John (Hrsg.): Platonis Opera. Band 4. Oxford: Typ. Clarendoniano, 1905, 89 e–90 b.

129 Vgl. dazu Galen: De symptomatum causis, 1, 8, VII 139–146 Kühn. Textstellen von Galens Werk werden nach der zwanzig Bände umfassenden Gesamtausgabe von Karl Gottlob Kühn 1821–1833 zitiert, vgl. Galen: Claudii Galeni Opera omnia. Hrsg. von Karl Gottlob Kühn. Leipzig: Knobloch 1821–1833. Daneben existiert auch ein Neudruck mit einem Nachwort von Konrad Schubring (Olms/Hildesheim, 1965). Der Autorin lag nur die Ausgabe von 1821–1833 vor.

Ursache des Schlafes, so Fernel, sei eine Erschöpfung des *sensus communis* bzw. *-primarius*,[130] den Fernel im Gehirn lokalisierte und als Sitz der *anima sentiens* beschrieb. Der Schlaf wiederum sei eine notwenige Voraussetzung zur Erhaltung der Gesundheit aller Lebewesen und diesen zur Erholung gegeben.[131] Waren durch alltägliche Arbeiten, durch Bewegung und ständige Reizaufnahme die *spiritus* aufgebraucht, war eine erholsame Pause des *sensus communis* erforderlich. Zusammen mit einer grundlegenden Ermattung und Müdigkeit des Gehirns, so Fernel, entstehe daraufhin Schlaf, den Fernel metaphorisch als Fessel des *sensus communis*, also als Unterbrechung jeglicher animalen Funktionen, beschrieb.[132] Schlaf könne weiter als natürlich (*naturalis*) und nicht natürlich (*non naturalis*) unterschieden werden.[133] Während natürlicher Schlaf durch eine Erschöpfung des *sensus communis* erklärt wurde, sollte nicht natürlicher Schlaf durch Ausdünstungen hervorgerufen werden, die durch maßloses Essen und Trinken, heiße Bäder oder Störungen im Bereich der Verdauung begünstigt wurden.[134]

1.3 Das Bett als Gemeinschaftsobjekt

Will man sich mit der historischen Situation von Schlafwandlern in der Frühen Neuzeit auseinandersetzen und diese verstehen, so ist es wichtig, auch einen Blick auf die Schlafbedingungen, das Schlafzimmer und die übrigen Umstände des Sich-Schlafenlegens der damaligen Zeit zu werfen, die sich zum Teil doch erheblich von den heutigen unterscheiden. Aus häuslichem Platzmangel und aufgrund zumeist fehlender Beheizung, nicht zuletzt aber auch bedingt durch ein anderes Verständnis von Nähe und Familie als in unserer modernen Gesellschaft, bildeten Einzelbetten eine große Ausnahme. Geschlafen wurde dagegen zu mehreren in einem Bett: Eltern mit ihren Kindern, Geschwistern oder auch zusammen mit nahen Verwandten, die im gleichen Haus wohnten.[135] Aufschluss darüber bietet uns eine Textstelle aus der Autobiographie des Arztes, Philosophen und Mathematikers Gerolamo

130 Fernel (1567), S. 98.
131 Ebenda.
132 Ebenda.
133 Fernel (1567), S. 265.
134 Fernel (1567), S. 98.
135 Vgl. dazu Dibie (2014), S. 62–63 und Becker (2011), S. 5–61.

Cardano (1501–1576). Dieser berichtet, dass er im Kindesalter des Nachts häufig aufschreckte und unverständlich schrie. Erst durch Zutun seiner Mutter und Tante, zwischen denen er gewöhnlich schlief, kam er wieder zur Ruhe.[136] Das Bett und das Schlafzimmer der Frühen Neuzeit war kein privater, intimer Ort. Im Gegenteil: Ein Schlafzimmer im heutigen Sinn gab es nicht. Häufig befand sich das Bett zusammen mit dem Esszimmer, der Küche oder dem Wohnzimmer in einem Raum.[137] Auch war es nicht unbedingt typisch, dass Eheleute immer ihr Bett miteinander teilten. Bei dem italienischen Arzt und Philosophen Petrus Salius Diversus erfahren wir, dass eine junge verheiratete Frau, als sie in einer schlafwandlerischen Episode das Zimmer verlassen wollte, ihre Mutter weckte, mit der sie zusammen im Bett schlief. In einer anderen Nacht dagegen schlief eben diese Frau bei ihrem Ehemann im Bett, als sie wieder das Schlafwandeln begann. Dieser erwachte dabei und rief sie zu sich zurück ins Bett.[138] Von der Mutter ist an dieser Stelle nicht die Rede. Es ist also anzunehmen, dass es im Haus dieser Familie mindestens zwei getrennte Zimmer mit einem Bett geben musste. Der Schlafpartner war nicht immer zwangsläufig der Sexualpartner und konnte gewechselt werden.

Unter Studenten war es üblich, sich nachts mit den Kommilitonen ein Bett oder zumindest eine Kammer zu teilen. Dazu kam, dass auch Fremde, wie etwa Pilger auf der Durchreise, mit ins Bett aufgenommen werden konnten.[139] Dies war keine Seltenheit sondern eher die Regel und basierte auf dem Gebot der Gastfreundschaft.[140] Ähnlich teilte man sich, war man selbst auf Reisen, in Gasthäusern häufig nicht nur mit seinen Weggefährten, sondern auch mit Fremden das Lager.[141]

Aus den Schlafumständen ergab sich zwangsläufig, dass bestimmte Schlafverhaltensweisen und -störungen alle in einem Bett oder Zimmer Schlafenden mitbetrafen. So ist, wie sich später noch zeigen wird, in den

136 Cardano, Girolamo: De propria vita liber. Amsterdam: Ravenstein, 1654, S. 21.

137 Becker (2011), S. 55–57.

138 Salius Diversus, Petrus: Petri Salii Diversi de febre pestilenti tractatus et curationes quorundam particularium morborum. Frankfurt am Main: Wechel, 1586, S. 302–303.

139 S. dazu Wittmer-Butsch (1990), S. 22 sowie Becker (2011), S. 155.

140 Gabriele Jancke bezieht in ihren Untersuchungen zur Gastfreundschaft in der Frühen Neuzeit auch die Bedeutung des Bettes mit in ihre Forschung ein. Sie kommt zu dem Ergebnis, dass sich Gastfreundschaft ganz selbstverständlich auch auf das Teilen des gemeinsamen Bettes bezog. Vgl. dazu Jancke (2013), S. 319–335.

141 Jancke (2013), S. 329.

Fallgeschichten über einen Schlafwandler häufig auch von einem Schlafgefährten die Rede, der wegen seines schlafwandelnden Zimmerkameraden aufwachte und dadurch in seiner eigenen Nachtruhe gestört wurde. Bei diesen Schlafgefährten handelte es sich in der Regel um die einzigen Augenzeugen des Nachtwandels, da der Schlafwandler selbst sich oft nicht an seine nächtliche Tätigkeit erinnern konnte. Eine umso wichtigere Bedeutung kam den Schilderungen dieser Zeugen zu, durch welche die Fallberichte erst entstehen konnten.

1.4 Träume und die Rolle der Vorstellungskraft

Schlaf und Traum sind untrennbar miteinander verbunden. Als zentrale lenkende Kraft und Verursacherin des Traums galt bis zu den Anfängen der Psychoanalyse durch Freud die Vorstellungskraft (gr. *phantasia*, lat. *imaginatio*). Will man frühneuzeitliche (medizinische) Ideen zum Traum verstehen, so muss dem eine kurze Bemerkung zur Vorstellungskraft vorausgehen.[142] Das frühneuzeitliche Wissen über Traum und Vorstellungskraft schöpfte sich weitestgehend aus aristotelischem und galenischem Gedankengut.[143] Hauptquelle zur *phantasia* stellte das dritte Buch von Aristoteles' *De anima* dar. Ergänzend dienten dazu Aristoteles' *Kleine naturwissenschaftliche Schriften* (*Parva*

[142] Eine gute Zusammenfassung zum Wandel der Vorstellungen über die Einbildungskraft ausgehend von Aristoteles bis in die Frühe Neuzeit gibt Katharine Park in einem einleitenden Artikel zu einer Edition von Pico della Mirandolas *De imaginatione*. Die hier dargestellten Ausführungen zur *phantasia* bzw. *imaginatio* basieren zu einem Großteil auf Parks Darlegungen. Vgl. Park, Katharine: Picos De imaginatione in der Geschichte der Philosophie. In: Gianfrancesco Pico della Mirandola: Über die Vorstellung. De imaginatione. Hrsg. von Eckard Keßler. München: Wilhelm Fink Verlag, 1997: 21–62. Vgl. außerdem die ältere Publikation von Bundy, Murray Wright: The Theory of Imagination in Classical and medieval Thought. Illinois: The University of Illinois, 1927. Einen Einblick in die weit verzweigten Verstrickungen und assoziierten Bereiche und Themengebiete der Einbildungskraft – dem Wunderglauben, der Religion, der Medizin, Philosophie und Literatur, um nur einige zu nennen – schenkt der Sammelband von Albrecht Classen. Vgl. Classen, Albrecht (Hrsg.): Imagination and Fantasy in the Middle Ages and Early Modern Time: Projections, dreams, monsters and illusions. Berlin/Boston: De Gruyter, 2020.

[143] So Gantet (2010), S. 2.

naturalia).[144] Für Aristoteles galt die Seele[145] als Sitz der Wahrnehmung. Neben der Wahrnehmung, so Aristoteles, sei die Seele auch für die Ernährung, Erkenntnis und Bewegung zuständig.[146] Die wahrnehmende Seele, die dem Herzen innewohne,[147] erhalte ihre Informationen über die fünf Sinne. Deren Daten würden vom Gemeinsinn (lat. *sensus communis*) gesammelt und zu einer ganzheitlichen Sinneserfahrung zusammengefügt werden.[148] Die *phantasia* sei einerseits als Bewegung zu verstehen, die durch eine Sinneswahrnehmung entstehe und die selbst dann noch anhalte, wenn das die Sinneswahrnehmung verursachende Objekt nicht mehr präsent sei und folglich nicht mehr von den Sinnen aufgenommen werden könne. Nach Verschwinden dieses Objekts bewahre die *phantasia* dessen Besonderheiten als Eindruck. Durch das Abstraktionsvermögen des Intellekts könnten diese bleibenden Eindrücke als allgemein und von der Materie getrennt verstanden werden. Andererseits umfasste bei Aristoteles die Bedeutung der *phantasia* auch den Gebrauch von Sinneseindrücken.[149] Selbst wenn der *phantasia* vor allem in ihrer zweiten Bedeutung kognitive Fähigkeiten zugesprochen wurden, entsprach sie nicht der Wahrnehmung oder der Erkenntnis. Denn im Unterschied zu beiden letzteren konnte sich die *phantasia*, da sie nicht sämtliche Sinneseindrücke erfuhr, auch irren. Damit war sie eine Vermittlerin zwischen sinnlicher Wahrnehmung und Abstraktion.[150] Galen griff Aristoteles' Idee von der Seele und der *phantasia* auf und erweiterte sie. So verlegte er den Sitz der Seele vom

---

[144] Zur Überlieferungs- und Rezeptionsgeschichte dieses Werkes im 12. Jahrhundert vgl. Ricklin (1998), S. 284–407.

[145] Die Definition der Seele findet sich im zweiten Buch von Aristoteles' *De anima* (Aristoteles. De anima II, 1; 412 a 3–413 a 10). Zitiert wird dieses Werk nach der Textausgabe von Thomas Buchheim, wobei der griechische Text dieser Ausgabe der der kritischen Edition von William David Ross entspricht. Vgl. Aristoteles: De anima. Übers., eingel. und komm. von Thomas Buchheim. Darmstadt: Wissenschaftliche Buchgesellschaft, 2016.

[146] Aristoteles: De anima, II, 2; 413 b 13–16.

[147] Das Gehirn ist nach Aristoteles' Theorie an der Wahrnehmung nicht beteiligt, sondern dient lediglich als Kühleinrichtung für das Herz. Vgl. dazu Aristoteles: De partibus animalium, II, 7; 652 b 3–25 (zitiert wird nach der Ausgabe der Loeb Classical Library, vgl. Aristoteles: Parts of Animals. Übers. von Arthur Leslie Peck. Cambridge (Mass.)/ London: Harvard University Press, 1961).

[148] Aristoteles: De anima, III, 1; 425 a 14–425 b 26.

[149] Aristoteles: De anima, III, 3; 428 a–429 a 2.

[150] Vgl. dazu die Ausführungen von Park (1997), S. 24.

Herzen ins Gehirn und teilte dem Gehirn die Funktionen Wahrnehmung, Bewegung und ein führendes Element (*hegemonikon*) zu, wobei sich letzteres in Vorstellung (*phantastikon*), Verstand und Erinnerung gliederte.[151] Den Körper betreffende Störungen, allen voran ein Ungleichgewicht im Säftehaushalt, konnten zu einer Beeinträchtigung des *phantastikon* führen.

Gemäß Galens Entdeckung des Ventrikelsystems im Gehirn hatte sich die Vorstellung einer Dreiteilung des Gehirns in seine drei Zellen durchgesetzt: Während in der vorderen Hirnhöhle die Vorstellungskraft lokalisiert wurde, beherbergte die mittlere den Verstand und die hinterste Kammer schließlich die Erinnerung.[152] Der Informationsfluss sollte vom vorderen hin zum hinteren Teil des Gehirns verlaufen. Im Denken neuplatonischer Strömungen (ab etwa dem 3. Jahrhundert n. Chr.) wurden die kognitiven Funktionen der Seele – Vernunft, Verstand und Wahrnehmung – weiter im Gehirn lokalisiert. Die Wahrnehmung wurde gegliedert in eine untere Ebene (die fünf Sinne und der Gemeinsinn) sowie eine darüberstehende Ebene, die Phantasie. Aufgrund ihrer engen Verbundenheit mit den Sinneswahrnehmungen des Körpers und den Körpersäften war letztere fehleranfällig. Ganz vernünftig konnte also nur der handeln, der sich frei von Sinneswahrnehmungen und von der Phantasie machte.[153]

Im Mittelalter wurden neuplatonische und galenische Ideen zur Seele und Vorstellungskraft mit christlichen Elementen von Boethius und Augustinus miteinander vermischt[154] und später von Albertus Magnus wieder aufgenommen, wobei er sich vor allem an die Schrift *De anima* von Avicenna anlehnte. Albertus Magnus' Idee von der Vorstellungskraft sollte schließlich für die Scholastik wegweisend sein. Er gliederte die Vorstellung in *imaginatio* und *phantasia*: Während die *imaginatio* sinnliche Eindrücke sammle und bewahre und diese gleich einem Vorrat, z. B. für Träume oder Visionen, bereit halte,

---

151 Galen: De symmptomatum differentiis, 3, VII 55–56 Kühn.

152 Katharine Park führt diese Einteilung auf den syrischen Bischof Nemesius von Emesa (ca. 390 n. Chr.) und dessen Schrift Περὶ φύσεως ἀνθρώπου, lat. *De natura hominis*, zurück, vgl. Park (1997), S. 28.

153 Park (1997), S. 28–30.

154 Zur Imagination bei Augustinus existiert ein Übersichtsartikel, in welchem in geringerem Maß auch Boethius Vorstellungen berücksichtigt werden. Vgl. dazu Solère, Jean-Luc: Les images psychiques selon S. Augustin. In: Lories, Danielle und Rizzerio, Laura (Hrsg.): De la *phantasia* à l'*imagination*. Louvain/Namur/Paris/Dudley, 2003: 103–136.

sei die *phantasia* dazu in der Lage, einzelne Bilder der *imaginatio* in Teilen oder ganz zu kombinieren und damit auch Neues, noch nie Dagewesenes zu schaffen.[155] Ende des 15. Jahrhunderts erfuhr die Vorstellungskraft neuen Bedeutungszulauf und erzeugte ein reges Interesse in der Gelehrtenwelt. Bis ins 18. Jahrhundert blieb der Grundgedanke der die Eindrücke sammelnden und kombinierenden *phantasia* bzw. *imaginatio* im Wesentlichen unverändert.[156]

Das Verständnis von Träumen in der Frühen Neuzeit rührte vom Verständnis der Vorstellungskraft her. Aristoteles erklärte die Entstehung von Träumen rein physiologisch. Prophetische Kräfte gestand er ihnen nicht zu, wenn er auch zugab, dass sie gegebenenfalls zukünftigen Ereignissen ähnelten, diagnostische Hinweise für sonst unbemerkte Leiden lieferten[157] oder zu Handlungen nach dem Aufwachen motivieren konnten.[158] Damit unterschied sich Aristoteles von den Meinungen seiner Zeitgenossen, Lehrer und auch späterer antiker Autoritäten, die dem Traum durchaus wahrsagendes Potential zusprachen.[159] Aristoteles sah im Traum die gleiche Ursache wie in den Täuschungen eines Kranken im Wachzustand.[160] Insbesondere heftige emotionale Regungen sollten anfälliger für Täuschungen machen.[161] Wenn sich das Blut des Einschlafenden ins Herz zurückziehe, so Aristoteles, würden diesem auch die Bewegungen folgen, die vormals durch die Sinnesorgane entstanden wären, und die von der *phantasia* gesammelten Sinneseindrücke würden nachwirken. Dem Schlafenden würden sich dadurch Vorstellungsbilder

---

155 Park (1997), S. 35–37. Vgl. auch den Sammelbandbeitrag von Thomas Dewender, in welchem nach kurzer vorheriger Rezeptionsgeschichte der Lehren des Aristoteles und des Avicenna die mittelalterliche Auffassung von *imaginatio* und *phantasia* wiedergegeben wird: Dewender, Thomas: Zur Rezeption der Aristotelischen Phantasialehre in der lateinischen Philosophie des Mittelalters. In: Dewender, Thomas und Welt, Thomas (Hrsg.): Imagination – Fiktion – Kreation. Das kulturschaffende Vermögen der Phantasie. München/Leipzig: K. G. Saur, 2003: 141–160. Zu Albertus Magnus vgl. v. a. S. 151–153.

156 Park (1997), S. 55.

157 Aristoteles: De divinatione per somnum, I, 463 a 3–21.

158 Aristoteles: De divinatione per somnum, I, 463 a 21–30.

159 Vgl. Weber (2000). Zu antiken Überlegungen über die Entstehung von Träumen vgl. v. a. S. 34–40.

160 Aristoteles: De insomniis, I, 458 b 26–29.

161 Aristoteles: De insomniis, II, 460 b 7–11.

von etwas früher Wahrgenommenem zeigen, das zu diesem Zeitpunkt nicht mehr anwesend sei. Da das Urteilsvermögen im Schlaf gehemmt sei, halte es die nachwirkenden Sinneseindrücke für aktuell ankommende Sinneswahrnehmungen und damit für gegenwärtig und echt und solange sich der Schlafende seines Traums nicht bewusst sei, gehe er davon aus, dass das, was er träume, real sei.[162]

Die Idee, Träume als diagnostisches Mittel in der Medizin zu nutzen, ist zur Zeit von Aristoteles nicht neu, man denke nur an die Praxis des Tempelschlafes und der Inkubation.[163] Auch wurden Träume im *Corpus Hippocraticum* behandelt. In *Über die Träume*, dem vierten Buch von *Über die Diät*, dessen Entstehungszeit zwischen dem 5. und 4. Jahrhundert v. Chr. geschätzt wird[164] und dessen Hauptaugenmerk der gesunden Lebensgestaltung gilt, wird die diagnostische und auch prognostische Bedeutung von Träumen erklärt.[165] Die Seele, die sich tagsüber um die diversen Körperfunktionen kümmern müsse, fände erst dann, wenn der Körper schlafe, die Gelegenheit, ihrer eigentlichen, nie schlafenden Natur nachzukommen: Dem Wahrnehmen und Erkennen.[166] Dadurch könne sich die Seele zu dieser Zeit ein Bild vom Körper machen und etwaige Störungen oder sich ankündigende krankhafte Zustände durch

---

[162] Aristoteles: De insomniis, III, 461 b 11–30.

[163] Unter Tempelschlaf ist eine seit der Antike belegte Praxis zu verstehen, bei der sich Kranke nach entsprechenden zeremoniellen Vorbereitungen im Heiligtum eines Gottes schlafen legten in der Hoffnung, schlafend durch einen göttlichen Traum Hinweise auf ihre Heilung eingegeben zu bekommen oder direkt geheilt zu werden. Zur Praxis der Inkubation in der Antike vgl. z. B. Miller, Patricia Cox: Dreams in late antiquity: studies in the imagination of a culture. Princeton/New Jersey: Princeton University Press, 1994, S. 106–123. Vgl. auch Graf, Fritz: Heiligtum und Ritual. Das Beispiel der griechisch-römischen Asklepieia. In: Schachter, Albert und Bingen, Jean (Hrsg.): Le Sanctuaire Grec. Genève: Fondation Hardt, 1992, S. 159–199.

[164] Golder (2007), S. 37. Eine kurze Hinführung zu den vier hippokratischen Büchern von *Über die Diät* mit anschließender Analyse des ersten und vierten Buches gibt Matentzoglu (2011), S. 60–95. Vgl. außerdem Cambiano, Giuseppe: Figure, macchine, sogni: saggi sulla scienza antica. Rom: Edizioni di Storia e Letteratura, 2006, S. 211–220.

[165] Hippokrates: De victu IV 86–93, VI 640–662 Littré. Eine gute Hinführung zum vierten Buch der Diät bietet van der Eijk, Philip J.: Divination, Prognosis and Prophylaxis. The Hippocratic Work "On Dreams" (De Victu 4) and its Near Eastern background. In: Horstmanshoff, Herman F. J. und Stol, Marten (Hrsg.): Magic and Rationality in Ancient Near Eastern and Graeco-Roman Medicine. Leiden/Boston: Brill, 2004, S. 187–218.

[166] Hippokrates: De victu IV 86, VI 640 Littré.

einen Traum mitteilen.[167] Träume können vor diesem Hintergrund für einen Arzt bei der Diagnostik hilfreich sein.[168] Galen nutzte Träume im Unterschied zur hippokratischen Schrift *Über die Träume* hauptsächlich zur Diagnostik von Erkrankungen, kaum zur Prognose.[169] Träume, so Galen, könnten als Hinweis auf den augenblicklichen Zustand des Körpers dienen.[170] In dem Galen zugeschriebenen Text *Über die Traumdeutung*[171] gab Galen Auskunft über den Zusammenhang des Trauminhalts mit einem Ungleichgewicht der vier Säfte, welches beim Kranken im Sinne eines Mangels oder eines Überflusses einzelner Säfte vorliegen sollte. Sah der Träumende ein Feuer, so litt er vermutlich an einem Zuviel an gelber Galle. Rauch, Nebel oder Dunkelheit zeugten dagegen von zu viel schwarzer Galle, während heftige Regenschauer ein Übermaß an kalter Feuchtigkeit im Körper anzeigten und Schnee, Eis oder Hagel zu viel kaltes Phlegma.[172]

Im Laufe des vorhin kurz beschriebenen Wandels von der Auffassung der Seele und der Vorstellungskraft entwickelte sich in der Frühen Neuzeit eine vielschichtige Vorstellung und Deutung des Träumens. Während Träume auf der einen Seite weiterhin rein physiologisch erklärt werden konnten, das heißt als Resultat der nächtlichen Verdauung und der Ausdünstungen der

---

167 Hippokrates: De victu IV 87, VI 462 Littré.

168 Vgl. dazu auch den Aufsatz von Strunz (1994), S. 389–398.

169 Vgl. dazu die Ausführungen in Hulskamp, Maithe: The Value of Dream Diagnosis in the Medical Praxis of the Hippocratics and Galen. In: Oberhelman, Steven M. (Hrsg.): Dreams, healing and medicine in Greece: from antiquity to the present. Farnham: Ashgate, 2013: 33–68, v. a. S. 57–68.

170 Galen: De dignotione ex insomniis, VI 832–835 Kühn. Eine Ausgabe mit deutscher Übersetzung und Kommentar liegt vor bei Demuth, Gernot: Ps.-Galeni De dignotione ex insomniis. Dissertationsschrift aus der philosophischen Fakultät der Universität Göttingen (1972). Das relativ kurze Textfragment wird auch diskutiert in Guidorizzi, Giulio: L'opuscolo di Galeno *De dignotione ex insomniis*. In: Accademia Nazionale dei Lincei, Bollettino del Comitato per la Preparazione dell'Edizione Nazionale dei Classici Greci e Latini. Band 21. Roma: Reale Accademia d'Italia, 1973: 81–105. Zur Echtheit des kurzen Textfragments bei Kühn und den über dieses Fragment hinausgehenden Blick Galens für Träume (u.a. dessen ganz persönliche Beziehung zu eigenen Träumen und seine Anwendung von im Traum erhaltenden Ratschlägen bei der Behandlung von Krankheiten) siehe Oberhelman, Steven M.: Galen, On Diagnosis from Dreams. J. Hist. Med. Allied Sci. 1983; 38 (1): 36–47.

171 Galen: De dignotione ex insomniis, VI 832–835 Kühn.

172 Galen: De dignotione ex insomniis, VI 832 Kühn.

Körpersäfte, standen diesen natürlichen Träumen übernatürliche gegenüber, die bis auf ein inneres, geistiges Auge den Körper nicht mit einbezogen.[173] Bei übernatürlichen Träumen war zwischen von Gott und den Engeln eingegebenen Bildern und Visionen und denen des Teufels zu unterscheiden, von dem ausgegangen wurde, dass er über die Einbildungskraft des Menschen Macht verfügte.[174] Albträume konnten medizinisch durch ein Überangebot von Dämpfen (*vapores*) und ein Ungleichgewicht im Säftehaushalt erklärt werden. Dagegen wurden die mit Albträumen verbundenen Sexualdämonen der *succubi* und *incubi* auf das Wirken des Teufels zurückgeführt.[175] Damit standen Träume im Spannungsfeld zwischen Körper und Seele, Gesundheit und Krankheit, dem Göttlichen und dem Paganen bis Dämonischen, der Vision und der Täuschung, woraus eine große Unsicherheit im Umgang mit und in der Deutung von Träumen folgte. Der Traum als Produkt der Einbildung konnte den Menschen täuschen, indem er Gegenstände und Handlungen fingierte. Der Traum rückte damit in die Nähe von Wahn, Besessenheit, Magie und Hexenglaube.[176] Auf jeden dieser einzelnen Punkte einzugehen, würde den Rahmen dieser nur kurzen Einführung sprengen. Wohl gilt es jedoch – gerade im Hinblick auf das Phänomen des Nacht- bzw. Schlafwandelns – und, wie sich zeigen wird, auch seiner Nähe zur Vorstellungskraft und zum Traum, diese Vielschichtigkeit zu berücksichtigen.

---

173 Vgl. Gantet (2010), S. 2–3.

174 Gantet (2010), S. 143.

175 Zu dieser Ambiguität des Albtraums, dessen Sexualisierung sowie die Nähe des Albtraums zur Melancholie siehe Rivière (2013), S. 49–71.

176 Vgl. dazu v. a. das 3. Kapitel bei Gantet (2010), S. 108–188.

2. Schlafwandeln zwischen Norm, Wunder und Krankheit

2.1 Schlafwandeln in Antike und Mittelalter

Schlafwandeln in antiken Quellen

Antike Zeugnisse über im Schlaf herumgehende Menschen sind rar. Der frühneuzeitliche Arzt Jakob Horst (1537–1600)[177] wies in seiner Abhandlung über das Nachtwandeln auf die nur seltene Erwähnung eines solchen Phänomens in antiken Quellen hin sowie auf den Umstand, dass bei den antiken Autoren nicht einmal eine passende Bezeichnung dafür existierte.[178] Zu den wenigen relevanten antiken Quellen zählen neben kurzen Auszügen aus dem *Corpus Hippocraticum* vor allem die aristotelische Schriftensammlung der *Kleinen naturwissenschaftlichen Schriften* (lat. *Parva naturalia)* sowie Galens Traktat *Über die Bewegung der Muskeln* (lat. *De motu musculorum*).

Das zum *Corpus Hippocraticum* zugehörige Traktat *Über die heilige Krankheit* (lat. *De morbo sacro*)[179] wird auf etwa das 5. Jahrhundert v. Chr. datiert. Wie bei vielen Schriften, die das *Corpus Hippocraticum* zusammenfasst, ist es umstritten, ob Hippokrates selbst als der Autor dieser Abhandlung gelten

---

[177] Jakob Horst wird später in dieser Arbeit eingehend behandelt werden. Zu seinem Hintergrund und seiner Vita vgl. das Kapitel 3.1 *Der Arzt Jakob Horst und die erste Monographie über Schlafwandeln*.

[178] Horst, Jakob: De natura, differentiis et causis eorum, qui dormientes ambulant, vigilantium opera, eaque difficilima perficiunt, & aliquando culmina tabulataque aedium perreptant. Leipzig: Voegelin, 1593, S. 19.

[179] Eine historische Einordnung und die Stellung der Schrift innerhalb des *Corpus Hippocraticum* bietet die Einleitung der Ausgabe von Grensemann (1968), S. 5–31. Vgl. auch Flashar, Hellmut: Hippokrates: Meister der Heilkunst. Leben und Werk. München: C. H. Beck, 2016, S. 50–54.

darf.[180] In dem genannten Text widmete sich der Autor der Fallsucht und versuchte, das Phänomen der Epilepsie naturwissenschaftlich zu ergründen und ihren göttlichen Charakter zu widerlegen. Der Epilepsie sollte deshalb ihr göttlicher Status abgesprochen werden, da es, so die Argumentation, auch nicht an anderen wunderbaren Erscheinungen mangelte, die als nicht weniger heilig als epileptische Zustände gelten sollten. So heißt es in einer Passage im ersten Teil des Büchleins:

> Und ich weiß, dass viele im Schlaf stöhnen und schreien, andere unter Albträumen leiden, wieder andere vom Bett aufspringen, nach draußen fliehen und von Sinnen sind, bis sie aufwachen. Danach sind sie dann wieder gesund und vernünftig wie früher, wenn auch bleich und schwach. Das geschieht nicht einmal, sondern oft.[181]

Neben Lautäußerungen im Schlaf werden in der genannten Textstelle ein Aufspringen aus dem Bett und Bewegungen außerhalb von diesem beschrieben. Die betroffenen Menschen befanden sich anscheinend in einem Zustand des Wahnsinns, der immer wieder eintreten konnte. Gleichzeitig trat diese Art des Wahnsinns nur vorübergehend bei ansonsten gesunden Menschen auf und war an den Schlaf geknüpft.

In einer späteren Stelle erhält der Leser einen Einblick, wie das Umhergehen im Schlaf im Volksglauben erklärt und behandelt wurde. So galt das Aufspringen vom Bett und das Fliehen nach Draußen als Angriff der Hekate und als Heimsuchung von Geistern der Verstorbenen.[182] Hekate als Göttin der Hexerei, Magie und Theurgie machte das Schlafwandeln zu etwas Mystischem. Daneben führte diese Vorstellung aber auch zu einer

---

[180] Zur Echtheitskritik in Bezug auf das *Corpus Hippocraticum* vgl. Golder (2007), S. 105–118. Zu einer Positionierung bzgl. des Werkes *De morbo sacro* vgl. vor allem Deichgräber, Karl: Die Epidemien und das Corpus Hippocraticum: Voruntersuchungen zu einer Geschichte der Koischen Ärzteschule. Berlin: De Gruyter, 1933, S. 112–127 sowie Flashar (2016), S. 34.

[181] Hippokrates: De morbo sacro, 1,8, VI 354 Littré: „Ἔν τε τῷ ὕπνῳ οἶδα πολλοὺς οἰμώζοντας καὶ βοῶντας, τοὺς δὲ καὶ πνιγνομένους, τοὺς δὲ καὶ ἀναισοντάς τε καὶ φεύγοντας ἔξω καὶ παραφρονέοντας μέχρι ἐπεγρέωνται, ἔπειτα δὲ ὑγιέας ἐόντας καὶ φρονέοντας ὥσπερ καὶ πρότερον, ἐόντας τ᾽ αὐτοὺς ὠχρούς τε καὶ ἀσθενέας, καὶ ταῦτα οὐχ ἅπαξ, ἀλλὰ πολλάκις."

[182] Hippokrates: De morbo sacro 1,38, VI 362 Littré: „Οἷσι δὲ νυκτὸς δείματα παρίσταται καὶ φόβοι καὶ παράνοιαι καὶ ἀναπηδήσιες ἐκ τῆς κλίνης καὶ φεύξιες ἔξω, Ἑκάτης φασὶν εἶναι ἐπιβολὰς καὶ ἡρώων ἐφόδους."

Stigmatisierung der Betroffenen als Heimgesuchte und Gestrafte, geplagt von Angst, Schrecken und Wahnvorstellung. Daran schloss sich die Laientherapie an, welche nach Aussagen in *Über die heilige Krankheit* bei solchen Menschen zur Anwendung kam:

> Und sie wenden Sühneriten und Besprechungen an, was mir persönlich ein ganz unfrommes und gottloses Vorgehen zu sein scheint. Denn sie nehmen die Sühnungen vor, indem sie die von der Krankheit Befallenen mit Blut und Ähnlichem reinigen, als ob diese Kranken eine Blutschuld auf sich geladen hätten oder von bösen Geistern befallen oder von Menschen behext wären.[183]

Der Autor von *Über die heilige Krankheit* distanzierte sich von solchen abergläubischen Theorien und Behandlungskonzepten, ohne jedoch eigene Erklärungsansätze für Bewegungen im Schlaf anzubringen. Bewegungen im Schlaf wurden zu den wahnsinnigen Zuständen gerechnet und der Schlafwandler als ein von einer Krankheit Befallener (*ἐχομένους τῇ νούσῳ*) bezeichnet. Das Schlafwandeln selbst erhielt dadurch einen pathologischen Charakter. Die Pathologie war jedoch nur auf die Zeit des Anfalls begrenzt und endete mit diesem. Außerhalb solcher Zustände dieses vorübergehenden krankhaften Verhaltens wurde der Betroffene als eine gesunde Person verstanden.

Auch Aristoteles wusste in seinen Ausführungen über den Schlaf innerhalb der *Parva naturalia*[184] von Menschen zu berichten, die sich im Schlaf bewegten und viele Dinge wie im Wachzustand taten:

---

183 Hippokrates: De morbo sacro, 1,39–40, VI 362 Littré „Καθαρμοῖσί τε χρέωνται καὶ ἐπασιδῇσι, καὶ ἀνοσιώτατόν τε καὶ ἀθεώτατον πρῆγμα ποιέουσιν ὡς ἔμοιγε δοκεῖ καθαίρουσι γάρ τοὺς ἐχομένους τῇ νούσῳ αἵματί τε καὶ ἄλλοισι τοιούτοις ὥσπερ μίασμάτι ἔχοντας ἢ ἀλάστορας ἢ πεφαρμαγμένους ὑπ’ ἀνθρώπων […].“

184 Die *Parva naturalia* fassen naturphilosophische Texte des Aristoteles zusammen und enthalten u.a. Überlegungen zur Wahrnehmung, zum Gedächtnis, zum Themenfeld des Schlafes, des Traums und der Traumdeutung aber auch über Leben und Sterben sowie über die Atmung. Eine Einführung gibt Band 1 der Ausgabe von Paolo Cosenza (2013). Zur weiteren Wirkung dieses Textes und der Verarbeitung des aristotelischen Gedankengutes vgl. außerdem Bydén, Börje: Introduction: The Study and Reception of Aristotle’s Parva naturalia. In: Bydén, Börje und Radovic, Filip (Hrsg.): The Parva naturalia in Greek, Arabic and Latin Aristotelianism. Supplementing the Science of the Soul. Cham: Springer, 2018: 1–50.

> Manche bewegen sich im Schlaf und machen vieles wie im Wachzustand, freilich nicht ohne ein Bild und eine Wahrnehmung davon zu haben. Denn der Traum ist eine Art der Wahrnehmung, doch darüber soll später noch gesprochen werden. Weshalb man sich nach dem Aufwachen an Träume erinnert, an das, was man aber wie ein wacher Mensch getan hat, nicht, erfahrt ihr in den Problemen.[185]

Bewegungen im Schlaf, die denen im Wachzustand glichen, setzten nach Aristoteles ein Vorstellungsbild (*φάντασμα*) und eine Wahrnehmung (*αἴσθησις*) voraus. Des Weiteren beschrieb er an dieser Stelle bereits die Beobachtung, dass Menschen, die sich im Schlaf bewegten, sich daran nach dem Aufwachen nicht erinnern konnten. Weiter ging Aristoteles an dieser Stelle jedoch nicht auf dieses Phänomen ein.[186] Aus der vorgestellten Textstelle erfahren wir, dass Aristoteles ein Vorstellungsbild (*phantasma*) für schlafwandlerisches Verhalten voraussetzte. Damit trat dieses Phänomen nahe an den Traum heran. Zumindest merkte Aristoteles im gleichen Zug an, dass der Traum in gewisser Weise ein Erzeugnis der Wahrnehmung darstellen und er dergleichen später (nämlich in seiner Abhandlung *Über die Träume*) noch gesondert behandeln würde. Eine weitere Erklärung dazu gab Aristoteles im 5. Buch seines Werkes *Über die Entstehung der Tiere* (lat. *De generatione animalium*). In dieser naturwissenschaftlichen Schrift, welche im 4. Jahrhundert v. Chr. entstand, beschäftigte sich Aristoteles mit der Zeugung und embryonalen Entwicklung der Tiere und des Menschen sowie mit der Vererbungslehre. In einem Abschnitt, in dem er den Schlaf bei Kindern untersuchte und feststellte,

---

185 Aristoteles. De somno et vigilia II, 456 a 24–29. „Κινοῦνται δ'ἔνιοι καθεύδοντες καὶ ποιοῦσι πολλὰ ἐγρηγορικά, ὀυ μέντοι ἄνευ φαντάσματος καὶ αἰσθήσεως τινος· τὸ γὰρ ἐνύπνιόν ἐστιν αἴσθημα τρόπον τινά. λεκτέον δὲ περὶ αὐτῶν ὕστερον. Διότι δὲ τὰ μὲν ἐνύπνια μνημονεύουσιν ἐγερθέντες, τὰς δ'ἐγρηγορικὰς πράξεις οὐ μνημονεύουσιν, ἐν τοῖς Προβληματικοῖς ἡμῖν εἴρηται."

186 Der Leser wird an dieser Stelle auf Aristoteles' Ausführungen in den *Problemata* verwiesen, von denen er angibt, dort der Frage nachzugehen, weshalb sich Menschen nach dem Aufwachen zwar an ihre Träume, nicht jedoch an im Schlaf stattgefundene Handlungen erinnern können. Die *Problemata physica* gelten als pseudo-aristotelisch. Sie widmen sich in knapp 900 Fragen diversen Gebieten der Wissenschaft und waren im Mittelalter und in der Frühen Neuzeit populär. In den uns erhaltenen *Problemata* des Aristoteles findet sich jedoch hierzu kein Hinweis. Vgl. dazu auch die Anmerkungen in der Ausgabe von Eugen Dönt (1997), S. 197. Aristoteles muss demnach ein anderes Werk, das er als *Problemata* betitelte, gemeint haben, das jedoch nicht überliefert ist.

dass Kinder im Schlaf lachen und weinen konnten, kam Aristoteles auch auf das merkwürdige Verhalten mancher Erwachsener im Schlaf zu sprechen:

> Denn auch im Schlaf besitzen Lebewesen Wahrnehmungen, und zwar nicht nur innerhalb dessen, was wir Traum nennen, sondern auch neben diesem, wie solche, die im Schlaf aufstehen und viele Dinge tun ohne dabei zu träumen. Denn es gibt Menschen, die im Schlaf aufstehen und herumgehen und dabei wie wache Menschen sehen. Denn sie haben eine Wahrnehmung von dem, was passiert, freilich ohne wach zu sein und freilich nicht wie im Traum.[187]

Bewegungen, die im Schlaf stattfanden, wurden hier als vom Traum losgelöst betrachtet. Sie stellten neben ihm eine eigene, weitere Form der Wahrnehmung innerhalb des Schlafes dar. Träume waren dabei keine notwendige Voraussetzung für diese. In Aristoteles' Vorstellung waren Schlafwandler in der Lage, „wie wache Menschen" zu sehen und einen Eindruck von dem, was um sie herum geschah, zu haben. Damit unterschied sich die Wahrnehmung eines schlafwandelnden Menschen klar von der im Traum, aber auch von der im Wachzustand. Denn anders als beim Traum, der nicht die Realität widerspiegelt, sollte ein Schlafwandelnder Eindrücke von dem, „was passiert", erhalten ohne aber wach zu sein.[188]

Wahrnehmung und Schlaf mussten sich demnach nicht gegenseitig ausschließen. Im Gegenteil: In seiner Abhandlung *Über Träume* in den *Parva naturalia* erklärte Aristoteles ebenfalls, dass eine Wahrnehmung im Schlaf möglich sei: so käme es vor, dass manche im Schlaf Geräusche, Licht, Geschmack und Berührung empfänden. Diese Empfindung sei zwar nur schwach und fühle sich so an, als würde sie von der Ferne her wirken. Sobald die Betroffenen

---

[187] Aristoteles: De generatione animalium, 5, I, 779 a 16–19: „Συμβαίνουσι γὰρ καὶ καθεύδουσιν αἰσθήσεις τοῖς ζῴοις, οὐ μόνον τὰ καλούμενα ἐνύπνια, ἀλλὰ καὶ παρὰ τὸ ἐνύπνιον, καθάπερ τοῖς ἀνισταμένοις καθεύδουσι καὶ πολλὰ πράττειν ἄνευ τοῦ ἐνυπνιάζειν. εἰσὶ γάρ τινες οἵ καθεύδοντες ἀνίστανται καὶ πορεύονται βλέποντες ὥσπερ οἱ ἐγρηγορότες. τούτοις γὰρ γίνεται τῶν συμβαινόντων αἴσθησις, οὐκ ἐγρηγορόσι μέν, οὐ μέντοι ὡς ἐνύπνιον." Zitiert wird hier nach der Ausgabe von Arthur Leslie Peck. Aristoteles: Generation of animals. Übers. von Arthur Leslie Peck. Cambridge (Mass.)/ London: Harvard University Press, 1953.

[188] Vgl. dazu auch die Kommentare von Maria Liatsē und Philip J. van der Eijk, die hinter der zitierten Stelle schlafwandlerisches Verhalten vermuten. Liatsē, Maria: Aristoteles. De generatione animalium. Buch V. Trier: Wissenschaftlicher Verlag Trier, 2000, S. 91–92 sowie van der Eijk (1994), S. 143–144.

jedoch erwachen würden, würden sie sofort erkennen, dass das, was sie im Schlaf zum Beispiel verschwommen als Licht einer Lampe gesehen hätten, tatsächlich das Licht einer Lampe sei.[189] Manche, so Aristoteles weiter, würden im Schlaf auch auf Fragen antworten. Diese Phänomene erklärte Aristoteles damit, dass in diesen Fällen von den beiden Zuständen Wachen und Schlafen beide gegenwärtig, der eine aber ausgeprägter als der andere sei. Diese Zustände dürften jedoch nicht dem Traum gleichgesetzt werden, da die Bewusstseinsinhalte der Schlafenden der Wirklichkeit entsprächen und nicht lediglich Vorstellungsbilder wären.[190] Der Zustand, in welchem sich der Schlafwandler nach Aristoteles befand, war folglich von dem eines Traumes verschieden. Er schlief und hatte gleichzeitig eine Wahrnehmung von seiner Umwelt. Wenn er auch nicht träumte, so wurde er dennoch von einem *phantasma* angetrieben, das seine Bewegungen verursachte.

Die vorgestellten antiken Quellen zeigen, dass zu dieser Zeit schlafwandlerische Zustände bekannt waren. Sie boten jedoch keine Erklärungsversuche für dieses Phänomen an. Beobachtungen dieser Art scheinen kaum Forschungsfragen aufgeworfen zu haben. Die Textstellen aus *Über die heilige Krankheit* und bei Aristoteles gingen nicht einmal auf die Merkwürdigkeit eines solchen Schlafverhaltens ein, das eher kurz und beiläufig erwähnt wurde. Der schriftliche Umgang erweckt den Eindruck, dass das nächtliche Umherwandern im Schlaf allenfalls als Normvariante des Schlafs gelassen betrachtet wurde.

Der griechische Arzt und Anatom Galen von Pergamon erzählte in seinem Traktat *Über die Bewegung der Muskeln*, dass er selbst Berichten über Menschen, welche im Schlaf herumgingen, nie Glauben schenken konnte.[191] Die Existenz

---

[189] Aristoteles: De insomniis, III, 362 a 19–25.

[190] Aristoteles: De insomniis, III, 362 25–31.

[191] Galen: De motu musculorum, 2, 4, IV 435 Kühn. Ergänzend zu Kühns Gesamtausgabe wurde die Ausgabe von Pietro Rosa mit herangezogen, vgl. Galen. De motu musculorum. Übers., komm. und hrsg. von Pietro Rosa. Pisa: F. Serra, 2009. Galens Ideen zur Bewegung und deren Entstehung dienten später auch der Bewegungstheorie innerhalb der Physiologie des Jean Fernel. Bis zur Veröffentlichung von *De naturali parte medicinae* des Jean Fernel im Jahr 1542 bestimmten Galens physiologische Theorien die allgemeine bis dahin vertretene Lehrmeinung, vgl. dazu Bastholm, Eyvind Borge Martin Marius: The history of muscle physiology: from the natural philosophers to Albrecht von Haller. A study of the history of medicine. Kopenhagen: Munksgaard, 1950, S. 75.

von schlafwandelnden Personen wurde demnach von einem der größten Ärzte der Antike offen angezweifelt. Galen legte erst seine Zweifel ab, als er schlafwandlerische Zustände an sich selbst erfahren konnte: So ereignete es sich eines Nachts, dass Galen einen ganzen Stadion lang (ca. 177–192 m) schlafend hinter sich gelegt hatte, bis er gegen einen Stein stieß und davon aufwachte. Von da an sah sich Galen gezwungen, ähnliche Schilderungen für wahr zu halten.[192]

Neben dem Selbstzeugnis von Galen verdient die kurze Passage in *Über die Bewegung der Muskeln* zusätzlich Beachtung: Galen sagte von sich, er habe ähnliche Berichte vorher für unglaubwürdig gehalten. Bei Galen finden wir zum ersten Mal eine Quelle, in welcher das Schlafwandeln als so sonderbar empfunden wurde, dass dessen Existenz angezweifelt wurde. Es ist möglich, dass auch andere antike Naturwissenschaftler und Ärzte Geschichten über Schlafwandler nicht ernst nahmen und es deshalb in ihren Schriften unbeachtet ließen.

Nachdem Galen seine Meinung zur Existenz solcher Phänomene geändert hatte, beschäftigte er sich mit der Suche nach einer naturwissenschaftlichen Erklärung für solche Bewegungen im Schlaf. Galen ging davon aus, dass die Muskeln des Menschen selbst im Schlafzustand niemals vollkommen ruhig wären. Ein solcher Zustand trat seiner Meinung nach nur bei Betrunkenen, bei völliger Erschöpfung oder ausgeprägten Schwächezuständen auf. Alle anderen Menschen würden zum Schlafen eine ganz bestimmte Position

---

[192] Galen: De motu musculorum, II, IV 435–436 Kühn. Galens Selbstzeugnis als im Schlaf wandelnder Arzt wurde zu einer vor allem in der Frühen Neuzeit gerne verwendeten Anekdote, wenn es um die Frage nach der Existenz des Schlafwandelns ging. Mit der zunehmenden Beschäftigung mit Schlafwandlern durch Ärzte in der Frühen Neuzeit und der damit verbundenen Suche nach einer Definition eines solchen Phänomens, stellten viele Mediziner des 16. und 17. Jahrhunderts den schlafwandlerischen Charakter Galens nächtlicher Wanderung in Frage. Ärzte kritisierten vor allem, dass Galen während des Gehens in der Nacht eingeschlafen und im Schlaf weitergegangen war. Die spätere Definition eines Schlafwandlers jedoch setzte voraus, dass der Betroffene seine Tätigkeit erst begann, nachdem er sich vorher zur Ruhe gelegt hatte. Da dies bei Galen nicht der Fall war, wurde er später nicht mehr als Exempel für einen schlafwandelnden Arzt verwendet. Seine Geschichte blieb jedoch weiterhin ein beliebtes Exempel in Abhandlungen über das Schlafwandeln (wenn auch mit dem Vermerk, dass es sich dabei nicht um Schlafwandeln handeln würde). Zur Kritik an Galens Fall von Schlafwandeln vgl. Kapitel 4.1 *Die Einführung eines Terminus technicus und einer Definition*.

einnehmen: Diese Position dürfe keine zu große muskuläre Anstrengung erfordern und könne dadurch für die Dauer des Schlafes beibehalten werden. In besonderen Fällen würden die Muskeln auch eine sitzende Position oder das Gehen durchhalten, vorausgesetzt, diese Position oder Bewegung hätte zum Zeitpunkt des Einschlafens vorgelegen.[193] Mit diesem Modell erklärte Galen dieses auf den ersten Blick dem Schlafwandeln ähnliche Bild. Es lassen sich daraus aber keine Rückschlüsse ziehen, wie es bei einem Schlafwandler zu einer Positionsänderung kommen sollte, wenn sich dieser aus der liegenden Schlafposition erhob und durch den Raum schritt.

Wohl aber beschäftigte Galen weiter die Frage, ob Bewegungen im Schlaf auf natürliche oder willkürliche Weise geschahen. Galen kam schließlich zu dem Schluss, dass Positionsveränderungen im Schlaf und auch das Sprechen im Schlaf willentliche Bewegungen darstellten.[194] Zwar, so Galen, würden sich Schlafende zuweilen bei mangelndem Bewusstsein für ihr Verhalten bewegen, dies könne jedoch auch im Wachzustand beobachtet werden, wenn Bewegungen unbewusst ablaufen würden.[195]

Außerdem beobachtete Galen, wie schon Aristoteles, dass manchmal Bewegungen im Schlaf später vom Betroffenen nicht erinnert werden konnten. Diese Amnesie brachte Galen damit in Zusammenhang, dass solche Bewegungen oft nicht konzentriert gesteuert und bewusst erlebt wurden, ähnlich wie im Wachzustand, wenn die Gedanken abschweifen und Bewegungen währenddessen aber fortgeführt werden. Unabhängig davon, ob diese Bewegungen mit Willkür initiiert wurden, würde es ihnen nicht gelingen, einen bleibenden Eindruck im Gedächtnis zu hinterlassen, ähnlich wie auch Handlungen, die im heftigen Affekt geschehen würden, oft nicht erinnert werden könnten.[196] Therapeutische Ratschläge oder prophylaktische Maßnahmen zu Bewegungen, die im Schlaf stattfanden, gab selbst Galen trotz seiner etwas ausführlicheren Beschäftigung damit nicht an.

Tatsächlich ist bisher nur eine antike Quelle bekannt, die eine pharmakologische Behandlungsmöglichkeit bei nächtlichem Herumgehen vorschlägt: Das Wunderdrogentraktat *De vettonica herba*. Dabei handelt es sich um ein

---

[193] Galen: De motu musculorum, 2, 4, IV 435 Kühn.
[194] Galen: De motu musculorum, 2, 5, IV 440–441 Kühn.
[195] Galen: De motu musculorum, 2, 5, IV 440–441 Kühn.
[196] Galen: De motu musculorum, 2, 6, IV 444–448 Kühn.

Lehrgedicht über die Betonie, eine krautige Pflanze, der in dem genannten Traktat die Stellung eines Allheilmittels zukam. Das Betonientraktat wird (vermutlich fälschlicherweise) dem griechischen Arzt Antonius Musa (ca. 2. Hälfte des 1. Jahrhundert v. Chr.) zugeschrieben, dem Leibarzt des römischen Kaisers Augustus.[197] Die Betonie, die im August komplett, also mit Samen und Wurzeln abgeerntet, von Erde befreit und im Schatten getrocknet werden sollte,[198] zeichnete sich dem Traktat zufolge durch einen so lieblichen Geruch aus, dass selbst der Unkundige den Nutzen der Pflanze für den Körper erahnen musste.[199] Die Betonie sollte insbesondere bei Frauenleiden Abhilfe verschaffen, aber auch bei Kopfwunden und prinzipiell bei sämtlichen Problemen. In seinem Traktat wollte sich der Autor allerdings lediglich auf 47 Einsatzmöglichkeiten der besagten Pflanze beschränken.[200] Von der Betonie heißt es schließlich weiter, dass sie

> auf Wiesen und auf Bergen wächst, an sauberen und schattigen Orten um Büsche herum. Sie schützt die Seelen und Körper der Menschen und bewahrt vor nächtlichem Herumgehen [...].[201]

Ob bei dem nächtlichen Herumgehen (*nocturnas ambulationes*) ein Umherwandern im Schlaf zu verstehen war oder lediglich nächtliche Ausflüge, die im Wachzustand stattfanden oder aber Schlaflosigkeit, kann aus der Textstelle nicht entnommen werden. Aus diesem Grund kann auch nicht sicher davon ausgegangen werden, dass das Betonientraktat einen deutlichen therapeutischen Vorschlag bezüglich des Nachtwandelns anbot bzw. dass therapeutische Überlegungen hinsichtlich dieses Phänomens in der Antike bzw. Spätantike vorhanden waren. Spätere Ärzte griffen jedoch

---

197 Vgl. dazu Gerabek (2005), S. 73–74. Zitiert wird Antonius Musas botanisches Werk nach der Ausgabe von Howald und Sigerist, vgl. dazu Antonius Musa: De herba vettonica liber. Hrsg. von Ernestus Howald und Henricus E. Sigerist. Leipzig/Berlin: Teubner, 1927.

198 Antonius Musa (1927), S. 4.

199 Ebenda.

200 Ebenda.

201 Antonius Musa (1927), S. 11: „Haec herba vettonica nascitur in pratis et in montibus, locis mundis et opacis circa frutices; animas hominum et corpora custodit, nocturnas ambulationes [...].“

auf die Betonie als Mittel gegen Nachtwandeln zurück und verstanden unter dem lateinischen *nocturnas ambulationes* die Indikation des Schlafwandelns.[202]

Die seltene Erwähnung des Schlafwandelns in antiken Quellen kann leicht zu der Annahme führen, dass in der Antike weniger Menschen schlafwandelten bzw. derartige nächtliche Verhaltensweisen weniger bekannt waren als in Epochen, aus welchen dazu reichlicher Quellenmaterial zur Verfügung steht. Neben den wissenschaftlichen Abhandlungen antiker Autoren liefert jedoch auch eine Quelle aus dem Bereich der römischen Dichtung interessante Hinweise auf das Vorkommen schlafwandlerischer Zustände zu jener Zeit.

In der Komödie *Der glorreiche Soldat* (lat. *Miles gloriosus*) des römischen Komödiendichters Titus Maccius Plautus (um ca. 250–184 v. Chr.)[203] wurde das Schlafwandeln humoristisch in Erwähnung gebracht. Sceledrus, der Wächter des glorreichen Soldaten, führt zu Beginn der zweiten Intrige ein Selbstgespräch und rekapituliert, was er in der vergangenen Nacht beobachtet hatte: Er war dem Affen seines Herren hinterher geeilt, als dieser auf das Hausdach geklettert war. Von dort aus sah er dann zufällig, wie

---

[202] Schon der italienische Arzt Pietro d'Abano (ca. 1250–1316) soll die Verwendung der Betonie beim nächtlichen Umherwandern als Heilmittel gegen das Nachtwandeln verstanden haben, vgl. dazu Maiolo, Simeone: Dierum Canicularum Tomi VII. Frankfurt am Main: Schönwetterus, 1642, S. 66. Zur Verbreitung und Rezeption des „Batungentraktats" im Spätmittelalter und der Frühen Neuzeit siehe Henning, Frank: „De vettonica herba", deutsch: Der „Batungentraktat" in südostdeutschen Überlieferungen des Spätmittelalters. I. Die Wiener Fassung. Einleitung, Text. Dissertationsschrift aus der medizinischen Fakultät der Universität Würzburg (1998). Vgl. außerdem Schütz, Bernd: „De vettonica herba" deutsch: Der „Batungentraktat" in südostdeutschen Überlieferungen des Spätmittelalters. II. Die Debreziner Fassung. Einleitung, Text. Dissertationsschrift aus der medizinischen Fakultät der Universität Würzburg (1998) sowie Hagen, Axel: „De vettonica herba" deutsch: Der „Batungentraktat" in südostdeutschen Überlieferungen des Spätmittelalters. III. Nachträge, auch aus anderen deutschen Sprachlandschaften. Einleitung, Text. Dissertationsschrift aus der medizinischen Fakultät der Universität Würzburg (2001).

[203] Dem lateinischen Dichter Titus Maccius Plautus werden rund 130 Stücke zugeschrieben. Er selbst stammte aus Sarsina in Umbrien und soll nach einer Arbeit am Theater sein Geld verloren und anschließend in den Diensten eines Müllers gewesen sein. Die Komödie des *Miles gloriosus* entstand vermutlich zwischen 206–201 v. Chr. Vgl. von Albrecht, Michael: Geschichte der römischen Literatur. Von Andronicus bis Boethius. Mit Berücksichtigung ihrer Bedeutung für die Neuzeit. Band 1. 2. Auflage. München/New Providence/London/Paris: K. G. Saur, 1994, S. 133–134. Eine Zusammenfassung über den *Miles gloriosus* findet sich ebenda, S. 137.

Philocomasium, das Mädchen seines Herrn, dessen Aufpasser er war, sich heimlich mit einem anderen Geliebten im Nachbarhaus küsste und ihn umarmte. Er spricht schließlich zu sich selbst:

> Wenn ich freilich heute nicht schlafend auf dem Dach herumspaziert bin, / habe ich tatsächlich gesehen, dass hier beim nächsten Nachbarn / Philocomasium, das Liebchen unseres Herren, sich einen anderen / suchte.[204]

In diesem Kontext ist das Schlafwandeln zu verstehen als ein Phänomen, welches der breiten Masse, die das Publikum solcher Komödien bildete, bekannt war. Wäre das nicht der Fall gewesen, wäre diese Textpassage von dem Zuschauer nicht verstanden und als lustig empfunden und folglich von Plautus wohl auch nicht verwendet worden.

An dieser Stelle taucht zudem zum ersten Mal in der Geschichte des Schlafwandelns das Herumgehen auf dem Dach als Topos desselben in Erscheinung. In beinahe keiner Abhandlung über das Schlafwandeln aus der Frühen Neuzeit fehlt die Erzählung über einen Schlafwandler, der seinen nächtlichen Exkurs auf das Dach ausweitet. Diese Vorstellung prägt auch heute noch unser Bild von Schlafwandelnden, die auf das Dach steigen und dort mit vor sich ausgestreckten Armen spazieren.

Dass die Szene auf dem Hausdach in Plautus' Schauspiel nicht nur als komödiantische Einlage diente, sondern durchaus für realistisch gehalten wurde, zeigt sich in einer nur kurzen, fast beiläufigen Bemerkung bei dem antiken Philosophiehistoriker Diogenes Laertios.[205] Innerhalb seiner

---

[204] Plautus, Titus Maccius: Miles gloriosus, II.iii, 272: „Nisi quidem ego hodie ambulavi dormiens in tegulis, / certo edepol scio me vidisse hic proxumae viciniae / Philocomasium erilem amicam sibi malam rem / quaerere." Zitiert wird nach der Ausgabe von Peter Rau, vgl. Plautus, Titus Maccius: Komödien. Lateinisch und deutsch. Miles gloriosus, Mostellaria, Persa. Hrsg., übers. und komm. von Peter Rau. Band 4. Darmstadt: Wissenschaftliche Buchgesellschaft, 2008, S. 28.

[205] Über den antiken Autor Diogenes Laertios sind keine zuverlässigen biographischen Daten erhalten. Das ihm zugeschriebene Werk *Über Leben und Lehren berühmter Philosophen*, eine Philosophiegeschichte in 10 Bänden, erschien vermutlich im 3. Jahrhundert n. Chr. Zur Datierung vgl. die Einleitung von Fritz Jürß in der deutschen Ausgabe von Diogenes Laertius: Leben und Lehre der Philosophen. Eingel., übers. und hrsg. von Fritz Jürß. Stuttgart: Reclam, 1998, S. 20–22. Zitiert wird nach der Ausgabe von Tiziano Dorandi: Diogenes Laertius: Lives of eminent philosophers. Hrsg. und eingel. von Tiziano Dorandi. New York: Cambridge University Press, 2013.

zehnbändigen Philosophiegeschichte mit dem Titel *Über Leben und Lehren berühmter Philosophen*, werden im neuen Buch, das der Lehre des Pyrrhon gewidmet ist, zwei Menschen aufgezählt, die im Schlaf herumgegangen sein sollen: Zum einen war dies der Stoiker Theon Tithoreus, zum anderen der Sklave des Perikles. Letzterer soll dies sogar *in summo tecto*, also ganz oben auf dem Dach, getan haben.[206] Die Erwähnung der beiden Männer und ihres Herumgehen im Schlaf stand im Zusammenhang mit der Darstellung der pyrrhonischen Skepsis und einem Argumentationsstrang, der die Verschiedenheit der Menschen, ihrer Wahrnehmungen und Auffassungen verdeutlichte. Je nach dem, von welcher Konstitution ein Mensch sei oder in welchem Zustand er sich befände, so heißt es in der vorangehenden Textstelle, würden Dinge unterschiedlich wahrgenommen, empfunden und bewertet werden und Menschen deshalb auch in ihrem Verhalten voneinander abweichen. „Und selbst die Verrückten", so die weitere Darlegung im Text kurz vor Erwähnung der Schlafwandler „befinden sich nicht in einem unnatürlichen Zustand."[207] Vor diesem Hintergrund scheinen die beiden Nachtwandler und mit ihnen das Phänomen allgemein nicht als krankhaft oder widernatürlich, sondern eher als Normvariante verstanden worden zu sein. Einer weiteren ausführlichen Erläuterung bedurfte es hier anscheinend nicht.

Das Aufsteigen auf das Dach in der Nacht machte das Schlafwandeln zu einem waghalsigen Verhalten. Gleichzeitig ist aus Plautus' Textpassage nicht der Spott zu verkennen, der den Schlafwandler traf: Wie der Wächter

---

[206] Diogenes Laertius: De clarorum philosophorum vitis, lib. IX [82]. Die genaue Identität des hier erwähnten Theon Stoicus ist unklar. Vielleicht handelte es sich dabei um den Stoiker Theon, der zur Zeit des Kaisers Augustus lebte und sich mit Rhetorik befasste. Vgl. Chisholm, Hugh (Hrsg.) The Encyclopaedia Britannica. 11. Auflage, Band 26. Cambridge: Cambridge University Press, 1911, S. 785 unter dem Lemma *Theon, Aelius*. Ebenfalls unklar ist, woher Diogenes Laertius seine Quellen bezüglich dieser Angaben hatte und ob die Geschichte des Sklaven des berühmten Atheners Perikles (ca. 490–429 v. Chr.) allgemein bekannt war. Zur Quellenfrage bei Diogenes Laertius vgl. Mejer, Jørgen: Diogenes Laertius and his Hellenistic background. Wiesbaden: Steiner, 1978, S. 7–16.

[207] Diogenes Laertius: De clarorum philosophorum vitis, lib. IX [82]: „Οὐδὲ γὰρ οἱ μαινόμενοι παρὰ φύσιν ἔχουσι". Zur Lehre der pyrrhonischen Skepsis in Diogenes Laertius' Werk vgl. auch die Ausführungen der einzelnen Beiträge in Vogt, Katja Maria (Hrsg.): Pyrrhonian skepticism in Diogenes Laertius. Introduction, text, translation, commentary and interpretative essays. Tübingen: Mohr Siebeck, 2015.

Sceledrus klettert er gleich dem Affen, dem er folgt, den Dachgiebel empor und wandert auf den Dachziegeln, während er im Schlaf von scheinbaren Beobachtungen getrogen wird. Der Schlafwandler macht sich in dieser Situation sozusagen selbst zum Affen. Sein Verhalten wurde im vorliegenden Fall als absurd betrachtet und vor dem Publikum lächerlich gemacht.

Die Stigmatisierung gegenüber dem Nachtwandler war Jakob Horsts Meinung nach die Ursache dafür, dass es an antiken Quellen über das Schlafwandeln mangelte. So stellte Jakob Horst in seiner Abhandlung über das Schlafwandeln die Theorie auf, dass Geschichten über Schlafwandler innerhalb der betroffenen Familie verschwiegen wurden, damit sie nicht an die Öffentlichkeit gelangten und der Familie Schande bereiteten.[208] Das Verheimlichen derartiger Vorfälle vor der Öffentlichkeit könnte eine Ursache dafür sein, dass auch Ärzte der Antike sich lediglich marginal mit Schlafwandlern beschäftigten.

Schlafwandeln in mittelalterlichen Quellen

Zeugnis davon, dass Schlafwandler im Mittelalter bei Gelehrten der unterschiedlichen Disziplinen auf Interesse stießen, geben einzelne Kapitel in Schriften namhafter Autoren wie etwa Albertus Magnus, Urso von Salerno oder Taddeo Alderotti. Die meisten von ihnen entdeckten bei ihren Studien zu den aristotelischen Werken *De somno et vigilia* und *De insomniis* entsprechende Textstellen, in welchen Aristoteles kurz das Phänomen des Schlafwandelns ansprach, jedoch nicht zufriedenstellend erklärte. Diese Stellen warfen bei den Gelehrten des Mittelalters viele Fragen auf. Sie gingen diesen Fragen in ihren Kommentaren zu Aristoteles nach und fanden eigene Antworten darauf.

Am Beginn der Interpretation der aristotelischen Aussagen über Bewegungen im Schlaf steht der deutsche Bischof und Kirchenlehrer Albertus Magnus (etwa 1200–1280), dessen Ideen dazu nachweislich bis zum Beginn des 14. Jahrhunderts Einfluss auf nachfolgende Aristoteleskommentatoren

---

[208] Horst (1593), S. 19–20.

hatten.[209] So fügte er seinem Kommentar zu Aristoteles' *De somno et vigilia*[210] auch ein Kapitel mit dem Titel *De his qui faciunt in somno opera vigilantium*[211] hinzu, welches er mit der von Aristoteles benutzten Metapher des Schlafes als Fessel der Sinne und der Bewegungen begann. Dennoch, so Albertus Magnus, käme es vor, dass sich Menschen im Schlaf bewegen würden und viele Dinge täten, welche gemeinhin Menschen täten, wenn sie wach wären: So würden diese etwa herumgehen, reiten, manchmal nach etwas suchen oder ihre Feinde verfolgen, die sie dann zufällig umbringen würden. Schließlich würden sie wieder schlafend in ihr Bett zurückkehren. Albertus Magnus erzählte sogar, einst selbst einen Schlafwandler erlebt zu haben, der in seiner schlafwandlerischen Episode Antworten auf Fragen geben konnte und dabei aber kontinuierlich weiterschlief. Der Kirchenlehrer erklärte solche Phänomene mit einem den schlafenden Menschen bewegenden *phantasma movens*. Damit schloss er sich der Theorie des Aristoteles an, der als Ursache für die Bewegung im Schlaf ein *phantasma* vorausgesetzt hatte. Neben der Ätiologie des Schlafwandelns sind es vor allem drei Fragen, die Albertus Magnus beschäftigten: Erstens der Grund dafür, weshalb nicht alle Menschen schlafwandelten, zweitens, ob der Zustand von Schlafwandlern als Schlaf oder Wachsein zu verstehen war und drittens die Frage nach dem lückenhaften Gedächtnis des Schlafwandlers nach dem Aufwachen – denn während sich dieser an seine Episode wie an einen Traum erinnern konnte, fehlte ihm das Gedächtnis für alle Handlungen, welche er darin ausgeübt hatte. Zu der letzten Frage bemerkte Albertus Magnus bereits an früherer Stelle, dass

---

209 Vgl. Thörnqvist (2016), S. 303–304.

210 Albertus Magnus: Parva naturalia. De somno et vigilia. In: Borgnet, Augustus (Hrsg.): Opera omnia ex editione Lugdunensi religiose castigata [...]. Band 9. Paris: Vivès, 1890: 121–212. Zur mittelalterlichen Rezeption der *Parva naturalia* durch Albertus Magnus siehe Grellard, Christophe: La réception médiévale du De somno et vigilia. Approche anthropologique et épistémologique du rêve, d'Albert le Grand à Jean Buridan. In: Grellard, Christophe und Morel, Pierre-Marie (Hrsg.): Les Parva naturalia d'Aristote. Fortune antique et médiévale. Paris: Publications de la Sorbonne, 2010: 221–237. Vgl. auch Donati, Silvia: Albert the Great as a Commentator of Aristotle's De somno et vigilia. The Influence of the Arabic Tradition. In: Bydén und Radovic (2018): 169–210.

211 Albertus Magnus: De somno et vigilia, I, 2, 5 (Borgnet, 1890, 145–146).

die Antwort darauf angeblich in Aristoteles' *Problemata* zu finden sei, eine Schrift, die ihm allerdings selbst nicht vorlag.[212]

Antwort auf die erste Frage suchte Albertus Magnus in der Physiologie des Schlafes: Nach aristotelischer Vorstellung fesselte Kälte die Sinnesorgane (bestehend aus dem Gemeinsinn *sensus communis* und dem *sensus particularis*) und machte den Körper schläfrig. Ursache für ein Herumgehen im Schlaf war nun eine unnatürliche Hitze mancher Menschen, die dazu führen sollte, dass das im Schlaf eigentlich untätig gemachte Bewegungsorgan entfesselt wurde, während die *virtus motiva* ein *phantasma* erzeugte, das dem Schlafenden als Traum erschien. Diese unnatürliche Hitze konnte durch Fieber, warme Speisen, Zorn und sexuelles Verlangen gemehrt werden.

Was Schlafwandler in ihren Episoden ausführten, unterlag nach Albertus Magnus' Theorie dem reinen Zufall. So sei es auch reiner Zufall, zu welchem Ort sie von ihrem *phantasma* (und nicht von ihren Augen) geleitet werden würden. Träume ein Schlafwandler davon, dass sich ein Feind an einem bestimmten Ort befände, würde er durch das *phantasma* zu eben diesem Ort geführt werden. Wollte es schließlich der Zufall, dass sich jener verhasste Mitmensch tatsächlich gerade an jenem Ort befinden würde, könne es dazu kommen, dass dieser beim Zusammenstoß mit dem Schlafwandler von eben diesem erschlagen werden würde. Andernfalls könnten aber auch Dinge wie eine Säule oder ein Baum vom Schlafwandler als Feind verkannt und bekämpft werden, denn nicht immer würde ein Traum die Wahrheit zeigen. Als Beweis dafür, dass Schlafwandler tatsächlich ihrer äußeren Sinne entbehrten, führte Albertus Magnus das Schicksal von Schlafwandlern an, welche bei ihren nächtlichen Wanderschaften tief gefallen und in der Folge auch gestorben waren. Könnten Schlafwandler ihren Sinnen folgen, wäre das nicht passiert, so Albertus Magnus, da die Sinneswahrnehmung, anders als der Traum, den Menschen nicht in die Irre führen würde. Da die Sinne also wie im Schlaf gefesselt wären, müsste es sich beim Schlafwandeln um einen Zustand des Schlafes handeln.[213]

---

[212] In dem uns überlieferten Text der *Problemata* findet sich ebenfalls keine korrespondierende Stelle. Vgl. diesbezüglich auch die Verweise im Unterkapitel *Schlafwandeln in antiken Quellen* im Kapitel 2.1 *Schlafwandeln in Antike und Mittelalter.*

[213] Albertus Magnus schließt demnach – anders als Aristoteles – das Vorhandensein von Sinneswahrnehmung im Schlaf aus.

Zuletzt stellte sich dem Kirchenlehrer die Frage nach der Amnesie des Schlafwandlers, die nach dem Erwachen auftrat. Weshalb konnten sich Schlafwandler an ihr Verhalten wie an einen Traum erinnern, während ihre Handlungen jegliche Erinnerung entbehrten? Albertus Magnus ging davon aus, dass sich das Traumbild dem *sensus communis* und der *imaginatio* einprägen und dadurch in diesen beiden als Erinnerung zurückbleiben würde. Dagegen würde es sich bei den Taten, die normalerweise von wachen Menschen verrichtet werden würden, um die Tätigkeit der Sinnesorgane handeln, die normalerweise im Schlaf unfähig und beim Schlafwandler nur zufällig entfesselt wären. Die Eindrücke der Sinnesorgane würden in diesem Zustand nicht bis zum *sensus communis* bzw. bis zur *imaginatio* vordringen und wären deshalb nach dem Erwachen für den Schlafwandler als solche nicht erinnerlich. Der Schlafwandler meine nach dem Aufwachen also, alle Verrichtungen nur im Traum getan zu haben.

Anzumerken ist, dass sich Albertus Magnus hier als Geistlicher mit Schlafwandlern beschäftigte. Dies ist nicht ungewöhnlich. Aus den Klöstern des Mittelalters sind weitere Texte bekannt, in welchen das Schlafwandeln thematisiert wird.[214] Beachtung fand das Schlafwandeln im Mittelalter jedoch auch bei Medizinern. Als eines der wichtigsten Zentren mittelalterlicher Medizin galt die Schule von Salerno. Sie wird zu den ersten medizinischen Hochschulen Europas gezählt. Mit der Schule von Salerno unweigerlich verbunden steht der Name des Arztes Urso von Salerno (ca. 1200). Der italienische Arzt, Philosoph und Theologe zählt zusammen mit Rogerius, Petrus Musandinus, Romualdus und Maurus zu den fünf bedeutendsten Vertretern des Salernos.[215] In Ermangelung eines vollständigen medizinischen Lehrbuches gab Urso von Salerno selbst für die Nachwelt ein solches erstes umfassendes Buch heraus, die *Aphorismi*. Dabei handelt es sich um insgesamt 109 knapp formulierte medizinische Lehrsätze. Damit die Aphorismen trotz ihrer Kürze vom Leser gut verstanden werden konnten, wurden sie mit gesonderten Kommentaren, den *Glosulae*, erweitert. Beide zusammen,

---

[214] So wird das Schlafwandeln z. B. Gesprächsgegenstand in Caesarius von Heisterbachs *Dialogus miraculorum* vgl. Caesarius <Heisterbacensis>: Caesarii Heisterbacensis Monachi ordinis Cisterciensis Dialogus miraculorum. Hrsg. von Josef Strange. Köln/Bonn/Brüssel: Heberle, 1851, Band 1, V, 33, S. 317.

[215] Creutz Rudolf: Urso, der Letzte des Hochsalerno. Arzt, Philosoph, Theologe. Berlin: Ebering, 1934, S. 2.

die *Aphorismi* und die *Glosulae*, sollten der folgenden Ärztegeneration als umfassendes Lehrwerk dienen.

Erwähnenswert ist an dieser Stelle Aphorismus 41. Dieser handelt von der Kraft der Seele. So heißt es dort: „Durch die Kraft der Seele, Gewohnheit oder das Miterleben im Traum wird die Phantasie auf verschiedene Art und Weise beeinflusst."[216] Dieser Aphorismus wird im dazugehörigen Kommentar näher erläutert. Hier schrieb Urso, dass die Seele gewöhnlich gerne im Traum über die Einbildungskraft dem Lebewesen vertraute Dinge zeigen würde.[217] Und so käme es vor, dass im Krieg den Soldaten häufig im Traum die bewaffneten Feinde erscheinen würden. Erschrocken und aus Furcht vor diesen würden sie im Schlaf zu den Waffen greifen, ihr Pferd besteigen, loseilen und dabei um sich schlagen, ohne zu wissen, dass sie schliefen.[218] Diese Schilderungen Ursos haben Ähnlichkeit mit denen des Albertus Magnus, der ebenfalls von bewaffneten und um sich schlagenden Schlafwandlern zu berichten wusste.[219] Doch waren es laut Urso von Salerno nicht nur Soldaten, die ein solches Verhalten im Schlaf zeigten. Vielmehr sollte sich die Tätigkeit in einer schlafwandlerischen Episode von Mensch zu Mensch als recht unterschiedlich erweisen. In Abhängigkeit der Gewohnheiten nämlich würden sich die Verhaltensweisen im Schlaf voneinander unterscheiden: Die einen, die gewöhnlich an Trinkgelagen teilnehmen würden, würden im Schlaf Kaubewegungen vollführen, da ihnen die Einbildungskraft Speisen präsentieren würde, während andere, die gerne zanken würden, im Schlaf beim

---

216 Urso <Salernitanus> (1936), S. 14: „Vi animae vel consuetudine seu compassione in somnis fantasiae diversificantur."

217 Urso <Salernitanus> (1936), S. 83.

218 Urso <Salernitanus> (1936), S. 83–84: „Unde quibusdam assuetis esse in bello, saepius in somnis ab anima per imaginationem armati monstrantur inimici, quibus timore perterriti, etiam dormientes arma arripiunt, equos ascendunt, currunt et feriunt, et se dormire non nisi per casum noscunt."

219 William MacLehose thematisiert das Phänomen des reitenden und bewaffneten Schlafwandlers im Mittelalter und geht der Frage nach, wie ein solches Bild entstehen konnte. Er bemerkt, dass es sich bei derartigen Erzählungen ausschließlich um Männer der gehobenen Schicht handeln würde, während Frauen im Mittelalter als Schlafwandlerinnen aus ungeklärten Gründen nicht erwähnt werden. Vgl. MacLehose (2013), S. 606–607.

Streiten beobachtet werden könnten. Wiederum andere, die es gewohnt wären, Verse zu schmieden, würden im Schlaf dichten und rezitieren usw.[220]

Urso stellte demnach einen Zusammenhang zwischen alltäglichen Gewohnheiten des Schlafwandlers und seinem gezeigten Verhalten im Schlafwandel her. Gewohnheit und Verhalten würden, vermittelt durch die Seele, welche im Traum durch die Einbildungskraft dem Schlafenden gewohnte Situationen oder Dinge einbilden würde, übereinstimmen. Allerdings, so Urso weiter, könne die Seele durch die Einbildungskraft auch etwas zeigen, was nicht unbedingt der Gewohnheit entsprechen würde, nämlich dann, wenn der Schlafende durch eine unruhige Anspannung, die ihn tagsüber beschäftigt hätte, angestrengt über etwas nachdenken würde. Das, worauf im Wachzustand die Gedanken fixiert gewesen wären, würde von der Seele noch einmal im Traum präsentiert werden. Urso erklärte dies damit, dass,

> einer, wenn er etwas sieht, was er selbst haben möchte, wovon er weiß, dass er es doch nicht haben kann, durch unruhigere Anspannung dazu bewegt wird, dieses zu verlangen. Dann erregt die Seele im Traum die Einbildungskraft, um dem Lebewesen die Gestalt des begehrten Gegenstandes zu zeigen, damit dadurch dessen Verlangen gestillt wird, wenn es meint, dass es das Ersehnte erhält oder besitzt.[221]

Eine weitere Ursache für die Bewegung war demnach das Verlangen.[222] Die Seele versuchte dabei, die Begierde danach zu stillen, indem sie dem Schlafenden einbilden ließ, bereits im Besitz des verlangten Objekts zu sein.

Wie stand es nun aber um die Sinneswahrnehmungen des Schlafwandlers während seiner Episode? Dieser Frage ging der florentinische Arzt Taddeo

---

220 Urso <Salernitanus> (1936), S. 84.

221 Urso <Salernitanus> (1936), S. 84: „[...] aliquis quandoque aliquid conspicit, quod ipse habere desiderat, quod sciendo dum habere non potest, ad eius desiderium sollicitiori intentione movetur. Unde anima in somnis virtutem imaginariam excitat ad appetitae rei formam animali monstrandam, ut iam satisfaciendo animali eius desiderium defervescat, dum se desideratam rem recipere credit vel obinere."

222 Zu den drei Erklärungsansätzen der Gewohnheit, der Begierde und der Angst als angenommene Ursache für das Schlafwandeln vgl. MacLehose (2013), S. 612–617.

Alderotti (geb. zwischen 1215 und 1223, gest. 1295 oder 1303)[223] nach. In seinen *Expositiones in arduum aphorismorum Ipocratis* kommentierte er die Isagoge des Johannitius – eine bekannte Synthese der klassischen griechischen Medizin, welche im Laufe der Jahrhunderte mit weiteren bedeutenden Schriften zu einem umfassenden medizinischen Lehrbuch ergänzt wurde. Augenscheinlich seien Schlafwandler im Besitz ihrer Sinne, da sie sich bewegen und, wie Taddeo Alderotti als bereits bekanntes Motiv anführte, mitunter auch ihr Pferd zäumen und darauf reiten würden.[224] Gegen diese Beobachtung sprach allerdings Aristoteles' Auffassung vom Schlaf als Fessel der Sinne, wonach im Schlaf keine Sinneswahrnehmung möglich war. Als Lösung für diese Diskrepanz diente Taddeo Alderotti hier auch wieder die Einbildungskraft (*virtus imaginativa*), welche den Schlafwandler zu seinen Unternehmungen verleiten sollte. Als Begründung für seine Theorie führte Taddeo Alderotti an, dass Schlafwandler nur in ihrer gewohnten Umgebung ihr nächtliches Verhalten zeigen würden. Wären sie nachts dagegen in einer fremden Umgebung, so würden sie diese nicht verlassen. Vielmehr könne ihr Verhalten mit dem eines Blinden verglichen werden, der sich ohne Augenlicht in gewohnter Umgebung zurechtfinden und aus Gewohnheit heraus seine Wege gehen würde.[225] Zudem wusste Taddeo Alderotti, wovon er sprach: Er gab an, selbst Schlafwandler zu sein und bereits einmal während eines schlafwandlerischen Anfalls eine Höhe von vier Fuß hinab gefallen zu sein, ohne davon eine bleibende Wahrnehmung gehabt zu haben.[226] Sobald ihn jedoch in seinem Anfall die Kälte packen oder er jemanden reden hören würde, würde er wieder zu sich kommen und in sein Bett zurückkehren. Mit dem Bericht seiner Selbsterfahrung als Schlafwandler versuchte Taddeo Alderotti, die Richtigkeit seiner Annahme, dass Sinneswahrnehmungen im

---

223 Taddeo Alderotti soll sich in Bologna zunächst autodidaktisch medizinisch gebildet und später dort als Arzt praktisch tätig gewesen sein. Als Anhänger des Hippokrates soll er in seinem Studentenunterricht die Lehre am Krankenbett verfochten haben. Zu Taddeo Alderottis Leben und seinen wichtigsten Schülern vgl. Siraisi, Nancy G.: Taddeo Alderotti and His Pupils. Two Generations of Italian Medical Learning. Princeton: Princeton University Press, 2019.

224 Alderotti, Taddeo: Thaddei Florentini expositiones in arduum aphorismorum Ipocratis volumen […]. Joannis Baptiste Nicollini salodiensis opera in lucem emisse. Venedig: L. A. Junta (Florentina), 1527, S. 362 recto, Spalte b.

225 Ebenda.

226 Ebenda.

Schlaf und damit im Schlafwandel tatsächlich fehlten, zu unterstreichen. Letztendlich bezeugen, so Taddeo Alderotti, könne das aber nur der, der Zuschauer eines solchen Vorfalls geworden sei. Außerdem könne dies auch jeder bestätigen, der vom Gehirn her eine heiße und feuchte Veranlagung besäße, da solche Menschen einen Überfluss an Phantasie hätten, die in der Nacht Traumbilder hervorrufen würde.[227] Mit der Erwähnung der warmen und feuchten Konstitution verband Taddeo Alderotti das Schlafwandeln mit der körperlichen Veranlagung des Betroffenen.

Aus den vorgestellten Texten wird deutlich, dass bei der wissenschaftlichen Auseinandersetzung mit dem Schlafwandeln im Mittelalter zum Großteil Aristoteles als Vorlage und Anstoß der Diskussion diente, da sich die Bewegung des Schlafwandlers auf den ersten Blick nicht in dessen Lehre über den Schlaf integrieren ließ. Als Lösung dieses Problems wurde die Einbildungskraft herangezogen, mit welcher die Handlungen des Schlafwandlers erklärt wurden. Da die Einbildungskraft naturgemäß dem Schlafenden alltägliche Dinge zeigen sollte, handelte der Schlafwandler nach seiner Gewohnheit. Albertus Magnus und auch Taddeo Alderotti stimmten beide darin überein, dass das Schlafwandeln ein Zustand des Schlafes war. Zudem beschäftigten sich Gelehrte im Mittelalter mit der Frage, weshalb nicht alle Menschen schlafwandelten. Während Albertus Magnus den Grund dafür in dem Vorhandensein von Affekten suchte, brachte Taddeo Alderotti die Viersäftelehre mit dem Verhalten des Schlafwandlers in Verbindung. Während Plautus in seiner Komödie bereits einen ersten Topos – nämlich den des Schlafwandlers auf dem Dach – schuf, entwickelt sich im Mittelalter das Bild des reitenden Schlafwandlers, der sich auch gelegentlich bewaffnete und seine Feinde tötete.[228]

---

227 Ebenda: „Unde qui vidit testimonium peribuit veritatis. Etiam posset testari hoc omnis homo qui habet calidum et humidum cerebrum quoniam in eo abundant phantasie umbratiles quae faciunt de nocte imaginationes [...].“

228 Siehe dazu auch MacLehose (2013), S. 603: „The sleepfighter, as I shall call him, appeared as the emblematic figure for this condition over the course of the thirteenth century [...].“ MacLehose verweist hier auch auf Brian Lawns Ausgabe der *The Prose Salernitan Questions*, in welcher Brian Lawns unterschiedliche Texte, welche er als salernitanisch bezeichnet, veröffentlichte – darunter auch etliche, die sich mit Schlafwandlern auseinandersetzen. Als Topos ist hier der immer wieder erwähnte schlafwandelnde Kämpfer nicht zu übersehen, der in der Nacht zu den Waffen greift und das Pferd besteigt, vgl. die Texte innerhalb von *The Prose Salernitan Questions* (1979), S. 109, 201, 345 und 359.

2.2 Schlafwandeln als Wunder der Natur bei Levinus Lemnius

Während antikes und mittelalterliches Quellenmaterial zum schlafwandelnden Menschen rar ist, fällt eine Häufung von Erwähnungen dieses Phänomens im ausgehenden 16. und beginnenden 17. Jahrhundert auf. Erste ausführlichere Erwähnung „über Schlafende, die Tätigkeiten von wachen Menschen verrichten",[229] in medizinischen Werken finden sich bei den frühneuzeitlichen Ärzten Levinus Lemnius (1505–1568) und Petrus Salius Diversus (ca. 16. Jahrhundert). Während andere frühneuzeitliche Autoren, die sich vor Lemnius und Salius Diversus mit solchen sonderbaren menschlichen Verhaltensweisen beschäftigt hatten, beinahe ausschließlich der Frage nach der Zuordnung solcher Zustände zum Schlafen oder Wachsein nachgingen und dabei an die Grenzen der aristotelischen Definitionen dieser stießen,[230] wird sich zeigen, dass Salius Diversus und Levinus Lemnius neue Aspekte in die Betrachtung der Nachtwandler mit einbezogen. Die alten Autoritäten sollten, ganz im Geist der Frühen Neuzeit, zwar weiter eine bedeutende Rolle in der medizinischen Wissenschaft spielen. Und dennoch erkannte man nun, dass deren Aussagen nicht immer als universell gültig zu betrachten waren, ja sogar lückenhaft und an mancher Stelle falsch waren oder sich zumindest nicht mit der eigenen beobachteten Realität deckten. Dies galt auch für das Phänomen des Herumgehens im Schlaf, das sich mit den Lehren der antiken Vorbilder, insbesondere mit der des Aristoteles, nicht erklären ließ und deshalb ein Umdenken erforderlich machte. Das nächtliche Umherwandern im Schlaf ist nur einer von vielen sonderbaren Gegenständen frühneuzeitlicher Diskussion. Naturspektakel und unerklärliche menschliche wie tierische Begebenheiten fanden vermehrt Eingang in den gesellschaftlichen und wissenschaftlichen Diskurs und erfuhren in sämtlichen Bevölkerungsschichten großes Interesse und Beliebtheit.

Als Pendant zum Interesse für Naturphänomene und ihre Beobachtung nahmen auch Wunder und der Wunderglaube in der Frühen Neuzeit eine bedeutende Stellung ein. Letztere gehörten ebenso wie der Versuch,

---

229 Diese Umschreibung für das Phänomen des Schlafwandelns findet sich erstmals bei dem Arzt Petrus Salius Diversus. Salius Diversus (1586), S. 300: „De dormientibus qui vigilantium munia obeunt."

230 Vgl. dazu beispielsweise den Nicht-Mediziner Christoforo Marcello (bis ca. 1527), Erzbischof von Korfu. Marcello, Christoforo: Christophori Marcelli Protho. Apos. Patricii Veneti Universalis de Anima Traditionis Opus. Venedig, 1508, S. 192–193.

diese Phänomene wissenschaftlich zu begründen und in die bestehenden Vorstellungen der Natur und der Religion einzubinden, zu den Bemühungen der Mediziner dieser Zeit. Das Interesse für das Unbekannte und Ungewöhnliche zeigte sich nicht nur in den Naturwissenschaften, sondern zum Beispiel auch in der Vielzahl gedruckter Reiseberichte der Frühen Neuzeit, die ein großes Publikum erreichte, das neugierig und fasziniert von den Reisen nach Amerika und in den Nahen Osten las.[231] Das Staunen eines Gebildeten über etwas nicht Alltägliches kann wiederum, vor dem Hintergrund des 16. und 17. Jahrhunderts, wie der Medizinhistoriker Robert Jütte es bezeichnete, begriffen werden als „Verwunderung des Experten, der weiß, welche Dinge wirklich unser Erstaunen verdienen."[232]

So findet sich ab Mitte des 16. Jahrhunderts eine Vielzahl an medizinischen Schriften, die sich mit Wundererscheinungen beschäftigen. Eng verbunden mit dem Staunen und dem Wunderglauben ist die Neugierde (*curiositas*). Bei Augustinus noch im Lasterkatalog aufgeführt, entwickelte sich in der Frühen Neuzeit ein Interesse am Andersartigen, Okkulten, Unbekannten und Fremden, allgemein an dem, das sich dem menschlichen Verstand entzog und nicht durch herkömmliche Theorien zu erklären war. Diese neue Form der Neugierde war es schließlich, die zur wissenschaftlichen Erforschung von Wundern verleitete.[233] Doch nicht nur unter Ärzten waren das Wundern

---

[231] Vgl. dazu beispielsweise: Lopes, Marília dos Santos: Writing New Worlds: The Cultural Dynamics of Curiosity in Early Modern Europe. Newcastle upon Tyne: Cambridge Scholars Publishing, 2016.

[232] Jütte, Robert: Ein Wunder wie der goldene Zahn: Eine „unerhörte" Begebenheit aus dem Jahre 1593 macht Geschichte(n). Ostfildern: Thorbecke, 2004, S. 41.

[233] Zur Entwicklung des Wunderglaubens und der Neugierde vom Hochmittelalter bis in die Frühe Neuzeit und ihrer Bedeutung für die Wissenschaft siehe Daston, Lorraine und Park, Katharine: Wonders and the order of nature, 1150–1750. New York: Zone Books, 1998; Eamon, William: Science and the secrets of nature. Books of secrets in medieval and early modern culture. Princeton/New Jersey: Princeton University Press, 1994. Siehe außerdem Band 5 und 6 von Thorndike, Lynn: A history of magic and experimental science. The sixteenth century [1]. 2. Auflage. New York: Columbia University Press, 1951. Außerdem aufschlussreich: Schilling, Michael: Curiositas, Buchmarkt und Literatur in der frühen Neuzeit. In: Standke, Jan und Düllo, Thomas (Hrsg.): Theorie und Praxis der Kulturwissenschaften. Berlin: Logos-Verlag, 2008: 130–146; Ball, Philipp: Curiosity: How science became interested in everything. London: The Bodley Head, 2012; Benedict, Barbara M.: Curiosity. A cultural history of early modern inquiry. Chicago/London: The University of Chicago Press, 2001.

und der Wunderglaube verbreitet. Das Staunen über das Wunderbare und das Abnorme hatte seinen festen Platz im Alltag der Frühen Neuzeit, in dem nicht nur das Wunder an sich, sondern auch dessen Deutung eine wichtige Rolle einnahmen. Nicht selten fanden Wundererscheinungen auch Verbreitung durch gedruckte Flugblätter, die ein breites Publikum erreichten und die Erzählungen über das Sonderbare beflügelten.[234] Zu solchen sonderbaren Erscheinungen zählten u.a. monströse Geburten genauso wie Hermaphroditen, diverse Konstellationen von Gestirnen und Naturschauspielen, Formen von epileptischen Anfällen und eben auch das Herumgehen im Schlaf. Im Zusammenhang mit solchen Wundern stand die häufige Diskussion um ihre Bedeutung, zum Beispiel als negatives Omen für

---

[234] Zur Geschichte des Flugblattes und seiner medialen Bedeutung in der Frühen Neuzeit sind zahlreiche Arbeiten erschienen. Einen Überblick bietet Harms, Wolfgang und Schilling, Michael: Das illustrierte Flugblatt der frühen Neuzeit. Traditionen, Wirkungen, Kontexte. Stuttgart: Hirzel, 2008. Zur Funktion des Flugblattes allgemein siehe Schilling, Michael: Bildpublizistik der frühen Neuzeit. Aufgaben und Leistungen des illustrierten Flugblattes in Deutschland bis um 1700. Tübingen: Max Niemeyer Verlag, 1990. Zu den in Flugblättern angewandten Kommunikationstechniken siehe Messerli, Alfred und Schilling, Michael (Hrsg.): Die Intermedialität des Flugblattes in der Frühen Neuzeit. Stuttgart: Hirzel, 2016. Einen Überblick über das Format des Flugblattes, seiner Inhalte, seiner Verbreitung und insbesondere über die mit Prodigien assoziierten Monstra- und Wunderzeichenflugblätter bietet beispielsweise die Einleitung von Hofmann-Randall, Christina: Monster, Wunder und Kometen: Sensationsberichte auf Flugblättern des 16. bis 18. Jahrhunderts. Eine Ausstellung der Universitätsbibliothek, 19. November–12. Dezember 1999. Erlangen: Universitäts-Bibliothek Erlangen-Nürnberg, 1999. Eine weitere Publikation beschäftigt sich außerdem mit der didaktischen Seite des Flugblattes als Medium des „informellen Lernens", vgl. te Heesen, Kerstin: Das illustrierte Flugblatt als Wissensmedium der Frühen Neuzeit. Opladen/Farmington Hills: Budrich University Press, 2011. Flugblätter, auf denen schlafwandelnde Menschen thematisiert werden, sind leider nicht bekannt. Da Darstellungen in den einschlägigen Flugblättersammlungen fehlen, liegt die Vermutung nahe, dass es sich beim Schlafwandeln auf Flugblättern – sollten denn doch welche existieren – zumindest um kein häufiges Motiv handelte. Wichtige Flugblattsammlungen für das 16. und 17. Jahrhundert, die bei den Recherchen herangezogen wurden, sind neben der Sammlung der Herzog-August-Bibliothek in Wolfenbüttel auch die der Hessischen Landes- und Hochschulbibliothek sowie der Zentralbibliothek Zürich. Vgl. Harms, Wolfgang (Hrsg.): Deutsche illustrierte Flugblätter des 16. und 17. Jahrhunderts. Band 1–7. Tübingen: Max Niemeyer Verlag, 1985–2005.

den Einzelnen und sogar für die gesamte Gesellschaft oder als Strafe Gottes für die versündigte Menschheit.[235]

Die Konjunktur der Wunder zeigte sich auch auf dem Buchmarkt. So erfreuten sich Wundersammlungen – Bücher, in welchen wunderbare Begebenheiten geordnet oder auch ohne erkennbare Gliederung geschildert wurden – großer Beliebtheit.[236] Einen hohen Bekanntheitsgrad erreichte unter anderem das von dem niederländischen Mediziner Levinus Lemnius (Lievens Lemmens) 1559 veröffentlichte Buch über Wunder *Occulta naturae miracula*,[237] später unter den Titeln *De miraculis occultis naturae* und *De occultis naturae miraculis* gedruckt. Dabei handelt es sich um ein vorerst zweibändiges, später vierbändiges Werk, welches sich sämtlichen wunder- und sonderbaren Begebenheiten der Natur widmete. Levinus Lemnius stammte aus

---

[235] Zur Verortung des Prodigienwesens in der Frühen Neuzeit siehe Berns, Joerg Jochen: Wunderzeichen am Himmel und auf Erden. Der frühneuzeitliche Prodigiendiskurs und dessen medientechnische Bedingungen. In: Jaumann, Herbert und Stiening, Gideon (Hrsg.): Neue Diskurse der Gelehrtenkultur in der Frühen Neuzeit. Ein Handbuch. Berlin/Boston: De Gruyter, 2016, S. 99–161. Bezüglich der Deutung von Wundergeburten vgl. Ewinkel, Irene: De monstris. Deutung und Funktion von Wundergeburten auf Flugblättern im Deutschland des 16. Jahrhunderts. Tübingen: Max Niemeyer Verlag, 1995. Die Auslegung von Wunderzeichen als Prodigien fand neben den bei Irene Ewinkel im Fokus stehenden *monstra* insbesondere auch bei Himmelserscheinungen statt. Einen Überblick bietet hierfür: Schlegel, Birgit und Schlegel, Kristian: Polarlichter zwischen Wunder und Wirklichkeit. Kulturgeschichte und Physik einer Himmelserscheinung. Heidelberg: Spektrum Akademischer Verlag, 2011 sowie Gundel, Wilhelm: Sterne und Sternbilder im Glauben des Altertums und der Neuzeit. Hildesheim: Olms, 1981. Welche Dimension solche Wundergeschichten in der Gesellschaft des späten 16. Jahrhunderts einnahmen, lässt sich beispielsweise auch an der Aufarbeitung des Falls eines goldenen Backenzahns, der 1593 bei einem schlesischen Jungen gefunden und in Zusammenhang mit den Türkenkriegen gebracht wurde, nachvollziehen. S. dazu Jütte (2004) sowie nachfolgende Kapitel zu dem Arzt Jakob Horst. Zur Einbeziehung von Wunderzeichen in das politische Geschehen liegt ebenfalls eine jüngere Publikation vor: Bähr, Andreas: Der grausame Komet. Himmelszeichen und Weltgeschehen im Dreißigjährigen Krieg. Reinbeck: Rowohlt, 2017.

[236] Vgl. Eamon (1994), S. 273–274. Zum Begriff der Kuriositätenliteratur siehe den Beitrag *Kuriositätenliteratur* von Rudolf Schenda in: Brednich, Rolf Wilhelm (Hrsg.): Enzyklopädie des Märchens. Handwörterbuch zur historischen und vergleichenden Erzählforschung. Band 8: Klerus – Maggio. Berlin/Boston: De Gruyter, 1996, S. 647–660.

[237] Lemnius, Levinus: Occulta naturae miracula. Antwerpen: Guilielmus Simonis, 1559.

der holländischen Stadt Zierikzee, studierte in Gent und Löwen Medizin und kam schließlich nach Aufenthalten in Italien und England wieder in seine Heimatstadt zurück, wo er für 40 Jahre als praktischer Arzt tätig war. Nach dem Tod seiner Ehefrau entschied er sich für ein Leben als Geistlicher im Sint-Lievens-Münster in Zierikzee.[238] Lemnius war zu seiner Zeit und über seinen Tod hinaus weit bekannt und einflussreich in der medizinischen Gelehrtenwelt. Sein exzellenter Ruf als Arzt spiegelte sich u.a. in der Ernennung zum Leibarzt des damaligen Königs von Schweden, Erik XIV. wieder. Lemnius, der diese Stelle jedoch ablehnte, übertrug dieses Amt seinem Sohn Willem.[239]

Von Lemnius ist uns ein umfangreiches Werk überliefert. Die meisten seiner Schriften befassen sich mit diversen medizinischen Fragestellungen. Dabei reichen die Inhalte von abergläubischen Themen bis hin zu empirischen Untersuchungen auf dem Gebiet der Botanik.[240] Berühmt wurde Lemnius jedoch insbesondere durch sein bereits erwähntes Buch über Naturwunder, das schon bald nach seinem Erscheinen beliebt wurde und welches Lemnius noch zu Lebzeiten erweiterte:[241] Die zahlreichen Neuauflagen[242] und diversen

---

238 Zu Levinus Lemnius' Leben, Wirken und Werk siehe van Hoorn, Carel Maaijo: Levinus Lemnius: 1505–1568. Zestiende-eeuws Zeeuws geneesheer. Klosterzande: J. Duerinck-Krachten, 1978.

239 Zu diesen und weiteren biographischen Angaben vgl. auch den Eintrag zu *Lemmens, Lievens L.* in: Hirsch, August (Hrsg.): Biographisches Lexikon der hervorragenden Ärzte aller Zeiten und Völker. 3. Auflage. 3. Band. München: Urban & Schwarzenberg, 1962, S. 736.

240 Zu Lemnius' botanischem Werk *Herbarum atque arborum quae in Bibliis passim obviae sunt* [...] s. Stückrath, Katrin: Bibelgärten: Entstehung, Gestalt, Bedeutung, Funktion und interdisziplinäre Perspektiven. Göttingen: Vandenhoeck & Ruprecht, 2012, S. 338–345.

241 S. dazu auch den Eintrag unter *Lemnius, Levinus* in: Bynum, William F. und Bynum, Helen (Hrsg.): Dictionary of medical biography. Band 3. Westport (Conneticut): Greenwood Press, 2006, S. 780–781. Während die erste Ausgabe von 1559 aus zwei Bänden besteht, die insgesamt knapp 400 Seiten stark sind (nummeriert ist nur jede zweite Seite, so dass das Buch mit der Seite 199 endet), besteht die noch zu Lebzeiten des Lemnius herausgebrachte Ausgabe von 1567 aus 473 nummerierten Seiten und insgesamt vier Bänden.

242 Bis zu Lemnius' Tod erschienen drei Neuauflagen. Danach wurden zahlreiche weitere Drucke und Editionen publiziert. Einen detaillierten Überblick über sämtliche Ausgaben und Übersetzungen von Lemnius' Wundersammlung findet sich bei van Hoorn (1978), insb. S. 305–310.

Zusammenstellungen sowie die Übersetzung ins Deutsche, Englische, Italienische und Französische zeugen von dessen weiten Verbreitung und Bekanntheit. Da das Wissen nur um des Wissens willen jedoch als falsch und sündig galt, musste sich auch Lemnius bei seiner Veröffentlichung rechtfertigen, um nicht der „Vermessenheit und Unbesonnenheit bezichtigt zu werden, da [er sich] daran macht[e], verborgene Dinge zu erklären, die mit dem Verstand nicht zu begreifen sind."[243] Die Rechtfertigung für sein Forschen nach dem Geheimen und Verborgenen sah Lemnius darin, dass durch deren Ergründung Gottes Macht als Schöpfer der Natur und der Menschen diesen als noch größer und verehrenswerter erscheinen würde.[244] Damit verstand Lemnius seine Arbeit im Dienste Gottes, dessen Verehrung er durch die Aufdeckung von natürlichen Wundern zu steigern glaubte.[245] In seiner theoretischen Annäherung an Wunder und Naturspektakel berief sich Lemnius u.a. auf Auszüge aus der Bibel, vor allem dem Neuen Testament, auf Aristoteles, Galen und Hippokrates aber auch auf Horaz, Cicero und griechische Dichter sowie auf zeitgenössische Berichte von Wundern. Dabei ist bei einzelnen Wundererzählungen oft nicht klar, woher Lemnius diese zu erzählen wusste. Auf Bebilderungen verzichtete Lemnius ganz. Seine Schlussfolgerungen, die er aus dem unterschiedlichsten Schriftgut zog, wirken oftmals fiktiv.[246]

Aus dem Titel des 5. Kapitels des zweiten Teils von Lemnius' Wundersammlung wird das Interesse des Lesers auf das Phänomen der Schlafwandler gelenkt, welche dort wie folgt beschrieben werden:

> Von denen, die im Schlaf das Bett verlassen, herumgehen, Wände und Dächer hochkriechen und vieles schlafend verrichten, wozu sie, wenn sie wach wären, nur schwer Zugang finden würden und was sie auch mit größter Sorgfalt nicht vollbringen könnten.[247]

---

243 Vgl. Lemnius (1559) in der unpaginierten Epistola dedicatoria: „[...] nolo [...] audaciae, temeritatisque incusari, quod res abstrusas, & quarum nulla ratione iniri potest, explicare aggrediar."

244 Vgl. Lemnius (1559), unpaginierte Epistola dedicatoria.

245 So schon Eamon (1994), S. 274–275.

246 Vgl. dazu beispielsweise die später noch folgenden Ausführungen des Lemnius bei seinem Vergleich des Nachtwandlers mit einem Holzfass.

247 Lemnius (1559), S. 113 recto: „De iis qui subducti lecto, somnoque oppressi ambulant, ac perreptant culmina, aediumque tabulata, multaque perficiunt dormitantes, quae vigilantibus accessu, aditque sunt difficillima, quaeque summa cura perficere, praestareque nequeant."

Levinus Lemnius beschrieb hier solche *ambulones*, die in der Tat ein wundersames, gar lebensgefährliches Verhalten zeigten. Ja noch viel mehr: die Fähigkeiten dieser Menschen, welche sie im Schlaf entwickelten, übertrafen sogar die der Wachen. Im Zentrum des Interesses steht an dieser Stelle nicht das Herumgehen im Schlaf an sich und die Frage nach dem Ursprung für ein solches, vom normalen Schlaf abweichendes Benehmen – denn dafür hatte Lemnius eine knappe Antwort parat: so seien ein aufgeblähtes, schäumendes Geblüt und aufwallende, hitzige *spiritus* daran schuld.[248] Lemnius' Aufmerksamkeit lag dagegen vielmehr auf dem sensationellen Bericht von solchen Menschen, die in diesem Zustand Wände und Dächer hochkletterten, ohne sich dabei zu stoßen oder hinunterzufallen. Nicht die allgemeine Tatsache, dass manche Menschen im Schlaf das Bett verließen und dabei herumgingen, zählte Lemnius zu den *occulta naturae miracula*, sondern erst die phänomenalen Verhaltensweisen, welche sich bei wenigen dabei zeigten, verdienten den Begriff eines Wunders. Für solche erstaunlichen Vorfälle legte Lemnius dem Leser folgende Erklärung bereit: Typisch für Menschen, die das besagte Geblüt aufweisen würden, wären außerdem ihr kleiner, leichter und wenig starker Körperbau. Ihr Scharfsinn und ihre innere Hitze zusammen würden sie dazu befähigen, mit bloßen Fingern und Zehen die Wände hochzuklettern und sich im Gebälk festzuhalten. Zur Veranschaulichung wählte Lemnius ein Bild aus der Schifffahrt: Ähnlich wie große Fässer, die ins Meer geworfen wurden und den Seeleuten zur Orientierung dienten, damit sie mit dem Schiff nicht den Steinklippen zu nahe kamen, sollte es sich mit den *ambulones* verhalten. Denn obwohl die Fässer, um denen Eisenketten herumgewickelt wurden, besonders schwer waren, trieben sie auf der Wasseroberfläche ohne unter zu gehen. Grund dafür war, dass den Fässern zuvor eine große Menge an Luft mit dem Blasebalg eingepumpt worden war, die sie nach oben treiben ließ. Genauso, so Lemnius, müsse man es sich nun auch bei den Leuten vorstellen, die sich wegen ihres aufgeblähten Geblüts in der Nacht aus dem Bett erheben und an den Wänden hochsteigen würden.[249] Bei anderen jedoch, bei denen

---

[248] Lemnius (1559), S. 114 recto.

[249] Lemnius (1559), S. 114 verso. Lemnius' etwas umständlicher Vergleich des Schlafwandlers mit auf dem Meer schwimmenden Fässern wurde spätestens ab Mitte des 17. Jahrhunderts belächelt. Vgl. dazu beispielsweise die Kritik des Arztes Daniel Sennert in: Sennert, Daniel: Institutionum medicinae libri quinque. Wittenberg: Schürerus, 1667, S. 411.

weniger hitzige Dünste vorlägen, könne lediglich ein Sprechen im Schlaf oder ein einfaches Aufrichten im Bett beobachtet werden. Jedoch reiche eine solche Beschaffenheit der *spiritus* dann nicht dazu aus, um den ganzen Körper aus dem Bett zu heben.[250]

Die Tatsache, dass sich solche Schlafende bei ihren nächtlichen Abenteuern nicht verletzten, sich angeblich nicht einmal an etwas stießen, verdiente außerdem Lemnius' Beachtung. Diese Menschen, deren körperliche Verfassung zuvor von dem niederländischen Arzt als wenig robust und weich beschrieben wurde, konnten sich im Schlaf wohl kaum als besonders wagemutig entpuppen. Wie kam es nun dennoch zu solch mutigem Verhalten, Wände und Dächer hinaufzuklettern? Auch für diesen Umstand schien Lemnius eine passende Begründung gefunden zu haben: in ihrem Zustand würden diese Menschen „ohne Angst und Unruhe und ohne die Gefahr zu beachten, welche die Wache gewöhnlich von ängstigenden und gefährlichen Dingen abhält oder abschreckt"[251] handeln. Dieses Phänomen, so Lemnius, ließe sich auch bei Betrunkenen oder Irren beobachten, die sich furchtlos in gefahrvolle Situationen stürzen würden. Aus dieser Bemerkung wird auch ersichtlich, in welche Kategorie Lemnius das Herumgehen im Schlaf einordnete: Menschen, die schlafend Tätigkeiten nachgingen und sich Gefahren aussetzten, befanden sich wie auch Betrunkene oder Irre in einem Zustand aufgehobener Einsicht für Gefahr, was mit einem Kontrollverlust über das eigene Handeln verbunden war. Gleichzeitig hielt dieser Zustand nur für die Zeit des Schlafes an, denn nach dem Erwachen zeigten sich solche Menschen wieder einsichtsfähig und erschrocken über ihr nächtliches Verhalten, sofern man ihnen davon erzählte.[252]

2.3 Der medizinische Blick des Petrus Salius Diversus

Levinus Lemnius' eher theoretischen Überlegungen zu solchen sonderbaren menschlichen Verhaltensweisen steht die praktische Herangehensweise des italienischen Arztes Salius Diversus gegenüber. Über den aus Faenza

[250] Lemnius (1559), S. 115 recto.

[251] Lemnius (1559), S. 114 verso–115 recto: „[…] sensim ac nullo metu, nullaque trepidatione, aut discriminis respectu ista aggrediantur, quae plerumque vigiles a rebus anxiis ac periculosis vel avocare solent, vel deterrere."

[252] Lemnius (1559), S. 115 recto.

stammenden Arzt und Philosophen ist – abgesehen von seinem uns überlieferten Gesamtwerk, welches neben Avicenna- und Hippokrateskommentaren auch die Schrift *De febre pestilenti tractatus et curationes quorundam particularium morborum*[253] enthält – nicht viel bekannt.[254] Das zuletzt genannte Buch wurde 1584 in Bologna publiziert und beinhaltet neben dem im Titel erwähnten Traktat über das pestilenzische Fieber sowie Salius Diversus' Anmerkungen zu der Schrift *Ars medica de medendis humani corporis malis* des italienischen Arztes Donato Antonio Altomare[255] ebenfalls eine Sammlung von 23 besonderen Krankheiten, darunter das Herumgehen im Schlaf an 18. Stelle der Aufzählung.[256] Salius Diversus wählte dabei solche Krankheiten aus, „quorum tractatio ab Ordinariis Practicis non habetur", also Krankheiten, die sonst nicht weiter von den ordentlichen Professoren der Medizin behandelt wurden, wie er im Titel weiter schreibt. Den Grund für die fehlende Auseinandersetzung mit einzelnen Erkrankungen sah Salius Diversus in der rückläufigen Beschäftigung zeitgenössischer Mediziner mit antikem Gedankengut. Salius Diversus selbst war es als Kommentator von Avicenna und Hippokrates ein Anliegen, die antiken medizinischen Lehrmeinungen zu studieren und mit seinen praktischen Erfahrungen

---

253 Salius Diversus, Petrus: Petri Salii Diversi de febre pestilenti tractatus et curationes quorundam particularium morborum. Frankfurt am Main: Wechel, 1584. In der Abhandlung über das pestilenzische Fieber beschreibt Salius Diversus sehr detailliert u.a. die Keuchhustenepidemie von 1557 sowie eine weitere, im Jahre 1580 grassierende Epidemie.

254 Vgl. dazu die knappe Angabe von Eustachio d'Afflitto, Salius Diversus sei Arzt und Philosoph aus Faenza gewesen. In: d'Afflitto, Eustachio: Memorie degli scrittori del regno di Napoli. Napoli: Stamperia Simoniana, 1782, S. 259. Auch in: Jöcher, Christian Gottlieb (Hrsg.): Allgemeines Gelehrten-Lexicon. Band 4. Leipzig: Gleditsch, 1751, S. 59. Eine etwas ausführlichere Biographie findet sich bei Hirsch (1962, Band 2), S. 279.

255 Die von dem italienischen Arzt Donato Antonio Altomare (1506–1562) stammende genannte Schrift erschien 1553 und erfuhr bis zu Salius Diversus' Veröffentlichung im Jahre 1584 insgesamt fünf Auflagen, vier weitere folgten bis 1670. Altomare, ein Verfechter der galenischen und hippokratischen Lehre, war zu Lebzeiten ein bekannter Arzt. Camillo Tutini nannte ihn gar *Principe de' Medici de suoi tempi*. Vgl. dazu d'Afflitto (Band 1, 1782), S. 255–260 sowie Tutini, Camillo: Dell' origine e fundazione de' seggi di Napoli, del tempo in che furono istituiti [...]. Napoli: Gessari, 1754, S. 196.

256 Im Inhaltsverzeichnis der Ausgabe von 1584 kam es zu einem Druckfehler. Das Kapitel über Schlafwandler fehlt im Inhaltsverzeichnis, erscheint im Buch jedoch dann an 18. Stelle, vor dem Kapitel über die Raserei.

als Arzt zu verknüpfen. So kritisierte er die junge Ärztegeneration, die die antiken Texte mehr und mehr vernachlässigte, und er beabsichtigte, diese mit seinem Buch zum Studium der alten Meister zu motivieren, die seiner Meinung nach medizinische Sachverhalte klar dargestellt hatten oder zumindest die Grundlagen dafür lieferten.[257] Insbesondere sollten durch sein Buch jedoch junge Mediziner darüber unterrichtet werden, dass aufgrund einiger „von den jüngsten Ärzten vernachlässigter und sich nicht deutlich darstellender Krankheiten dem Menschengeschlecht großer Schaden entstehen könne".[258] Ein Blick in das Inhaltsverzeichnis verrät, welche Krankheiten Salius Diversus als ungenügend behandelt und als Gefahr für den Menschen betrachtete: Neben der Entzündung des Gehirns waren dies der Apoplex und die Epilepsie, aber auch tumoröse Veränderungen, verschiedene Beschwerden des Verdauungstraktes sowie akute Erkrankungen bei Frauen, vor allem bei Wöchnerinnen, nicht zuletzt aber auch das Herumgehen im Schlaf.

Verglichen mit der Mirakelsammlung des Lemnius ergibt sich aus Salius Diversus' Auswahl das Bild eines Fachbuches, das nicht für die Allgemeinheit gedacht war, sondern Mediziner über einzelne Erkrankungen informieren sollte. Bemerkungen hinsichtlich des Wunderbaren, Übernatürlichen oder Okkulten finden sich bei ihm in Bezug auf das Nachtwandeln nicht.[259] Bei der Beschäftigung mit Salius Diversus' Werk fällt nicht nur sofort auf, dass er das Schlafwandeln als Krankheit betrachtete,[260] sondern auch, dass er dieses Phänomen als von seinen Zeitgenossen zu wenig thematisiert sah und es für notwendig erachtete, jüngeren Medizinern die Relevanz dieser seiner Meinung nach risikobehafteten Krankheit zu verdeutlichen.

---

257 Vgl. Salius Diversus (1584), Blatt 3 verso der dem Werk vorangestellten Widmung.

258 Ebenda: „Quod cum ob nonnullos a novissimis Medicis omissos, & non declaratos morbos magno esse humano generi detrimento possit [...]."

259 So schon Goltz (1993), S. 324.

260 Dietlinde Goltzs Aussage hinsichtlich Salius Diversus, der „das Nachtwandern nicht als *morbus*, sondern als *affectio* ansah", ist nicht ganz korrekt. Salius Diversus zählte, wie im Text deutlich aufgezeigt wurde, das Herumgehen im Schlaf sehr wohl zu den Krankheiten, deren Ursache er, wie sich später noch genauer herausstellen wird, v. a. in den Affekten sah. Insofern kann von einer Affekterkrankung gesprochen werden, wobei die Affekte an sich nicht als schädlich betrachtet wurden, ihre Auswirkung, d.h. das Nachtwandeln, dagegen schon. Vgl. Goltz (1993), S. 331 in der Fußnote 54.

Ausgehend von der Erläuterung des Sinnes und des Wesens des Schlafes, der dem Menschen der Erholung dienen sollte, kam Salius Diversus in dem Kapitel *Über Schlafende, die Arbeiten von Wachen verrichten* auch auf das natürliche Vorkommen von Willkürbewegungen im Schlaf zu sprechen. In Anlehnung an Galen zählte Salius Diversus physiologische Vorgänge wie die Kontraktion der Schließmuskeln oder die Atmung zu den willkürlichen Bewegungen. Augenscheinlich jedoch wären Willkürbewegungen im Schlaf vor allem an solchen Menschen, die Arme und Beine hin- und her bewegen würden. Außerdem, so Salius, der sich hier an Aristoteles orientierte, sei im Schlaf nicht nur Bewegung, sondern auch eine Wahrnehmung durch die äußeren Sinne denkbar. So sei es möglich, im Schlaf Licht oder einen Hahnenschrei wahrzunehmen. Andere wiederum besäßen im Schlaf keine äußere Wahrnehmung und konzentrierten sich rein auf die *sensus interni*: sie träumten. Und so käme es schließlich gelegentlich vor, dass Menschen, die sehr klare und deutliche Träume im Schlaf gezeigt bekämen, ihre Träume ausleben und das tun würden, was ihnen die Phantasie einbilden würde. Zu Letzterem käme es jedoch nur selten, lenkte Salius Diversus an dieser Stelle schnell ein, der das Schlafwandeln für kein häufig anzutreffendes Phänomen hielt.[261] Für den Arzt war es deshalb auch nachvollziehbar, dass Geschichten von solchen nächtlichen Verhaltensweisen für seine Leser nur schwer vorstellbar waren. Um den Glauben der Leserschaft deshalb zu gewinnen, griff der italienische Arzt auf ein beliebtes und wirkungsvolles Mittel zurück: das Exempel. Denn selbst wenn auch der Wunderglaube in der Frühen Neuzeit weit verbreitet war und nur selten angefochten wurde, waren dennoch Beispiele vonnöten, die die Existenz solcher sonderbaren Geschehnisse belegten. Genau einen solchen Beweis unternahm Salius Diversus, indem er neben den Aussagen der antiken Vorbilder Aristoteles und Galen über das Schlafwandeln in seinen Ausführungen Zeugnisse von schlafwandelnden Menschen ablegte, denen er in seiner Tätigkeit als Arzt selbst begegnet war. Diese Erlebnisse, welche er in insgesamt vier Fallerzählungen in seine Schilderungen über das Herumgehen im Schlaf einarbeitete, erfüllten, kombiniert mit dem Ansehen der ärztlichen Expertise und der Quantität der Zeugnisse, den Zweck, beim

[261] Vgl. Salius Diversus (1586), S. 300–301.

Leser als glaubwürdig zu gelten und die Existenz von solchen wundersamen Ereignissen nachzuweisen.[262]

An dieser Stelle seien die vier Fallbeispiele, welche Salius Diversus in seinem Kapitel über Schlafwandler aufzählte, kurz genannt. Erstens deshalb, um eine Vorstellung davon zu geben, welche Auswahl dieser bei seiner Betrachtung des Schlafwandelns für den Leser traf, also welches Bild er von den Nachtwandelnden hervorrufen wollte. Und zweitens, da dessen Fallbeispiele – neben denen bei Jakob Horst genannten – in der nachfolgenden Zeit am häufigsten rezipiert wurden. Das erste Fallbeispiel handelt von einem jungen Mann, der davon träumte, ausreiten zu müssen und sich schließlich im Schlaf mit seinem Reitgewand bekleidete, zum Fenster ging und auf dem Fensterrahmen ritt, bis er selbst davon erwachte. Das zweite Fallbeispiel zeigt einen Mann, der in der Nacht häufig zu seinen Waffen griff, mit diesen wild um sich schlug und dabei die Schlafzimmerwände durchbohrte. Schließlich erzählte Salius Diversus im dritten Exempel die Geschichte einer jungen Frau, welche kurz nach ihrer Niederkunft zu schlafwandeln begann, wenn es ihr davon träumte, sie müsse Hausarbeiten erledigen oder aber wenn sie im Traum vor einem vermeintlichen Vergewaltiger floh. Diese wurde regelmäßig von Familienangehörigen durch Rufen erweckt und ins Bett zurückgeholt. Im vierten und letzten Fall geht es um einen Handwerker, der sich im Schlaf zu seiner Werkstatt begab und auf dem Weg dorthin Türen und Türschlösser öffnete, bis er dann aber von Freunden, die ihm dabei begegneten, aufgeweckt wurde.[263] Anhand des kurzen Überblicks über die

---

[262] Bezüglich der Vielgestaltigkeit medizinischer *exempla* in der Frühen Neuzeit sowie ihrer Bedeutung hinsichtlich des Sammelns und des Weitergebens von Wissen siehe Gadebusch Bondio, Mariacarla: Von der Vielfalt der Exempla in frühneuzeitlichen medizinischen Texten. In: Gadebusch Bondio, Mariacarla und Ricklin, Thomas (Hrsg.): Exempla medicorum: Die Ärzte und ihre Beispiele (14.–18. Jahrhundert). Florenz: Sismel, Edizioni del Galluzzo, 2008: 129–170. Zur Rolle des *exemplum* im medizinischen Kontext der Frühen Neuzeit als Mittel des Wissenserwerbs und der Theoriefindung, aber auch der Wissensweitergabe und der Darstellung erfolgreicher Therapien siehe den im selben Sammelband erschienenen Aufsatz von Crisciani, Chiara: *Exempla* in Medicina. Epistemologia, insegnamento, retorica (Secoli XIII–XV). Una proposta di ricerca, S. 89–108. Zur Tradition frühneuzeitlicher Fallberichte vgl. außerdem Kapitel 5.1 *Frühneuzeitliche medizinische Fallberichte* in dieser Arbeit.

[263] Die Fallbeispiele finden sich nacheinander aufgelistet bei Salius Diversus (1586), S. 302–303.

vier genannten Fälle wird klar, dass Salius Diversus mit seiner Auswahl die Vielfalt schlafwandlerischer Verhaltensweisen aufzeigen wollte. Gleichzeitig weisen die Fallgeschichten untereinander die Gemeinsamkeit auf, dass sie etwas Außergewöhnliches, fast Unmögliches darstellten: Das Anlegen von Kleidung im Schlaf, den Umgang mit einer Waffe, das Öffnen von Schlössern mit dem Schlüssel. Verwunderung und Staunen dürften diese Exempel beim Leser allemal hervorgerufen haben. Dennoch verzichtete der italienische Arzt in seinen Schilderungen auf nächtliche Szenen auf dem Hausdach, welche bei Lemnius noch im Mittelpunkt gestanden waren und das Herumgehen im Schlaf eindeutig als den Wundern zugehörig gemacht hatten.

Interessant an Salius Diversus' Text ist nicht nur seine wissenschaftliche Vorgehensweise bei der Beschreibung von Schlafwandlern durch das Benutzen von Exempeln, sondern auch dessen ärztlicher Blick auf die Entstehung solch komplexer Bewegungen im Schlaf. Die Ursache dieser nächtlichen Verrichtungen von Tätigkeiten, welche eigentlich tagsüber vorgenommen werden sollten, sah er in einer Kombination aus dem Vorliegen eines feinen, ätherischen Geistes (*spiritus*), einer ausgeprägten Einbildungskraft (*imaginatio*) sowie einer deutlichen Neigung, emotional und leidenschaftlich auf Ereignisse zu reagieren (*passiones*). Aufgrund der allgemeinen Annahme, dass Melancholiker eine starke Einbildungskraft besäßen und zudem oft emotional motiviert handeln würden, wies Salius Diversus diese als Risikogruppe für schlafwandlerische Zustände aus.[264] Die Gefahr nächtlicher Wanderungen bestehe, so Salius Diversus, nun darin, dass Schlafwandler „im Schlaf durch Träume zu Stürzen oder zu irgendetwas anderem verleitet werden können, woraus sie entweder sich selbst oder anderen unbedacht und unbesonnen den Tod bereiten würden."[265] Dies alleine sei auch der Grund, heißt es weiter, weshalb man solche Menschen, vor allem aber deren Affekte überhaupt therapieren sollte. Denn die Affekte an sich wären nicht krankhaft, auch würde aus ihnen alleine kein Übel zu befürchten sein. Das Gleiche gelte auch für den Schlaf und die Träume an sich. Nur die Gefahr der Selbst- oder

264 Salius Diversus (1586), S. 306.

265 Ebenda: „[...] quia hi dormiendo possent ex insomniis ad praecipitia deduci, vel ad aliqua peragenda concitari, ex quibus vel mortem incaute ac inconsiderate sibi consciscerent, vel aliis inferrent [...]."

Fremdverletzung, welche aus solcher Komplexion resultieren könne, dränge zum medizinischen Eingreifen.[266]

Zur Vervollständigung seiner medizinischen Abhandlung über das Schlafwandeln informierte Salius Diversus den Leser zum Ende noch von der Therapie solcher Menschen, welche sich gut aus den beschriebenen Ursachen ableiten ließe. So müssten zum einen die feinen Geister durch bestimmte Speisen „angedickt" werden, zum anderen das feuchte Gehirn beispielsweise durch Salben, die auf den Kopf aufgetragen werden würden, in eine trockenere Konstitution gebracht werden, um die Kraft der Einbildung zu schwächen. Zusätzlich sei es notwendig, einer bestehenden melancholischen Konstitution mit diätetischen Mitteln entgegenzuwirken und aufkommende Affekte zu regulieren. Sollten alle Bemühungen hinsichtlich des Herumgehens im Schlaf keine Wirkung zeigen, so empfahl Salius Diversus das Trinken von fünf bis sechs Unzen Milch vor dem Zubettgehen, was einen guten Effekt gegen das Schlafwandeln zur Folge haben sollte. Nur im äußersten Fall, sollte auch dieses Mittel versagen, erlaubte Salius Diversus die Verwendung eines leichten Schlafmittels, speziell in diesem Fall eine Zubereitung aus den Samen weißen Mohnes. Von dem Gebrauch stärkerer Betäubungsmittel riet der Mediziner jedoch aufgrund des ungünstigen Risiko-Nutzen-Profils nachdrücklich ab.[267]

---

266 Vgl. Salius Diversus (1586), S. 306.

267 Salius Diversus (1586), S. 306–308. Die meisten Ärzte des 16. Jahrhunderts zeigten sich hinsichtlich der Verwendung des Opiums zurückhaltend. Problematisch bei der Anwendung (vor allem des reinen, nicht mit anderen Arzneien gemischten Opiums) war, dass eine sichere Dosierung aufgrund der unterschiedlichen Qualität des gelieferten Opiums nicht möglich war und damit die Gefahr bestand, den Patienten durch zu hohe Opiumdosen unbeabsichtigt zu töten. Vgl. dazu auch Kreutel, Margit: Die Opiumsucht. Stuttgart: Deutscher Apotheker Verlag, 1988, S. 110–125.

3. Die Pathologisierung des Schlafwandelns in der Frühen Neuzeit

3.1 Der Arzt Jakob Horst und die erste Monographie über Schlafwandeln

Die Hinwendung zu Wundern und das Bestreben von Medizinern, Wunder zu erklären, findet sich auch bei dem Arzt und Professor der Academia Julia in Helmstedt, Jakob Horst (1537–1600). Als genuin ärztliche Aufgabe verstand er es, die Wunder der Natur, die den Menschen vom Verstand her nach dem Sündenfall nur schwer zugänglich wären, zum Wohle der menschlichen Gesundheit zu erforschen.[268] Die Erforschung der Natur und ihrer Wunder begriff Jakob Horst, wie so viele seiner Zeitgenossen, als Dienst an dem Werk Gottes, dessen Wunder durch die zielstrebige Suche nach ihren Hintergründen erkannt werden sollten und Gottes Macht demonstrierten.

Bei Jakob Horst handelte es sich um eine einflussreiche Persönlichkeit der 1576 gegründeten Academia Julia, der Universität Helmstedt.[269] Seine

[268] Vgl. Horst (1593), S. A1 recto–3 verso der Epistola dedicatoria.

[269] Jakob Horsts Wirken und seine Schriften werden in heutiger Zeit wenig bis gar nicht erwähnt und wenn, dann eher nur beiläufig oder in Fußnoten. Abgesehen von seiner Rolle in der Diskussion um den goldenen Zahn und die in diesem Zusammenhang entstandenen schriftlichen Zeugnisse, stößt Jakob Horst in den Geschichtswissenschaften auf nur geringes Interesse. Anna Mańko-Matysiak, die sich in ihrer Arbeit intensiver mit Jakob Horst und seiner deutschen Überarbeitung der Wundersammlung des Levinus Lemnius beschäftigte, merkt an: „Eine eingehende, den Ansprüchen der modernen

ärztlichen Erfolge sowie seine Gottesfurcht wurden vielfach von Zeitgenossen gelobt und brachten Horst beste Referenzen ein,[270] was sich auch in den zunehmenden Immatrikulationszahlen an der medizinischen Fakultät unter Horsts Professur widerspiegelte.[271] Jakob Horst stammte ursprünglich aus

---

Literaturwissenschaft genügende Untersuchung von Jakob Horst steht noch aus. Diese Sachlage ist um so erstaunlicher, als Horst nicht nur in medizinischer, sondern auch in literarischer Hinsicht eine interessante Figur ist.", vgl. Mańko-Matysiak, Anna: Das Teufelsmotiv in der schlesischen Wunderzeichenliteratur der Frühen Neuzeit. Marburg: N. G. Elwert Verlag, 2000, S. 60. Dieses Desiderat lässt sich nicht nur auf Horsts Wert für die Literaturwissenschaften, sondern auch auf die Medizingeschichte übertragen, die Horsts Monographie über das Schlafwandeln bislang unbeachtet gelassen hat. Der Name Jakob Horst findet meistens lediglich Eingang in diversen Arbeiten zur Universität Helmstedt oder in medizingeschichtlichen Übersichtsarbeiten, wie in den folgenden zitierten Veröffentlichungen: Zu Jakob Horsts Wirken und Bedeutung als Universitätsprofessor der Universität Helmstedt s. Triebs, Michaela: Die Medizinische Fakultät der Universität Helmstedt (1576–1810). Eine Studie zu ihrer Geschichte unter besonderer Berücksichtigung der Promotions- und Übungsdisputationen. Wiesbaden: Harrassowitz, 1995, S. 54–55; Sachs, Michael: Geschichte der operativen Chirurgie. Band 4: Vom Handwerk zur Wissenschaft. Die Entwicklung der Chirurgie im deutschen Sprachraum vom 16.–20. Jahrhundert. Heidelberg: Kaden, 2003, S. 115–116. Bezüglich Jakob Horsts Betrachtung von Wundergeburten und der Diskussion der Beseeltheit solcher vgl. Ewinkel (1995), insb. S. 212–219. Zur Diskussion von Hexenglaube und Dämonologie an der Universität Helmstedt und Jakob Horsts Standpunkt vgl. Kauertz, Claudia: Wissenschaft und Hexenglaube. Die Diskussion des Zauber- und Hexenwesens an der Universität Helmstedt (1576–1626). Bielefeld/Gütersloh: Verlag für Regionalgeschichte, 2001. Und schließlich auch Mańko-Matysiak (2000), wo Horsts Übersetzung und Erweiterung der Wundersammlung des Lemnius thematisiert wird, insb. S. 45–60.

270 Siehe dazu beispielsweise den Brief eines jungen Studienkandidaten aus Prag, der sich im Jahre 1593 für ein Medizinstudium an der Academia Julia entschieden hatte, weil er gehört hätte „dass in den anderen Fakultäten und vollends in der medizinischen herausragende Männer (unter ihnen der sehr gelehrte Mann D. Jacob Horst, der auch in Böhmen bekannt [sei]) dort wirken und lehren [würden]." Vgl. Horst (1596 a), S. 439: „Audio enim, cum in aliis Facultatibus, tum vero in medica viros excellentes (inter quos doctissimus vir D. Iacobus Horstius etiam Boëmis notus) ibi florere, doctrinamque profiteri."

271 Vgl. dazu Horst (1596 a), S. 438. Anhand der Matrikellisten der Universität Helmstedt lässt sich der Zuwachs an Studenten an der medizinischen Fakultät verifizieren. Während die Immatrikulationszahlen in den Jahren 1585–1595 jährlich zwischen 6–13 Studenten schwankten (eine Ausnahme bildete das Jahr 1594 mit nur 4 Neuimmatrikulationen), waren es 1596 sogar 18 junge Studenten (laut Triebs (1995, S. 73), die sich auf Hermann

Torgau und studierte an den Universitäten in Wittenberg und in Frankfurt an der Oder. 1562 promovierte er zum Dr. med. Danach praktizierte Horst an diversen Orten als Arzt,[272] bevor er 1584 als Professor der medizinischen Fakultät an die Universität Helmstedt berufen und zusätzlich als Leibarzt des Herzogs von Braunschweig-Lüneburg tätig wurde. 1588 und 1594 bekleidete er das Amt eines Prorektors.[273] 1593 kam es nun dazu, dass dieser im besten

---

Hofmeister bezieht, seien es 17 Studenten gewesen, ein Blick in die Matrikellisten korrigiert jedoch die Angabe.) Vgl. auch Hofmeister, Hermann: Die medizinische Fakultät der Universität Helmstedt in den Jahren 1576–1713. In: Zimmermann, Paul (Hrsg.): Jahrbuch des Geschichtsvereins für das Herzogtum Braunschweig, Band 9. Wolfenbüttel: Zwißler, 1910, S. 109–148. Die Immatrikulationszahlen relativierten sich allerdings sogleich in den darauffolgenden Jahren: sie fielen 1597 auf gerade noch acht Studenten und blieben danach bis Horsts Tod etwa gleichbleibend hoch. Letzterer Umstand könnte ggf. mit Horsts Rolle bei der Stellungnahme zu dem goldenen Zahn und der daraus entbrannten kontroversen Diskussion zurückzuführen sein. Vgl. Zimmermann, Paul: Album Academiae Helmstadiensis. Band 1: Album Academiae Juliae. Abteilung 1: Studenten, Professoren etc. der Universität Helmstedt von 1574–1636 [...]. Hannover: Selbstverlag der Historischen Kommission, 1926, insbes. S. 62–152; Alschner, Uwe: Universitätsbesuch in Helmstedt 1576–1810. Modell einer Matrikelanalyse am Beispiel einer norddeutschen Universität. Braunschweig: Selbstverlag des Braunschweigischen Geschichtsvereins, 1998.

[272] Horst praktizierte u.a. in den Jahren 1580/1581–1584 als erster Viertelmedicus in Krems (Niederösterreich), vgl. dazu auch Ottner-Diesenberger, Christine: Dem gemeinen Wesen zum besten: Verwalten von Krankheit und Gesundheit in Krems an der Donau und Österreich unter der Enns (1580–1680). St. Pölten: Selbstverlag des NÖ Institut für Landeskunde, 2003, insb. S. 111–113.

[273] Jakob Horsts Biographie lässt sich aus einem als *epistola* bezeichneten Textstück rekonstruieren, welches der eigentlichen Briefsammlung von Jakob Horst vorangestellt wurde und keinem Brief im eigentlichen Sinne entspricht, sondern eher einer Chronik der Familie Horst. Vgl. dazu Horst (1596 a), S. 41–44. Zu Jakob Horst existieren einige biographische Einträge in diversen Nachschlagwerken, welche Horsts Vita übersichtlich zusammenfassen. Horsts Monographie über das Schlafwandeln findet jedoch nur selten Erwähnung. Vgl. z. B. Böttcher, Hans-Joachim: Bedeutende historische Persönlichkeiten der Dübener Heide. Leipzig: Arbeitsgemeinschaft für mitteldeutsche Familienforschung e.V. (AMF), 2014, S. 47–48; Ahrens, Sabine: Die Lehrkräfte der Universität Helmstedt 1576–1810. Helmstedt: Landkreis Helmstedt, Amt für Schule, Kultur und Sport, 2004, S. 123; Hirsch (1962, Band 3), S. 303–304; Sachs, Michael: Historisches Ärztelexikon für Schlesien. Biographisch-bibliographisches Lexikon schlesischer Ärzte und Wundärzte (Chirurgen). 3. Band. Frankfurt am Main: Sachs, 2002, S. 134.

Ruf stehende Mann ein Buch mit dem Titel *De natura, differentiis et causis eorum, qui dormientes ambulant* veröffentlichte. Bei dem insgesamt 145-seitigen Werk (8 Oktavformat) inklusive 60-seitigem Anhang handelt es sich um die erste uns bekannte Monographie, in welcher sich ein Arzt mit dem Thema Schlafwandeln auseinandersetzte.

Aus dem Vorwort des Buches erfahren wir, dass Horst die Monographie auf die wiederholte Bitte seiner Studenten und Kollegen hin herausgab, nachdem er selbst im Jahr zuvor an der Academia Julia eine gut besuchte dreitägige Vorlesung über das Schlafwandeln abgehalten hatte.[274] Horsts Vorlesung soll in diesen Tagen angeblich von 700 Zuhörern verfolgt worden sein.[275] Unklar ist, ob es sich bei Horsts Angaben zu der hohen Besucherzahl seiner Vorlesung entweder um einen Fehler in der lateinischen Zahlenangabe handelt (*septingentos* anstelle von *septuaginta*, also 70 Zuhörer) oder Jakob Horst bewusst eine übertrieben hohe Zahl von Zuhörern angab, die allein schon, betrachtet man die Immatrikulationszahlen in Helmstedt aus dieser Zeit,[276] als unglaubwürdig erscheint. Möglich wäre jedoch ebenfalls, dass die genannte Vorlesung, wie auch öffentliche Sektionen oder Demonstrationen dieser Zeit, einem weiten Publikum offen stand, dessen Neugierde durch den später noch vorgestellten Fall eines schlafwandelnden Koches geweckt worden war und so zahlreiche Zuhörer in den Vorlesungssaal lockte. An dieser Stelle mag man sich aber auch fragen, weshalb Horst überhaupt eine solche ausführliche Vorlesung über ein Phänomen abgehalten hatte, welches sonst in der ärztlichen Literatur bis dahin kaum diskutiert wurde, und was der Grund für das Interesse sowohl der Studentenschaft als auch von Professoren für Horsts Vorlesung über Nachtwandler war.

---

[274] Horst (1593), S. A4 recto et verso der Epistola dedicatoria. Die genannte Vorlesung fand vermutlich im April des Jahres 1592 statt. Dies lässt sich zum einen aus dem Vorwort seiner Schrift, zum anderen aus einem am Ende abgedruckten Brief von Horst an seine Studenten ableiten, welcher auf den 23. April des Jahres 1592 datiert ist. Ein Vorlesungsverzeichnis der Universität Helmstedt für die interessierenden Jahre zwischen 1592 und 1593 ist nicht auffindbar. Auch archivalische Nachforschungen im Niedersächsischen Landesarchiv blieben dahingehend erfolglos.

[275] Vgl. dazu Horst (1596 a), S. 417: „Eodem anno Gregorii frater Iacobus in Acad. Iulia […] doctrinam de Noctambulonibus publice docuit, & auditores septingentos habuisse fertur."

[276] Vgl. dazu die Fußnote 271 bzgl. der steigenden Immatrikulationszahlen an der Academia Julia unter Jakob Horst.

Bleibt man vorerst bei Jakob Horst und seiner Beschäftigung mit Schlafwandlern, so ist wichtig zu wissen, dass Horst bereits 1569 eine deutsche Übersetzung der *Occulta naturae miracula* des niederländischen Arztes Levinus Lemnius mit dem Titel *Von den wunderbaren Geheimnissen der Natur und derselben fruchtbarlichen Betrachtung* herausgab.[277] Wie schon erwähnt, war Horst selbst sehr von Naturwundern fasziniert. Die Herausgabe einer aufwendigen Übersetzung von Lemnius' Wunderwerk ins Deutsche unterstreicht noch einmal mehr sein Interesse. Im fünften Kapitel des zweiten Bandes, in welchem sich Lemnius mit Schlafwandlern auseinandersetzte, finden sich in der deutschen Ausgabe von Jakob Horst Anmerkungen und Ergänzungen zum Thema Nachtwandler, welche dieser neben seiner reinen Übersetzertätigkeit vorgenommen hatte.[278] Diese Anmerkungen wurden zum Teil identisch in der 1593 veröffentlichten Monographie von Horst übernommen. Schon weit vor

[277] Die Idee einer deutschen Übersetzung von Levinus Lemnius' Werk stammte von den beiden Adeligen Christoph von Zedlitz zu Samitz und Georg von Logau zu Altendorf, die Jakob Horst dazu ermutigten, eine Übersetzung vorzunehmen. Vgl. dazu den Briefkontakt zwischen Jakob Horst und dem Geistlichen Anton Herfort vom 20.03.1568, zu lesen in: Lemnius, Levinus: Occulta naturae miracula. Wunderbarliche Geheimnisse der Natur in des Menschen Leibe und Seel, auch in vielen anderen natürlichen Dingen, als Steinen, Ertzt, Gewechs und Thieren. Herausgegeben, übersetzt und vermehrt von Jacob Horst. Leipzig: Steinmann, 1588, ND 1592, S. 850–851. Im selben Brief erfährt der Leser auch von den Umständen, welche zusätzlich zu der deutschen Übersetzung beigetragen habe könnten: So sieht der Absender mit Vorfreude der deutschen Ausgabe entgegen. Zwar sei er Geistlicher, würde sich jedoch nebenher mit der Medizin auseinandersetzen. Allein die lateinische Fassung von Levinus Lemnius' Werk bereite ihm beim Lesen Schwierigkeiten. Mit diesem Problem sähen sich nicht nur er selbst, sondern auch „andere Rechtsverstendige gelehrte leut" konfrontiert. Vgl. ebenda. Die deutsche Übersetzung wurde, wie schon das lateinische Original, beliebt und verbreitete sich rasch. Es folgten weitere Ausgaben in den Jahren 1580, 1588, 1592, 1601 und 1612, in denen der Umfang von ursprünglich 114 auf 629 Seiten anwuchs und das Buch nicht mehr nur dem Zweck einer Prodigiensammlung diente, sondern dem eines Lehrbuches über die Medizin sowohl für Gebildete wie für das einfachere Volk. Vgl. dazu Mańko-Matysiak (2000), S. 47.

[278] Die älteste Ausgabe, die der Autorin zur Untersuchung vorlag, stammt von 1572. Ob Jakob Horst seine Ergänzungen im Kapitel über das Nachtwandeln bereits in der Erstausgabe von 1569 hinzugefügt hatte, ist daher ungewiss. Vgl. Lemnius, Levinus: Von den wunderbarlichen Geheimnissen der Natur, und derselben fruchtbarlichen Betrachtung, nicht allein nützlich, sondern auch lieblich zulesen. Aus dem Latein in die deutsche Sprache [...] verfertigt. Durch Jacobum Horscht [...]. Leipzig: Steinmann, 1572. Das Büchlein selbst ist unpaginiert.

dem Erscheinen seines Buches über Nachtwandler muss sich Jakob Horst also mit ebensolchen zumindest gedanklich beschäftigt und eine eigene Meinung dazu entwickelt haben sowie es für notwendig erachtet haben, seine Ideen dazu einem größeren Leserkreis zugänglich zu machen. Wie kam es nun aber zu einem Interessenszuwachs von Seiten der Medizinstudenten und Horsts Helmstedter Kollegen, die Horsts Vorlesung nicht nur besuchten, sondern ihm angeblich auch zu einer Buchveröffentlichung rieten? Um dies zu verstehen, muss man sich ein Ereignis vor Augen führen, welches Horst in seiner Monographie erwähnt und welches sich in demselben Jahr der Vorlesung, in der Nacht vom 24. März 1592 in Helmstedts Nachbarschaft abgespielt hatte:

So geschah es in jener Nacht, dass ein Koch des Herzogs von Holstein im Schlaf das Bett verließ, die Treppen des Hauses hinunterging, den Hof durchquerte und schließlich in die Küche kam. Hier stieg er schlafwandelnd mit bloßen Händen und Füßen in einen Wasserbrunnen hinab. Als der Koch im Brunnen nun plötzlich aus dem Schlaf erwachte, geriet er in Panik und begann laut um Hilfe zu rufen, wovon seine Hausgenossen aufgeweckt wurden und ihm zu Hilfe eilten. Diesen gelang es letztendlich nach mehreren Versuchen, den völlig durchfrorenen Mann lebend aus dem Brunnen zu bergen. Doch als sie ihn ins Bett zurückbringen wollten, bemerkten sie, dass der Koch verstummt und nicht mehr fähig war zu reden,[279] ein Zustand, der zur damaligen Zeit als Apoplex bezeichnet wurde.[280]

---

[279] Die ausführliche Fallbeschreibung findet sich im ersten Kapitel von Horsts Schrift, vgl. Horst (1593), S. 8–10.

[280] Unter dem Begriff der *apoplexia* verstanden Ärzte allgemein den plötzlichen Verlust der äußeren und inneren Sinne mit Schädigung der *actiones vitales*, insbesondere der Bewegung. Während der Puls im Falle eines eingetretenen Apoplexes als kräftig beschrieben wurde, zeigte sich die Atmung schwer und es stellte sich ein tiefer, kaum zu erweckender Schlafzustand ein. Die *apoplexia* oder der Schlagfluss konnte den gesamten Körper betreffen, nur den Körper unterhalb des Kopfes oder lediglich einzelne Teile im Gesicht. In dem wiedergegebenen Fall hatte der Koch die Fähigkeit zu sprechen verloren, es lag also eine sogenannte *tortura oris* vor. Vgl. dazu Horst, Jakob: Theses de apoplexia. Helmstedt: Lucius, 1592. Zur Einordnung der *apoplexia* im Hinblick auf Unterschiede zu Schlafsucht und anderen schlafähnlichen Zuständen siehe Schöpf, Karl: Der Schlaf aus medizinischer Sicht im 18. und frühen 19. Jahrhundert. Dissertationsschrift aus der medizinischen Fakultät der Universität München (1987), S. 94–95. Zur Patientensicht hinsichtlich des Schlagflusses siehe Stolberg (2003), S. 125–129.

Jakob Horst war am darauffolgenden Tag zu dem seit dem Vorfall verstummten Patienten gerufen worden, um diesen von seinem Apoplex zu kurieren. Der Fall wurde schnell publik. Laut Horst war er beinahe allen Mitgliedern der Academia Julia bekannt und dürfte zu Recht zu Verwunderung und Neugier der Universitätsmitglieder beigetragen haben, welche Horst nicht stillschweigend übergehen wollte.[281] Insbesondere lag es Horst bei der Aufarbeitung des Falles daran, das Wirken Gottes, das er in der Bewahrung und Rettung des Nachtwandlers sah, hervorzuheben und damit die Anwesenheit des Göttlichen in den Werken der Natur zu unterstreichen.[282] Dieser Fall, der sozusagen über Nacht die Aufmerksamkeit vieler auf das Phänomen des Nachtwandelns gezogen hatte, bot schließlich die Vorlage für Horsts Beschluss, die besagte Vorlesung zu konzipieren und abzuhalten. Die inzwischen bekannte Wundergeschichte des Kochs diente dem Universitätsprofessor in seiner Vorlesung als Beispiel für seine Studenten, anhand dessen er ihnen das Nachtwandeln näher zu bringen versuchte.

Doch der Vorfall des schlafwandelnden Kochs war nicht der einzige, mit welchem sich Jakob Horst in der Zeit des ausgehenden 16. Jahrhunderts auseinandersetzte. Auf dem ersten Blick scheinen Jakob Horsts Monographie über das Schlafwandeln und die im Folgenden nun auch geschilderte andere Begebenheit nicht viel miteinander zu tun zu haben. Es wird sich jedoch zeigen, dass beide miteinander verwoben sind, weshalb an dieser Stelle darauf näher eingegangen werden soll.

---

[281] Vgl. Horst (1593), S. A4 recto: „[...] cuiusdam ambulonis, qui hoc anno passim omnibus in [nostra Academia] innotuit, exemplo adductus [...]." Unter den angemerkten *Corrigenda* am Ende seiner Schrift wurde vermerkt, dass an dieser Stelle der Zusatz *in nostra Academia* fehlen würde. Dies wurde in der zweiten Ausgabe berücksichtigt, so dass daraus klar wurde, dass der Fall in Helmstedt bekannt war. Vgl. auch den bereits erwähnten, an seine Studenten adressierten Brief von Jakob Horst (1593), S. 82–83: „[...] non possumus historiam ambulonis, qui hisce diebus in somno surgens, sat longinquum iter dormiens ambulavit, & perreptando puteum satis profundum ingressus, apprehendensque digitis manuum atque pedum parietem eius, firmiter adhaesit, donec clamans auxilium domesticorum experiretur, silentio praeterire [...]."

[282] Vgl. Horst (1593), S. 83.

Im selben Jahr, 1593, in welchem Horsts Buch über die Nachtwandler erschien, kam es zu einer noch viel bedeutenderen Wunderentdeckung, in die Horst involviert war und die einen langjährigen Disput in der Gelehrtenwelt entfachen sollte: die Entdeckung eines aus purem Gold gewachsenen Backenzahnes im Mund eines schlesischen Jungen aus ärmlichen Verhältnissen. Bemerkt hatte den Zahn ursprünglich ein Schulkamerad des Jungen, woraufhin dessen Mutter den Dorfpfarrer von Weigelsdorf in Niederschlesien aufsuchte, der die Echtheit des goldenen Zahns bestätigte. Jakob Horst spielte bei dem Fall des Jungen eine tragende Rolle, da er (neben vielen weiteren Gelehrten seiner Zeit) den Knaben selbst untersucht und den Zahn als tatsächlich golden attestiert hatte und dieses Phänomen als Wunder, zum Teil aber auch als natürlich zu erklären versuchte. Den goldenen Zahn selbst meinte Horst als schlechtes Vorzeichen (lat. *prodigium*) verstehen zu müssen und brachte ihn in Zusammenhang mit den damaligen Türkenkriegen.[283] Die Entdeckung des goldenen Zahns entfachte einen Streit über die Glaubwürdigkeit dieser Wundererzählung und ihrer Bedeutung in der Fachwelt des späten 16. und frühen 17. Jahrhunderts. Insbesondere Horsts Aussagen über die Existenz des goldenen Zahnes waren nicht unumstritten und wurden u.a. im schriftlichen Verkehr unter Ärzten heftig

---

283 Vgl. dazu Horst, Jakob: De aureo dente maxillari pueri silesii, primum, utrum eius generatio naturalis fuerit, nec ne; Deinde an digna eius interpretatio dari queat. Et De noctambulonum natura, differentiis & causis, eorumque tam praeservativa quam etiam curativa, denuo auctus liber. Leipzig: Voegelin, 1595. Zu dieser Schrift und ihren Folgen sind zwei Monographien erschienen: Bruck, Walther: Die Historie vom güldenen Zahn eines schlesischen Knaben <1593>. Berlin: Meusser, 1920 sowie Jütte (2004). Vgl. außerdem Thorndike, Lynn: A history of magic and experimental science. Band 8. New York: Columbia University Press, 1958, S. 371–372. Die Geschichte des schlesischen Knaben hat wegen ihrer Bedeutung als erste Quelle einer professionellen Zahnkrone sogar Eingang in die Geschichte der Zahnheilkunde gefunden, vgl. beispielsweise Hoffmann-Axthelm, Walter: Die Geschichte der Zahnheilkunde. 2. Auflage. Berlin: Die Quintessenz, 1985, S. 187.

diskutiert.[284] Horsts entschiedenster Gegner im Falle des goldenen Zahns war der schottische Arzt und Astronom Duncan Liddel (1561–1613), der zeitgleich mit Jakob Horst an der Universität in Helmstedt lehrte und den Ruf der Universität durch Horsts Aussagen über den goldenen Zahn gefährdet sah. In einem Traktat, das er ganz der besagten Geschichte widmete, ging er heftig mit Horst ins Gericht.[285] Die über den goldenen Zahn entfachte Diskussion zehrte zum Teil an Horsts davor ausgesprochen guten Ruf als Arzt und Wissenschaftler. Insbesondere die Aufdeckung des Falles, der sich schließlich als falsch erwies, als sich nämlich das Gold auf dem Zahn löste und der Schwindel des Jungen, der sich mit der Zurschaustellung seines Wunderzahns auf Jahrmärkten Geld dazu verdient hatte, aufflog, führte

---

[284] Von den Zeugnissen, die eine ausführliche Auseinandersetzung der Gelehrtenwelt mit dem goldenen Zahn bestätigen, seien nur die wichtigsten genannt: Allen voran spielten Sendbriefe, die von Jakob Horst herausgegeben wurden und in denen bedeutende Persönlichkeiten die Echtheit des goldenen Zahns bestätigten, eine besondere Rolle. Vgl. dazu Etliche Sendbrieffe zum Zeugnis, das der Güldene Zahn noch heutiges tages gülden und kein betrug sey. Leipzig: Voegelin, 1596. Für den natürlichen Ursprung des goldenen Zahn sprach sich auch der Regensburger Arzt Martin Ruland der Jüngere (1569–1611) aus. Vgl. dazu Ruland, Martin: Nova et in omni memoria omnino inaudita historia de Aureo Dente [...]. Frankfurt am Main: Kopffius, 1595. Gegen Martin Rulands Aussagen richtete sich vor allem der Amberger Physikus Johannes Ingolstetter (1563–1619), vgl. Ingolstetter, Johannes: De aureo dente silesii pueri: responsio Iohannis Ingolstetteri Noribergensis [...]. Leipzig: Lantzenberger, 1596. Von Ingolstetters Kritik ließ sich Ruland jedoch nicht beirren und verfasste eine erneute Stellungnahme, vgl. Ruland, Martin: De dente aureo pueri silesi: adversus responsionem M. Iohannis Ingolstetteri Norimbergensis. Frankfurt am Main: Johann Sauer, 1597.

[285] Vgl. dazu Liddel, Duncan: Tractatus de dente aureo. Hamburg: Frobenius, 1628. Zu Duncan Liddel vgl. Sterly, Marita: Duncan Liddel (1561–1613): ein Professorenleben zwischen Aberdeen und Helmstedt. Helmstedt: Landkreis Helmstedt, 2013. Vgl. außerdem den Sammelband zu Liddels Leben, Werk und sein Wirken (v. a. in Helmstedt) bei Omodeo, Pietro Daniel (Hrsg.): Duncan Liddel (1561–1613): Networks of Polymathy and the Northern European Renaissance. Leiden/Boston: Brill, 2016. Zu Liddels Auseinandersetzung mit Jakob Horst vgl. hier v. a. den Beitrag von di Giammatteo, Laura: Liddel's *Ars Medica* (1607): The Effective Method as Foundation of Medical Knowledge and of Ethics. In: Omodeo (2016): 130–147, insb. S. 131–143.

dazu, dass Horst seine Meinung zu dem vermeintlichen Wunder revidieren musste.[286]

Inwiefern dieser goldene Zahn für Horsts Veröffentlichung über Nachtwandler zwei Jahre später eine nicht unerhebliche Rolle spielen würde, wird sich noch zeigen. Vorerst lohnt es sich jedoch, den Aufbau von Horsts Monographie und sein Vorgehen beim Verfassen genauer zu untersuchen.

Nach einer Widmung seiner Monographie an August von der Asseburg zu Falkenstein und Neindorf, in welcher Horst auf die Notwendigkeit ärztlichen Erforschens von Naturwundern einging und insbesondere seine Gründe für die Erforschung der *ambulones*, also solcher Menschen, die im Schlaf herumgingen, anführte, folgt ein kurzes Gedicht zu Ehren von Jakob Horst, das von dem damaligen Medizinstudenten Tobias Cober verfasst wurde. Horsts Lehre von den Nachtwandlern selbst schließt sich darauf in neun Kapiteln an.

Interessant ist die Einbettung von Fallbeispielen über Schlafwandler zu Beginn des ersten Kapitels seines Buches. Sie folgen sogleich auf die Erläuterung des Untersuchungsgegenstandes. Neben dem bereits erwähnten Vorfall des in den Brunnen gekletterten Kochs finden sich dort nämlich etliche weitere konkrete Fallbeschreibungen von Nachtwandlern, welche Jakob Horst entweder aus eigener Beobachtung, wie Horst mit Betonung des griechischen Begriffs der *αὐτοψία* hervorhob, oder aber aufgrund – so betonte er – zuverlässiger Schilderungen anderer zu erzählen wusste.[287] Damit unterstrich Horst die Glaubwürdigkeit seiner Fallberichte, die er alle aus sicherer Quelle erzählen konnte – im Gegensatz zu weiteren kursierenden Geschichten über Nachtwandler, deren Ursprünge unbekannt und deren Echtheit mit Zweifeln besetzt waren.[288] Dem Augenzeugenbericht kam in der wissenschaftlichen Praxis ein hoher Stellenwert zu. Und gerade der Augenzeugenbericht eines Mannes in Horsts Stellung stand hierarchisch betrachtet höher als

[286] Der schlesische Junge musste übrigens wegen des Betruges, der wohl im Juni 1596 aufflog, eine Gefängnisstrafe erleiden. Vgl. dazu Liddel (1628) S. 5–6. Zu dieser und anderen Versionen der Aufdeckung des Betruges vom goldenen Zahn sowie zum Gelehrtenstreit vgl. auch Jütte (2004).

[287] Horst (1593), S. 3. Zur Autorität und Selbstautorisierung frühneuzeitlicher Mediziner und die Rolle der Autopsie sowie des *testimonium* siehe Angelis, Simone: Anthropologien: Genese und Konfiguration einer „Wissenschaft vom Menschen" in der Frühen Neuzeit. Berlin/New York: De Gruyter, 2010, S. 213–268.

[288] Horst (1593), S. 11.

nur ein von zuverlässigen Zeugen übernommener Bericht und dürfte wohl bei dem Leser, der somit zum „Augenzeugen zweiter Ordnung“[289] wurde, als besonders seriös gegolten haben, zumal er von einem anerkannten Arzt und Professor stammte. Indem Horst beteuerte, seine Fallbeispiele würden alle auf den Aussagen glaubwürdiger Zeugen fußen oder aber wären selbst erlebt worden, sollte sein Werk über die Schlafwandler an Seriosität und Wahrhaftigkeit gewinnen.

Neben den angeführten Beispielen, so Horst, könnte er noch etliche weitere aufzählen. Da ihm letztere jedoch unter der Bedingung der Verschwiegenheit mitgeteilt worden wären, sei es ihm nicht möglich, auch diese öffentlich zu machen.[290] Mit dieser Äußerung beabsichtigte Horst wohl zum einen, dem Leser klar zu machen, dass sich seine praktische Erfahrung mit Nachtwandlern nicht in der Nennung von weniger als zehn Fallbeispielen in seinem Werk erschöpfen würde – dies zu betonen erschien ihm relevant zu sein, nicht zuletzt, um nachdrücklich zu verstehen zu geben, dass es sich bei diesem Phänomen nicht um ein allzu seltenes handeln würde – zum anderen aber vermutlich auch, um sich selbst als untadeligen, vertrauenswürdigen Arzt darzustellen, der es nicht nur mit seinen ärztlichen Pflichten genau nahm, sondern auch zuverlässig die Wahrheit sprach und dem man deshalb seine Wundererzählungen glauben konnte. Die vorliegende Stelle ist aber auch dahingehend von Interesse, als Horst sich zur Verschwiegenheit gegenüber seinen nachtwandlerischen Patienten erklärte. Entgegen dem zeitgenössischen Usus, in Fallberichten durchaus den Namen der Patienten, von denen berichtet wurde, zu erwähnen, gab Horst an, dieses zu unterlassen. Schon in seinen Ergänzungen, die er in der deutschen Übersetzung des Levinus Lemnius vornahm, verzichtete Jakob Horst auf die Namensnennung bei einem Fall. Dort heißt es von einem Nachtwandler:

> Denn also ist mir bewust ein ansehlich geschlecht / welchs ich ehrn wegen nicht nenne / das die brüder fast alle solche leute gewest sein / Da aber der eine ein bein darüber entzwey gebrochen / hat der *praeceptor* den anderen bruder / so auch

[289] Zum Begriff des Augenzeugens zweiter Ordnung s. Wenzel, Horst: Spiegelungen: Zur Kultur der Visualität im Mittelalter. Berlin: Schmidt, 2009, S. 170–173. Zur Gattung medizinischer Fallberichte vgl. die Ausführungen im Kapitel 5.1 *Frühneuzeitliche medizinische Fallberichte* in dieser Arbeit.

[290] Vgl. Horst (1593), S. 11 sowie die von Jakob Horst in seiner zweiten Auflage eingebrachten Ergänzungen: Horst (1595), S. 171.

> die wende hinnan zusteigen gepfleget / diß auff die weise abgewehnet / auff ihn gewartet / biß er herwieder komen / darnach ihn erwischt / und so lange mit ruten gestrichen / das er davon auffgewacht / und sich ermuntert.[291]

Aus Rücksicht auf die Ehre der Familie, innerhalb derer sich nachtwandlerische Episoden gehäuft abspielten, wurde deren Name geheim gehalten. Bei Bekanntgabe des Familiengeschlechts war offenbar zu befürchten, dass dieses aufgrund seiner Disposition zum Nachtwandeln in Verruf geraten konnte, da letzteres anscheinend als entwürdigend betrachtet wurde. Auffälliger Weise verriet Horst dennoch 1593 in seiner Monographie, in welcher er den vorhin vorgestellten Fall ausführlicher darlegte, den Namen von diesem *ansehlich geschlecht*: so handelte es sich um das Adelsgeschlecht der Schleinitz.[292] Auch in den übrigen Fällen, die er zur Veranschaulichung seiner späteren Monographie verwendete, wurden schließlich häufig die Namen der Nachtwandler erwähnt. Das Ziel der Ausstrahlung von Authentizität hinsichtlich der vorgebrachten Fälle, die durch die Namensnennung der Betroffenen erzeugt werden sollte, war Horst, dessen Glaubwürdigkeit zu diesem späteren Zeitpunkt aufgrund des aufgeflogenen Schummels mit dem goldenen Zahn stark gelitten hatte, offensichtlich wichtiger als die zuvor geübte Diskretion. Jakob Horst lieferte selbst jedoch keine Erklärung für die differenzierte Handhabung der Verschwiegenheit ab. Naheliegend ist jedoch, dass Jakob Horst, da er Nachtwandler in seiner Monographie namentlich nannte, das Nachtwandeln selbst nicht als demütigend oder rufschädigend verstand, sondern nur bestimmte Taten und Vorfälle, die daraus resultierten und deren Bekanntmachung daher unterbleiben sollte.[293]

Anschließend diskutierte Jakob Horst im zweiten Kapitel die Frage nach der göttlichen oder natürlichen Art der Bewegungen im Schlaf. Es folgt ein Kapitel zur Namensfindung für dieses Phänomen, die Festlegung einer Definition und die Aufzählung von Varianten und Formen des Nachtwandelns. Schließlich bemühte sich Horst, dessen Ursachen und Folgen zu ergründen und daraus abzuleiten, woran man Menschen, die zum Nachtwandeln neigen würden, erkennen könnte. Zum Schluss wendete sich Horst vorbeugenden

[291] Lemnius (1572), 2. Buch, 5. Kapitel, unpaginierte Ausgabe.
[292] Horst (1593), S. 4.
[293] Der Frage nach dem gesellschaftlichen Stand von Nachtwandlern soll später in dieser Arbeit noch nachgegangen werden. Vgl. das Kapitel 5.7 *Der gesellschaftliche Stand des Schlafwandlers*.

Maßnahmen und im neunten und letzten Kapitel schließlich der angezeigten Therapie im Anfall selbst und danach zu. Am Ende der Lehre von den Nachtwandlern findet der Leser einen ausgiebigen Anhang, in welchem Jakob Horst seine Quellen nannte und die Stellen zitierte, aus welchen er seine Schlussfolgerungen über das Nachtwandeln gezogen hatte.[294] Neben den klassischen antiken Vorbildern wie Hippokrates, Aristoteles und Galen benutzte Horst auch den Kommentar des Caelius Rhodiginus (1469–1525) zu Aristoteles' Gedanken über den Schlaf[295] sowie die Aussagen des Arztes Girolamo Fracastoro (1477–1553) über den Zustand des Wachseins und des Schlafens aus Fracastoros Werk *De intellectione dialogus*.[296] Außerdem griff er auf die bereits bekannten Schilderungen des niederländischen Mediziners Levinus Lemnius[297] und des Arztes Petrus Salius Diversus[298] zurück.

---

[294] Horst (1993), S. 85–145.

[295] Die Stelle ist aus dem 32. Kapitel des 16. Buches der Ausgabe von 1517 von Caelius Rhodiginus' Werk *Lectionum antiquarum* entnommen. Der aus Rovigo stammende Caelius Rhodiginus (Lodovico Ricchieri) war Professor für Latein und Griechisch in Rovigo, Bologna, Vicenza, Padua und Ferrara. Zuletzt lehrte er in Mailand, bevor er 1525 in Rovigo verstarb. Sein ursprünglich sechzehnbändiges Hauptwerk, die *Lectionum antiquarum* ist eine von ihm selbst kommentierte Sammlung sämtlicher klassischer Themen und wurde posthum in erweiterter Fassung (30 Bände) neu herausgegeben. Vgl. dazu Bietenholz, Peter und Deutscher, Thomas: Contemporaries of Erasmus: a biographical register of the Renaissance and Reformation. Band 3. Toronto/Buffalo/London: University of Toronto Press, 1987, S. 155.

[296] Der italienische Arzt und Universalgelehrte wurde insbesondere durch sein Lehrgedicht *Syphilis sive Morbus gallicus*, bekannt, welches 1530 erschien und in zahlreiche Sprachen übersetzt wurde. Von Fracastoro stammte in diesem Zusammenhang auch die Idee einer Übertragung von Krankheiten durch winzige, nicht sichtbare Keime. Vgl. dazu auch. Pennuto, Concetto: Simpatia, fantasia e contagio: il pensiero medico e il pensiero filosofico di Girolamo Fracastoro. Rom: Ed. di Storia e Letteratura, 2008. Zu Fracastoros 1555 herausgegebenem Werk *De intellectione dialogus* siehe auch das Vorwort der Ausgabe: Fracastoro, Girolamo: Turrius oder über das Erkennen / Turrius sive de intellectione. Hrsg., übers. und eingel. von Michaela Boenke M. München: Wilhelm Fink Verlag, 2006.

[297] Lemnius (1559), S. 113 recto–115 verso.

[298] Salius Diversus (1586), S. 300–308.

3.2 Schlafwandeln – ein relevantes Phänomen?

Jakob Horst markiert mit seiner Monographie den Beginn einer eingehenderen ärztlichen Beschäftigung mit dem Phänomen Schlafwandeln. Seine Schrift bildete die Grundlage zur weiteren Auseinandersetzung mit Nachtwandlern und ihrem Verhalten durch seine ärztlichen Kollegen und Nachfolger. Die Veröffentlichung seines in lateinischer Sprache verfassten Werkes hatte zum Ziel, medizinischen Kollegen und Studenten, aber auch anderen Fachdisziplinen die an der Academia Julia abgehaltene Vorlesung über Nachtwandler zugänglich zu machen und über die entsprechenden Symptome und Therapievorschläge zu informieren.[299] Als im Zusammenhang mit dem Schlafwandeln bedeutsame Schriften existierten vor Horsts Monographie lediglich die bei Horst angeführten Quellen sowie etliche kürzere Erwähnungen von Schlafwandlern in allgemeinmedizinischen aber auch nicht-medizinischen Werken. Beispielhaft seien an dieser Stelle nur die Schrift *De somno et vigilia libri duo* (1556) des italienischen Arztes Giovanni Argenterio (1513–1572),[300] die Erwähnung des Schlafwandelns bei Gerolamo Cardano (1501–1576)[301] im achten Buch seines Werkes *De varietate rerum libri XVII* unter dem Titel *Mira de somno et vigilia*, aber auch das nicht-medizinische

[299] Vgl. Horst (1593), S. A4 verso.

[300] Der italienische Mediziner Giovanni Argenterio stammte ursprünglich aus der Region Piemont. Bei knappen finanziellen Mitteln schloss er trotzdem sein Studium der Philosophie und Medizin in Turin ab und betätigte sich danach für fünf Jahre als Arzt in Lyon, bevor er in diversen italienischen Städten als Professor lehrte. Zuletzt wechselte Argenterio nach Turin, wo er sich bis zu seinem Tode aufhielt. Argenterio war angeblich wenig erfolgreich in der Behandlung seiner Patienten. Polemisch richtete er sich gegen die Aussagen Galens und Hippokrates und erregte unter seinen Zeitgenossen dadurch Aufsehen. Vgl. dazu Hirsch (1962, Band 1), S. 192–193 sowie ausführlicher Siraisi, Nancy G.: Giovanni Argenterio and Sixteenth-Century Medical Innovation: Between Princely Patronage and Academic Controversy. Osiris 1990; 6: 161–180.

[301] Der italienische Arzt, Philosoph und Mathematiker Gerolamo Cardano studierte in Venedig und Padua und promovierte in Philosophie und Medizin. Bemerkenswert waren sein naturwissenschaftliches Talent und seine Beobachtungen hinsichtlich anatomischer Varianten und der angewandten Medizin. Vgl. dazu Mondini, Alberto: Vita di Gerolamo Cardano. Pavia: Edizioni Cardano, 2001; für eine detaillierte Analyse zu Cardanos Vita und dessen Umfeld vgl. Siraisi, Nancy G.: The Clock and the Mirror: Girolamo Cardano and Renaissance Medicine. Princeton: Princeton University Press, 1997; zu Cardanos Werk und Auseinandersetzung mit Magie und Divination siehe auch Thorndike (1951, Band 5), S. 561–579.

Werk *De magorum daemonomania libri IV* des französischen Staatstheoretikers Jean Bodin (1529/1530–1596)[302] erwähnt. Horsts Schilderungen zufolge darf davon ausgegangen werden, dass auch von Seiten seiner ärztlichen Kollegen aufgrund eines Mangels an medizinischer Sachliteratur ein Interesse am Nachtwandel und damit an der Publikation einer Abhandlung dazu bestand. Die Aufmerksamkeit für dieses Phänomen wurde zumindest in Helmstedt nach dem Vorfall des schlafwandelnden Kochs laut.

An dieser Stelle kommt die Frage auf, weshalb vor Jakob Horst nur eine geringe Beschäftigung mit dem Schlafwandeln in medizinischer Fachliteratur festgestellt werden kann. Der Frage nach dem Fehlen von Fachliteratur zu diesem Phänomen ging auch Jakob Horst selbst nach, der erkannte, dass es sowohl an Fallberichten als auch an einem Fachterminus für derartige Zustände mangelte.[303] Horst sah einen nicht unerheblichen Grund für diesen Umstand darin, dass viele Leute über die Ursachen des Nachtwandelns nicht informiert waren oder selbst noch nie einen Nachtwandler beobachtet hatten. Dies würde dazu führen, dass die Menschen allgemein weder Zeugen noch den Ärzten, die von solchen Vorkommnissen berichteten, Glauben schenken würden.[304] Erschwerend käme hinzu, dass die Existenz des Schlafwandelns

---

[302] Jean Bodin, der aus eher bürgerlichen Verhältnissen stammte, hatte sich ursprünglich ein Leben als Mönch zum Ziel gesetzt. Noch als Novize änderte er jedoch seine Meinung und studierte ab 1549 an der Universität in Paris, später auch in Toulouse, wobei sein Interessensschwerpunkt auf den Rechtswissenschaften lag. Bodin trat insbesondere als Staatstheoretiker auf und veröffentlichte diesbezüglich mehrere Schriften. Sein bedeutendstes Werk, *Le six livres de la république erschien* 1576, in welchem sich Bodin für einen Mittelweg zwischen Machiavellismus und Volksherrschaft als ideale Staatsform aussprach. Von Bedeutung hinsichtlich der zu Bodins Zeit florierenden Hexenprozesse war auch sein 1580 veröffentlichtes Werk *La Démonomanie des sorciers*, eine Art Handbuch zur Hexerei für Richter, welches die Aussagen des Arztes Johann Weyer, der viele Fälle von Hexerei in krankhaften Geisteszuständen begründet sah, wiederlegen sollte. Bodin starb schließlich in Folge einer Pestepidemie 1596 in Laon. Vgl. Mayer-Tasch, Peter: Jean Bodin. Eine Einführung in sein Leben, sein Werk und seine Wirkung. Mit einer Bibliographie zum geistes- und sozialwissenschaftlichen Schrifttum über Bodin zwischen dem Jahr 1800 und dem Jahr 2000. Düsseldorf: Parerga, 2000. Zu Bodins Ideen der Staatsbildung, insbesondere seiner misogynen Aspekte und dem Verhältnis von Hexenverfolgung und Staatsbildung siehe Opitz-Belakhal, Claudia: Das Universum des Jean Bodin: Staatsbildung, Macht und Geschlecht im 16. Jahrhundert. Frankfurt/New York: Campus-Verlag, 2006.

[303] Vgl. Horst (1593), S. 19–20.

[304] Vgl. Horst (1593), S. 1.

auch von Ärzten und Gelehrten anderer Disziplinen häufig offen angezweifelt, zumindest aber als unbedeutend und nicht relevant betrachtet wurde. Der Skepsis seiner ärztlichen Kollegen begegnete Horst übrigens mit Verständnis: Schließlich, so meinte er, hätte sogar der große Arzt Galen an das Vorkommen solcher Zustände nicht glauben können, bis es ihm selbst widerfahren sei, dass er schlafwandelte.[305]

Von denen wiederum, die das Schlafwandeln zumindest nicht leugneten und anerkannten, dass es sich bei solchen Erzählungen um wahre Begebenheiten handelte, waren viele der Auffassung, man habe es dabei mit einem selten auftretenden Phänomen zu tun.[306] Daher bestand laut diesen Fachleuten, zumindest aus medizinisch-ärztlicher Sicht, kein Bedarf an einer ausführlicheren Auseinandersetzung mit Schlafwandlern. Jakob Horst sagte von sich selbst, er hätte in jungen Jahren dem Nachtwandeln keinen hohen Stellenwert beigemessen, da er davon ausgegangen sei, dass es sich dabei um ein seltenes Phänomen handeln würde, für welches es sich nicht lohnte, Forschungen hinsichtlich der Ursache und ihrer Therapie anzustellen. Im Alter jedoch und aufgrund zahlreicher Anfragen, die ihn als Arzt täglich ereilen würden, hätte er seine Meinung geändert und erkannt, dass es sich beim Schlafwandeln sehr wohl um ein häufiges und daher relevantes Geschehen handeln müsste.[307] Aufgrund seiner Pflicht zur Verschwiegenheit, der er als Arzt unterläge, wäre es jedoch in einigen Fällen nicht möglich, Namen zu nennen,[308] wodurch einzelne Fälle von Schlafwandeln nicht an die Öffentlichkeit gebracht werden könnten.[309] Es brauchte hier offensichtlich ein gutes Maß an Balance zwischen dem notwendigen Erbringen von Beweisen für das von zeitgenössischen Medizinern angezweifelte Phänomen des Schlafwandelns einerseits und dem Schutz des Betroffenen durch Diskretion andererseits.

Die Resonanz, auf welche Horsts Erstveröffentlichung seiner Lehre von den Nachtwandlern in der Gelehrtenwelt stieß, gestaltete sich unterschiedlich. In einer kommentierten, jedoch leider nicht vollständigen

[305] Horst (1593), S. 1–2.
[306] Vgl. dazu z. B. Salius Diversus (1586), S. 301.
[307] Vgl. Horst (1595), S. 164–165.
[308] Horst (1593), S. A4 recto.
[309] Horst (1593), S. 20.

Briefsammlung[310] des Jakob Horst, welche 1596 veröffentlicht wurde, befinden sich drei schriftliche Reaktionen ärztlicher Kollegen oder Freunde auf Horsts Veröffentlichung. Bei einem der Briefe handelt es sich um eine Korrespondenz vom 20. November 1593 zwischen Jakob Horst und dem Arzt Thomas Fritzsch,[311] dem Horst sein Buch über die Nachtwandler zugeschickt hatte. Fritzsch schrieb, dass er zwar Horsts Werk studiert und sich auch vieles zur Behandlung der Nachtwandler herausgeschrieben hätte, dass ihm dieses Phänomen jedoch bereits gut bekannt wäre, denn es gäbe viele Schlafwandler an dessen Schule. Die Kur des Schlafwandelns wäre leicht: so würden diese am Abend eingesammelt und für die Nacht weggesperrt werden, bevor sie sich am nächsten Morgen am Rathaus wieder aufstellen müssten, von wo aus sie zurück zur Schule geschickt werden würden, wo sie eine Strafe erhielten. Die Bestrafung würde in der Regel zur Genesung führen. Fritzsch gab zwar zu, dass die Methoden, welche von Jakob Horst in seiner Monographie zur Behandlung von Schlafwandlern vorgeschlagen worden wären, insgesamt milder wären, als die bei ihnen praktizierten – und so hätte er sich insbesondere zur Therapie von Nachtwandlern allerlei Notizen gemacht[312] – gleichwohl lässt sich doch nicht der leise Spott verbergen, der aus diesem Brief spricht, dessen Verfasser Horsts differenzierte Auseinandersetzung mit der richtigen Behandlung von Nachtwandlern als

[310] Jakob Horsts Briefverkehr aus den Jahren nach seiner Publikation über die Nachtwandler beschränkt sich vorrangig auf die Diskussion über den goldenen Zahn des schlesischen Jungen. Das Schlafwandeln wird bis auf wenige Stellen nicht thematisiert. Insgesamt ließen seine vormals sehr regen Korrespondenzen in den Jahren zwischen 1590 bis zu seinem Tod stark nach, was ggf. auch an der Rufschädigung nach der Aufdeckung des Betrugs um den goldenen Zahn zu tun haben könnte.

[311] Thomas Fritzsch (1525–1601) war Stadtarzt in Görlitz und der Vater des gleichnamigen deutschen Komponisten Thomas Fritzsch (1563–1620), vgl. dazu den Artikel von Fritz Feldmann zu *Fritsch(ius), Thomas*, in: zu Stolberg-Wernigerode, Otto (Hrsg.) Neue deutsche Biographie. Band 5. Berlin: Duncker & Humblot, 1961, S. 629. Für eine kurze Inhaltsangabe des Briefes vgl. Thomas Fritzsch an Jakob Horst, Görlitz, 20.11.1593 (Horst, Jakob: Epistolae philosophicae et medicinales, Leipzig: Voegelin, 1596 a; Regest [T. Walter] unter: www.aerztebriefe.de/id/00038127, letzter Zugriff am 03.11.2024).

[312] Horst (1596 a), S. 435.

übertrieben betrachtete. Der Theologe Peter Streuber[313] dagegen, der wiederum über Thomas Fritzsch zwei Exemplare von Horsts Buch erhalten hatte, bedankte sich in einem Brief am 27. Dezember 1593 bei Jakob Horst für die Buchsendung. Während er selbst ein Exemplar für sich behalten hatte, welches er noch nicht ganz zu Ende gelesen hatte, hatte er ein weiteres Exemplar bereits an den Freiherrn Seyfried von Promnitz[314] weitergeleitet. Streuber lobte Horst für seine vorgeschlagenen Medikamente, seine Fachkunde und seine medizinischen Erfolge und schrieb, er würde sich nicht darüber wundern, weshalb Horsts Werke von vielen gefragt wären.[315] Bei dem dritten schriftlichen Kommentar zu Horsts Monographie handelt es sich um eine eher beiläufige Erwähnung dieser in einem Brief des Arztes Hiernonymus Nymmann (1526–1592)[316] vom 17. September 1593, der in seinem Schreiben an Horst eher seine Angelegenheiten betreffs seiner bevorstehenden Promotion zum Dr. med. im Oktober desselben Jahres zu regeln gedachte. Gegen Briefende

---

[313] Peter Streuber (bis 1609) war ein deutscher evangelischer Theologe, der später zum Katholizismus konvertierte. Nach seinem Studium in Frankfurt an der Oder und Wittenberg nahm er schließlich die Stelle als Hofprediger in Sorau an, strebte jedoch nach höheren Ämtern. Durch einen Betrug wurde er Superintendent in Sorau und geriet, als dieser aufflog, in Missgunst des Freiherrn von Promnitz, zu dessen Besitztümern Sorau zählte. Auch schreckte er angeblich nicht vor Missbrauch und in Auftrag gegebenen Mord zurück. Er selbst starb in Böhmen durch eine Vergiftung. Siehe dazu Köhler, Johann David: Schlesische Kern-Chronicke. Oder Kurtze jedoch gründliche Geographisch-Historisch- und Politische Nachricht von dem Herzogthum Schlesien [...]. Band 2. Nürnberg: Buggel, 1711, S. 685 sowie Zedler, Johann Heinrich (Hrsg.): Grosses vollständiges Universal-Lexicon aller Wissenschafften und Künste [...]. Band 40. Leipzig/Halle: Zedler, 1744, S. 945–946.

[314] Seyfried von Promnitz (1534–1597) war ein schlesischer Adeliger und stand in den Diensten der Kaiser Maximilian II und Rudolf II.

[315] Horst (1596 a), S. 436.

[316] Hieronymus Nymmann stammte wie Jakob Horst aus Torgau und absolvierte sein Studium der Philosophie und später der Medizin an der Universität Wittenberg. Sein später Wechsel zur Medizin (Nymmann promovierte, wie aus dem Brief hervorgeht, 1593 zum Doktor der Medizin) und sein früher Tod setzten auch Nymmanns medizinischem Werk, welches sich mit für das Nachtwandeln relevanten Themengebieten beschäftigte, wie etwa mit der Imagination, dem Mond, der Epilepsie, dem Delir etc. ein jähes Ende. Vgl. Koch, Hans-Theodor: Die Wittenberger Medizinische Fakultät (1502–1652). Ein biobibliographischer Überblick. In: Oehmig, Stefan (Hrsg.): Medizin und Sozialwesen in Mitteldeutschland zur Reformationszeit. Leipzig: Evangelische Verlagsanstalt, 2007 b, S. 319 sowie Böttcher (2014), S. 75.

dankte er Horst für die Zusendung seines neuen Buches, von welchem er überzeugt war, „dass dasselbe bei vielen Studenten der Philosophie und der Medizin beliebt und willkommen sein wird", allerdings auf den Mangel hinwies, dass dem Buch ein Index fehlen würde[317] (diesen Makel beseitigte Horst schließlich in der zweiten Auflage). Die Reaktionen auf das Erscheinen von Jakob Horsts Werk zeigen auf der einen Seite zwar Unstimmigkeiten bezüglich der Auffassung der von Horst erarbeiteten Therapievorschläge, auf der anderen Seite waren sich alle drei Ärzte jedoch einig, dass die vorliegende Schrift durchaus von Interesse und Nützlichkeit sei. Eine Suche nach Exemplaren von Jakob Horsts Schlafwandlermonographie von 1593 in den Bibliothekskatalogen des deutschsprachigen Raumes zeigt außerdem, dass diese hier großflächig Verbreitung gefunden hatte.[318] Es schien außerdem ein Interesse an dem Werk zu bestehen, das groß genug war, dass es zu einer zweiten Auflage kam.

Diese zweite, erweiterte Auflage der Monographie erschien schließlich 1595 auf einer Buchmesse in Frankfurt. Sie enthält neben der Abhandlung über Nachtwandler auch die von Jakob Horst stammende Schrift *De aureo dente maxillari pueri Silesii*, welche von dem schon an anderer Stelle erwähnten schlesischen Jungen mit dem goldenen Backenzahn handelte.[319] Wie aus

---

[317] Vgl. Horst (1596 a), S. 438: „Pro libro tuo misso gratias ago maximas, non dubitans, ipsum multis Philosophiae & medicinae studiosis iucundum & acceptum fore: unum tantum in ipso desidero, quod indici careat."

[318] So finden sich Exemplare der Monographie von 1593 in vielen großen deutschsprachigen Bildungsstätten der damaligen Zeit: neben Helmstedt zum Beispiel in Wittenberg, dessen Bestände nach Halle übergingen, Leipzig, Ingolstadt und Tübingen. Weitere Bücher befinden sich in den Beständen der Staatsbibliothek München, der Staatsbibliothek zu Berlin, der Niedersächsischen Staats- und Universitätsbibliothek Göttingen und der Universitätsbibliothek Erlangen-Nürnberg. Die Verbreitung von Horsts Nachtwandlermonographie beschränkte sich demnach nicht nur auf Horsts Wirkungskreis an der Universität in Helmstedt.

[319] Die Doppeledition, die mit einem zwölfseitigen Index ausgestattet ist, erschien in 8°, 318 Seiten, mit zusätzlich 9-seitigem Vorwort. Die Abhandlung von den Nachtwandlern nimmt 159 Seiten ein (inklusive 61 Seiten Textanhang). Laut einem Briefverkehr zwischen Lorenz Scholz und Joachim Camerarius vom 14.03.1595 war das besagte Buch auf der Frankfurter Messe von 1595 zu kaufen, siehe Brief von Lorenz Scholz an Joachim Camerarius, Breslau, 14.03.1595 (Erlangen, UB, Trew Scholtz Nr. 30; Regest [U. Schlegelmilch] unter: www.aerztebriefe.de/id/00030293, letzter Zugriff am 03.11.2024).

dem Titel der Doppelveröffentlichung *De aureo dente maxillari pueri Silesii Et de noctambulonum* bereits hervorgeht, wurde die Wundergeschichte über den goldenen Zahn der Abhandlung über das Nachtwandeln vorangestellt. Außerdem betonte Horst im erweiterten Titel der Ausgabe, dass die ursprüngliche Monographie über das Schlafwandeln in der zweiten Auflage erweitert wurde (*denuo auctus liber*): so fügte Jakob Horst als Quellen zusätzlich die schriftlichen Überlegungen des Arztes Johann Lange (1485–1565)[320] über den Schlaf und über Nachtwandler an sowie eine kurze Erwähnung über Schlafwandler und ihre nächtlichen Taten bei dem französischen Mediziner Antoine Mizauld (1510–1578).[321] 1596 erschien eine 2. Auflage der Doppelveröffentlichung und damit eine 3. Auflage von Horsts Buch über das Nachtwandeln.

Die Veröffentlichung der Monographie über Nachtwandler zusammen mit seiner Schrift über den schlesischen Goldjungen ist vor diesem Hintergrund bemerkenswert. Die Zusammenstellung beider Schriften verdeutlicht, wie Jakob Horst das Schlafwandeln – ähnlich wie schon Lemnius und Salius Diversus – zu den Wundern der Natur zählte, was, wie wir später noch sehen

---

320 Johann Lange, ein schlesischer Arzt aus Löwenberg, war über 40 Jahre lang Leibarzt des Kurfürsten von der Pfalz sowie von dessen Nachfolgern und begleitete Kurfürst Friedrich II in zwei Kriegen gegen Sultan Soliman in Ungarn. Johann Lange hatte in Leipzig, Ferrara, Bologna und Pisa Philosophie, Naturwissenschaften und schließlich Medizin studiert. Sein Hauptwerk bilden die *Medicinalium epistolarum miscellanea*. Sie erschienen erstmals 1554 in Basel in 4° und stellen eine Mischung sämtlicher Materien der Medizin und angrenzender Wissenschaften dar. Siehe von Engelhardt, Dietrich (Hrsg.): Biographische Enzyklopädie deutschsprachiger Mediziner. Band 1. München: K. G. Saur, 2002, S. 361. Siehe auch Fossel, Viktor: Aus den medizinischen Briefen des Pfalzgräfischen Leibarztes Johannes Lange. AGM 1913; 7 (4): 238–252 und Sachs (2005, Band 5), S. 81–87.

321 Zu Mizauld siehe Niceron, Jean Pierre: Memoires pour servir a l'histoire des hommes illustres dans la republique des lettres: avec un catalogue raisonné de leurs ouvrages. Band 40. Paris: Briasson, 1739, S. 200–213. Vgl. auch Thorndike (1951, Band 5), S. 299–301 sowie Thorndike (1951, Band 6), S. 216–217. Die hier von Jakob Horst verwendete Textstelle stammt aus Aphorismus 75 der vierten Centuria des Werkes *Centuriae IX. memorabilium, utilium, ac iucundorum*. Es handelt sich dabei um eine nur kurze Aufzählung der unterschiedlichen Verhaltensweisen von Schlafwandlern während ihrer Episode. Anschließend nennt Mizauld weitere Autoren, bei welchen eine gedankliche Auseinandersetzung mit Schlafwandlern stattfand, darunter auch Albertus Magnus. Weshalb Jakob Horst selbst nicht die doch recht ausführlichen Überlegungen zum Nachtwandel des Bischofs als Quelle benutzte, bleibt unklar.

werden, entscheidende Folgen für Horsts Erklärungs- und Deutungsversuche des Nachtwandelns hatte. Da der Doppelveröffentlichung weder in der Ausgabe von 1595 noch in der von 1596 ein erklärendes Vorwort für den Grund dieser Zusammenstellung beider Schriften beigefügt wurde, lässt sich über die genauen Beweggründe dafür jedoch nur spekulieren. Sicher ist allerdings, dass die Geschichte von dem schlesischen Jungen einen langjährigen, heftigen Disput zwischen Fachleuten, v. a. unter den Ärzten, ausgelöst hatte,[322] der Horst beinahe seinen guten Ruf gekostet hatte. Während Horsts Veröffentlichung über Nachtwandler 1593, so wie es sich zumindest aus dem schriftlichen Verkehr unter Ärzten rekonstruieren lässt, vorerst eine nur verhaltene Diskussion in Gelehrtenkreisen entfacht hatte, war der Fall des Goldzahns schon publik, bevor Horst dazu seine Schrift veröffentlichte, und so konnte Horst mit einem breiten Leserkreis für seine Publikation rechnen. Der goldene Zahn, der sozusagen in beinahe aller Munde war, schenkte gleichzeitig Horsts Lehre von den Nachtwandlern die Aufmerksamkeit einer breiten Leserschaft. Ob die Veröffentlichung über den goldenen Zahn zusammen mit dem Werk über Nachtwandler nun einen gelungenen Schachzug Horsts darstellte, letzteres bekannter zu machen, oder auch nicht, so steht dennoch fest, dass diese Schrift ab 1595 in die Hände jedes Lesers kam, welcher sich für den Goldjungen interessierte, und spätestens dann weiter bekannt wurde.[323] So finden sich Exemplare der Doppelveröffentlichung von 1595 und 1596 nicht nur in heutigen Bibliotheken wichtiger deutschsprachiger Bildungszentren der damaligen Zeit, sondern auch in den Beständen der Biblioteca Nazionale Centrale di Roma, der Bibliothèque Nationale de France, der Bodleian Library und New Collage Library in Oxford, der Cambridge University Library und der British Library in London.

---

322 Siehe dazu das bereits zitierte Buch von Jütte (2004) sowie das Kapitel 3.1 *Der Arzt Jakob Horst und die erste Monographie über Schlafwandeln*.

323 Horsts Abhandlung über das Nachtwandeln wird häufig im Zusammenhang mit dessen Veröffentlichung über den goldenen Zahn erwähnt, vgl. z. B. Schenck von Grafenberg, Johannes: Παρατηρήρσεων sive observationum medicarum rararum, novarum, admirabilium, & monstrosarum. Frankfurt am Main: Hoffmann, 1609, S. 74–77 oder Hoffmann, Friedrich und Hofsteter, Johannes Christopherus: Disputatio solennis medica de somnambulatione. Halle: Salfeldius, 1695, § II des unpaginierten Drucks.

Die Übersetzung der auf Latein verfassten Monographie über das Nachtwandeln von Jakob Horst durch seinen Sohn Jakob Horst den Jüngeren ins Deutsche[324] wenige Jahre nach deren Veröffentlichung machte die Thematik einem breiteren, nicht-medizinischen oder des Lateinischen mächtigen Leserkreis zugänglich. Die deutsche Ausgabe erschien in zwei Auflagen. Während die erste Ausgabe von 1596 noch zusammen mit der Schrift *De aureo dente maxillari pueri Silesii* in Druck ging, wurde in der späteren von 1636 auf letztere verzichtet und nur noch Jakob Horsts Monographie über Nachtwandler veröffentlicht.[325] Jakob Horst der Jüngere adressierte die deutsche Übersetzung des väterlichen Werkes an den nicht medizinisch gelehrten Leser: In einem Gedicht von Volckmar Reichardt, welches der übersetzten Ausgabe vorangestellt wurde, wendete sich der Dichter an den zukünftigen Leser, dem der Text „nützen und dienstlich sein" könne. Der Leser wurde dazu aufgefordert, Jakob Horsts Schrift über das Nachtwandeln zu studieren. Er sollte die Erforschung der Geheimnisse der Natur (zu denen der Dichter auch das Schlafwandeln rechnete) nicht den Gelehrten überlassen, sondern selbst darin aktiv werden. So könne er sich auch Kenntnisse darüber verschaffen, wie er Böses abwenden und damit „Schad und Schand" von sich fernhalten könne.[326]

Jakob Horst der Jüngere stand mit der deutschen Übersetzung des väterlichen Werkes ganz in der familiären Tradition: Schon Jakob Horst der Ältere bemühte sich um die Information des Laien über gesundheitliche Themen. So verfasste er u.a. das Büchlein *Ein Vorwarnung der Krancken vor ihrem selbst eigenen Schaden und Vorseumnuß*, welches er nach eigenen Aussagen

> auffs kürtzte in einer Deutschen Schrifft *publicieren* [wollte] / damit dieß entweder gemeine vernünfftige Leuthe und Liebhaber der Gesundtheit desto besser

---

[324] Horst, Jakob: Iacobi Horstii Zwey Bücher: Eins von dem güldenen Zahn so einem Knaben in Schlesien gewachsen [...] verdeutscht durch Georgium Coberum. Das Ander Von den Nachtwanderern welche im Schlaff umbgehen [...] verdeutschet durch Iacobum Horstium den Jüngeren. Leipzig: Voegelin, 1596 b.

[325] Horst, Jakob: Jacobi Horstii Doctoris der Artzeney, und Professoris in der Julius Universität zu Helmstädt: Ein Büchlein von den Nachtwanderern, welche im Schlaff umbgehen, die Wände und Dächer hinnan steigen viel wunderbares Dings vorhaben was ihr Natur, Unterscheidt und Ursachen seyn, oder wie man die Gebrechen verhüten und gar abhelffen könne. Hamburg: Kleinhansen, 1636.

[326] Horst (1596 b), S. 184.

> verstehen / Oder auch vorneme Leute / mit der Laßt der Regierung ubermenget / desto füglicher lesen köndten / etc.[327]

Solche landessprachlichen Übersetzungen waren Teil der Popularisierung der Medizin.[328] Der gebildete und finanziell besser als der Rest der Bevölkerung gestellte Laie konnte sich über solche Gesundheitsratgeber Expertenwissen über seinen eigenen Körper, ggf. auch über seine Erkrankungen und deren Behandlungen einholen. Die deutsche Übersetzung der Lehre von den Nachtwandlern entspricht mit wenigen Ausnahmen wortgetreu dem lateinischen Original. Selbst komplexere physiologische Vorgänge und damit in Zusammenhang stehende Fachbegriffe wurden nicht in einfachere Worte übertragen, und sogar die genauen Rezepturen, welche Horst der Ältere gegen das Nachtwandeln in den letzten Kapiteln seines Werkes aufgezählt hatte, wurden in die deutsche Übersetzung übernommen. Bei letzteren wurden jedoch die lateinischen Namen der einzelnen Rezeptbestandteile beibehalten, die wohl eher für den Apotheker als für den Laien bestimmt waren.[329]

---

[327] Horst, Jakob: Ein Vorwarnung der Krancken vor ihrem selbst eigenen Schaden und Vorseumnuß. Görlitz: Fritsch, 1574, Blatt [5] des nicht paginierten Vorworts. Neben einer kurzen Geschichte der Medizin von ihren Anfängen bis Horsts Zeitgenossen enthält die Abhandlung Tipps zur richtigen Arztwahl, präventive Ratschläge hinsichtlich der Ernährung und Körperpflege sowie Empfehlungen zum richtigen Verhalten in Falle von Krankheit.

[328] Zur medizinischen Laienliteratur in der Vormoderne siehe auch Nagy, Doreen E.: Popular medicine in seventeenth-century England. Bowling Green: Bowling Green State University Press, 1988; Porter, Roy: The popularization of medicine 1650–1850. London/New York: Routledge, 1992; vgl. außerdem Schenda, Rudolf: Der „gemeine Mann" und sein medikales Verhalten im 16. und 17. Jahrhundert. In: Telle, Joachim (Hrsg.): Pharmazie und der gemeine Mann: Hausarznei und Apotheke in deutschen Schriften der frühen Neuzeit. Wolfenbüttel: Herzog-August-Bibliothek, 1982: 9–20.

[329] Die deutsche Fassung diente damit dem Laien mehr zur Information als zur Selbstmedizierung, wie sie noch im Gedicht von Volckmar Reichardt angedeutet wurde. Michael Stolberg vertritt die Ansicht, dass Mediziner und Nichtmediziner eine gemeinsame Sprache benutzten, um sich über gesundheitliche Themen auszutauschen und dass die Terminologie der Ärzte dem gebildeten Laien vertraut und bekannt war, vgl. Stolberg (2003), S. 108–112. Dies kann anhand der deutschen Übersetzung von Horsts Buch zumindest dahingehend bestätigt werden, dass dem medizinisch interessierten Laien das Verständnis von Begriffen wie Temperament, Komplexion, Körpersäfte etc. zugetraut wurde. Die therapeutischen (medikamentösen) Maßnahmen, die über den bekannten Aderlass, das Schröpfen usw. hinausgingen, wurden jedoch wohl kaum vom Laien verstanden, zumal sie hier nur auf Latein weitergegeben wurden.

Für die deutsche Ausgabe des väterlichen Werkes erwartete Horst der Jüngere eine breite Leserschaft: Da außerdem „viele / so mit diese[r] (gemeint ist das Schlafwandeln) behafftet“ wären, meinte Jakob Horst der Jüngere in seiner Widmung des Buches an seinen Förderer Heinrich von der Wense, sei „diese lehr nötig und nützlich [...] auch sonst jederman lustig zu lese[n].“[330] Aus diesem Grund hätte er die Übersetzung vorgenommen und in den Druck geben lassen.[331] Der Text stellt damit eine Art Ratgeberliteratur für den interessierten Laien dar, v. a. aber für Betroffene und deren Angehörige, und von diesen gab es, traut man den Aussagen des Übersetzers, nicht wenige. Damit betonte Horst der Jüngere die Meinung, welche schon sein Vater vertreten hatte, dass es sich beim Nachtwandeln um ein häufig in der Gesellschaft auftretendes und damit relevantes Phänomen handeln würde. Ob und wie intensiv die deutsche Übersetzung in der nachfolgenden Zeit nun tatsächlich von Nichtmedizinern konsultiert wurde, lässt sich nicht sicher sagen. Da sie jedoch für die nächsten 150 Jahre die einzige für den Laien konzipierte Information ihrer Art darstellte, blieb die Übersetzung in der medizinischen Laienliteratur lange Zeit konkurrenzlos.[332]

3.3 Dämonisch, göttlich oder natürlich?

Das Wundersame, das dem bloßen Nachtwandeln und insbesondere dessen spektakulären Formen anhaftete, wenn nämlich übermenschliche Fähigkeiten gezeigt wurden, barg in der Frühen Neuzeit immer die Gefahr, als widernatürlich und vom Teufel verursacht verstanden zu werden.[333] Dies konnte mit fatalen Folgen für den einzelnen Betroffenen einhergehen. Als besonders schutzlos und daher empfänglich für teuflische Heimsuchung galten

---

330 Horst (1596 b), S. 190.

331 Ebenda.

332 Erst 1747 erschien mit Johann C. Knolls Veröffentlichung *Abhandlung vom Nachtwandeln* wieder eine Monographie über Schlafwandler in deutscher Sprache. Die Nachfrage nach diesem Werk erwies sich nach dem Erscheinen als so hoch, dass Knoll 1753 eine zweite, veränderte Auflage herausgeben ließ. Vgl. dazu den unpaginierten Vorbericht in: Knoll, Johann Christian Gerhard: Abhandlung vom Nachtwandeln. Quedlinburg: Schwan, 1753.

333 Vgl. Clark, Stuart: Thinking with demons. The Idea of Witchcraft in Early Modern Europe. Oxford: Clarendon Press, 1997, S. 233.

Ungetaufte.[334] So existierte im Volksglauben die Annahme, Schlafwandler wären nicht richtig getauft worden und der Priester hätte bei der Taufe ein Wort oder einen Zeremonienbestandteil ausgelassen.[335] Auch dienten häufig, wie im Folgenden näher erläutert werden wird, Dämonen zur Erklärung rätselhafter Phänomene. Es ist also nicht verwunderlich, dass das Herumgehen im Schlaf schon früh Eingang in hexentheoretischen Abhandlungen fand.

Zu den wichtigsten Werken, die sich mit dem Wirken des Teufels und der Hexerei beschäftigten und die Verfolgung von Hexen und Hexern legitimieren, zählt der *Malleus maleficarum*, der Hexenhammer,[336] der 1486 erstmals in Speyer veröffentlicht wurde und über die Frühe Neuzeit insgesamt 29 Auflagen erfuhr.[337] Autor dieses verhängnisvollen Buches, das in den darauffolgenden Jahrhunderten tausenden von vermeintlichen Hexen und Hexern das Leben kostete,[338] war der Theologe und Dominikaner Heinrich

---

[334] So heißt es beispielsweise bei Bodin, in den frühen christlichen Gemeinden seien Beschwörungen und Exorzismen bei Ungetauften angewendet worden, da diese, wegen ihres jungen Alters und aufgrund der Tatsache, dass sie noch ungetauft waren, leichter in die Gewalt und Versuchung des Teufels kommen konnten. Bodin, Jean: De magorum Daemonomania libri IV. Basel: Thomas Guerin, 1581, Lib. III, cap. VI., S. 295.

[335] Vgl. Horst (1595), S. 193–194. Jakob Horst selbst hielt diese abergläubische Theorie für nicht belegt und unwahr.

[336] Eine neuere kritische Edition des Hexenhammers erschien 2006 (Band 1) mit englischer Übersetzung (Band 2): Institoris, Henricus und Sprenger, Jacobus: Malleus maleficarum. Band 1–2. Hrsg. und übers. von Christopher S Mackay. Cambridge/New York/Melbourne: Cambridge University Press, 2006. Eine deutsche Übersetzung mit Kommentar wurde 2000 von Günter Jerouschek und Wolfgang Behringer vorgelegt: Institoris, Heinrich und Sprenger, Jakob: Der Hexenhammer. Malleus maleficarum. Neu aus dem Lat. übertr. von Wolfgang Behringer, hrsg. und eingel. von Günter Jerouschek. München: Deutscher Taschenbuch-Verlag, 2000.

[337] Es existiert eine fast unüberschaubare Fülle an Literatur über den Hexenhammer. An dieser Stelle seien lediglich zwei jüngere Veröffentlichungen, die einen neueren Blick auf das Werk werfen, genannt: Gallo, Ermanno: Il marchio della strega. Malleus maleficarum, il manuale dell'inquisizione sulla caccia alle streghe e sue applicazioni. Casale Monferrato (Alessandria): Piemme, 2005. Broedel, Hans Peter: The Malleus Maleficarum and the construction of witchcraft. Theology and popular belief. Manchester/New York: Manchester University Press, 2003.

[338] Die geschätzte Zahl der Opfer im Rahmen der europäischen Hexenprozesse beläuft sich zwischen 60.000–80.000 Tote, vgl. Pregesbauer, Helga: Irreale Sexualitäten. Zur Geschichte von Sexualität, Körper und Gender in der europäischen Hexenverfolgung. Wien: Löcker, 2009, S. 138.

Kramer (um 1430 bis ca. 1505),[339] bekannt unter seinem lateinischen Namen Henricus Institoris. Mitbeteiligt an dem Werk war außerdem Jakob Sprenger (1435–1495), ebenfalls Dominikaner.[340] Kramer vertrat u.a. die weitläufige These, Dämonen könnten Menschen von einem Ort zu einem anderen versetzen, sie durch die Lüfte tragen und in weiter Entfernung wieder absetzen. Laut Kramer konnten solche teuflischen Transporte „aber nicht nur bei wachen Menschen, sondern auch bei schlafenden [...] passieren [...], dass sie freilich im Schlaf durch die Lüfte örtlich und körperlich bewegt werden."[341] In diesem Zusammenhang verwies Kramer auf den dem Schlafwandler anhaftenden Topos des Aufsuchens großer Höhen während des Schlafes. Wie sich der Leser eine solche dämonische Ortsveränderung im Schlaf vorzustellen hatte, „wird auch bei einigen deutlich, die über die Hausdächer steigen und sehr hohe Gebäude im Schlaf besteigen."[342] Kennzeichnend für solche Fälle sei außerdem, dass keiner die Betroffenen von ihren Vorhaben abhalten könne. Würden die Zuschauer dagegen den Namen des Nachtwandlers rufen, so würde dieser sofort zu Boden stürzen. Die Vermutung war, dass im Fall von Schlafwandlern niedere Engel beteiligt waren. Dabei handelte es sich um solche Engel, welche mit der ewigen Verdammnis bestraft worden waren und damit zu den Dämonen zählten. Die Vorstellung war dabei, dass diese Dämonen ihr Spiel und ihre Streiche mit den Menschen trieben,

---

339 Heinrich Kramer trat etwa mit 15 Jahren in den Orden der Dominikaner ein, studierte Philosophie und Theologie und veranlasste vorerst im Rahmen der sogenannten Hexenbulle und später durch den von ihm verfassten Hexenhammer unzählige Hexenprozesse. Vgl. den Beitrag von Reinhard Tenberg in Bautz, Friedrich Wilhelm (Hrsg.): Biographisch-Bibliographisches Kirchenlexikon. Hamm/Herzberg/Nordhausen: Traugott Bautz, 1975–2021, Band 2 von 1990, S. 1307–1310.

340 Jakob Sprenger war von 1472–1488 Prior des Kölner Konvents und ab 1481 in diversen deutschen Bistümern sowie auch in Salzburg als Inquisitor tätig. Vgl. den Beitrag von Walter Senner in Bautz (1995, Band 10), S. 1072–1073. Die Mitautorenschaft von Jakob Sprenger bei der Verfassung des Hexenhammers ist in der Forschung umstritten. Zuletzt sprach sich Christopher Mackay deutlich für eine Beteiligung Sprengers am *Malleus maleficarum* aus, vgl. dazu die Ausgabe von Mackay (2006, Band 1), S. 103–121.

341 Institoris, Heinrich: Malleus maleficarum: in tres divisus partes. Venedig: Bertanus, 1576, S. 187–188: „Verum quidem quod non solum vigilantibus, sed dormientibus talia accidere possint [...], ut videlicet dormiendo per aera localiter & corporaliter transferantur."

342 Institoris (1576), S. 188: „Patet & de quibusdam, qui super regulas domorum & aedificia altissima somniando incedunt."

ihnen jedoch zumindest keinen ernsthaften Schaden zufügen konnten, sie allerdings zuweilen sehr ärgerten und quälten. Damit unterschieden sich die bösen Engel, welche Menschen im Schlaf durch die Lüfte und auf die Hausdächer befördern sollten, von den *Inkubi* und *Sukkubi*, sogenannte Sexualdämonen,[343] die ebenfalls in der Nacht die Menschen heimsuchen, in Verführung bringen und zur Unzucht anstacheln sollten und aufgrund dieser Eigenschaft eine bedeutende Rolle innerhalb des Hexenwahns einnahmen. Für den Schlafwandler, der bei Kramer übrigens im Gegensatz zu dem meisten anderen bei ihm genannten dämonischen Wirken nicht explizit weiblich genannt, sondern stets im maskulinen Plural beschrieben wurde, bedeutete dies wiederum, von dem Verdacht der nächtlichen Unzucht freigesprochen zu sein. Er war nur der Spielball von minderen und wenig potenten Dämonen, die Kramer mit Trollen oder Kobolden verglich und nahm dadurch – im Gegensatz zu Hexen oder Hexern, die sich freiwillig auf den Teufelspakt einließen – eine passive Rolle ein. Damit kam dem Betroffenen auch im Vergleich zu Menschen, die der Magie oder Hexerei bezichtigt wurden, keine moralische oder spirituelle Schuld zu, da der Transport durch die Lüfte nicht mit seinem Einvernehmen, sondern während des Schlafes und im Zustand der verlorenen Kontrolle geschah. Gleichzeitig wendete sich Kramer aber von der von anderen vertretenen Vermutung ab, das Schlafwandeln könnte als natürliche Regung der Seele oder durch bestimmte Himmelskörper verursacht werden, und ließ als einzige Erklärung für solche Phänomene seine eigene gelten, nämlich dass das nächtliche Erklimmen von Häusern im Schlaf allein auf die bereits beschriebene höhere Macht zurückzuführen sei.[344]

Die Abgrenzung des durch niedere Engel verursachten Schlafwandelns von Geschehnissen, die durch das Wirken von *Incubi* und *Sukkubi* herbeigeführt wurden, wurde bereits erwähnt. Dass das passive Ergriffenwerden des Schlafwandlers durch einen bösen Geist nicht mit Einvernehmen des Betroffenen vor sich gehen würde, betonte auch der französische Staatstheoretiker Jean Bodin (1529–1596)[345] in seinem 1580 auf Französisch und 1581 in Latein erschienenen Werk *De la démonomanie des sorciers*

343 Der Incubus tritt schon bei Augustinus als Sexualdämon auf, vgl. Metzger (2011), S. 107–113.

344 Institoris (1576), S. 189–190.

345 Zu den biographischen Angaben vgl. Kapitel 3.2 *Schlafwandeln – ein relevantes Phänomen?*

bzw. *De magorum Daemonomania*,[346] der hier auch seine Überlegungen zu Schlafwandlern festhielt. Bodins Werk erschien über einhundert Jahre nach der Erstveröffentlichung des Hexenhammers und zu einer Zeit, als die Hexenverfolgung ihren ersten Höhepunkt in Europa erreicht hatte, denn die dramatische Wirkung des Hexenhammers entfaltete sich erst innerhalb des 16. Jahrhunderts.[347] Bodin kam im sechsten Kapitel des dritten Buches seiner *De magorum Daemonomania* im Zusammenhang mit Besessenen (*qui sont assiegez*) auf das Phänomen des Schlafwandelns zu sprechen. Unter Besessenen seien Menschen zu verstehen, die – im Gegensatz zu Hexen oder Hexern – unfreiwillig zum Werkzeug böser Geister geworden waren und unter dem ihnen oktroyierten Machthaber bisweilen sehr litten. Sogar des Nachts und im tiefen Schlaf, betonte Bodin in seinem Hexentraktat, könnten Besessene von bösen Geistern heimgesucht und gequält werden. So wusste Bodin von einem Mann zu erzählen, der im Schlaf von einem bösen Geist drangsaliert wurde, der ihn an Nase und Ohren zog und dadurch aus dem tiefen Schlaf riss.[348] Dabei weisen die Geister, die nach Bodin bei Besessenen wirken würden, teilweise Ähnlichkeiten mit den Kobolden und Trollen, das heißt mit den niederen Engeln, von Kramer auf, konnten jedoch im Unterschied zu diesen dem Besessenen deutlichen Schaden zufügen. Allgemein ließe sich laut Bodin immer dann auf das Vorliegen einer dämonischen Besessenheit schließen, wenn ein Mensch ohne eine zugrundeliegende Erkrankung plötzlich von Torheit befallen würde.[349] Von solchen Besessenen, die tags- wie nachtsüber von bösen Geistern unablässig gequält werden, unterschied Bodin Zustände des Schlafwandelns:

---

[346] Bodin, Jean: De la démonomanie des sorciers. Hrsg. von Virginia Krause, Christian Martin und Eric MacPhail. Genève: Librairie Droz, 2016.

[347] Vgl. dazu das Vorwort der von Jerouschek und Wolfgang Behringer herausgegebenen deutschen Übersetzung des *Malleus Maleficarum* von 2000, S. 9–13. Die Herausgeber konnten anhand ihrer Untersuchungen zur geschichtlichen Entwicklung der Hexenverfolgung aufzeigen, dass Hexenverfolgungen nicht erst durch den Hexenhammer, sondern bereits zwei bis drei Generationen früher stattgefunden hatten. Der Hexenhammer konnte jedoch wegen seiner lateinischen Sprache und seiner gedruckten Form rasch verbreitet und rezipiert werden. Nicht zuletzt legitimierte der Hexenhammer die Hexenverfolgung und beseitigte bestehende rechtliche Hindernisse, die eine solche erschwerten, so dass durch ihn Hexenverfolgungen in großem Umfang möglich wurden.

[348] Bodin (2016), S. 339.

[349] Bodin (2016), S. 340.

> Es gibt Menschen, die freilich nicht töricht sind, im Schlaf allerdings so herumgehen, als wären sie wach. In diesem Fall handelt es sich aber um Lethargie oder ein anderes Übel des Gehirns, wovon bisweilen auch sehr weise Männer bedrängt werden. Ich habe drei Menschen mit dieser Krankheit gesehen, die keinerlei Schmerzen hatten. Und selbst Galen gesteht, einmal an dieser Krankheit gelitten zu haben [...]. Wie gesagt: es gibt Menschen, die oft mit geschlossenen Augen in der Nacht herumspazieren, Häuser, Kirchen und hochgelegene und unzugängliche Orte besteigen, wohin niemand im Wachzustand, so sehr er auch klug ist, hochlaufen könnte. Wenn sie beim Namen gerufen werden, fallen sie sofort.[350]

Bei der genauen Einordnung solcher Phänomene legte sich Bodin offensichtlich nicht fest. Wohl aber machte er somatische Vorgänge, die vorübergehend zu unsinnigem Verhalten führen konnten, dafür verantwortlich und sprach im Falle des Schlafwandlers von einer erkrankten Person. Menschen, die im Schlaf herumgehen würden, seien also von Natur aus nicht zu den Einfältigen zu zählen. Im Gegenteil könnten selbst die klügsten und weisesten Männer – damit spielte Bodin auf Galen an – davon affiziert werden. Doch lag bei dem Herumgehen im Schlaf nun eine Form der Besessenheit vor? Diese Frage scheint selbst der Autor der *Demonomanie* nicht hinreichend beantworten zu können, handelte es sich bei diesem Phänomen doch um eine komplexe Angelegenheit.

Zur Annäherung an diese Fragestellung verwies Bodin jedoch immerhin auf eine Geschichte, die von Jakob Sprenger, dem umstrittenen Mitautor des Hexenhammers, erzählt wurde. Sprenger habe selbst beobachten können, wie ein Nachtgänger in Orléans in den Tod gegangen sei. Der besagte Mann habe nachts im Schlaf das Haus verlassen und sei anschließend in einen Fluss gestiegen. Sein Kamerad, der mit ihm ein Bett geteilt habe, sei dem Gefährten gefolgt und habe ihm aus Sorge, er könnte zu tief ins Wasser steigen, zugerufen. Da sei der Schlafende plötzlich erwacht und im

---

[350] Ebenda: „On en void aussi qui ne sont point autrement fols, et neantmoins ils vont en dormant, comme s'ils veilloient, qui est une lethargie, ou autre maladie de cerveau, qui advient quelquesfois aux plus sages. J'en ay veu trois malades de ceste maladie, qui n'avoient aucune douleur. Et mesmes Galen confesse qu'il a esté malade en ceste sorte une foix en sa vie [...]. Mail il y en a qui vont fort souvent la nuict les yeux clos, et montent sur les maisons, sur les Eglises, et hauts lieux inaccessibles, ou le plus vigilant, et le plus sage homme du monde ne sçauroit monter, et si on les appelle par leur nom, soudain ils tombent par terre."

Wasser untergegangen.[351] Bodin vermutete hinter dem tragischen Tod des Nachtwandlers das Wirken eines bösen Geistes, fügte jedoch schnell hinzu, dass er sich bei dieser Auslegung doch auch nicht vollkommen sicher sei. So wollte Bodin andererseits nicht ausschließen, dass die Reaktion, nach dem plötzlichen Erwachen zu ertrinken oder ein Dach hinunterzufallen, doch eine ganz natürliche sei.[352]

Anders jedoch wurde der wundersame Umstand betrachtet, dass so manche Nachtwandler im Schlaf unverletzt gefährliche Dinge unternahmen und wieder zurück ins Bett fanden. Hier konnte eine Beteiligung eines bösen Geistes nicht ganz geleugnet werden, jedoch – und das ist wohl ein wichtiger Punkt, den Bodin auch hervorhob – hätten böse Geister in diesen Fällen nicht ausreichend Macht, um den Betroffenen vom *Weg des Heils* abzubringen.[353] Diese Besessenheit, soweit es sich nun um eine handelte, wurde demnach als weniger ausgeprägt und weniger mit negativen Folgen auf das Seelenheil der Betroffenen in Verbindung gebracht als bei anderen, offensichtlicheren Formen der Besessenheit. Die Beeinflussung durch einen bösen Geist, die sich beim Herumgehen im Schlaf zeigte, war im Wachzustand schließlich komplett aufgehoben und hatte nach Bodins Anschauung keine Nachwirkung mehr, war jedoch im Schlaf selbst nicht auszuschließen.

Aus der Untersuchung der Textstellen des Hexenhammers und der *De magorum Daemonomania*, die hier aufgrund der Autorität,[354] die sie bei Verfechtern des Hexenglaubens und der Hexenverfolgung hatten, beispielhaft für die vielen anderen Hexentraktate der Frühen Neuzeit herangezogen wurden, wird ersichtlich, dass die Zuordnung des Herumgehens im Schlaf zum Teufelswerk und Hexenglauben nicht eindeutig war. Bei der Auslegung eventueller Vorfälle von Schlafwandeln blieb sicherlich viel Raum zur Interpretation. Zumindest lässt sich aber vermuten, dass aufgrund des Fehlens eines moralischen Fehltrittes oder einer religiösen Versündigung, worin sich beide Autoren hinsichtlich des Schlafwandlers einig waren, dieser nicht unmittelbar der Hexerei und Zauberei bezichtigt wurde. Wie relevant nun tatsächlich schlafwandlerische

---

[351] Ebenda.

[352] Ebenda.

[353] Ebenda.

[354] Zur Autorität des Hexenhammers vgl. Broedel (2003), S. 7.

Vorfälle in Hexenprozessen waren, lässt sich allerdings kaum abschätzen.[355] Und auch Bodins Kontrahent, der niederländisch-westfälische Arzt Johann Weyer (ca. 1515–1588),[356] der die meisten Fälle von Hexerei in seiner 1563 erschienenen Schrift *De Praestigiis Daemonum* auf melancholische Zustände zurückführte,[357] verzichtete in seiner Dämonologie auf eine Erwähnung des nächtlichen Umhergehens, das dadurch im Vergleich zu anderen diskutierten dämonischen Phänomenen kaum relevant erschien.

Dennoch ist es wichtig, will man die medizinisch-ärztliche Hinwendung zum Schlafwandeln in der Frühen Neuzeit untersuchen, zu bedenken, dass diese in einer Zeit stattfand, in welcher Hexenverfolgungen und -prozesse ihre Blütezeit erlebten. Neben zahlreichen weiteren fantastischen und unglaublichen Phänomenen wie beispielsweise den Werwölfen[358] oder Missgeburten

---

[355] Nebenbei sei erwähnt, dass eine Vielzahl an ausgefallenen Geschichten, welche sich in Hexentraktaten finden, mitunter den Verdacht nahe legen, dass es sich dabei um einen schlafwandlerischen Ursprung handelte und dass die dämonische Auslegung der Betroffenen für ihre peinliche Lage, in welche sie aufgrund des nächtlichen Herumgehens gekommen waren, zur Ausrede benutzt wurde. So konnte Othon Scholer anhand ausgewählter Beispiele aufzeigen, wie oftmals skurrile Erzählungen von dämonischer und teuflischer Heimsuchung und Verführung dazu benutzt wurden, um Peinlichkeiten aber auch begangene Verbrechen zu vertuschen, sich selbst damit als unschuldig zu erweisen und sich in jedem Fall den sozialen Folgen und der Diskriminierung zu entziehen. Siehe dazu Scholer, Othon: Der Hexer war's / die Hexe / ja vielleicht sogar der Dämon höchstpersönlich. Von der Nutzung der Hexenideologie zur Verdeckung und Vertuschung von Peinlichkeiten, Unarten, Vergehen und Verbrechen, nebst einer Reihe von höchst informativen Vor-, Zwischen- und Nachspielen zu Nutz und Frommen der Spätgeborenen. Trier: Paulinus Verlag, 2007.

[356] Auch Ioannes Wierus oder Jean Wier genannt. Weyer praktizierte als Leibarzt des niederländischen Herzogs Wilhelm V. von Jülich-Kleve-Berg (1516–1592) und war ein scharfer Kritiker der Hexenverfolgungen. Herzog Wilhelm V. lehnte als Folge von Weyers Veröffentlichung *De praestigiis daemonum* die weitere Anwendung von Folter und Todesstrafe ab. Vgl. Midelfort, H. C. Erik: Johann Weyer in medizinischer, theologischer und rechtsgeschichtlicher Hinsicht. In: Lehmann, Hartmut und Ulbricht, Otto (Hrsg.): Vom Unfug des Hexen-Processes. Gegner der Hexenverfolgung von Johann Weyer bis Friedrich Spee. Wiesbaden: Harrassowitz, 1992: 53–64.

[357] Vgl. Leibbrand, Werner; Wettley, Annemarie: Der Wahnsinn. Geschichte der abendländischen Psychopathologie. Freiburg/München: Karl Alber, 1961, S. 205.

[358] Zur frühneuzeitlichen Diskussion über Werwölfe und Lykanthropie sowie die Rolle der Ärzte innerhalb dieser Debatte s. Metzger, Nadine: Battling demons with medical authority: werewolves, physicians and rationalization. Hist. Psychiatry 2013; 24 (3): 341–355. Ein ausführlicheres und epochenübergreifendes Bild der Lykanthropie zeigt dieselbe Autorin in ihrer Dissertation, vgl. Metzger (2011).

wurde dabei, wenn vermutlich auch in weitaus geringerem Umfang, das Schlafwandeln diskutiert. Und so können wir davon ausgehen, dass die Ärzte, die in Hexenprozessen als medizinische Experten herangezogen wurden, sich im Rahmen der Hexendebatte früher oder später auch mit dem Schlafwandeln auseinandersetzten. In diesem Zusammenhang stellt sich die Frage, wie diese Mediziner zu der Zuordnung dieses Phänomens zu den dämonischen Erscheinungen standen. Hexerei, Magie und die Besessenheit sowie deren Entledigung bzw. „Heilung“ fielen vorrangig in den Aufgabenbereich der Kirche. Jakob Horst, der schilderte, er hätte in seinem ärztlichen Alltag immer wieder Kontakt zu Nachtwandlern gehabt, brachte nun schließlich mit seiner Monographie auch eine ausführliche Rezeptsammlung heraus, nach welcher er seinen Kollegen riet, Schlafwandler medizinisch zu behandeln und sie von ihren Leiden zu kurieren.[359] Die Darstellung des Nachtwandelns als mit natürlichen oder pharmakologischen Mitteln heilbare bzw. vorzubeugende Erkrankung, welcher sich ein Arzt annahm, stand auf dem ersten Blick im Widerspruch zu den theologischen bzw. hexentheoretischen Überlegungen bei Kramer oder Bodin, da sich böse Engel oder Besessenheit nicht durch medizinische Rezepte austreiben ließen.

Der Frage nach der Einordnung des nächtlichen Herumgehens im Schlaf kam vor diesem Hintergrund eine entscheidende Rolle zu. Dies war auch Jakob Horst bewusst. Die Zuordnung des Nachtwandelns zu den göttlichen oder natürlichen Dingen fand deshalb schon zu Beginn, im zweiten Kapitel seines Werks statt.[360] Horst ging allgemein davon aus, dass in allen natürlichen Dingen eine göttliche Bewahrung und Vorsehung lag. Davon war auch das Nachtwandeln nicht ausgeschlossen.[361] Das Herumgehen im Schlaf wurde von Jakob Horst als Defektzustand verstanden, da einerseits zwar Bewegungen und Sinneswahrnehmungen in diesem Zustand stattfanden, andererseits die gezeigte Muskeltätigkeit nicht ablief, wie es sich nach den physiologischen Gesetzen gehörte, sondern verkehrt und unvollkommen.[362] Genauso galten Nachtwandler bei Jakob Horst als nicht im vollen Gebrauch ihrer Sinne. Das Göttliche meinte Horst – im Gegensatz zu Bodin – nun darin zu erkennen,

359 Vgl. Horst (1595), S. 240–254.
360 Horst (1595), S. 182–187.
361 Horst (1595), S. 182.
362 Horst (1595), S. 183.

dass solche Menschen trotz ihres Defektzustandes und der Gefahren, welche sie dabei auf sich nähmen, keinen Schaden während des Nachtwandels erleiden würden: Nachtwandler würden bisweilen von Gott bewahrt und gelenkt und durch Gottes Hilfe unverletzt bleiben. Denn ohne die göttliche Vorsehung, darin war sich Horst sicher, würden weit mehr Nachtwandler während ihrer Anfälle zu Schaden kommen.[363]

Aber ist das Nachtwandeln dann nun aufgrund dieses göttlichen Beistandes als göttlich beziehungsweise als außernatürlich oder aber doch nur als natürlich zu bezeichnen? Horst wählte zur Beantwortung dieser Frage einen Mittelweg: Die meisten Nachtwandler würden aus natürlicher Kraft heraus und nach ihrer Natur, wie sie ihnen von Gott verliehen worden sei, handeln und hätten darüber hinaus nichts Göttliches an sich. Dennoch gäbe es manche Nachtwandler, deren Handlungen teils natürlich, teils göttlich und wunderbar wären.[364] Als *praeter ordinem naturae* betrachtete Horst am Schlafwandeln u.a. folgende vier Beobachtungen: Erstens die menschliche Seele. Diese umfasste die Bereiche des Gemüts, des Willens sowie der Entscheidung, im Falle des Schlafwandelns die Entscheidung, das Bett zu verlassen, herumzugehen und diversen Tätigkeiten nachzugehen. Die Handlungen, die daraus resultieren würden, würden ihre eigentliche Kraft und Möglichkeit übertreffen und wären teilweise sogar göttlich. Gleichzeitig scheine auch der Verstand (*intellectus*) einiger Nachtwandler über das Maß der Natur ausgeprägt zu sein.[365] Zur Veranschaulichung wählte Horst eine wohl allgemein bekannte Geschichte von einem Nachtwandler, der im Schlaf regelmäßig Türen und Schlösser öffnete. Zum Schutz seines Sohnes wechselte der Hausvater heimlich das Türschloss aus, damit dieser in der Nacht nicht das Haus verlassen konnte. Der Sohn jedoch, als er wieder schlafwandelte, öffnete dessen unbeeindruckt auch das neue Schloss, was Horst als übermäßigen

---

363 Horst (1595), S. 183–184.

364 Vgl. Horst (1595), S. 184. Die bekannte Erzählung aus dem zwölften Kapitel der Apostelgeschichte, in welcher von der nächtlichen Befreiung des Petrus aus dem Kerker durch einen Engel die Rede ist, wurde gerne in die frühneuzeitliche Diskussion über Nachtwandler als Exempel eines göttlichen Mitwirkens beim Schlafwandeln angeführt: Petrus sei demnach schlafwandelnd aus dem Kerker entkommen, während ihm ein Engel den Weg dafür bahnte, indem er ihm die Ketten löste, die Türen öffnete etc. Vgl. dazu beispielsweise die Schilderungen bei Libavius, Andreas: Singularium Andreae Libavii. Pars secunda. Frankfurt am Main: Kopff, 1599, S. 252.

365 Horst (1595), S. 184–185.

intellectus interpretierte.[366] Die zweite übernatürliche Beobachtung am Schlafwandeln war Horsts Meinung nach die Erfahrung (und damit hatte Horst wohl insbesondere die Geschichte des in den Brunnen gestiegenen Kochs vor Augen), dass gewisse Nachtwandler, die sich zu gefährlichen Orten begeben hatten und dann plötzlich erwacht waren, nicht gefallen waren. Dies sei allein dem außergewöhnlichen Beistand der Engel zu verdanken, die dem Nachtwandler helfen würden.[367] Drittens sei es ein Wunder, dass solche Menschen beim Klettern bemerkenswert starke und ausdauernde Kräfte aufbringen könnten.[368] Und viertens würde sich das Nachtwandeln in manchen Fällen dem Betroffenen schon vorankündigen, was sich auf dessen Gemüt schlagen könne und was einer göttlichen Ankündigung gleichkäme.[369]

Es gäbe also, fasste Horst an anderer Stelle zusammen, durchaus übernatürliche Nachtwandler (*noctambulones ὑπερφυσικοί*), denen Gott und gute Engel beistünden und die sehr wunderbare und außergewöhnliche Verhaltensweisen in ihren Anfällen entwickeln würden.[370] Genauso sei es möglich, dass sich gelegentlich auch ein böser Geist bei solchen Zuständen ein- bzw. untermischen könnte. Allerdings hielt es Horst als Arzt nicht für seine Aufgabe, sich mit diesen letzten beiden Formen des Nachtwandelns zu beschäftigen: Um die göttlichen Nachtwandler sollten sich die Geistlichen kümmern, und die, die sich auf Zauberei und Magie verstünden, sollten sich des teuflischen Nachtwandlers annehmen. Er jedoch würde sich als Arzt im Folgenden ausschließlich nur noch auf das natürliche Nachtwandeln (*noctambulones naturales*) konzentrieren.[371]

---

[366] Horst (1595), S. 185. Hier fällt insbesondere auf, dass Jakob Horst Fähigkeiten, welche nach dem *Rituale Romanum* als Zeichen für Besessenheit galten, etwa das Durchschauen bzw. Aufdecken von Dingen, die dem Betroffenen eigentlich verborgen und geheim geblieben sein sollten, nicht der Besessenheit des Nachtwandlers zuschrieb, sondern dessen ausgeprägtem *intellectus*. Eine Zusammenfassung der Zeichen von Besessenheit findet sich bei Spanos, Nicholas P und Gottlieb, Jack: Demonic possession, mesmerism and hysteria. A social psychological perspective on their historical interrelations. J. Abnorm. Psych. 1979; 88: 527–546, insb. S. 532–533.

[367] Horst (1595), S. 185–186.

[368] Horst (1595), S. 186.

[369] Ebenda.

[370] Horst (1595), S. 197: „Noctambulones alii sunt mere naturales, alii sunt et naturales et ὑπερφυσικοί."

[371] Vgl. Horst (1595), S. 199.

Für die Natürlichkeit des Schlafwandelns sprachen laut Horst nun folgende Gründe: So seien dies neben 1.) einem schweren und tiefen Schlaf auch 2.) die Bewegungen, die darin stattfänden,[372] 3.) die Beobachtung, dass Nachtwandler gelegentlich etwas mit aus dem Bett nähmen, wenn sie dieses verließen, 4.) die Ausführung unterschiedlicher Handlungen, 5.) ihre ausgeprägte Kraft, mit welcher sie im Vergleich zum Wachzustand Dächer und Wände hochkletterten, 6.) die Amnesie für das Geschehene und schließlich 7.) die Reaktion Betroffener, sobald man ihnen von ihren nächtlichen Taten erzählen würde, welche sich in Schreck, Melancholie und Traurigkeit äußerte.[373]

Jakob Horsts Differenzierung des Nachtwandelns in eine sowohl göttliche als auch mögliche dämonische, am häufigsten aber natürliche Erscheinungsform präsentiert sich als unscharf. So zählte er die außergewöhnliche Kraft eines Nachtwandlers sowohl als Kriterium für ein übernatürliches wie für ein natürliches Schlafwandeln auf ohne hierfür eine Erklärung zur genaueren Unterscheidung abzugeben. Seine aufgelisteten Unterscheidungsmerkmale bargen die Schwierigkeit, einen Nachtwandler definitiv einer dieser Unterformen zuzuordnen. Denn auch konkrete Kriterien, die etwa für das Vorliegen eines dämonischen Nachtwandlers sprachen, nannte Horst nicht. Auch scheint Horsts Aussage, sich ausschließlich mit der natürlichen Form des Schlafwandelns befassen zu wollen, zu einigen der von ihm zu Beginn seines Werkes aufgeführten Fallbeispiele im Widerspruch zu stehen. Allein aus der von Horst berichteten Geschichte von dem Koch, der in den Brunnen geklettert war, lassen sich viele Kriterien ableiten, welche Horst als göttlich oder übernatürlich am Nachtwandel bezeichnete. Dabei war eine mehr oder weniger genaue Zuordnung aus medizinischer Sicht jedoch durchaus relevant. Denn während natürliche körperliche Erscheinungen oder Erkrankungen auf natürliche Art und Weise durch einen Arzt heilbar waren, galt dies für außergewöhnliche nur eingeschränkt, noch weniger für dämonische Geschehnisse.[374]

---

372 Vgl. dazu auch Salius Diversus (1586), S. 300, der bereits in Anlehnung an Galen die Natürlichkeit von Bewegungen im Schlaf propagierte.

373 Horst (1595), S. 186–187.

374 Für solche Fälle galt das Gebet sowie der Exorzismus als probates Mittel. Vgl. Soldan, Wilhelm Gottlieb und Heppe, Heinrich: Geschichte der Hexenprozesse. Neu bearb. u. hrsg. von Max Bauer. Hanau: Müller & Kiepenheuer, 1968, S. 93–97.

Wie sind nun Horsts widersprüchliche Aussagen zu verstehen? Jakob Horst, der die Welt und insbesondere die Naturwunder als Offenbarung des Schöpfers begriff und der die Erforschung wundersamer Phänomene als Glaubensarbeit verstand, mit der er Gott zu loben und zu ehren gedachte, setzte Naturwunder mit dem Göttlichen gleich. Das Nachtwandeln, das er als Wunder der Natur begriff, erhielt dadurch für ihn göttliche Anteile. Bei der Nennung dieser göttlichen bzw. außernatürlichen Aspekte wird jedoch klar, dass sich diese nicht auf den Menschen, der schlafwandelte, bezogen, als vielmehr auf dessen göttliche Leitung und Vorsehung, die sich durch das Wirken des Nachtwandlers zeigte. Das Außernatürliche beim Nachtwandeln sollte durch das vermeintlich göttliche Wirken in Erscheinung treten, welches die außergewöhnlichen Taten der Nachtwandler ermöglichte, wie beispielsweise hohe intellektuelle Leistungen. Diese göttliche Fürsorge schließlich war es auch, die den Schlafenden vor schlimmem Schaden während der Episoden bewahren sollte. Das Herumgehen im Schlaf, also das Schlafwandeln an sich und sogar das Erklimmen großer Höhen wurde dagegen – nicht zuletzt auch durch die noch zu erläuternde Pathophysiologie des Nachtwandels – als natürlich gedeutet.

3.4 Die Pathophysiologie des Schlafwandelns bei Jakob Horst

Das sechste Kapitel seines Werkes widmete Jakob Horst der Fragestellung nach den Ursachen für das Nachtwandeln.[375] Als unbedingte Voraussetzung für

---

[375] Bei seinen Erläuterungen griff Horst auf das Vier-Ursachen-Schema des Aristoteles zurück und ging Schritt für Schritt auf die Materialursache (*materia*), die Formursache (*forma*), die Wirkursache (*efficiens*) und schließlich die Zweckursache (*finalis*) des Nachtwandelns ein. Jakob Horst erwies sich in seinem wissenschaftlichen Vorgehen als Anhänger der aristotelischen Physik und des Galenismus. Mit dem Basler Arzt Theodor Zwinger (1533–1588) unterhielt er diesbezüglich einen regen Briefverkehr über die beste Methode in der Wissenschaft. Vgl. dazu Zwinger, Theodor und Horst, Jakob: Fragmenta literarum de Studio Methodi – Mscr. Dresd. C.383: Abschriften des 17. Jahrhunderts, [1568–1574], Online-Ausgabe der Sächsischen Landesbibliothek – Staats- und Universitätsbibliothek Dresden: Handschriften, 2024. https://digital.slub-dresden.de/werkansicht/dlf/103784/5 (letzter Zugriff am 03.11.2024). Zur Methodik des Theodor Zwinger und Horsts Stellungnahme dazu vgl. Gilly, Carlos: Zwischen Erfahrung und Spekulation. Theodor Zwinger und die religiöse und kulturelle Krise seiner Zeit. 2. Teil. Basler Zeitschrift für Geschichte und Altertumskunde 1979; 79: 125–223.

das Schlafwandeln, so Horst, läge diesem ein menschlicher Körper zugrunde, der sich durch eine ungleiche Komplexion auszeichnen würde (*inaequalis complexio*).[376] Die ungleiche *complexio* des Nachtwandlers lag in einer hitzigen und trockenen Qualität, also in der des Cholerikers, welchen Horst als den typischen Nachtwandler betrachtete.[377] Den Choleriker glaubte Horst vor allem deshalb für zum Herumgehen im Schlaf prädestiniert, da ihm ein hitziges Geblüt und eine große Menge besonders feiner *spiritus* nachgesagt wurden. Entsprechend seiner Physiognomik war ein Choleriker außerdem leichtgewichtig und von kleiner Statur, so dass sich in ihm die *spiritus* auf engstem Raum konzentrierten.[378] Insbesondere bei cholerischen Kindern und Jugendlichen sollte ein geringes Körpergewicht dazu beitragen, dass die *spiritus* besonders in der Nacht, wenn das Geblüt stärker erhitzt wurde, die Hände und Füße der Betroffenen leichter machten und zum Nachtwandeln veranlassten.[379] Neben dieser Komplexion setzte Horst für das Nachtwandeln zusätzlich eine mutige, unerschrockene Persönlichkeit sowie ein kaltes und feuchtes Gehirn voraus, da letzteres die Grundlage für einen tiefen Schlaf bot.[380] Im Gegensatz zu Salius Diversus, der den melancholischen Typus im Nachtwandler erkannte,[381] da diesem eine ausgeprägte Einbildungskraft nachgesagt wurde, hielt Jakob Horst eine cholerische Konstitution für die geeignetste. Trotz alledem war Horst, der Salius Diversus' Aussagen über das Herumgehen im Schlaf genau studiert hatte, bemüht, Salius Diversus' Meinungen nicht als widersprüchlich zu seinen eigenen zu betrachten. Das melancholische Temperament hielt Horst zwar als für das Nachtwandeln ungeeignet: der Melancholiker sei zu schwer, seine *spiritus* vergleichsweise wenig agil und sein Wesen furchtsam und ängstlich, kurz: zum Nachtwandeln wenig tauglich.[382] Allerdings stimmte Horst Salius Diversus darin zu, dass ebenfalls die Einbildungskraft ihren Teil zum Nachtwandeln beitragen würde und dass eine solche beim Melancholiker ausgeprägter vorliegen würde.[383]

---

376 Horst (1595), S. 206.
377 Ebenda.
378 Horst (1595), S. 207.
379 Ebenda.
380 Horst (1595), S. 207.
381 Vgl. Salius Diversus (1586), S. 306.
382 Horst (1595), S. 207–208.
383 Horst (1595), S. 208.

Das Problem bei Melancholikern war allerdings, dass ihnen nachgesagt wurde, sie könnten selten einen tiefen Schlaf entwickeln. Daraus schloss Horst, dass Menschen von solchem Temperament, selbst wenn sie durch eine starke Einbildung zum Herumgehen im Schlaf gedrängt werden, aus ihrem leichten Schlaf erwachen würden.[384] Die unterschiedlich vertretenen Annahmen und damit den Widerspruch zwischen Salius Diversus und sich selbst löste Jakob Horst schließlich dadurch auf, dass er als Gemeinsamkeit zwischen sich und dem italienischen Arzt die empfohlene Therapie bei solchen Nachtwandlern feststellen konnte. Diese sah bei beiden Medizinern ein Andicken der feinen *spiritus* vor, womit Salius Diversus unweigerlich die feinen *spiritus* des Cholerikers gemeint haben müsse, so Horst.[385]

Als weitere Ursache, die das Nachtwandeln und die darin gezeigten Handlungen ermöglichen sollte, stellte Horst die Organe vor, welche der Wahrnehmung und Bewegung des Körpers dienten[386] und im Wesentlichen den physiologischen Vorstellungen nach Fernel sowie den Theorien über Träume entsprachen. Am Nachtwandeln waren demnach neben den ausführenden Organen wie Muskeln, Knochen und Gelenken auch die *spiritus* sowie das Gemüt (*mens*), der Wille (*voluntas*)[387] und der Verstand (*intellectus vel cognitio*) beteiligt.

Das Herumgehen im Schlaf war nur mit einem tiefen Schlaf vereinbar, da andernfalls der Nachtwandler bei seinen nächtlichen Spaziergängen aufwachte und die Episode schon bald wieder endete. Der notwendige tiefe Schlaf wiederum sollte durch Dünste (*vapores*) entstehen, die tief aus dem unteren Leib in das Gehirn aufstiegen, dort – sofern das Gehirn feucht und kalt war – kondensierten und dadurch im Gehirn zur Verstopfung diverser Öffnungen und Austrittsstellen der *spiritus* führten und hier Ruhe und Schlaf induzierten.[388]

Dass nun der nachtwandelnde Koch aber nicht in den Keller, sondern (fälschlicherweise) in den Brunnen hinuntergestiegen war, hing nach Horsts Vorstellung zum einen mit der verkehrten Art des Schlafes (*somni depravata ratio*) – gemeint ist ein Mischzustand aus Schlaf und Wachzustand – sowie mit

---

384 Ebenda.

385 Horst (1595), S. 208–209.

386 Horst (1595), S. 212.

387 Ebenda.

388 Horst (1595), S. 213.

der daraus resultierenden verkehrten Handlungskraft zusammen.[389] Dieser verkehrte, unvollkommene Handlungsimpuls entsprach genauso wenig wie dem beim Nachtwandler gezeigten Schlafzustand der gesunden, üblichen Form zu handeln bzw. zu schlafen und führte demnach zu irregeleitetem Verhalten. Die in diesem Zustand erzeugten Einbildungen wurden zwar ausgelebt,[390] hinterließen allerdings keinen bleibenden Eindruck im Gemüt. Grund dafür war nach Horst, dass die Seele dem eingebildeten Objekt nicht ihre volle Aufmerksamkeit widmete, sondern nur einen verschwommenen Eindruck davon erzeugen würde. Sobald ein Nachtwandler also erwachte, konnte er sich wegen dieses fehlenden Eindruckes nicht an seine nächtlichen Aktionen erinnern.[391] Für den Fall, dass sich ein Nachtwandler an seine Handlungen dennoch wie an einen Traum erinnerte, legte Horst die Erklärung bereit, dass es zu einem bleibenden, wenn auch weiterhin verschwommenen Eindruck des vorgestellten Bildes gekommen war, da die Seele solchen Einbildungen gelegentlich auch mehr Aufmerksamkeit schenken würde.[392] Die beschriebene Amnesie war im Übrigen nicht spezifisch für schlafwandlerische Zustände, sondern auch bei anderen Erscheinungen beobachtet worden: so etwa beim Betrunkenen, beim Irren, aber auch nach starken emotionalen Ereignissen, die mit großer Angst einhergingen, wie ein Großbrand oder Flucht.[393] Und schließlich meinte Horst, die Amnesie eines Nachtwandlers gut nachvollziehen zu können. Er verglich diesen Zustand mit einem solchen, in dem man gedanklich ganz mit einer Sache beschäftigt war, während man nebenher andere Tätigkeiten verrichtete, ohne viel über diese dabei nachzudenken und an welche man sich im Nachhinein auch nicht mehr genau erinnern konnte.[394]

Die Seele, welche sich sonst zur Schlafenszeit um das Wohl des Körpers kümmern sollte, handle, so Horst, beim Nachtwandler entgegengesetzt zu ihrer sonstigen Pflicht. Denn das Herumgehen im Schlaf trage weder zur

---

[389] Vgl. Horst (1595), S. 214.

[390] Horst (1595), S. 214–215.

[391] Horst (1595), S. 216–217. Horst griff hier auf die Erklärung der Amnesie bei Galen zurück. Vgl. das Unterkapitel *Schlafwandeln in antiken Quellen* in Kapitel 2.1 *Schlafwandeln in Antike und Mittelalter.*

[392] Horst (1595), S. 204.

[393] Ebenda.

[394] Horst (1595), S. 204–205.

Erhaltung der Gesundheit noch zu irgendeiner Form der Erkenntnis oder zu einem anderen guten Zweck bei. Im Gegenteil wusste Horst aus seiner eigenen ärztlichen Praxis, wie solche nächtlichen Bewegungen am Körper des Betroffenen Schaden anrichten konnten und auch sonst voller Gefahr steckten. Das Herumgehen im Schlaf bezeichnete Horst vor diesem Hintergrund als ein Symptom[395] aus dem Formenkreis des natürlichen aber beeinträchtigten Tuns (*actio animalis laesa*) des Gehirns.[396] Die Beeinträchtigung läge im Mischzustand zwischen Schlaf und Wachsein, in welchem per se Bewegungen dieser Art nicht naturgemäß stattfinden konnten. Genauso sollte es sich mit den Sinneswahrnehmungen verhalten, die nur von einem wachen Menschen korrekt aufgenommen und verarbeitet werden konnten. Alle Handlungen also, die von einem Nachtwandler ausgingen, waren als verkehrt und als „Folge einer nicht gesunden oder widernatürlichen oder auch krankhaften Körperkonstitution“[397] zu betrachten.

Ein weiterer wichtiger Punkt lag darin, dass die zum Nachtwandeln begünstigende Komplexion nicht jede Nacht bei einem Nachtwandler vorlag, was erklärte, weshalb vom Nachtwandeln betroffene Menschen nicht jede Nacht ihre Episoden erlitten. Erst durch das Hinzukommen bestimmter weiterer Umstände konnte sich aus der geeigneten Komplexion schließlich eine krankhafte Konstitution entwickeln, die dann Einfluss auf den Schlaf und dort stattfindende Bewegungen nahm.[398] Als besonders empfänglich für das Schlafwandeln schätzte Horst solche Menschen ein, die von Natur aus viel Hitze in sich trugen, während ihr Feuchtigkeits- und Trockenheitshaushalt ausgeglichen waren. Denn sobald sich zu dieser Konstitution doch einmal auch Feuchtigkeit im Gehirn dazugesellte, neigten diese Menschen besonders stark zum Nachtwandeln.[399] Die Faktoren, die die Feuchtigkeit oder

---

395 Von Galen stammt ein eigenes Werk, das sich ganz dem Begriff und der Verschiedenheit des Symptoms widmet. Zum Begriff desselben und der deutschen Übersetzung vgl. Galen: Über die Verschiedenheit der Symptome: De symptomatum differentiis. Hrsg., übers., und erl. von Beate Gundert. Berlin: Akademie-Verlag, 2009.

396 Horst (1595), S. 218.

397 Horst (1595), S. 224: „[…] qui sequuntur insalubrem ac praeternaturalem corporis constitutionem, aut etiam morbosam.“

398 Horst (1595), S. 226–227.

399 Horst (1595), S. 227.

Trockenheit beeinflussen sollten, entnahm Horst der Lehre der *sex res non naturales*.[400]

So sollte sich eine hohe Luftfeuchtigkeit (*aer humidior*) tagsüber oder eine gewittrige Nacht (*intempesta nox*) auf die Qualität des Schlafes auswirken, der infolge der sich im Gehirn ansammelnden Feuchtigkeit tiefer wurde. Je stärker der Mensch einem solchen Wetter ausgesetzt war, zum Beispiel wenn er tagsüber viel an der frischen, feuchten Luft gewesen oder das Schlafzimmer nicht ausreichend vor dieser Luft geschützt war, desto eher sollte er zum Nachtwandeln neigen.[401] Daneben wirke der Genuss von Biersuppen, weißen Mohnsamen und Mohnsuppen, eine große Portion Salat am Abend oder Most schlaffördernd[402] und daher günstig auf das Nachtwandeln. Die Herz- oder Leberhitze wurde wiederum durch diverse, vor allem stark gesalzene Braten, durch Gewürze, Eidotter und starke Weine angefeuert.[403]

Als dritten, das Nachtwandeln begünstigenden Faktor nannte Horst den Schlaf selbst und dessen Gegenstück: das Wachsein. Zu lange Phasen der Wachheit, auf die dann Schlaf folgte, würden häufig mit schlafwandlerischen Episoden einhergehen. So sah es Horst in der Geschichte des Galen bestätigt, in der Galen erzählte, bereits einen längeren Fußmarsch hinter sich gelegt zu haben, bevor er diesen im Schlaf weiter fortführte. Zudem riet Horst, mit dem Zubettgehen nach dem Essen noch etwas zuzuwarten: werde der Schlaf unmittelbar nach der Mahlzeit aufgenommen, so sei dieser – bedingt durch die Verdauung und die dabei entstehenden Dünste – sehr tief und dadurch zum Nachtwandeln geeigneter.[404] Ebenfalls gewinne der Schlaf durch ausufernde körperliche Betätigung sowie durch anderweitig entstandene Erschöpfung an Tiefe.[405] Auch die Ausscheidungen hätten einen Einfluss auf nächtliche Bewegungen: so fördere Verstopfung das Entstehen von Dünsten, die sich auf die Schlafqualität und die *spiritus* auswirken würden und die genannten Paroxysmen hervorrufen könnten.[406] Zuletzt würden

---

400 Zu den *sex res non naturales* vgl. Kapitel 1.2 *Diätetik und Physiologie des Schlafes*.
401 Horst (1595), S. 228.
402 Ebenda.
403 Horst (1595), S. 228–229.
404 Horst (1595), S. 229.
405 Ebenda.
406 Ebenda.

starke Gemütsbewegungen zum nächtlichen Herumgehen begünstigen, da sie die Einbildungskraft beflügeln würden.[407]

Da Horst es als seine Aufgabe als Arzt sah, die Gesundheit der Menschen zu erhalten oder wiederherzustellen, war es für ihn nur selbstverständlich, sich auch dem Nachtwandler anzunehmen, um diesen vor größerem Schaden zu schützen.[408] Dabei sah Horst die Pathologie nicht im nächtlichen Herumgehen, sondern in der körperlichen Konstitution des betroffenen Menschen, die folglich kuriert werden musste. Das Herumgehen als Symptom einer körperlichen Störung erhielt bei Jakob Horst und damit zum ersten Mal in der Geschichte Krankheitswert.

3.5 Von der Pathophysiologie zur Psychologie des Schlafwandlers: Die Rezeption des Jakob Horst im frühen 17. Jahrhundert

Die Rezeption durch Andreas Libavius

1599, nur wenige Jahre nach Horsts Publikation, erschien mit Andreas Libavius' (1550–1616)[409] Veröffentlichung des zweiten Bandes seiner *Singularia* eine weitere, auffallend ausführliche Auseinandersetzung mit dem Nachtwandeln.

---

[407] Ebenda.

[408] Vgl. Horst (1595), S. 218: „Medici [...] corporis sanitatem vel praesentem tuendam, vel imbecilliorem praeservandam, vel absentem curatione morborum restituendam accommodant [...].“

[409] Die Sekundärliteratur würdigte überwiegend Libavius' Schaffen als Vorreiter der modernen Chemie aber auch seine alchemistischen Tätigkeiten. Eine Einordnung von Libavius' Werk und Leben in den historischen Kontext bietet Moran, Bruce T.: Andreas Libavius and the Transformation of Alchemy: Separating Chemical Cultures with Polemical Fire. Sagamore Beach: Science History Publications, 2007. Vgl. außerdem Dachrodt, Daniela: Architektur der Sachlichkeit: Das chemische Gebäude von Andreas Libavius. In: Laube, Stefan (Hrsg.): Goldenes Wissen: die Alchemie – Substanz, Synthesen, Symbolik. Wiesbaden: Harrassowitz, 2014; Kalter, Isolde: Alchemie und Sauerbrunnen: der Coburger Naturwissenschaftler Andreas Libavius ca. 1558–1616. Coburg: Landesbibliothek Coburg, 2016 sowie Müller-Jahncke, Wolf-Dieter: Andreas Libavius im Lichte der Geschichte der Chemie: zur kritischen Einordnung des Coburger Universalgelehrten. In: Jahrbuch der Coburger Landesstiftung, Band 17. Coburg: Seitz, 1972: 205–230. Weitere biobibliographische Angaben bietet Jaumann, Herbert: Handbuch Gelehrtenkultur der Frühen Neuzeit. Band 1. Berlin/New York: De Gruyter, 2004, S. 408.

Die *Singularia*, ein vierteiliges Buch (Teil 1–2 erschienen 1599, Teil 3–4 folgten 1601), stellte eine umfangreiche Sammlung diverser Phänomene aus dem Bereich der Naturwissenschaften dar: Auf insgesamt 3559 Seiten (Oktavoausgabe, exklusive Vorworte und Indices) diskutierte Libavius neben der Wirkung von Mineralien und Gesteinen, Bernstein, Bitumina und heilenden Quellen eine Reihe von „Vielen Dingen, die ergötzlich zu wissen sind" (*multa scitu iucunda*). Darunter fiel beispielsweise die Frage, ob Tiere einen Intellekt besäßen, die Diskussion der Auswirkungen des Bluttrinkens und eben auch ein 20-seitiges Kapitel mit dem Titel *De noctambulis*.

Andreas Libavius, geboren in Halle, promovierte nach einem Studium der Philosophie und Medizin in Wittenberg und Jena 1588 in Basel zum Doktor der Medizin. Libavius war vielseitig talentiert und zeichnete sich schon früh durch eine herausragende literarische Begabung aus. Dies zeigte sich nicht zuletzt auch darin, dass ihm nach dem Doktorat der Ehrentitel eines Poeta Laureatus verliehen wurde.[410] Nach Anstellungen als Lehrer in Ilmenau und Coburg unterrichtete er von 1588–1591 in Jena als *Professor historiarum et poeseos*, bevor er 1591 als Stadtphysikus nach Rothenburg ob der Tauber wechselte, wo er ein Jahr später Schulinspektor des dortigen Gymnasiums wurde. Hier gestaltete er die Lehrpläne grundlegend um und übernahm selbst die naturwissenschaftliche Ausbildung seiner Schüler. In diese Zeit fiel auch die Verfassung seiner *Singularia*, die die Funktion eines Lehrbuches am besagten Gymnasium innehatten[411] und eine Vielzahl an *Exercitia* und *Disputationes* vorstellte, die alle ein hohes Niveau in der naturwissenschaftlichen Ausbildung voraussetzten.[412] 1607 wechselte Libavius an das damals neu gegründete Gymnasium Casimirianum Academicum in Coburg, wo er die Stelle des Direktors und des *Professor primarius* bis zu seinem Tod im

---

410 Vgl. dazu Samhaber, Friedrich: Krötengift und Hexenkraut: die astrologischen und alchemistischen Wurzeln der Arzneikunde. Raab: Wambacher-Voggenhuber, 2006, S. 64.

411 Vgl. dazu Samhaber (2006) S. 64.

412 Dass die in den *Singularia* veröffentlichten Texte jedoch, wie Moran (2007), S. 72 meint, den im Gymnasium in Rothenburg von den Schülern angefertigten Disputationen und Übungen entsprechen sollen, erscheint vor dem Hintergrund der hoch komplexen behandelten Themen und des offensichtlich in großem Umfang stattgefundenen Quellenstudiums unwahrscheinlich. Vielmehr bildeten die *Singularia* wohl eine aus Libavius' Hand stammende Grundlage für die naturwissenschaftlichen Disputationen im Unterricht fortgeschrittener Schüler.

Jahre 1616 bekleidete.[413] Libavius literarisches Werk ist vielfältig: neben theologischen Abhandlungen finden sich poetische und naturwissenschaftliche Texte. Libavius' besonderes Interesse galt jedoch der Chemie und Alchemie. Sein Hauptwerk, die *Alchemia* erschien 1597 und gilt als erstes systematisches Buch der Chemie.[414] Ein wichtiges Ziel alchemistischer Experimente stellte die Synthese von Gold dar, die durch Transmutation oder Projektion anderer (unedler) Metalle erfolgen sollte.[415] Es ist daher nachvollziehbar, dass die Entdeckung eines angeblich angeborenen goldenen Zahns, wie er im Mund des bereits erwähnten schlesischen Jungen entdeckt worden war,[416] das Interesse von Alchemisten auf sich zog, die hofften, darin Aufschlüsse hinsichtlich der Goldsynthese gewinnen zu können. So blieb auch Andreas Libavius an der Diskussion um den goldenen Backenzahn nicht unbeteiligt.

Unter den Alchemisten, die sich intensiver der Geschichte des Goldzahns annahmen, befand sich der Regensburger Arzt Martin Ruland der Jüngere (1569–1611).[417] Im Jahr 1595 schaltete sich Martin Ruland, der auch in seinem späteren Werk allgemein eine rege Streitkultur pflegte,[418] in die Diskussion um

---

413 Eine übersichtliche Biographie zu Andreas Libavius findet sich bei Kühnert, Herbert: Das Gold-Rubin-Glas im Lichte der „Alchemie" des Andreas Libavius. In: Jahrbuch der Coburger Landesstiftung, Band 13. Coburg: Seitz, 1968: 197–220. Die Biographie stammt von Helmut Blittersdorf.

414 Libavius, Andreas: Die Alchemie des Andreas Libavius. Ein Lehrbuch der Chemie aus dem Jahre 1597, hrsg. von Friedemann Rex. Weinheim: Verlag Chemie, 1964. Die deutsche Übersetzung enthält außerdem neben einem Bild- und Kommentarteil auch Angaben zu Sekundärliteratur über Libavius' Vita und seinem literarischen Corpus sowie Erläuterungen zum *Lehrgebäude* der Alchemie des Libavius. Einen Überblick über Aufbau und Inhalt von Libavius' Alchemie bietet außerdem Kühnert (1968) im ersten Abschnitt sowie Samhaber (2006), S. 66–73.

415 Zu den Grundzügen der Alchemie vgl. Samhaber (2006), S. 42–47.

416 Vgl. Kapitel 3.1 *Der Arzt Jakob Horst und die erste Monographie über Schlafwandeln*.

417 Ruland, der Sohn des Arztes Martin Ruland des Älteren (1532–1602) promovierte 1592 in Basel, nachdem er seine Studienzeit in Tübingen, Jena und Basel verbracht hatte und ließ sich danach als Stadtarzt in Regensburg nieder. Später, etwa 1607, begab er sich in den Dienst des Kaisers Rudolf II in Prag, wo er die Stellung eines Hofmedicus und schließlich des Leibarztes einnahm. Vgl. Söhner, Felicitas: Vom Lauinger Stadtphysikus zum kaiserlichen Leibarzt. Der Alchemist Martin Ruland der Jüngere. München: Grin-Verlag, 2011.

418 Vgl. Kühlmann, Wilhelm (Hrsg.): Killy-Literaturlexikon. Autoren und Werke des deutschsprachigen Kulturraumes. Band 10. Berlin/New York: De Gruyter, 2011, S. 106.

den Goldzahn des schlesischen Jungen ein: Mittels vier *Quaestiones*[419] versuchte er in der Vorgehensweise der Scholastik zu beweisen, dass der goldene Zahn auf natürliche Weise entstanden war. Seine entwickelten Thesen, die er unter dem Titel *Nova et in omni memoria omnino inaudita historia de Aureo dente [...] deque eodem iudicium* publizierte, widmete er keinem anderen als dem „sehr berühmten und hochgelehrten Mann und D. Andreas Libavius“, mit dem Ruland in freundschaftlicher Beziehung stand.[420] Rulands schriftliche Überzeugung von der Wahrhaftigkeit des Goldzahns blieb nicht unerwidert: der Amberger Arzt Johann Ingolstetter[421] setzte Rulands Schrift seinen eigenen Standpunkt zu der Angelegenheit gegenüber, indem er 1596 Schritt für Schritt Rulands Thesen sachlich in der Veröffentlichung *De aureo dente silesii pueri, responsio [...] ad iudicium Martini Rulandi [...] qua demonstratur: neque dentem: neque eius generationem esse naturalem* widerlegte. Nachdem Ruland schon vor Ingolstetter Andreas Libavius durch die Widmung in die Diskussion miteinbezogen hatte, erklärte nun Johannes Ingolstetter denselben als Schiedsrichter (*responsionis suae Iudicem*) in dem Streit zwischen sich und Ruland.[422] Spätestens dadurch wurde Andreas Libavius, der sich selbst sehr für die Goldsynthese interessierte,[423] mit der Diskussion um den Goldzahn konfrontiert[424] und es darf davon ausgegangen werden, dass Libavius, der nun Teil der Gelehrtendiskussion wurde, auch Jakob Horsts Buch über den Goldenen Zahn gründlich studiert hatte und damit auch aufgrund von dessen Doppelveröffentlichung mit Horsts Monographie über das Schlafwandeln in Berührung gekommen war. Umso weniger mag es

---

[419] Zur Gattung der *Quaestio* vgl. Lawn, Brian: The Rise and Decline of the Scholastic “Quaestio disputata”: with Special Emphasis on its Use in the Teaching of Medicine and Science. Leiden/Boston: 1993.

[420] Ruland (1595), fehlende Paginierung.

[421] Vgl. dazu auch das Kapitel 3.1 *Der Arzt Jakob Horst und die erste Monographie über Schlafwandeln*.

[422] Ingolstetter (1596), Rückseite des Titelblattes.

[423] Nicht zuletzt enthielt Andreas Libavius’ Plan von einem idealen Laboratorium, wie er es in seiner *Alchemia* skizzierte, auch einen Goldmacherofen. Vgl. dazu Samhaber (2006) S. 66.

[424] Vgl. dazu die an Andreas Libavius gerichtete Schrift *Nova et in omni memoria omnino inaudita historia de Aureo Dente* von Ruland (1595). Vgl. dazu auch Kühlmann, Wilhelm und Telle, Joachim (Hrsg.): Der Frühparacelsismus. Dritter Teil/ 1. Berlin/Boston: De Gruyter, 2013, S. 1235.

deshalb verwundern, dass Libavius' ausführliche Beschäftigung mit dem Schlafwandeln, wie sie in zweiten Band der *Singularia* entfaltet wird, direkt an einem Kapitel über Zähne anschließt, dessen Großteil sich ganz um die Diskussion um den goldenen Zahn dreht.[425] Zwar war der Betrug um den Goldzahn des Jungen bereits längst aufgeflogen, dass sich Libavius jedoch noch drei Jahre später mit dem Goldphänomen auseinandersetzte, zeigt einmal mehr, welchen Diskussionsbedarf die Geschichte vom goldenen Zahn aufgeworfen hatte. Den aufgedeckten Betrug entsprechend äußerte sich Libavius in den *Singularia* klar als Kritiker aller Theorien, die für die Natürlichkeit des goldenen Zahns sprachen und betonte die Unmöglichkeit eines solchen Geschehens.[426]

Die eingehende Untersuchung des Nachtwandelns, die unmittelbar auf die der Zähne und den Goldzahn bei Libavius folgt, bestätigt aber auch, dass Jakob Horsts Doppelveröffentlichung von 1595 offensichtlich über das Interesse am Goldzahn zu einer medizinischen Auseinandersetzung mit dem Schlafwandeln geführt hatte, das Libavius außerdem als bedeutend genug erachtete, um es in sein Lehrwerk für seine Schüler mit aufzunehmen. Das Kapitel mit der Überschrift *Noctambuli* gliedert sich in drei Teile: Es beginnt mit einem griechischen Zitat aus Aristoteles' *De somno et vigilia* und bildet die bereits bekannte Stelle ab, in welcher Aristoteles von Menschen spricht, die im Schlaf eine Wahrnehmung haben, herumgehen, schreien und sich wie wache Menschen verhalten, nachdem er zuvor dem Schlaf jegliche Sinneswahrnehmung abgesprochen hatte. Dem Verfasser stellte sich nach dem Zitat der besagten Aristotelesstelle die Frage, wie nun diese Gegensätze miteinander zu vereinen und das Schlafwandeln zu verstehen sei. Konkret ging es dabei auch um die Auffassung der aristotelischen Aussage, dass manche Schlafende wie die Wachen *sehen* würden. Diese Aussage deckte sich nicht mit der frühneuzeitlichen Vorstellung, der Schlaf könne nur mit geschlossenen Augen beibehalten werden und das Sehen dadurch unmöglich machen.[427] Diese Diskrepanz, die wie ein Vorwort in seine folgenden Thesen zum Schlafwandeln einleitet, diente Libavius als Ausgangspunkt für seine

[425] Das erwähnte Kapitel trägt die Überschrift *Disputatio Tuberana de dentibus et in his simul de aureo dudum praedicato*. Libavius (1599), S. 203–249.

[426] Libavius (1599), S. 108.

[427] Vgl. Libavius (1599), S. 250.

weiteren Untersuchungen. Die darauf folgende Liste von Autoren, die sich mit dem Phänomen des Nachtwandelns vor Libavius befasst hatten, lässt erkennen, auf welchen Vorarbeiten seine Überlegungen über das nächtliche Herumgehen fußten. Unter den aufgezählten Autoren befinden sich neben denen bereits von Jakob Horst zitierten auch Jakob Horst selbst sowie nun das von letztem vernachlässigte Buch *De anima* des Albertus Magnus. Außerdem findet sich explizit ein Verweis auf die hippokratische Schrift *De morbo sacro.*

Unter der Teilüberschrift *Nychobatae seu περὶ νυκτεγερσίας. De Noctisurgio.* ging Libavius anschließend in 40 nummerierten Abschnitten dem Wesen und den Charakteristika des nächtlichen Umhergehens auf den Grund, bevor er im dritten Teil, der *Illustratio* auf bestimmte zuvor behandelte Aspekte genauer einging und seine eigenen Aussagen kommentierte.

Auffallend ist, dass Libavius den ersten Abschnitt dafür verwendete, um das Nachtwandeln zu definieren, wie es Jakob Horst bereits vorgemacht hatte. Allerdings nutzte er dabei die Symptome (nicht wie Horst die Pathophysiologie) als Vorlage seiner Definition.[428] Libavius' Definition konzentrierte sich sichtbar auf das Wesentliche. Allgemein verdichtete und vereinfachte Libavius in den darauffolgenden 39 Thesen das Wissen, das über das Nachtwandeln aus den angegebenen Quellen bereits existierte, auf die wichtigsten Punkte. Zur Veranschaulichung oder als Beleg für seine Theorien wählte er zum einen Fallberichte, die er von Salius Diversus oder Jakob Horst entnahm, zum anderen auch neue beispielhafte Geschichten, die er aus eigener Erfahrung erzählen konnte oder aus nicht näher bezeichneten Quellen.

Die komplexe Temperamentenlehre und die ausführlichen Überlegungen zur Komplexion, die bei Jakob Horst eine seitenfüllende Diskussion eingenommen hatten, fanden in den *Singularia* keinen Platz. Kurz und bündig erklärte der Autor im vorliegenden Werk, dass

> diese [die Nachtwandler] sich darin unterscheiden, dass einige als cholerisch, einige als phlegmatisch oder melancholisch eingeschätzt werden. Sanguiniker sollen seltener davon betroffen sein.[429]

---

428 Vgl. das Kapitel 4.1 *Die Einführung eines Terminus technicus und einer Definition.*

429 Libavius (1599), S. 252: „Est autem eorum aliqua distinctio, dum quidam iudicantur esse χολερικώτεροι, quidam φλεγματικώτεροι ἤ μελανχολικοί. Sanguinei enim rarius ita affici creduntur."

Außerdem könne das Nachtwandeln in jedem Alter,[430] unabhängig vom Geschlecht[431] und zu jeder Tages- bzw. Nachtzeit[432] auftreten. Damit entzog sich Libavius der Frage nach dem vorherrschenden Temperament des Nachtwandelns. Denn den essentiellen Grund für das nächtliche Herumgehen sah Libavius weniger in einem Ungleichgewicht der Säfte. Er machte stattdessen natürliche, psychische Umstände dafür verantwortlich, allen voran Sorgen und Emotionen. Durch sie sollte die Phantasie beflügelt werden und durch den bereits bei Horst erläuterten Mechanismus der Mensch zum Nachtwandeln verleitet werden.[433] Dem Schlafwandeln ähnliche Erscheinungsformen wie zum Beispiel das Lachen, Weinen und Sprechen im Schlaf lagen nach Einschätzungen des Libavius dieselben möglichen Ursachen wie für das Schlafwandeln zugrunde, mit dem Unterschied, dass die im Schlaf lachenden oder sprechenden Menschen in deutlich geringerem Umfang als die anderen durch die Phantasie bewegt werden würden.[434] Diese Vereinheitlichung machte die beschriebenen nächtlichen Phänomene zu etwas fast schon alltäglichen und nun nur noch wenig Besonderen. Aufgrund des natürlichen Prozesses, der hinter den diskutierten Phänomenen stand, stimmte Libavius einer Beurteilung des Nachtwandelns als Krankheit nicht vollkommen zu. Schließlich könne man sehen, dass Menschen, die nachtwandeln, vorwiegend alltäglichen Beschäftigungen und Gedanken nachgehen würden, so wie es auch natürlich sei, von Dingen, die einen tagsüber widerfahren waren, zu träumen.[435]

Sich an dieser Theorie orientierend wusste Libavius auch die bei Salius Diversus aufgeführte Fallgeschichte von dem Handwerker aufzulösen, der schlafend und unbekleidet in der Nacht zu seiner Werkstatt gegangen war und dort von Freunden, die ihm zufällig über den Weg gelaufen waren, aufgeweckt wurde: der Handwerker sei um seine Arbeit besorgt gewesen, entweder weil er gewöhnlich immerzu an seine Arbeit dachte oder weil er am Vortag einen Entwurf angefertigt oder aber vor dem Zubettgehen noch etwas Wichtiges getan hatte. Die sich um die Arbeit kreisenden Gedanken

---

[430] Vgl. Libavius (1599), S. 251.
[431] Ebenda.
[432] Libavius (1599), S. 265.
[433] Ebenda.
[434] Libavius (1599), S. 251–252.
[435] Vgl. Libavius (1599), S. 257.

gaben ihm schließlich den Impuls, seine Arbeit im Schlaf fortzusetzen und da er im Schlaf die Tageszeit nicht korrekt einschätzen konnte, machte er sich im halbwachen Zustand (*semivigilans*) und in der Nacht auf den Weg zur Werkstatt. Für die Tatsache, dass sich der Handwerker gewöhnlich vor dem Verlassen des Hauses ankleidete, was im Nachtwandel den Schilderungen zufolge jedoch nicht stattgefunden hatte, da dieser nackt von seinen Freunden angetroffen wurde, hatte Libavius eine überraschende Erklärung zur Hand: Der Handwerker hätte sich im Schlaf nicht angekleidet, da das Anziehen kein von innen heraus entspringender Impuls sei, sondern den Menschen im Zusammenhang mit dem Schamgefühl beigebracht worden sei.[436] Solche übergestülpten Erwartungen werden in der Theorie des Libavius vom Nachtwandler unbekümmert missachtet.[437] Der Mensch bewegt sich hier ungezwungen und frei von gesellschaftlichen Konventionen.

Die genannte Stelle ist nicht die einzige, bei welcher Libavius einen psychologischen Blick auf Schlafwandler warf: Von Interesse ist in diesem Zusammenhang auch eine Geschichte, die Libavius aus seinem eigenen Repertoire erzählte und von einem Mann handelte,

> der gewöhnlich die Gespräche und Tätigkeiten der Mitmenschen aufschnappte und sie später dem Ortsrichter meldete. Als dieser einmal an einem vollen Tisch mit Gästen Platz nahm und schon tüchtig getrunken hatte, begann er einzunicken und gab im Schlaf die verräterischen Worte an die übrigen Zuhörer preis [...].[438]

Der Schlafwandler offenbart hier im Schlaf sein sonst gut vor der Allgemeinheit verborgenes wahres Wesen, das dadurch den Umstehenden ersichtlich wird, ohne dass der Betroffene darüber Kontrolle hat oder es verbergen kann. Der vormals unauffällige Zeitgenosse entpuppt sich im Schlaf als Verräter. Libavius meinte, durch die Beobachtung eines Nachtwandlers, Einblicke

---

436 Libavius (1599), S. 254–255.

437 Zur medizinischen Deutung der Nacktheit als Zeichen des Wahns und die damit einhergehende Verdrängung der Nacktheit aus der Öffentlichkeit hin zum Privaten vgl. Bologne, Jean-Claude: Nacktheit und Prüderie. Eine Geschichte des Schamgefühls. Weimar: Böhlau, 2001, S. 90–91.

438 Vgl. Libavius (1599), S. 267: „Erat quidam alicubi de more solitus, captare hominum sermones, & acta, eaque postea ad loci iudicem deferre. Hic cum assideret plenae convivantium mensae, iamque probe potus inciperet connivere somno verba proditoria sonabat audientibus reliquis [...].“

in dessen Innenleben zu erhalten, das im Wachzustand unterdrückt oder maskiert werden konnte. Der Schlaf sollte schließlich die innersten und gut versteckten Bedürfnisse, Ängste, Sorgen aber auch Wesenszüge des Menschen ans Licht bringen.

Wenn auch Libavius nicht explizit von Gewissensbissen, die das Nachtwandeln auslösten, schrieb, kommt seine Annahme von einer Stressreaktion aus drängenden Affekten oder aus Sorge dieser Auffassung jedoch sehr nahe. Libavius baute diese Theorie allerdings nicht weiter aus.

Dieser Gedanke findet sich jedoch wenige Jahre später in der Literatur wieder: So beginnt im fünften Akt der Shakespeare Tragödie *Macbeth* (Fertigstellung ca. 1606) Lady Macbeth aufgrund ihres nagenden Gewissens wegen ihrer Mitschuld am Mord des schottischen Königs Duncan unter Albträumen zu leiden und zu schlafwandeln. Von einer dieser nächtlichen Episoden werden ein herbeigerufener Arzt und die Kammerfrau Zeugen. Sie beobachten, wie die Lady mit einem Licht in der Hand und mit offenen Augen schlafend herumgeht und sich immer wieder die Hände reibt in der Annahme, dort würde sich noch ein Blutfleck befinden, der einfach nicht wegzuwaschen sei. Der Arzt, der die Szene staunend verfolgt, diagnostiziert schließlich: „Was für ein Seufzen das! Ihr Herz ist wund gepreßt." und begründet weiter „Schlimmes Gewisper geht. Naturwidrige Tat / Gebiert naturwidriges Leid: das kranke Hirn / Gibt tauben Kissen sein Geheimnis preis." Da der Arzt das Herumgehen im Schlaf als Folge des quälenden Gewissens beurteilt, weiß er keinen ärztlichen Rat zu geben, vielmehr „braucht sie den Priester als den Arzt."[439] Im Schlafwandel beginnt die Lady auch zu reden und verrät sich selbst und ihr Mitwissen an der Mordtat, bevor sie wieder zurück in ihr Bett geht. Im weiteren Verlauf der Tragödie verliert Lady Macbeth schließlich ihren Verstand und begeht Selbstmord.

---

[439] Macbeth, V, 1. Die deutsche Übersetzung ist entnommen aus: Shakespeare, William: Macbeth. Zweisprachige Ausgabe. Neu übers. und mit Anmerkungen versehen von Frank Günther. München: Deutscher Taschenbuch-Verlag, 2015, S. 163–165. Zur Interpretation dieser Textstelle vgl. Noll (1994), S. 141–145. Handley (2016), S. 31 erklärt das Unvermögen des Arztes bei der Behandlung der schlafwandelnden Lady Macbeth damit, dass die Ursache des Schlafwandelns in übernatürlichen Kräften gesucht wurde. In dem vorliegenden Fall kann dies tatsächlich angenommen werden. Dass diese Annahme jedoch nicht pauschal auf andere Fälle übertragen werden darf, zeigte bereits Kapitel 3.4 *Dämonisch, göttlich oder natürlich?* dieser Arbeit.

Lady Macbeth entwickelt, aufgewühlt durch ihre Mitschuld, nicht nur schlafwandlerische Zustände, sondern gibt innerhalb dieses Paroxysmus auch ihr sträfliches Tun durch Gesten und Worte den Beobachtenden preis, was im Wachzustand von der Lady verborgen gehalten wurde. Das Schlafwandeln bringt die dunkle Seite der Herrscherin ans Licht und der Arzt zieht sich von seinem Behandlungsauftrag zurück, den er eher einem Priester übergeben möchte.

Aufgrund der Tatsache, dass Libavius für das nächtliche Phänomen eine einfache, natürliche Ursache annahm (nämlich Stress und Affekte), die seiner Meinung nach keinen Krankheitswert hatte, empfahl er generell keine großzügige Anwendung von Heilmitteln oder ausführlichen diätetischen Maßnahmen, es sei denn, es bestünde der dringende Verdacht, dass es sich beim Nachtwandeln um ein Anzeichen einer Erkrankung handeln würde. Im letzten Fall sollte dem tatsächlich Kranken die ärztliche Therapie nicht verwehrt werden. Libavius zählte zu den Krankheiten, die das Nachtwandeln als Begleiterscheinung aufweisen konnten, vorrangig Erkrankungen des Gehirns. Darunter fiel an erster Stelle die Melancholie. Aber auch die Phrenesis, Lykanthropie, Galeanthropie und Boanthropie fanden bei Libavius in diesem Zusammenhang Erwähnung.[440] Diese Erkrankungen könnten das Nachtwandeln nicht nur verursachen, sondern auch damit selbst, sofern Betroffene in der Nacht ihre Zustände erleiden würden, verwechselt werden.[441] Die Verwechslungsgefahr sah Libavius wohl am ehesten mit der Lykanthropie gegeben, wenn sich ein Mensch (vorwiegend Männer) in der Nacht und in der Regel bei Vollmond in einen Werwolf verwandelte. Der Glaube an Verwandlungen von Menschen in Tiere hatte in der Frühen Neuzeit, ebenso wie der Hexenglaube, in sämtlichen Bevölkerungsschichten Akzeptanz gefunden.[442]

In den übrigen Fällen, besonders denen, die sich aus jugendlicher Leichtfertigkeit heraus entwickeln würden, riet Libavius den Einsatz von

---

[440] Libavius (1599), S. 257–258.

[441] Vgl. Libavius (1599), S. 264.

[442] Siehe dazu Irmak, Kenan Holger: Verurteilt, seziert, erzählt – verfilmt: Tier-Mensch-Verwandlungswesen als Gegenstand der Justiz, Medizin, Pädagogik – und der Unterhaltungsindustrie. In: Irmak, Kenan Holger (Hrsg.): Magie Märchen Mutation. Tier-Mensch-Wesen und die neuzeitlichen Wissenschaften. Münster: Landschaftsverband Westfalen-Lippe, 2000: 30–47.

Schlägen, um den jugendlichen Übermut auszutreiben. Dagegen hielt er Menschen, die durch einen starken Affekt, Stress, Sorge oder durch eine vorübergehende ungünstige Konstitution, wie sie durch blähende Speisen auftreten konnte, zum nächtlichen Umhergehen veranlasst worden waren, dazu an, auf eine ausgewogene Lebensweise und Nüchternheit zu achten.[443]

Damit widersprach Libavius, der Jakob Horst schon im Falle des Goldzahns in den Singularia nicht zustimmte und sich als ein Wissenschaftler gezeigt hatte, der sich darum bemühte, Absurditäten aufzudecken und zu verdammen, nun auch Horst hinsichtlich seiner Einschätzung des Nachtwandelns als ein von einer krankhaften Konstitution herrührender Zustand. Wie schon bei seiner Kritik zum Goldzahn zeigte er sich aber auch vorsichtig mit der Übernahme von allzu fantastisch klingenden Erklärungsversuchen. Bei genauerer Betrachtung, erkennt der Leser der *Singularia* jedoch, dass Libavius zwar durch seine nüchternen Argumente bemüht war, das Unerklärliche, das dem Schlafwandeln anhaftete, zu beseitigen und Wundergeschichten, die sich um dieses Phänomen rankten, zu entzaubern. Auf der anderen Seite fehlt es aber auch bei Libavius nicht an skurrilen Deutungen: so hätten „solche Menschen ausgemergelte, struppige und leichte Gliedmaßen, gleichsam behände *spiritus* und beinahe eine äußerste Empfindungslosigkeit",[444] womit sie sich besonders ausdauernd an Gegenständen festhalten konnten und wodurch sich mitunter spektakuläre Szenen auf dem Hausdach besser erklären ließen. Gleichzeitig schloss Libavius auch das Mitwirken von höheren Kräften beim Nachtwandeln nicht aus. Das biblische Beispiel des aus dem Kerker entkommenen Petrus deutete dieser als einen Fall von Nachtwandeln. Durch den göttlichen Beistand in Form eines Engels sei Petrus im Schlaf aus dem Gefängnis geführt worden.[445] Und auch im Falle des schlafwandelnden Kochs, der bei Horst so ausführlich geschildert wurde, hielt Libavius das Eingreifen eines *genius* für möglich.[446] Solche Geister könnten im Nachtwandel zu Unglück

---

443 Libavius (1599), S. 257.

444 Libavius (1599), S. 256: „[…] eiusmodi hominibus sint membra exucca, hirtaque & levia, spiritus item agiles, & extreme pene ἀναίσθητα."

445 Die Geschichte stammt aus der Apostelgeschichte 12, 1–11, vgl. Die Bibel: Einheitsübersetzung Altes und Neues Testament. Freiburg im Breisgau: Herder, 2001, S. 1235.

446 Zur Deutung der Stelle aus der Apostelgeschichte und der des schlafwandelnden Kochs vgl. Libavius (1599), S. 252.

führen, indem sie sich die auf erklärbare und natürliche Weise entstandene Gelegenheit bzw. die Disposition zu Nutze machten.[447] Bestünden nicht die Voraussetzungen zum Nachtwandeln, so könne auch ein böser Geist nicht dazu veranlassen. Ebenso verneinte Libavius nachdrücklich ein teuflisches Mitwirken beim Herumgehen im Schlaf. Zwar leugnete dieser nicht die Existenz von Hexen, die glaubten, vom Satan weggetragen zu werden, dabei jedoch nicht den Ort wechselten, sondern lediglich in die Höhe fuhren,[448] jedoch sah er einen Unterschied zwischen den nächtlichen Bewegungen von diesen und den Nachtwandlern. Rein äußerlich würden solche Hexen den Schlafwandlern ähneln, letztendlich würden sie sich allerdings in der Ursache der Bewegung unterscheiden. Denn anders als bei den Hexen, die durch ihr melancholisches Gemüt quälende Vorstellungen entwickeln und gleichzeitig so tief schlafen würden, dass sie nicht mehr als in die Höhe fahren könnten, geschehe die Bewegung beim echten Nachtwandler aus einem natürlichen Schlaf heraus und ohne teuflisches Zutun. Im Gegensatz zu den Hexen würde es jenen, die einen nicht ganz so tiefen Schlaf und feinere *spiritus* aufweisen würden, gelingen, komplexere Bewegungen auszuführen.[449]

Ein wichtiger Punkt, der in dem zu Beginn der Abhandlung gewählten Aristoteleszitat bereits zur Sprache kam und in der *Illustratio* schließlich

---

[447] Libavius (1599), S. 266.

[448] So wurde es laut Libavius von Giambattista della Porta (1535–1615) berichtet. Della Porta war ein neapolitanischer Arzt und Universalgelehrter. Sein besonderes Interesse galt der Erforschung von Naturgeheimnissen. 1580 gründete er dazu die *Accademia dei Segreti*. Sein zwischen 1558–1589 erschienenes 20-bändiges Werk *Magia naturalis* sive de *miraculis rerum naturalium* (das Werk erfuhr über 50 Auflagen sowie Übersetzungen aus dem Lateinischen ins Italienische, Französische, Deutsche, Englische und Dänische) befasste sich mit unterschiedlichsten Naturwundern, naturwissenschaftlichen-technischen Überlegungen und dem Hexenglauben. Unter anderem enthält das Werk ein Rezept zur Herstellung der Hexensalbe, durch deren Gebrauch Hexen befähigt worden sein sollen, zum Hexensabbat zu fliegen. Eine eingehende Beschäftigung zu in mancher Hinsicht doch ähnlichen schlafwandlerischen Zuständen findet sich bei Della Porta jedoch nicht. Zu Della Portas' Vita und Werk sowie einen Überblick über die ihn beschäftigenden Naturgeheimnisse siehe Donato, Verardi: Logica e magia: Giovan Battista della Porta e i segreti della natura. Lugano: Agorà & Co, 2017. Zu Della Portas' *Magia naturalis* siehe Balbiani, Laura: La magia naturalis di Giovan Battista della Porta: lingua, cultura e scienza in Europa all'inizio dell'età moderna. Bern/Lausanne: Lang, 2001. Vgl. auch Eamon (1994). S. 206–207.

[449] Siehe Libavius (1599), S. 264.

behandelt wurde, war die Frage nach der Rolle der Augen und der Fähigkeit zu sehen während des Nachtwandelns:[450] Waren die Augen im Anfall nun offen oder geschlossen? Und wie war ein zielgerichtetes Handeln mit geschlossenen Augen überhaupt möglich? Die Frage stellte sich bereits vor Libavius mehreren Autoren, darunter Salius Diversus, Levinus Lemnius, Jean Bodin und Jakob Horst. Abgesehen von Salius Diversus vertraten die übrigen genannten Gelehrten den Standpunkt, dass das Nachtwandeln mit geschlossenen Augen stattfinden würde.[451] Dieser Umstand trug ohne Frage zum Wundersamen, das dem Nachtwandeln an sich schon anhaftete, bei. Denn wie waren die präzisen Bewegungen und Tätigkeiten solcher Menschen möglich, die in der Finsternis der Nacht und mit geschlossenen Augen auf natürliche Weise nicht sehen konnten? Hier trug Libavius erneut zur Relativierung und Entzauberung des Phänomens bei. Da es sich beim Herumgehen im Schlaf um einen Mischzustand zwischen Wachzustand und Schlaf handeln würde, so Libavius, sei ein abwechselndes Öffnen und Schließen der Augen während des nächtlichen Umherwanderns möglich. Menschen, die dabei durch ihr Zimmer gehen würden, also durch einen Ort, der ihnen wohl vertraut war, täten dies gewöhnlich mit halboffenen oder ganz geschlossenen Augen und ähnelten dabei Blinden, die jeden Winkel ihrer Kammer kennen würden. Auch würden jene mehr tastend als zielgerichtet herumschweifen, da sie durch die geschlossenen bzw. blinden Augen keine Wahrnehmung hätten. Anspruchsvollere Handlungen – darunter verstand Libavius das Öffnen und Schließen von Türen, das Gehen auf Treppen und den Aufstieg aufs Dach – könnten dagegen kaum mit geschlossenen Augen durchgeführt werden. Hier würden sich die Augen immer wieder für einen kurzen Augenblick öffnen oder die gesamte Zeit über offen sein. Die Qualität des Sehvermögens eines Nachtwandlers verglich Libavius mit dem eines Betrunkenen. Das Sehen

---

450 Der Sehsinn nahm im 16. Jahrhundert eine wichtige Stellung innerhalb der Theorie von Imagination und Erkenntnis ein, so zum Beispiel auch bei dem Altphilologen und Theologen Philipp Melanchthon (1497–1560), der ihn als „eine sinnliche Intuition definiert[e], die die Undurchsichtigkeit der Dinge aufheben könne." Im Umkehrschluss erklärte sich der Irrtum aus der Unfähigkeit zu Sehen bzw. aus der Ablehnung dieser Möglichkeit. Vgl. dazu Gantet (2010), S. 171.

451 Vgl. Lemnius (1559), S. 114 recto; Bodin (1581), S. 297; Horst (1595), S. 218.

sei zwar möglich, jedoch nur auf Kosten einer genauen Einordnung des Wahrgenommenen (*capta directionis facultas*).[452]

Die Mittelstellung, die Libavius in der Frage nach dem Gesichtssinn einnahm, setzte sich in der Forschungsliteratur des 17. Jahrhunderts überwiegend durch.[453] Mitunter finden sich auch an wenigen Stellen abweichende Theorien zur nachtwandlerischen Sehkraft: so etwa die Meinung, Nachtwandler würden durch das helle Mondlicht auch mit geschlossenen Augen sehen können[454] und die Annahme, dass helle Vollmondnächte allgemein auch beim Nachtwandeln mit geöffneten Augen zu einem besseren Sehsinn beitragen würden.[455]

Im Zusammenhang mit der Frage nach der Sehkraft steht außerdem ein weiterer Aspekt, den Libavius in den *Singularia* erwähnte und der sich in den Beschreibungen eines Nachtwandlers, der sich an allerlei Gegenständen anschlug und sich nur tastend in seiner nächtlichen Umgebung zurechtfand, im beginnenden 18. Jahrhundert wiederfand: der Irrtum des Schlafwandlers. Sei es aufgrund der Tatsache, dass Nachtwandler in der Theorie des Libavius nur gelegentlich für kurze Zeit die Augen öffneten und ansonsten blind herumwanderten, sei es aufgrund der fehlenden Urteilsfähigkeit desselben – Libavius vergaß doch nicht zu betonen, dass das Tun von Schlafwandlern

[452] Libavius (1599), S. 260.

[453] Vgl. zum Beispiel Tandler, Tobias: Dissertationes physicae-medicae. Wittenberg: Schürer, 1613, S. 195 sowie Sennert, Daniel: Practicae Medicinae Liber Primus. Wittenberg: Schürer, 1628, S. 462 und Sennert (1667), S. 410 sowie de Heer, Henri: Observationes medicae oppido rarae in Spa & Leodii animadversae cum medicamentis aliquot selectis &, ut volunt secretis. Leipzig: Kühn, 1645, S. 52.

[454] Siehe dazu Hoffmann und Hofsteter (1695), § II des unpaginierten Drucks.

[455] Erst im 18. Jahrhundert wurde der Schlaf als den ganzen Körper und damit auch das Auge betreffender Zustand verstanden und der Sehsinn beim Nachtwandeln folglich angezweifelt, vgl. dazu z. B. Muratori, Lodovico Antonio: Della forza della fantasia umana. Venedig: Pasquali, 1745, S. 73–75. Dies sah man u.a. dadurch bestätigt, dass bei dem Versuch, bei dem einem Nachtwandelnden mit einer Kerze ins Gesicht geleuchtet wurde, eine Pupillenverengung angeblich ausblieb, vgl. dazu Richter, Georg Gottlob: Disputatio solemnis de statu mixto somni et vigiliae quo dormientes multa vigilantium munera obeunt. Göttingen: Luzac, 1756, S. 23. Auch die Beobachtung, dass Nachtwandler gegen Objekte, die ihnen im Weg standen, stießen (vgl. Muratori (1745), S. 76.) oder sich durch Stürze Verletzungen zuzogen (vgl. Ettmüller, Michael: Opera omnia in quinque tomos distributa. Tomus Secundus. Neapel: Sumtibus Societatis, 1728, S. 1307) brachten Zweifel an Libavius' Theorie hervor.

(eben wie bei Betrunkenen oder Blinden) fehleranfällig, manchmal peinlich berührend sei:

> [...] einige treibt im Halbschlaf ein natürliches Bedürfnis in die Höhe, die sich dann auch manchmal lächerlich irren, Sandalen und Stiefel für Nachttöpfe halten und manchmal, wenn sie sich auf das Fenster oder die Treppe legen wollen, als ob sie ins Bett gehen wollen, hinunterfallen. Ein Teil kann nicht einmal zurück ins Bett finden [...].[456]

Durch das Bild, das Libavius hier von Nachtwandlern zeichnete, wurde dem beschriebenen Phänomen ein Stück seiner Zugehörigkeit zum Übernatürlichen genommen, die sonst in den Diskussionen mitschwang. Lediglich in wenigen Fällen, wie in dem biblischen Beispiel des aus dem Kerker befreiten Petrus, ließ Libavius ein göttliches Mitwirken beim Nachtwandeln gelten. In jedem Fall lag jedoch dann das schlafwandlerische Allvermögen bei Gott oder einem Geist, nicht jedoch beim Menschen selbst. Dieser war, im Gegensatz zu der Annahme von Lemnius oder Jakob Horst, nicht dazu in der Lage, Handlungen im Schlaf vollkommener als im Wachzustand auszuführen. Im Gegensatz: Betroffene verhielten sich in ihren Anfällen ungeschickt und glichen nach Libavius Ansicht in ihrem orientierungslosen Verhalten Betrunkenen oder Blinden. Selbst waghalsige Unterfangen wie das berühmte Beispiel des Schlafwandlers auf dem Dach sollten im Wachzustand unter Extrembedingungen ihr Pendant finden und nicht ausschließlich dem Schlafenden zugeschrieben werden. Damit wurde das Nachtwandeln bei Libavius dem Bereich des Wunderglaubens und Übernatürlichen entrückt.

Nachdem Jakob Horst durch seine strittigen Aussagen bezüglich des goldenen Zahns teilweise seinen Ruf eingebüßt hatte, war zweifelsfrei auch seine wissenschaftliche Autorität durch seine Leichtgläubigkeit nach Aufdeckung des Falles geschmälert worden.[457] Eine kritiklose Übernahme von Horsts Aussagen über das Nachtwandeln barg deshalb vermutlich genauso wie das

---

[456] Siehe Libavius (1599), S. 251: „[...] aliquos opus naturae semisopitos attollit, qui etiam ridicule interdum aberrant sandalia & calceos pro matula arripientes, & interdum per fenestram vel gradus quasi lectum petituri & decubituri delabuntur: pars etiam ne invenire quidem denua lectum potest [...]."

[457] Vgl. beispielsweise Duncan Liddels heftige Beschimpfung gegenüber Jakob Horst: „Die Sätze seines Buches sind des Schwammes würdig, dem Gehirn jedoch, das dieses hervorgebracht hat, ist Nieswurz zu empfehlen.", aus Liddel (1628), S. 22.

Vertreten von Horsts Standpunkt im Fall des goldenen Zahns die Gefahr, selbst in der Gelehrtenwelt in Verruf zu geraten. Es war vermutlich der Verdienst des Libavius, dass das Nachtwandeln nach oder trotz Jakob Horst in die wissenschaftliche Diskussion rückte, da Libavius Jakob Horst skeptisch gegenübertrat, seine Aussagen überprüfte, mit stichhaltigen Argumenten korrigierte und durch seine eigene Autorität die Thematik stärkte. Das Nachtwandeln konnte dadurch als ernsthafter Diskussionsgegenstand weitere wissenschaftliche Nachforschung erfahren. Eine solche fand tatsächlich noch Jahre nach Aufdeckung des Betrugs vom goldenen Zahn auch im Zusammenhang mit der Diskussion darüber statt: so beschäftigte sich beispielsweise der Wittenberger Medizinprofessor Daniel Sennert (1572–1637)[458] in seinem Werk *Practicae medicinae libri VI* von 1628–1635 sowohl mit dem goldenen Zahn[459] als auch mit dem Nachtwandeln (*De Somnambulis*), wobei er augenscheinlich auf Jakob Horsts und Andreas Libavius' Aussagen zurückgriff.[460] Die Kopplung des Nachtwandelns an die schlesische Wundergeschichte ist zwar auffällig, jedoch bei weitem nicht in jeder folgenden Auseinandersetzung mit Schlafwandlern zu finden. So etablierte sich der Nachtwandler im Laufe der Zeit zu einem selbständigen Forschungsgegenstand, der sich von dem Wunderglauben und damit von der Geschichte um den goldenen Zahn mehr und mehr löste.

---

[458] Zu Sennerts biographischen Daten vgl. die Angaben im Unterkapitel *Weitere Beschäftigung mit dem Schlafwandeln an der Universität Wittenberg* des Kapitels 3.6 *Von der Pathophysiologie zur Psychologie des Schlafwandelns: Die Rezeption des Jakob Horst im frühen 17. Jahrhundert.*

[459] Sennert, Daniel: Practicae Medicinae Liber Secundus. Wittenberg: Schürer, 1629, S. 49–51.

[460] Sennert, Daniel: Practicae Medicinae Liber Primus, Wittenberg: Schürer 1628, S. 458–463. Und auch der spanische Gelehrte Gaspar dos Reys Franco (Mitte des 17. Jahrhunderts) stellte seinem Kapitel über die Schlafwandler ein Kapitel voran, das die Frage beantworten sollte „ob auch Pflanzen, Steine, Gips und Gold [im Menschen] auf natürliche Weise entstehen können?", wobei er deutlich auf Jakob Horsts Traktat über den Goldenen Zahn Bezug nahm. Franco, Gaspar dos Reis: Elysius iucundarum quaestionum campus, omnium literarum amoenissima varietate refertus. Brüssel: Vivien, 1661, S. 252–263 und S. 264–277.

Die Rezeption durch Gregor Horst

Neben Andreas Libavius ist als weiterer wichtiger Rezipient von Jakob Horsts Werk über das Nachtwandeln der später recht bekannte Arzt Gregor Horst (1578–1636),[461] der Neffe des Jakob Horst, zu nennen. Gregor Horst stammte gebürtig aus Torgau[462] und wurde schon früh von seinem Onkel in der schulischen Ausbildung gefördert. So wurde der junge Gregor auf Empfehlung

---

461 Dass binnen kurzer Zeit zwei Abhandlung über das Nachtwandeln erschienen, eine davon von dem zu seiner Zeit sehr berühmten Andreas Libavius, zog die Aufmerksamkeit in der Gelehrtenwelt auf sich. In einem Briefwechsel zwischen den Ärzten Petrus Johannes Wiburgius und Sigismund Schnitzer wurden beide Autoren hinsichtlich des Schlafwandelns zusammen empfohlen, wobei Wiburgius in seinem Antwortschreiben an Schnitzer betonte, dass er nichts lieber täte, als die empfohlenen Werke zu lesen. Vgl. Hornung, Johannes (Hrsg.): Cista medica, qua in epistolae clarissimorum Germaniae medicorum [...] asservantur. Nürnberg: Halbmayr, 1626, S. 398: „Hortaris me ad opus D. Greg. Horstii & D. Libavii de Noctambulonibus. Nihil legerem libentius." Unklar ist, ob es sich bei dem empfohlenen Werk des Libavius um eine Monographie über das Schlafwandeln handelte, oder ob die in den *Singularia* zu findende Abhandlung zu demselben Thema gemeint war. So sprach nämlich der portugiesische Arzt Gaspar dos Reis Franco im Zusammenhang mit Libavius von *liber de noctambulis*. Eine von Libavius überlieferte Schlafwandlermonographie ist jedoch nicht auffindbar, vgl. dazu Franco (1661), S. 257. Derselbe meinte auch zu wissen, dass Levinus Lemnius nicht nur in den *Occulta naturae miracula* von Nachtwandlern berichtete, sondern ebenfalls ein ganzes Buch darüber verfasst hatte. Ein solches ist ebenfalls nicht auffindbar. Vgl. ebenda.

462 Zu Gregor Horsts Werk wurden in den 1990er Jahren mehrere medizinhistorische Dissertationen verfasst, so z. B. Eisenreich, Ulf: Die „contagiösen" Krankheiten im Werk des Gregor Horstius (1578–1636). Dissertationsschrift aus der medizinischen Fakultät der Universität Gießen (1995); Ragheb, Claudia: Die Pathologie des Gregor Horstius im Vergleich zu den Galenisten seiner Zeit, erläutert am Beispiel Jean Fernels. Dissertationsschrift aus der medizinischen Fakultät der Universität Gießen (1996); Schuchardt, Ortwin: Anima rationalis und höhere Sinnesfunktionen: Theorien des „deutschen Äskulap" Gregor Horstius. Dissertationsschrift aus der medizinischen Fakultät der Universität Gießen (1994); Schweikardt, Christoph Johannes: Theoretische Grundlagen galenistischer Therapie im Werk des Gießener Arztes und Professors Gregor Horst (1578–1636). Ein Vergleich zu Jean Fernel (1497–1558), dem Leibarzt des französischen Königs Heinrich II. Dissertationsschrift aus der medizinischen Fakultät der Universität Gießen (1995); Wilhelm, Isabel: Krankheiten von Gehirn und Sinnesorganen in Kasuistiken des Gießener Arztes Gregor Horstius (1578–1636). Dissertationsschrift aus der medizinischen Fakultät der Universität Gießen (1994). Einen jüngeren Überblick über Gregor Horsts Leben und Werk sowie über bestehende Sekundärliteratur bietet Koch, Hans-Theodor: Die Universitätsausbildung und frühen akademischen Jahre Gregor Horsts (1578–1636). In: Enke, Ulrike (Hrsg.): Die

von Jakob Horst in das Kloster Ilfeld im Südharz aufgenommen und studierte ab 1597 unter eben diesem bis dessen Tod im Jahre 1600 Medizin an der Universität Helmstedt. Danach wechselte Gregor Horst an die Akademie in Wittenberg, wo er auf den ebenfalls aus Torgau stammenden Mediziner Tobias Tandler (1571–1617)[463] traf, bei dem er sich schließlich am 5. März 1602 der Disputation unterzog.[464] Die genannte Disputation ist uns als Druck überliefert und trägt den Titel *Disputatio de noctisurgio*.[465] Schon aus der gewählten Überschrift der Disputation ist ersichtlich, dass hier ein „familiäres“ Thema gewählt wurde. Seine Beschäftigung mit dem Nachtwandler rechtfertigte Gregor Horst damit, dass doch gerade seltene und teils unerklärliche Phänomene besonders für den Klugen reizend wären und zu einer genaueren Untersuchung einladen würden. Und da er das Nachtwandeln bisher nur von wenigen erforscht und noch seltener reichlich überdacht sah, hielt er diesen Umstand für Anlass genug, selbst dessen Erforschung nachzukommen.[466]

Auf die konkrete Anführung von Exempeln von Nachtwandlern verzichtete Gregor Horst in seiner Disputation, die der Gattung gemäß einem sachlichen und argumentativen Aufbau folgte, und verwies stattdessen auf die bereits bekannten Fallbeispiele von Jakob Horst, Salius Diversus und Libavius, deren Autorität für Gregor Horst groß genug war, um als Zeugen

---

Medizinische Fakultät der Universität Gießen: Institutionen, Akteure und Ereignisse von der Gründung 1607 bis ins 20. Jahrhundert. Stuttgart: Steiner, 2007 a: 25–37. Zu Gregor Horsts Versuch der Integration des Paracelsismus in den Galenismus s. Shackelford, Jole: A philosophical path for Paracelsian medicine. The ideas, intellectual context, and influence of Petrus Severinus: 1540–1602. Kopenhagen: Museum Tusculanum, 2004, insb. S. 299–310.

463 Tobias Tandler wurde 1571 in Dresden als Sohn eines Baumeisters geboren. Er studierte Philosophie und Medizin in Helmstedt und Wittenberg. 1600 erlangte er den Lizentiatengrad der Medizin, im selben Jahr promovierte er zum Doktor der Medizin. Tandler blieb zeitlebens der Universität in Wittenberg verbunden. 1607 übernahm er dort das Amt eines Professors für Anatomie und Botanik, 1616 erhielt er zusätzlich ein weiteres Ordinariat. Tandler, der an der Wassersucht litt, verstarb 1617 in Wittenberg vermutlich durch eine Infektion. Vgl. Koch (2007 b), S. 333.

464 Hirsch (1962, Band 3), S. 304–305.

465 Enthalten in: Tandler (1613), S. 183–200.

466 Vgl. Tandler (1613), S. 183. Tobias Tandler hielt zu Gregor Horsts Studienzeiten Privatvorlesungen in Wittenberg, jedoch ist der Autorin keine Vorlesung zum Thema Nachtwandeln bekannt. Gregor Horsts Disputationsgegenstand wurde offensichtlich davon unabhängig gewählt. So Koch (2007 a), S. 34.

für die Existenz des Schlafwandelns zu gelten und die offensichtlich in der Gelehrtenwelt ausreichend bekannt waren, um auf sie verweisen zu dürfen.

Gregor Horsts Interesse an der Physiologie des Menschen und insbesondere seine Versuche, diese zu mathematisieren, erklären auch seine ausführliche Beschäftigung mit der Natur der Bewegung,[467] die Eingang in seine Überlegungen zum nächtlichen Herumgehen gefunden hatte. Den Charakter der Willkürbewegung, wie sie noch von Salius Diversus und von seinem Onkel Jakob Horst im Falle des Nachtwandelns propagiert wurde, lehnte Gregor Horst jedoch entschieden ab. Vielmehr würde es sich um eine allgemeine natürliche Bewegung (*motus animalis*) handeln, weniger um eine Willkürbewegung, die den Gebrauch der Vernunft voraussetzen würde. Aufgrund der Tatsache, dass sich Nachtwandler unfreiwillig in Gefahrenzonen begäben, was daraus erkenntlich wäre, dass sie, wenn sie während ihres Anfalls erwachten, erschrecken würden, sah Gregor Horst seine Annahme bestätigt, Schlafwandler würden rein von der Phantasie geleitet werden, während der Verstand durch die bei der Verdauung entstehenden Dämpfe vernebelt und zu seiner Arbeit unfähig sei.[468] Ohne sich auf das Urteil der Vernunft verlassen zu können, folgte der Schlafwandler bei Gregor Horst der *imaginatio*, die selbst durch Trugbilder getäuscht wurde,[469] die wiederum einer vorhergegangenen Überlegung, einem Traum, einem guten oder bösen Geist entspringen konnten. Mehr noch als Jakob Horst und Andreas Libavius stellte Gregor Horst damit die Phantasie als die Hauptursache des Nachtwandelns in den Mittepunkt seiner Theorie. Sie war für ihn die *causa proxima* für Bewegungen, die im Schlaf stattfanden.[470] Gleichzeitig charakterisierte er das Nachtwandeln als vernunftlosen oder zumindest wenig vernünftigen Zustand. Emotionen und belastende oder täglich immer wiederkehrende Gedanken, die Libavius für das Schlafwandeln in der Hauptverantwortung sah, machten bei Gregor Horst allerdings nur einen Teil der Umstände aus, die die *imaginatio* beflügelten und damit das Nachtwandeln hervorriefen. Genauso bedeutend waren für ihn die von seinem Onkel bereits

---

[467] Vgl. dazu Horst, Gregor und Müller, Jakob: De natura motus animalis & voluntarii exercitatio singularis, ex principiis physicis, medicis, geometricis & architectonici deducta. Gießen: Chemlin, 1617.

[468] Vgl. Tandler (1613), S. 186.

[469] Tandler (1613), S. 193.

[470] Ebenda.

propagierten diätetischen Ursachen, die Dyskrasie sowie gewisse anatomische Voraussetzungen: „ein dünnes und leichtes körperliches Erscheinungsbild und ein kleiner Körperbau" sollte zum Nachtwandeln prädisponieren, da bei einem solchen der Vorstellung nach die *spiritus* auf engem Raum dicht gepackt vorlagen und dadurch einflussreicher sein sollten.[471] Damit blieb Gregor Horst weiterhin auf einer somatischen Ebene bei der Auslegung des Nachtwandelns. Eine Verbindung mit Libavius' Emotions-Stress-Konzept, die das Nachtwandeln in naher Verwandtschaft zu hysterischen Zuständen, die von Zeitgenossen diskutiert wurden, gebracht hatte,[472] fand nicht statt, so dass die Erklärungen beider Mediziner vorerst nebeneinander bestanden.

Was die übrigen Punkte hinsichtlich des Nachtwandelns betrifft, wie etwa der Einfluss der Temperamente,[473] andere begünstigende Faktoren[474] oder die Rolle der Augen während des nächtlichen Herumgehens,[475] folgte Gregor Horst den Vorarbeiten seines Onkels. Bisweilen griff er auch auf Libavius' Aussagen zurück, wenn diese die von Jakob Horst ergänzten.[476] Bei Kontroversen zwischen beiden Vorbildern schlug sich Gregor Horst allerdings auf die Seite seines Verwandten oder griff vermittelnd ein. Einer der wichtigsten Punkte, in welchen Andreas Libavius von Jakob Horst abwich,

---

471 Tandler (1613), S. 191: „Antecedentes noctisurgii causae sunt, corporis habitus rarior atque levior: statura parva, cui vis spirituum coadunata fortior […]."

472 Vgl. Hartung, Ingeborg Henrike Lore: Die Geschichte der männlichen Hysterie bis zum Ende des 19. Jahrhunderts. Dissertationsschrift aus der medizinischen Fakultät der Universität Tübingen (2006), S. 38–41. Anhand der ersten Monographie über die Hysterie, *A disease called the Suffocation of the Mother*, geschrieben von Edward Jorden (1578–1632) und 1603 veröffentlicht, verdeutlicht Hartung, welche Ursachen für derartige Zustände angenommen wurden: „Neben dem Verderben überschüssigen Blutes […] können […] der Genuß süßer und reichhaltiger Speisen, Mangel an Bewegung und klimatische Faktoren zur Entstehung der Erkrankung beitragen. Eine große Rolle mißt er erschütternden Gefühlsregungen, wie Freude, Trauer, Liebe, Wut, Furcht und Schamgefühl zu […]", ebenda, S. 40.

473 Vgl. dazu Tandler (1613), S. 187–188.

474 Vgl. Tandler (1613), S. 189–190.

475 Vgl. Tandler (1613), S. 195.

476 So übernahm Gregor Horst beispielsweise Libavius' ausführliche Überlegungen hinsichtlich der genauen Bezeichnung des Phänomens als *noctambulus* und die aus der Namensgebung heraus bestehenden Probleme bei der exakten Abgrenzung des Nachtwandelns von anderen nächtlichen Phänomenen, die mit Bewegung einhergingen. Vgl. Tandler (1613), S. 185.

war sicherlich die Einschätzung des Nachtwandelns hinsichtlich seines krankhaften Charakters. Gregor Horst sprach sich hier für einen Mittelweg aus: Auf der einen Seite träte das Nachtwandeln häufig infolge natürlicher Ursachen wie durch bestimmte Speisen, belastende Gedanken oder Träume auf. Eine klare Zuordnung zu der Kategorie der Krankheiten erschien Gregor Horst dadurch nicht korrekt. Auf der anderen Seite meinte er, dass die meisten Fälle von Nachtwandeln auf einer krankhaften Disposition (*morbosa dispositio*) und einer *δυσκρασία* des Gehirns beruhten, wie sie beispielsweise bei Melancholikern oder Epileptikern vorgefunden werden konnte.[477] Da das Nachtwandeln nach Gregor Horsts Aussagen neben der Gefährdung des körperlichen Wohls auch zu einer sozialen Beeinträchtigung im Sinne einer Rufschädigung führen und für den Erkrankten eine Quelle der Angst darstellen konnte, sprach sich Gregor Horst deutlich für die baldmöglichste Behandlung jeglicher Form von Nachtwandeln aus.[478] Einer Verschlimmerung oder Wiederholung eines Anfalls sollte durch ärztliche Unterstützung vorgebeugt werden.[479]

Wenn auch die Auseinandersetzung mit dem Nachtwandeln in Gregor Horsts weiterem wissenschaftlichen Werk keine Hauptrolle spielte,[480] so zeigt die Behandlung dieses Phänomens innerhalb von Dissertations- oder Übungsschriften, die er seine Studenten anfertigen ließ, doch Horsts Faszination für den Schlaf und die darin gezeigte Pathologie.[481] Gregor Horst promovierte schließlich 1606 in Basel zum Doktor der Medizin, bevor er 1608 als Professor der Medizin an die Universität in Gießen berufen und

---

477 Vgl. Tandler (1613), S. 189.

478 Ebenda.

479 Ebenda.

480 Gregor Horst machte sich insbesondere in der Erforschung von Infektionserkrankungen wie Masern, Röteln, Pocken oder der Syphilis verdient, aber auch in der Anatomie und seinen Ideen zur Leichenkonservierung. Vgl. dazu Eisenreich (1995) sowie Sachs (2003, Band 4), S. 78–79.

481 Vgl. dazu beispielsweise Horst, Gregor und Langius, Daniel: Ἐξέτασις Φυσικὴ De somno et somniis. Wittenberg: Meisner, 1606; Horst, Gregor und Köppen Magdeburgensis, Ioachim: Problematum medicorum decas, gravissimorum capitis affectuum cognitionem & curationem illustrans. In: Gregor, Horst (Hrsg.) Problematum medicorum θεραπευτικῶν. Wittenberg: Gormann, 1608, fehlende Paginierung.

gleichzeitig Leibarzt des Landgrafen von Meißen wurde. Seine Antrittsrede in Gießen, die er am 24. Juli 1608 hielt, widmete Gregor Horst bemerkenswerterweise wieder ganz dem Nachtwandeln.[482] Möglicherweise gab neben der familiären Tradition auch der Unfall eines jungen Verwandten von Gregor Horst, der sich im April des Vorjahres abgespielt hatte, diesem den Anlass, die besagte Rede unter dem Thema des Schlafwandelns zu stellen. Welches Familienunglück sich zur damaligen Zeit ereignet hatte, geht aus einem Briefwechsel zwischen Gregor Horst und dem Chirurgen Fabricius Hildanus (1560–1634)[483] aus den Jahren 1608–1609 hervor.[484] Der Briefverkehr ist im zweiten Band der *Observationum et curationum* des Fabricius Hildanus abgedruckt, mit welchen der zuletzt Genannte eine Fülle an Fallgeschichten aus

---

482 So Koch (2007 a), S. 32.

483 Wilhelm Fabry von Hilden, lat. Fabricius Hildanus, war ein deutscher Wundarzt. Er praktizierte u.a. als Stadtchirurg in Bern und unterhielt eine umfangreiche Korrespondenz mit Medizinern seiner Zeit. Fabry gilt als einer der bedeutendsten Chirurgen der Medizingeschichte. Er nahm Verbesserungen und Weiterentwicklungen an chirurgischen Instrumenten vor. Siehe dazu Sachs (2000, Band 1), S. 28. Hildanus' besonderes Interesse galt, wie sich auch an seinen Instrumentenweiterentwicklungen zeigte, dem menschlichen Nervensystem und damit auch chirurgischen Eingriffen, die sich aus moderner Sicht der Neurochirurgie zuordnen lassen würden. Vgl. dazu Tubbs, R. Shane et al.: Wilhelm Fabricius von Hilden (Guilhelmus Fabricius Hildanus) 1560–1634: pioneer of early neurosurgery. In: Childs Nerv. Syst. 2012; 28 (5): 657–659. Eine übersichtliche Biographie bietet Pies, Eike: Wilhelm Fabry (1560–1634). Ein rheinisch-bergischer Chirurg von europäischer Bedeutung. Sprockhövel: Pies, 2010. Ein Verzeichnis von Fabrys Werken und Korrespondenzen bietet Schneider-Hiltbrunner, Verena: Wilhelm Fabry von Hilden 1560–1634. Verzeichnis der Werke und des Briefwechsels. Bern: Huber, 1976.

484 Die Beantwortung von Horsts Brief vom 01.05.1608, der die Fallschilderung enthält, durch Fabry verzögerte sich wohl aus dem Grund, dass Horsts Schreiben auf dem Postweg verloren gegangen war. Mehrmals bat Horst seinen Korrespondenten um eine Antwort auf das besagte Schreiben. Da dieses anscheinend nicht angekommen war, schickte Horst schließlich zusammen mit einem Brief vom 01.02.1609 eine Abschrift des verschollenen Briefes. Dann erst erhielt Horst in einem auf dem 14.07.1609 datierten Schreiben von Fabry eine Antwort bezüglich schlafwandlerischer Vorkommnisse. Vgl. dazu Schneider-Hiltbrunner (1976), S. 112.

seinem chirurgischen Arbeitsalltag veröffentlichte.[485] Gregor Horst wandte sich darin an Fabricius Hildanus, den er als *vir celeberrimus & doctissimus* sowie als *Medicus & Chirurgus peritissimus* betitelte, mit dem Ziel, diesem einen seltenen Fall, den er selbst erlebt und kuriert hatte und der bei ihm Fragen aufgeworfen hatte, zukommen zu lassen.[486] So heißt es in dem Schreiben von Gregor Horst:

> m 20. April des vorherigen Jahres begab sich ein gewisser junger Mann, ein Verwandter von mir, der mit mir in Wittenberg im selben Haus lebte, am Abend einigermaßen betrunken ins Bett. Bis etwa zur 12. Stunde schlief er tief und fest, dann stand er aus dem Bett auf, ging umher, erklomm schließlich im Schlaf schnell das Fenster und stieg aus diesem. Ich, der ich damals im selben Zimmer schlief, erwachte durch den ungewohnten Lärm und entsann mich noch im Schlaf, dass dieser junge Mann in seiner Kindheit häufig ein ὑπνοβάτηρ oder ein somnambulo gewesen war. Deshalb rief ich meinen Diener und fragte ihn, ob er den jungen Mann noch schlafend bei sich hätte. Als dieser erwachte und die Frage verneinte, erhob ich mich sofort und ging zum Fenster, um ihn, der dort wagemutig hing, zurückzuziehen. Aber, oh weh! Im selben Moment fiel er aus dem dritten Stock 14 Ellen tief auf die steinerne Straße.[487]

---

[485] Zu dieser umfangreichen Fallsammlung, die einen einzigartigen Einblick in die chirurgischen Techniken der damaligen Zeit und auch in Fabricius Hildanus' Verdienste um die Chirurgie bietet, sind zwei erwähnenswerte Abhandlungen erschienen: zum einen: Fabricius Hildanus, Wilhelm: Ausgewählte Observationes Wilhelm Fabry's von Hilden (Fabricius Hildanus). Übers. von Romanus J. Schaefer, eingel. von Karl Sudhoff. Leipzig: Zentralantiquariat der Dt. Demokratischen Republik, 1968. Zum anderen: Remmen, Hans: Die Beziehung des Fabricius Hildanus zu Köln an Hand seiner Observationes et Curationes. Dissertationsschrift aus der medizinischen Fakultät der Universität Köln (1965).

[486] Fabricius Hildanus, Wilhelm: Observationum & curationum chirurgicarum centuriae [...]. Band 1. Lugdunum: Huguetan, 1641, S. 285–286.

[487] Fabricius Hildanus (1641), S. 286: „Anno superiori 20. Aprilis, iuvenis quidam, consanguineus meus, in eadem domo Wittebergae mecum vivens, vesperi quodammodo inebriatus ad lectum se confert, optime dormit, usque ad horam 12. circa quam e lecto surgit, hinc & inde ambulat, & dormiendo tandem celeriter ad fenestram ascendit, eamque egreditur. Ego tunc in eodem cubiculo dormiens, insolito strepitu excitatus, quasi per somnium recolligo, iuvenem hunc in infantia saepius ὑπνοβάτηρ vel somnambulonem egisse, quam ob causam famulum meum nomine proprio appello, quaerendo, num secum dormientem adhuc habeat iuvenem, qui excitatus negative respondet. Quapropter statim surgo, & fenestram accedo, ut forte haerentem ibidem retraham. Sed, proh dolor! eo ipso momento in platea lapidibus obductam ex contignatione domus tertia, ad altitudinem ulnarum 14. decidit."

Die Geschichte dürfte Gregor Horst nicht nur deshalb an Fabricius Hildanus geschickt haben, weil eine solche tatsächlich nicht alltäglich passierte und daher auf jeden Fall bemerkenswert war, sondern auch aufgrund von Fabricius Hildanus' Expertise als Chirurg und dessen Erfahrung bei Kopfwunden. Denn chirurgische Fertigkeiten waren in dem vorliegenden Fall, wie sich weiter zeigte, erforderlich: Wie durch ein Wunder war Horsts Verwandter bei dem Sturz nicht ums Leben gekommen. Im Gegenteil konnte Gregor Horst, der zu den jungen Mann in der Annahme eilte, einen Toten vorzufinden, lediglich eine offene Wunde feststellen, die sich vom Mund bis hoch zum linksseitigen Schädel erstreckte, glücklicherweise ohne Anzeichen auf eine Fraktur.[488] Dennoch bedurfte es hier einer fachmännischen Behandlung und allein schon der Fall aus großer Höhe bot Anlass genug, Gregor Horsts Verwandten unter medizinische Beobachtung und Betreuung zu stellen. Der weitere Verlauf gestaltete sich wie folgt: Nachdem sich Horst über das Befinden des Mannes ein Bild verschafft hatte, ließ er neben einem Chirurgen auch den bereits bekannten Tobias Tandler holen, mit dem er durch seine Zeit in Wittenberg freundschaftliche Verhältnisse pflegte[489] und mit dem er zusammen das weitere medizinische Vorgehen bei dem Verunglückten besprechen wollte. Der Gestürzte, der für den Unfall selbst anfänglich keine Erinnerung hatte,[490] entsann sich im weiteren Genesungsprozess, es hätte ihm in der Unfallnacht geträumt, dass er alles für die Abreise habe vorbereiten wollen und anschließend schnell auf den Wagen gestiegen sei, wobei ihn wohl die Phantasie getäuscht und ihm den Fenstersims für den Wagen vorgegaukelt hatte.[491] Nach umfangreicher Kur erholte sich Horsts Verwandter endlich von dem Sturz und trug Gregor Horsts Aussagen zufolge keine Langzeitfolgen davon.[492]

Obwohl dem Arzt Gregor Horst das Phänomen des Nachtwandelns zumindest theoretisch bis zu dem Vorfall nicht unbekannt war, so verwunderten

---

488 Fabricius Hildanus (1641), S. 286.

489 Ferner bestand durch die Ehe zwischen Tobias Tandler und Sybilla Strauch neben der Freundschaft auch ein fernes verwandtschaftliches Verhältnis zwischen Tandler und Horst, wie Horst mit den Worten *Dn. D. Tobiam Tandlerum, & affinitate & singulari amicitia mihi coniuntcissimum* betonte, vgl. Fabricius Hildanus (1641), S. 286.

490 Fabricius Hildanus (1641), S. 287.

491 Fabricius Hildanus (1641), S. 289.

492 Fabricius Hildanus (1641), S. 287–288.

ihn doch einige für ihn seltsam anmutende Fakten des vorliegenden Falls, die er Fabricius Hildanus schriftlich außerdem mitteilte. Bezüglich des Nachtwandelns waren dies erstens die Frage, weshalb die Trunkenheit dazu begünstigt hatte, zweitens, wie es möglich war, dass der Schlafwandler so schnell das Fenster hochgestiegen war, drittens wie das Fehlen großer Verletzungen trotz des Sturzes zu erklären war und viertens, aus welchem Grund der Nachtwandler für das Vorgefallene keine Erinnerung hatte. Diese und weitere Probleme, die sich aus dem Fall ergeben hatten, versuchte Gregor Horst, der sich bei der Abfassung des Schreibens nach eigenen Aussagen fern seiner Bibliothek befand, da er sich zur Behandlung einer Erkrankten in Leipzig aufhielt, auch ohne Zuhilfenahme seiner Bücher zu beantworten mit der Bitte, Fabricius Hildanus möge dazu sein Urteil abgeben.[493] Dessen Antwort lies bis zum 14. Juli 1609 auf sich warten. Fabricius Hildanus, der nach eigenen Angaben Gregor Horsts Ausführungen zu diesem zwar seltenen aber erwähnenswerten Fall (*raram perfecto et annotatione dignam*) als vollständig erachtete und nichts an theoretischem Wissen hinzuzufügen hatte, drückte seinen Dank für Horsts Schilderungen über das Schlafwandeln schließlich mit der brieflichen Zusendung von wiederum fünf ihm bekannten Schlafwandlerfällen aus. So war auch Fabricius Hildanus in der Rolle als Mediziner und Chirurg mit dem Phänomen des nächtlichen Herumgehens und daraus resultierenden Körperverletzungen der Nachtwandler in Berührung gekommen.[494]

Welche Punkte hinsichtlich des Schlafwandelns Gregor Horsts besondere Aufmerksamkeit erregten, so dass er sie mit Fabricius Hildanus teilte, wird im Folgenden aufgezeigt. Insbesondere der Auflösung der letzten Frage soll an dieser Stelle weiter nachgegangen werden. Vorerst lohnt es sich jedoch, die Beantwortung der drei übrigen Fragen kurz zu erläutern, da sie die Pathophysiologie, die Gregor Horst hinter dem Schlafwandeln sah, verdeutlichen.

Die erste Frage, die dem Einfluss des Alkohols auf das Nachtwandeln galt, war eine diätetische. Der Alkoholkonsum hatte, wie auch der Verbrauch

---

[493] Vgl. dazu Fabricius Hildanus (1641), S. 288.

[494] Vgl. dazu Fabricius Hildanus (1641), S. 290–292. Fabricius Hildanus' fünf *exempla* von Schlafwandelnden sollen an dieser Stelle nicht im Detail aufgezählt werden. Sie werden in Teilen im 5. Kapitel dieser Arbeit *Der Schlafwandler in Fallberichten des 16. und 17. Jahrhundertes* wiedergegeben.

anderer Genussmittel und Drogen in der Frühen Neuzeit rasant stieg, im 16. und 17. Jahrhundert stark an Quantität zugenommen.[495] Die Wirkung des Alkohols, seine wärmende und berauschende Eigenart, war bekannt und fand auch in physiologischen Überlegungen seine Erklärung.[496] Die benebelnde Eigenart des Alkohols begründet Gregor Horst mit durch den Genuss von Alkohol entstehenden schlechten Ausdünstungen, die wie die übrigen Dämpfe auch zum Gehirn aufsteigen und dort zu einer Verwirrung der Gedanken und der *spiritus* führen sowie die Vernunft und die Urteilskraft (*facultas diiudicandi*) stark einschränken sollten. Gleichzeitig sollten durch die genannten Ausdünstungen die Lebensgeister in ihrer Beweglichkeit befeuert werden, eine Vorstellung, die sich noch heute in der Bezeichnung *Spiritus* für Alkohol wiederfindet. Diese Kombination aus reduzierter Urteilsfähigkeit und den angespornten und in Verwirrung gebrachten *spiritus* begünstigte, so Gregor Horsts Vorstellung, das Wirken der Phantasie, die die wahren Umstände verkennen und den Schlafenden damit leichter zu einer Bewegung antreiben würde,[497] zumal da Alkohol als schlaffördernd galt[498] und im Schlaf ohnehin geballte *spiritus* auf eine verminderte Urteilsfähigkeit treffen würden. Als weitere Folge der vernebelten Urteilsfähigkeit, um zur Beantwortung der zweiten Frage zu kommen, würde es den Nachtwandlern außerdem an einer gewissen Scheu fehlen, die natürlicherweise den Menschen vor Gefahren warnen und sie davon abhalten würde. Jene seien zur korrekten Einschätzung von Gefahren jedoch nicht imstande.[499] Daraus begründete sich die Tatsache,

---

495 Vgl. hierfür Sandgruber, Roman: Genußmittel. Ihre reale und symbolische Bedeutung im neuzeitlichen Europa. Jahrbuch für Wirtschaftsgeschichte / Economic History Yearbook 1994; 35 (1): 73–88: insb. S. 73.

496 Hasso Spode zeichnete in seiner Monographie, die er ganz dem Alkohol widmete, auch den Wandel der medizinisch-ärztlichen Auffassung und des Wissens über Alkohol und Alkoholismus nach, siehe dazu Spode, Hasso: Alkohol und Zivilisation. Berauschung, Ernüchterung und Tischsitten in Deutschland bis zum Beginn des 20. Jahrhunderts. Berlin: Tara-Verlag, 1991, S. 100–125. Fabricius Hildanus warnte bereits eindringlich vor den Gefahren des exzessiven Alkoholgenusses und des Rausches, vgl. Fabricius Hildanus, Wilhelm: Christliche Abmahnung von der Trunckenheit. Frankfurt am Main: Bry, 1623 sowie auch Fabricius Hildanus, Wilhelm: Christlicher Schlafftrunck. Frankfurt am Main: Bry, 1624.

497 Fabricius Hildanus (1641), S. 288.

498 Vgl. dazu beispielsweise auch Horst (1595), S. 228.

499 Die Kühnheit der Nachtwandler wurde schon vor Gregor Horst thematisiert, z. B. bei Lemnius (1559), S. 114 recto–115 verso.

dass Schlafwandler in ihren Anfällen ein unbesonnenes Verhalten zeigen und sich in Gefahrensituationen begeben würden. Da auch die Phantasie durch die Dämpfe und die genannten Umstände leicht getäuscht werden und nur einem Trugbild folgen würde, in der Annahme, es gäbe ausschließlich dieses eine zu verfolgen, würde sie den schlafenden Menschen dazu veranlassen, sich konzentriert auf ein Ziel hin zu bewegen, was in einer gerichteten, schnellen und entschlossenen Bewegung des Nachtwandlers resultieren würde,[500] der deshalb ohne Probleme auch größere Barrieren (wie im Falle von Horsts Verwandten das Fenster) spielend überwinden könnte.

Die dritte Frage, die sich dem Arzt stellte, nämlich die, weshalb sich der Nachtwandler bei seinem Fall kaum verletzt hatte, brachte Gregor Horst mit der Beantwortung der zweiten Frage in Zusammenhang. Hier spielte das Nichterkennen der gefahrvollen Situation die entscheidende Rolle. Denn ein wacher Mensch, der stürzen würde, würde die Gefahr, die ihm daraus drohen würde, realisieren. Die Furcht, die dabei entstehen würde, würde zu einem Rückzug der *spiritus* von den äußeren Gliedern zu ihren inneren Ursprungsort führen, wodurch die Glieder verletzlich zurückgelassen werden würden.[501] Da sein Verwandter jedoch während des Sturzes geschlafen hatte, hätte dieser die Gefahr nicht wahrgenommen. Folglich wären die zum Schlafwandeln ausgerückten Lebensgeister in den Gliedmaßen geblieben, die Gliedmaßen wiederum wären dadurch entspannt gewesen und hätten nicht versucht, dem Aufprall irgendeinen Widerstand zu leisten. Dadurch wäre der Verunfallte ohne Anspannung am Boden aufgekommen, was ihn vor größeren Schäden bewahrt hätte.[502] Alle Lösungen, die Gregor Horst auf seine Fragen fand, betonten die Wirkung der selbst eingeschränkten Phantasie beziehungsweise den Defektzustand der Seele des Schlafwandlers.

Viertens ging Gregor Horst dem Umstand nach, weshalb Schlafwandler eine Amnesie für ihr Verhalten entwickeln würden.[503] Diese Beobachtung erweckte bereits Jakob Horsts[504] Interesse und wurde von diesem sogar als eines der Hauptkriterien des Nachtwandelns definiert. Wie schon sein Onkel

[500] Fabricius Hildanus (1641), S. 289.
[501] Ebenda.
[502] Ebenda.
[503] Ebenda.
[504] Horst (1595), S. 204–205.

suchte auch Gregor Horst die Antwort in der Seele (*anima*). Jakob Horst vertrat die Vorstellung, dass letztere zusammen mit dem *mens* Trugbilder (*imagines*) im Schlaf bilden würde. Sobald eines dieser *imagines* im Schlaf wahrgenommen und als real und als unbedingt erstrebenswert bzw. als unbedingt zu erledigen verkannt werden würde, käme es zu den besagten Bewegungen im Schlaf.[505] Die *anima*, so Gregor Horsts These, würde ihre Aufmerksamkeit allerdings nicht vollständig auf die Bewegungen, die im Schlaf vonstattengehen würden, richten. Da sich Bilder von etwas Erlebtem aber nur durch die Aufmerksamkeit der Seele als Gedächtnisinhalte manifestieren könnten, käme es bei deren Unachtsamkeit während des Nachtwandelns zu einem Vergessen für das Vorgefallene. Vergleichbares geschähe auch im Wachzustand, wenn der Mensch nebenbei und selbstvergessen irgendwelchen Tätigkeiten nachgehen würde.[506] Dennoch bestünde nicht bei allen Nachtwandlern eine komplette Amnesie für die schlafwandlerischen Aktionen. So hatte schon Jakob Horst ergänzt, manche Schlafwandler könnten sich wie durch einen Traum an ihre Handlungen erinnern, wenn sie nur stark genug nachdenken würden.[507] Und in der Tat konnte sich auch der junge Mann, der aus dem Fenster gefallen war und in den ersten Tagen keine Erinnerung für die Ursachen seines Unfalls hatte, im weiteren Verlauf doch an einen Traum erinnern, den er in der Unfallnacht gehabt hatte, als er geglaubt hatte, den zur Abreise fertigen Wagen zu besteigen. Wie der Leser weiter von Gregor Horst erfährt, war dem jungen Mann aufgetragen worden, am nächsten Morgen früh aufzustehen und alle Vorkehrungen für eine Reise zu treffen. Dieser Auftrag, den er wohl sehr ernst genommen hatte, hätte sich, so Gregor Horst, in seiner *imaginatio* eingeprägt, so dass er unter diesem Eindruck in der Nacht das Schlafwandeln begonnen und sich dieser als Traum in sein Gedächtnis eingebrannt hätte.[508]

Die Untersuchung des vorliegenden Falls verdeutlicht noch einmal mehr, wie sehr Gregor Horst bei der Auslegung des Nachtwandelns die Phantasie

---

505 Horst (1595), S. 214–215.

506 Fabricius Hildanus (1641), S. 289. Vgl. dazu auch Galens Begründung für die Amnesie von Schlafwandlern im Unterkapitel *Schlafwandler in antiken Quellen* des Kapitels 2.1 *Schlafwandeln in Antike und Mittelalter* dieser Arbeit.

507 Horst (1595), S. 204.

508 Fabricius Hildanus (1641), S. 289.

und Traumbilder, allen voran aber auch die Seele, zur Erklärung verwendete. Diese Tatsache fügt sich gut in das medizinische Werk desselben. Durch seine medizinischen Erfolge und wissenschaftlichen Publikationen erwarb sich Gregor Horst, der auch der „deutsche Äskulap“[509] genannt wurde, hohes Ansehen. Horsts medizinische Weltanschauung war geprägt von dem Bestreben, paracelsistisch-hermeneutische Ideen in das Krankheitskonzept des Galen zu integrieren.[510] Medizin sollte sich nicht ausschließlich auf das körperliche Wohl des Menschen beschränken, sondern auch dessen geistig-seelische Dimension miteinschließen und behandeln. Diese Forderung spiegelt sich in Gregor Horsts zweiteiligem Buch *De natura humana libri duo*[511] wieder. Letzteres erschien 1612 in Frankfurt am Main und stellte eine Sammlung sämtlichen Wissens über den Menschen dar. Während sich das erste Buch ausführlich mit der menschlichen Anatomie beschäftigte, wurde das zweite der Seele gewidmet. Der anatomische Teil wurde um 1607 fertiggestellt. Dagegen entstand der Seelenteil ursprünglich im Rahmen von Übungsschriften über die Seele, die unter Gregor Horst an der Universität in Wittenberg in den Jahren 1602–1604 verfasst wurden. Sie sind in ihrer Zahl insgesamt 12 und in der Form der *Quaestiones*[512] abgefasst.[513] Auch diesem Buch

---

[509] Der Beiname findet sich in nahezu jeder biographischen Angabe zu Gregor Horst, vgl. dazu z. B. Hirsch (1962, Band 3), S. 304. Tatsächlich ist nicht geklärt, wann und wer diesen Namen einführte.

[510] Vgl. dazu Shackelford (2004), S. 299–317.

[511] Horst, Gregor: De natura humana libri duo. Frankfurt am Main: Kempfer, 1612. Die Quartoausgabe umfasst 510 Seiten, wobei der anatomische Teil einen deutlich größeren Umfang als der über die Seele einnimmt. Durch sein Unternehmen, die Psyche mehr in den medizinischen Bereich zu integrieren, ging Gregor Horst in die Geschichte der Psychologie des Philosophen und Psychologen Friedrich August Carus (1770–1807) ein. Letzterer bietet auch einen kurzen inhaltlichen Überblick über den Seelenteil von Gregor Horsts Werk *De natura humana libri duo*, vgl. Carus, Friedrich August: Geschichte der Psychologie. Berlin: Springer, 1990, S. 458–459.

[512] Zur Form der *Quaestio* als Art der Wissenserschließung siehe Maclean, Ian: Logic, Signs and Nature in the Renaissance. The case of learned medicine. Cambridge: Cambridge University Press, 2002, S. 212–213. Zum pädagogischen Einsatz der *Quaestiones* bei Gregor Horst vgl. Maclean, Ian: Humanismus und Späthumanismus im Spiegel der juristischen und medizinischen Fächer. In: Hammerstein, Notker (Hrsg.): Späthumanismus: Studien über das Ende einer kulturhistorischen Epoche. Göttingen: Wallstein, 2000: 227–244: 242.

[513] Vgl. dazu Angelis (2010), S. 208–212.

fehlt es nicht an einer Erläuterung zum Nachtwandeln. Die achte *Exercitatio* mit der Überschrift *De sensibus internis atque de somno et vigilia* geht in der zehnten *Quaestio* der Frage nach *An facultates animales in somno omnino quiescant?*, um schließlich in der elften Frage zu klären, *An & quomodo homo dormiens ambulare queat?* Das Schlafwandeln hatte sich bei Gregor Horst nicht nur im Zusammenhang mit dem Schlaf an sich, sondern auch allgemein bei der Beschäftigung mit der Seele einen festen Platz in der Diskussion gesichert. Die Beantwortung der vorliegenden Fragen wiederholte im Wesentlichen die Kernpunkte, die bereits aus Gregor Horsts Disputation und dem an Fabricius Hildanus gesandten Brief bekannt waren und fasste diese Aussagen kurz und bündig zusammen. Mit der Erklärung des Nachtwandelns als ein Ergebnis von Veränderungen innerhalb der Seele zeigte sich bereits Anfang des 17. Jahrhunderts der erste Schritt einer Loslösung von der rein somatisch-pathophysiologischen Auffassung desselben hin zu einer psychologischen Betrachtungsweise.

Gregor Horst entwickelte in seinem weiteren Lebenslauf keine neuen Erkenntnisse in Bezug auf Bewegungen im Schlaf. So sehr er seine Aufmerksamkeit der Seele und der Phantasie zuwandte und einer Behandlung des Nachtwandelns im Sinne seines Onkels zustimmte, so wenig war er um eigene Therapievorschläge hinsichtlich dieses Phänomens bemüht. Schon Libavius hatte sich, vermutlich auch vor dem Hintergrund, dass er das Schlafwandeln per se nicht als Krankheit definierte, bezüglich detaillierter therapeutischer Maßnahmen bedeckt gehalten, so dass Jakob Horsts Rezepturen, diätetischen Anweisungen und chirurgischen Empfehlungen zur Behandlung des Nachtwandelns weiterhin die einzigen ausführlichen ärztlichen Anordnungen dazu blieben.[514] Ähnlich verhielt es sich hinsichtlich diagnostischer Ratschläge und prognostischer Angaben, die Gregor Horst ungeachtet überging. Gregor Horsts Verdienste um die weitere Erforschung des Nachtwandelns erscheinen unter diesen offensichtlichen Defiziten auf den ersten Blick gering zu sein und in der Tat wurde er von

[514] Zu den bei Jakob Horst empfohlenen Therapiemaßnahmen und deren Weiterentwicklung vgl. das Kapitel 4.3 *Vorbeugende und kurative Therapieansätze.*

nachfolgenden Autoren selten als Quelle bezüglich dieses Phänomens herangezogen.[515] Gregor Horsts Überlegungen, die einen Mittelweg zwischen Jakob Horsts humoralpathologischen Vorstellungen und Andreas Libavius' psychischem Modell vorschlugen, verschwanden hinter der Monographie seines Onkels, die zum Klassiker über das Nachtwandeln gerne herangezogen wurde. Gregor Horsts Bedeutung in der wissenschaftlichen Erforschung des Nachtwandelns sollte dennoch nicht als zu gering eingeschätzt werden. Seine eigene Beschäftigung mit diesem Phänomen sowie die unter seinem Namen durchgeführten Übungsschriften seiner Studenten, die sich mit dem Schlaf und der Seele auseinandersetzen, haben sicherlich auch nach Gregor Horsts Weggang aus Wittenberg zu einer weiteren Beschäftigung mit dem Schlaf und ihm verwandten Gebieten wie dem Schlafwandeln veranlasst. So fällt auf, dass sich bis Mitte des 17. Jahrhunderts die weitere Auseinandersetzung mit diesem Phänomen innerhalb des deutschsprachigen Raumes auf dem universitären Standort Wittenberg konzentrierte.[516]

---

515 Vgl. z. B. Zacchia, Paolo: Quaestionum medico-legalium tomi tres. Frankfurt am Main: Bencard, 1688, S. 182. Gregor Horst wird hier zusammen mit seinem Onkel Jakob Horst erwähnt. Interessant ist in diesem Zusammenhang, dass beide ursprünglich nicht bei Zacchia als Quellen erwähnt wurden, sondern erst durch die Bearbeitung der *Quaestiones medico-legales* durch den Arzt Johann Daniel Horst (1616–1685), dem Sohn des Gregor Horst, hinzugefügt wurden. Abgesehen davon erschien Gregor Horst als Autor über das Nachtwandeln erst in späteren bibliographischen Listen, z. B. in Frank, Joseph: Praxeos medicae universae praecepta. Partis secundae volumen primum, sectio prima. Continens doctrinam de morbis systematis nervosi in genere, et de iis cerebri in specie. Leipzig: Kühn, 1818, S. 424.

516 Dieses Ergebnis erbrachte die Durchsicht von Heinrich Laehrs Bibliographie der *Literatur der Psychiatrie, Neurologie und Psychologie* (1900) sowie der biobibliographische Überblick über die an der Universität Wittenberg lehrenden Professoren mit den betreuten Disputationen und Übungsschriften, zu finden bei Koch (2007 b), S. 289–348. Geeignet erschien die Betrachtung eines ausreichend großen Zeitraums ab Gregor Horsts Tätigkeit als Professor der Medizin (1606) bis etwa Mitte des 17. Jahrhunderts (ca. 1665), für welchen das Erscheinen von Übungsschriften, Disputationen, Dissertationen sowie Monographien bezüglich des Schlafes und des Schlafwandelns unter den Universitäten des deutschsprachigen Raumes verglichen wurden (Neuauflagen wurden nicht berücksichtigt). Dabei ergaben sich insgesamt sieben Veröffentlichungen an der Universität Wittenberg, jeweils zwei in Gießen sowie in Marburg sowie sechs in Leipzig, wobei hinzuzufügen ist, dass die in Leipzig erschienenen Schriften ihren Fokus auf Träume und die Physiologie des Schlafes legten, das Nachtwandeln jedoch nicht weiter thematisiert wurde. Letzters wurde insbesondere in Wittenberg diskutiert, sowie mit je einer Veröffentlichung in Rostock (1625) und Erfurt (1660).

Weitere Beschäftigung mit Schlafwandeln an der Universität Wittenberg

Betrachtet man die Universität in Wittenberg, so ist in Bezug auf das Nachtwandeln der sehr einflussreiche deutsche Arzt Daniel Sennert (1572–1637)[517] zu erwähnen. Daniel Sennert wurde neben Jakob Horst und Andreas Libavius zu einer der meist zitierten Autoren über das Nachtwandeln.[518] Nach einem Studium der freien Künste an der philosophischen Fakultät in Wittenberg sowie der Medizin erwarb Sennert 1601 in Wittenberg den Doktortitel und lehrte ab 1602 ebendort als Professor für Medizin. Sechsmal bekleidete er das Amt eines Rektors an der Wittenberger Universität und überlebte mehrere Pestepidemien, bis er sich schließlich 1637 doch an der Pest infizierte und verstarb. Sennert gilt als Chemiatriker,[519] der ähnlich wie Gregor Horst die Lehren des Paracelsus mit denen des Galen und des Aristoteles zu verbinden versuchte.[520] Gregor Horst, der 1602 seine Disputation über das Nachtwandeln in Wittenberg verfasst hatte, kam vermutlich schon zu dieser Zeit mit dem älteren Daniel Sennert in Kontakt, mit großer Wahrscheinlichkeit aber spätestens in den Jahren 1607–1608, als Gregor Horst als Vorsitzender (lat. *praeses*) an der medizinischen Fakultät der Universität

---

517 Grundlegende Arbeit zu Daniel Sennert leistete Wolfgang U. Eckart mit zwei Veröffentlichungen. Vgl. Eckart, Wolfgang Uwe: Wahrheitsbegriff, Autoritätskritik und Sensualistische Erkenntnistheorie des Konziliators Daniel Sennert (1572–1637). Dissertationsschrift aus der medizinischen Fakultät der Universität Münster (1978) sowie Eckart, Wolfgang Uwe: Antiparacelsismus, okkulte Qualitäten und medizinisch-wissenschaftliches Erkennen im Werk Daniel Sennerts. In: Buch, August (Hrsg.): Die okkulten Wissenschaften in der Renaissance. Wiesbaden: Harrassowitz, 1992: 139–157.

518 Vgl. z. B. Schenck, Johannes Theodor und Theisner, Johannes Jacob: Dissertatio medica de ambulatione in somno. Jena: Müller, 1671, S. 5. Steffani, Johannes Jakob: De somnambulis. In: Zwinger, Theodor (Hrsg.): Fasciculus dissertationum medicarum selectiorum. Basel: Mechel, 1710: 56–86: S. 81. Bohn, Johann und Vipacher, David: Casus aegri noctambulationis morbo laborantis resolutus (Leipzig 1717). In: Haller, Albrecht (Hrsg.): Disputationes ad morborum historiam et curationem facientes tomi septimi pars II. Priorum voluminum supplementum. Lausanne: Arnay: 438–468: S. 444.

519 Zur Entwicklung der Chemiatrie und deren wichtigsten Anhängern, den Chemiatrikern, in der Frühen Neuzeit vgl. Weyer, Jost: Geschichte der Chemie. Band 1: Altertum, Mittelalter, 16. bis 18. Jahrhundert. Berlin: Springer Spektrum, 2018, S. 429–444.

520 Zu Sennerts Vita vgl. Eckart, Wolfgang Uwe und Gradmann, Christoph (Hrsg.): Ärztelexikon. Von der Antike bis zum 20. Jahrhundert. Heidelberg: Springer, 2006, S. 299. Vgl. auch Shackelford (2004), S. 299.

in Witteberg wirkte. Zumindest lässt ein Briefwechsel aus späterer Zeit darauf schließen,[521] dass zwischen beiden Medizinern ein Austausch bestand. 1620 veröffentlichte Sennert sein Werk *Institutionum medicinae libri V*, eine Gesamtdarstellung der damaligen medizinischen Lehre. Ausgehend von der Physiologie bis hin zur Lehre von den Krankheiten, ihrer Prognose und ihrer Vorbeugung wurden darin auch angewandte Medikamente und chirurgische Möglichkeiten aufgezeigt.[522] Im zweiten Buch, in dem sich Sennert mit den verschiedenen Krankheiten und ihren Symptomen auseinandersetzte, kam er von der Betrachtung des Schlafes und schlafähnlichen Zuständen sowie der im Traum gezeigten Phantasie und ihrer erstaunlichen Fähigkeiten auf das Nachtwandeln zu sprechen. Sennert griff hier wie selbstverständlich auf den von Gregor Horst benutzten Terminus *somnambulus* zurück,[523] gab ihn jedoch an keiner Stelle als einer der Quellen an, die seinen eigenen Gedanken als Vorlage dienten.[524] Immerhin jedoch nahm Sennert Gregor Horsts Ideen in seinem Werk mit auf, so dass davon ausgegangen werden kann, dass diese in Wittenberg durchaus präsent waren.

Die *Institutiones medicinae* sind jedoch nicht die einzigen in Wittenberg entstandenen Schriften, die in dieser Hinsicht Erwähnung verdienen. In den Jahren zwischen 1628–1636 veröffentlichte Daniel Sennert das sechs Bücher umfassende Werk *Practicae medicinae libri VI*, das von der Breite der behandelten Themen deutlich die *Institutiones medicinae* übertraf und sich sämtlichen Krankheiten in der Ordnung *a capite ad calcem* widmete, ebenfalls auch nicht die Schwangerschaft und die Geburt, wichtige Kinderkrankheiten, dermatologische Fragen, chirurgische Problemstellungen oder Krankheiten wie die Syphilis ausließ. Im zweiten Teil des ersten Buches stellte Sennert unter dem Titel *De somnambulis* das Phänomen des Schlafwandelns auf strukturierte

---

[521] Vgl. z. B. Daniel Sennerts Reaktion auf ein ihm von Gregor Horst zugeschicktes Exemplar der Übungsschrift *De natura motus animalis* von Jakob Müller aus dem Jahr 1617, abgedruckt in: Horst, Gregor: Observationes medicinales singulares libri IV. Ulm: Jona Savrius, 1625, S. 538.

[522] Zum Aufbau des Werkes und dessen Erläuterung vgl. Brentini, Pietro: Die Institutiones medicinae des Daniel Sennert (1572–1637). Dissertationsschrift aus der medizinischen Fakultät der Universität Zürich (1971).

[523] Sennert (1667), S. 406–412.

[524] An dieser Stelle sei jedoch angemerkt, dass auch Libavius, dessen Aussagen Daniel Sennert an manchen Stellen fast wörtlich überahm, ebenfalls nicht als Quelle angegeben wurde.

Weise vor, indem er den Text nach den Stichpunkten Ursache – Diagnostik – Prognose – Behandlung – Diät gliederte und ohne lange Exkurse oder Fallbeispiele seine Gedanken zum Nachtwandeln darlegte.[525] Ohne an dieser Stelle auf Sennerts konkreten Ausführungen über das Nachtwandeln einzugehen, zumal dessen Grundzüge sich kaum von denen seiner vorgestellten Vorgänger unterscheiden, sei doch bemerkt, dass Sennerts Werke weit über Wittenberg hinaus und auch außerhalb medizinischer Kreise Verbreitung fanden.[526] Dies erklärt, weshalb Sennert auch zu einer der Hauptquellen in Bezug auf das Schlafwandeln avancierte, das allmählich auch interdisziplinär als Phänomen diskutiert wurde.

Das wachsende interdisziplinäre Interesse an dem Themenkomplex des Schlafes, zu dem auch das Schlafwandeln gehört, scheint in Wittenberg besonders stark ausgeprägt gewesen zu sein. 1624 erschien unter dem Buchtitel *Hypnologia*[527] eine Sammlung von acht theologischen Disputationen, die unter dem Theologen Heinrich Innichenhöfer[528] entstanden waren und sich unter dem Oberbegriff des sog. *Collegium Somnologicum* den Themen Schlaf, Traum und Nachtwandeln widmeten. Ebenfalls zu erwähnen sind zwei weitere Disputationsschriften, die kurz nach Ende des Dreißigjährigen Krieges unter dem Theologen Samuel Pomarius entstanden. So erschienen 1649 und 1650 zwei sehr umfangreiche Abhandlungen über das Nachtwandeln: Die Schriften *De noctambulis disputatio prior*[529] und *De noctambulis disputatio posterior*[530] untersuchten das nächtliche Herumgehen aus theologischer Perspektive und sind nicht nur wegen der ausführlichen Bearbeitung des

525 Sennert (1628), S. 458–463.

526 Vgl. Schott, Heinz: „Lutherus medicorum": Wege und Irrwege der Paracelsus-Rezeption. In: Oehmig, Stefan (Hrsg.): Medizin und Sozialwesen in Mitteldeutschland zur Reformationszeit. Leipzig: Evangelische Verlagsanstalt, 2007: 273–288: S. 277. Vgl. z. B. auch Sennerts Anteil in den Aussagen des irischen Naturforschers Robert Boyle (1626–1691/1692) zu lesen in Newman, William R.: The alchemical sources of Robert Boyle's corpuscular philosophy. Annales of Science 1996; 53 (6): 567–585.

527 Innichenhöfer, Heinrich: Hypnologia. Wittenberg: Tham, 1624.

528 Heinrich Innichenhöfer wurde 1602 in Herzberg in Sachsen geboren, studierte in Altdorf und Leipzig und wirkte in Wittenberg als Magister und als Prediger in Moskau. Vgl. dazu. Fechner, A. W. (Hrsg.): Chronik der Evangelischen Gemeinden in Moskau. 2. Band. Moskau: Deubner, 1876, S. 512–514.

529 Pomarius, Samuel: De noctambulis disputatio prior. Wittenberg: Wendt, 1649.

530 Pomarius, Samuel: De noctambulis disputatio posterior. Wittenberg: Wendt, 1650.

Themas und der reichlichen Quellenangaben innerhalb beider Disputationen bemerkenswert, sondern auch wegen der mehreren folgenden Auflagen der beiden Disputationsschrifen von 1656 (Editio secunda), 1661 (Editio tertia), 1670 (Editio quarta) und 1686.[531] Neben den genannten Theologen setzte sich gegen Mitte des 17. Jahrhunderts auch ein Rechtsgelehrter, der in Wittenberg studiert hatte, mit diesem Themenkomplex auseinander: von dem deutschen Juristen Jakob Andreas Crusius (1636–1680) stammt die 1652 erschienene Schrift *Disquisitio de nocte, eiusque divisione, commodis & incommodis nocturnis*.[532] Dabei handelte es sich um eine allgemeine Abhandlung über die Nacht sowie ihre Einteilung, Annehmlichkeiten und Gefahren, die sie mit sich brachte. Bis auf die Hinweise der Gefahren und Laster, die in der Dunkelheit lauerten, beleuchtete Crusius' Buch keine juristischen Gebiete. Zu seinem Buch, das Crusius anonym veröffentlicht hatte, bekannte er sich schließlich einige Jahre später, als er 1660 die vorliegende Schrift erweiterte und unter dem Titel *De nocte et nocturnis officiis* herausgab.[533] Diese zweite, erweiterte Ausgabe enthält auch ein Kapitel mit dem Titel *De Igni fatuo & Noctu Ambulationibus*, in dem Crusius nicht nur einzelne Fallbeispiele von Nachtwandlern[534] aufführte, sondern auch der Frage nachging, wie im Falle eines von einem Nachtwandler verübten Mordes oder anderen Vergehens vorzugehen sei. Schließlich kam Crusius zu dem Schluss, dass eine sorgsame Verwahrung bzw. Bewachung des Nachtwandlers durch Verwandte oder Freunde unbedingt erforderlich sei, um einen Freispruch von der Strafe im Falle eines Verbrechens zu erzielen.[535]

---

531 Pomarius, Samuel und Fabiger, Johannes: De noctambulis disputatio prior quam Wittebergae ad D. XXIIX. Septembris A. C. MDCXLIX. disquisitioni sistunt publicae Praeses M. Samuel Pomarius, Silesius, et Respondens Johannes Fabiger, Wittebergensis. Editio quarta. Wittenberg: Schrödter, 1686.

532 Crusius, Jakob Andreas: Disquisitio de nocte, eiusque divisione, commodis & incommodis nocturnis. Bremen: Berger, 1652.

533 Crusius, Jakob Andreas: De nocte et nocturnis officiis, tam sacris, quam prophanis, lucubrationes historico-philologico-juridicae. Bremen: Köhler, 1660.

534 Darunter befindet sich u.a. ein Fall von Jakob Horst (S. 329), Galen (S. 335) und der Fensterreiter von Salius Diversus (S. 336).

535 Crusius (1660), S. 317–342.

Es ist anzunehmen, dass durch Gregor Horsts universitäres Wirken in Wittenberg eine Sensibilisierung für den Themenkomplex des Schlafes stattgefunden hatte, die die Aufmerksamkeit vermehrt auf das Phänomen des Nachtwandelns lenkte und eine gehäufte wissenschaftliche Auseinandersetzung mit diesem Sujet und ihm verwandten Gebieten an der Universität in Wittenberg erklärt. So kann die offensichtliche Verdichtung von Schriften über das Schlafwandeln an dieser Universität sowie Gregor Horsts Interesse dafür nicht geleugnet und aus diesem Grund eine Verbindung hergestellt werden.

4. Schlafwandeln als medizinischer Gegenstand

4.1 Die Einführung eines Terminus technicus und einer Definition

Die Einführung einer präzisen Bezeichnung und deren Verwendung gehört zu den Merkmalen medizinischer Expertise.[536] Dabei erfüllt die Findung eines Fachterminus für einen bis dahin unbekannten oder zumindest namenlosen Zustand mehrere Aufgaben: der Terminus kann sowohl die Sorgen und Ängste, die beim Betroffenen durch das Unbekannte hervorgerufen werden, verringern, Therapierbarkeit suggerieren und Zuversicht auf Heilung schenken als auch der Kommunikation unter ärztlichen Kollegen dienen.[537] Durch das Benutzen eines Fachterminus kann unter Experten sicher gegangen werden, dass jeweils im gegenseitigen Austausch von der gleichen Sache die

---

536 Vgl. dazu Steger, Florian: Medizinische Terminologie. 3. Auflage. Göttingen: Vandenhoeck & Ruprecht, 2017, S. 11.

537 Vgl. dazu die Definition der Fachsprache bei Hoffmann, Lothar: Kommunikationsmittel Fachsprache. Eine Einführung. 2. Auflage. Tübingen: Narr, 1985, S. 53: „Fachsprache – das ist die Gesamtheit aller sprachlichen Mittel, die in einem fachlich begrenzbaren Kommunikationsbereich verwendet werden, um die Verständigung zwischen den in diesem Bereich tätigen Menschen zu gewährleisten." Vgl. auch die Einführung in Gadebusch Bondio, Mariacarla und Bettin, Hartmut: Lingua Medica. Lehrbuch zur medizinischen und zahnmedizinischen Terminologie. Berlin: Logos-Verlag, 2007 sowie die Einführung in Murken, Axel Hinrich: Lehrbuch der Medizinischen Terminologie. Grundlagen der ärztlichen Fachsprache. 5. Auflage. Stuttgart: Wissenschaftliche Verlagsgesellschaft Stuttgart, 2009, S. 1–4.

Rede ist. Die Existenz eines Fachbegriffes für ein Leiden, eine Krankheit oder einen ungewöhnlichen körperlichen bzw. geistigen Zustand zeigt zudem, dass es sich dabei um einen von der Fachwelt akzeptierten Diskussionsgegenstand handelt. Besonders häufige Erkrankungen, zu welchen sich Ärzte der Frühen Neuzeit rege austauschten, waren neben den Infektionskrankheiten (wie z. B. der Syphilis) auch chronische Leiden wie Gicht, sogenannte Skrofeln und epileptische Zustände.[538] Zur Bezeichnung dieser körperlichen Leiden fanden sich diverse Fach- sowie volkstümliche Begriffe.[539] Für das Schlafwandeln existierte zu Jakob Horsts Zeit dagegen noch kein Fachterminus. Diese Tatsache bemängelte Horst zu Beginn seiner Monographie. Eine intensive ärztliche Auseinandersetzung mit diesem Phänomen hatte bis dahin nicht stattgefunden und die Einführung eines eigenen Fachausdruckes war deshalb wohl auch nicht notwendig gewesen.

Dagegen gab es im Volksmund durchaus eigene Bezeichnungen für schlafwandlerische Zustände, darunter solche, welche Jakob Horst als abergläubisch verurteilte und deshalb ignorierend beiseiteließ.[540] Daneben waren Horst einige allgemeine Begriffe zur Benennung des Schlafwandelns bekannt: Horst verwies darauf, dass das *Corpus Hippocraticum* Nachtwandler zu den Träumenden (lat. *insomnes* oder *somniantes*) rechnete und als solche bezeichnete.[541] Ein geläufiger Begriff für Nachtwandler im Lateinischen war außerdem *lunaticus*, was im Deutschen als mondsüchtig wiedergegeben wird

---

538 Eine Übersicht über Erkrankungen, welche die Medizin der Frühen Neuzeit maßgebend prägten, gibt: Jütte, Robert: Über Krankheit und Gesundheit in der Frühen Neuzeit. Stuttgart: Kohlhammer, 2014, S. 21–103.

539 Für die Epilepsie beispielsweise meint Hansjörg Schneble über 800 Namen, welche sich im Laufe der Geschichte für diese Erkrankung angesammelt hatten, gefunden zu haben. Deren große Zahl bringt er mit der Häufigkeit der Epilepsie und ihrer Bedeutung im Alltag der Menschheit in Verbindung. Vgl. Schneble, Hansjörg: Krankheit der ungezählten Namen. Ein Beitrag zur Sozial-, Kultur- und Medizingeschichte der Epilepsie anhand ihrer Benennungen vom Altertum bis zur Gegenwart. Bern: Huber, 1987, S. X des Vorwortes.

540 Horst (1595), S. 193–194.

541 Horst (1595), S. 188–189. Horst nahm hier nach eigenen Angaben Bezug auf eine Textstelle aus dem Buch *Über die Träume* aus dem *Corpus Hippocraticum*. Die beschriebene Stelle lässt sich jedoch nicht identifizieren.

und sich bis heute im Zusammenhang mit Schlafwandlern gehalten hat.[542] Jedoch handelt es sich dabei nicht um einen Fachausdruck, mit welchem eindeutig das Herumgehen im Schlaf verstanden wurde, sondern um einen Sammelbegriff, der für sämtliche Leiden, welche auf den Einfluss des Mondes zurückgeführt wurden (darunter häufig auch die Epilepsie), Verwendung fand. Der Nachtwandler, so Horst, sei durch die Kommentierung von Hippokrates' Epidemien zu seiner Bezeichnung *σελήνος* bzw. *σεληνιαζόμενος*, das griechische Pendant zum lateinischen *lunaticus*, gekommen:[543] So ist im ersten Buch der Epidemien aus dem *Corpus Hippocraticum* die Rede von einem etwa 20-jährigen Mann, Silenus mit Namen, welcher in Platamonas wohnte und unter einem heftigen Fieber litt. Im Krankheitsverlauf passierte es schließlich, dass dieser in unruhigen Nächten zu reden, zu lachen und zu singen begann. Dieser Zustand wurde, vermutlich auch wegen der semantischen Nähe des Patientennamen und dem Krankheitsbegriff, als *σελήνος* bezeichnet und fand laut Galen unter diesem Namen breite Anerkennung, während Galen selbst den kranken Silenus eher als *phreneticus* einstufte.[544]

---

542 Siehe z. B. den Lexikonbeitrag zu *Somnambulismus* in Volkmann, Herbert: Medizinische Terminologie. Ableitung und Erklärung der gebräuchlichsten Fachausdrücke aller Zweige der Medizin und ihrer Hilfswissenschaften. 33. Auflage. Berlin/München: Urban & Schwarzenberg, 1947, S. 886: „Zuweilen soll Licht des Vollmondes den Zustand hervorrufen (sog. Mondsucht, Lunatismus)." Auch in der aktuellen Auflage des Pschyrembel von 2022 wird noch unter dem Lemma *Lunatismus* auf *Somnambulismus* bzw. Schlafwandeln verwiesen, siehe dazu Pschyrembel, Willibald: Pschyrembel Klinisches Wörterbuch. Mit klinischen Syndromen und Nomina anatomica. Hrsg. von Christoph Zink. 256., neu bearbeitete Auflage. Reprint 2020. Berlin/Boston: De Gruyter, 2022, S. 980.

543 Horst (1595), S. 188–190.

544 Die Geschichte von Silenus aus Platamonas findet sich, entgegen zu Horsts Aussage, nicht im dritten, sondern im ersten Epidemienbuch des *Corpus Hippocraticum*: I, II 684–688 Littré. Galen kommentierte diesen Fallbericht in seinem ersten Kommentar zu Hippokrates' Epidemien, vgl. dazu die englische Übersetzung des arabischen Galen Textes in: Galen: Galeni in Hippocratis Epidemiarum librum I commentariorum I–III versio Arabica. Hrsg., übers. und komm. von Uwe Vagelpohl mit Hilfe von Simon Swain. Warschau/Berlin: De Gruyter, 2015, S. 431–433. Die bei Jakob Horst angegebene Bezeichnung des Verhaltens des Silenus als mondsüchtig findet sich im Zusammenhang mit der Fallbeschreibung jedoch nicht. Ggf. nahm Horst selbst wieder auf einen Kommentar zu Galens Werk Bezug. Eine Rekonstruktion hinsichtlich der von Horst benutzten Quelle war leider aufgrund der mangelnden Angaben von Jakob Horst nicht möglich.

Der Einfluss des Mondes auf diverse – in Abhängigkeit der Mondphasen – wiederkehrende Erkrankungen, die mit einer Veränderung des Bewusstseins oder des Verstandes einhergingen, erklärte sich in seiner Kraft, welche er bekanntlich auf das Wasser als Element hat, wie zum Beispiel auf das Phänomen von Ebbe und Flut. Die Auswirkung des Mondes auf Wasser wurde in der Frühen Neuzeit auch auf den Feuchtigkeitshaushalt des Gehirns übertragen. Da das Gehirn per se als feuchtes und kühles Organ betrachtet wurde, galt es den Mondphasen und seinen Folgen auf das Wasser besonders ausgesetzt, wodurch sich auch geistige Verwirrtheit begründen ließ.[545] Daraus lässt sich die ärztliche Empfehlung zur nächtlichen Abschirmung vor Mondstrahlen erklären, die nicht auf den Kopf des Schlafenden scheinen sollten.[546] Besonders empfindlich gegenüber den Mondstrahlen galten vor allem Kinder. So existierte die Vorstellung, der Hang zum Schlafwandeln würde dadurch hervorgerufen werden, wenn Kinder regelmäßig den Mondstrahlen ausgesetzt wurden, deren Schädelknochen noch nicht hart genug ausgereift waren, um den Mondstrahlen Widerstand leisten zu können.[547] Auch der schlafwandelnde Koch, so Jakob Horst, hatte seinen Paroxysmus zur Zeit des Vollmondes (*circa plenilunium*) und in einer stürmischen Nacht erlitten.[548]

---

[545] Vgl. auch den englischen Begriff *lunatic*, der geistig verwirrte, wahnhafte Zustände beschreibt.

[546] Vgl. beispielsweise Sennert (1628), S. 463: „[...] noctu radii Lunae vitentur, & ne ii ad caput dormientis pertingant caveatur."

[547] So der deutsche Mediziner Gottfried Moebius (1611–1664) in Bezug auf das Schlafwandeln: Möbius, Gottfried: Epitome institutionum medicarum. Jena: Krebs, 1663, S. 255: „Quidam putant, hunc affectum generari, si infans crebrius somnum sub lunae radiis, caput calvaria nondum satis munitum tangentibus capiat." Zu Möbius vgl. Hirsch, (1962, Band 4), S. 225.

[548] Horst (1595), S. 228. Ein Blick auf die Mondphase, die am 24. März 1592, in der Nacht, als der Koch schlafwandelte, vorherrschte, verrät jedoch, dass sich der Vollmond bereits am 18. März gezeigt haben muss, in Wirklichkeit also schon die sichtbare Phase des abnehmenden Mondes vorlag, vgl. Goldstine, Herman Heine: New and full moons 1001 b.C. to A. D. 1651. Philadelphia: American Philosophical Society, 1973, S. 217. Jakob Horst, der den Einfluss des Mondes auf den schlafwandelnden Koch betonte, schien es vor diesem Hintergrund also weniger um die Notwendigkeit des Vollmondes als vielmehr um die Bedeutung des Mondes im Allgemeinen zu gehen.

Die Zuordnung eines Schlafwandlers zur Gruppe der Mondsüchtigen machte vor dem Hintergrund Sinn, dass schlafwandlerische Zufälle nicht täglich bzw. jede Nacht, sondern lediglich in gewissen, nicht regelmäßigen Abständen auftraten. Außerdem verursachte der Mond in den physiologischen Theorien eine Ansammlung von Feuchtigkeit im Gehirn und war damit verantwortlich für einen besonders tiefen Schlaf, der wiederum das Nachtwandeln begünstigen sollte.

Auf der anderen Seite implizierte diese Zuordnung einen abnormen Geisteszustand, welcher Mondsüchtigen in Abhängigkeit der Mondphasen nachgesagt wurde und der den Schlafwandelnden mit den vom Wahnsinn Geschlagenen gleichsetzte und sie womöglich stigmatisierte. Hinzu kam, wie Horst auch bemerkte,[549] dass mit der Verwendung des Terminus *lunaticus* keine exakte Bezeichnung für Nachtwandler geschaffen war, sondern eben zahlreiche weitere krankhafte Erscheinungen miteinschloss, ohne dass eine genaue Differenzierung dieser möglich gewesen wäre.[550]

Nicht besonders klar zeigte sich ebenfalls die von Levinus Lemnius gewählte Benennung der Nachtwandler als *ambulones* (vom lateinischen *ambulare*, herumgehen). Mit dieser Wortneuschöpfung (das klassische Latein kennt das Substantiv *ambulo* nicht) unternahm Lemnius einen ersten Versuch der Einführung eines Fachwortes. Hier zeigt sich auf der einen Seite die Tendenz, einen beschreibenden und dennoch prägnanten Namen

549 Horst (1595), S. 191.

550 Ähnlich wie mit dem Begriff *lunaticus* verhielt es sich mit der Umschreibung schlafwandlerischer Zustände als sog. *nocturna insania*, als nächtlicher Wahnsinn, wie bei dem flämischen Botaniker und Arzt Rembert Dodoens (1516/1517–1585). Dodoens, Rembert: Medicinalium observationum exempla rara, recognita & aucta. Köln: Cholinus, 1581, S. 30–31. Dodoens schilderte unter dieser Bezeichnung den Zustand eines 30-jährigen Mannes, der sich tagsüber unauffällig und in vollem Besitz seiner Vernunft zeigte, jedoch in der Nacht, sobald er schlief, wahnsinnig wurde, was sich in Schreien, Bewegungen und dem Verlassen des Bettes äußerte. Sobald der Betroffene aufwachte, blieb kein Anzeichen dieser Tollheit zurück. Wenn auch Dodoens hinsichtlich dieses Umstands Ähnlichkeiten mit dem Albtraum und der Lycanthropie zu erkennen meinte, so verneinte er dennoch eine Gleichsetzung dieser Phänomene und versah den geschilderten Fall mit dem vieldeutigen Etikett der *nocturna insania*.

für dieses Phänomen einzuführen,[551] dessen Augenmerk ganz klar auf das Herumgehen im Schlaf gerichtet war. Auf der anderen Seite warf der ausgesuchte Name jedoch weiterhin das Problem auf, dass unter dem neu eingeführten Begriff für Nachtwandler nicht automatisch ein solcher verstanden wurde. So beschreibt der Begriff *ambulo* lediglich das beobachtete Verhalten eines Schlafwandlers, konnte jedoch ebenfalls auch als eine beliebige andere Form des Herumgehens im Wachzustand missverstanden werden. Autoren der Frühen Neuzeit gingen deshalb allmählich dazu über, das Schlafwandeln stichpunktartig oder mit Halbsätzen zu beschreiben, wie beispielsweise auch Petrus Salius Diversus, der mit der Formulierung „Dormientes, qui vigilantium munia obeunt"[552] zusammenzufassen versuchte, von welchen Menschen die Rede sein sollte.

Jakob Horst entwarf in seiner 1593 erschienenen Monographie mit dem Namen *noctambulo* einen neuen und ersten klaren Terminus in der Geschichte des Schlafwandelns. Die Bezeichnung setzt sich aus den lateinischen Wörtern für Nacht (*nox*) und herumgehen (*ambulare*) zusammen, der laut Jakob Horst für dieses Phänomen typischen Tageszeit sowie dem beobachteten Verhalten.[553] Die Namensgebung und die Festlegung auf einen konkreten Terminus darf als wichtiger Schritt im Rahmen der Pathologisierung von körperlichen Phänomen angesehen werden und markiert in diesem Zusammenhang einen Wendepunkt in der medizinischen Auffassung des Herumgehens im Schlaf. Der von Jakob Horst vorgeschlagene Fachbegriff fand unter den

---

551 Zur Möglichkeit der Vierergruppierung als Herangehensweise zur historischen Untersuchung der Entwicklung von Krankheitsbegriffen siehe das Geleitwort von Wolfram Kaiser in Metzke, Hermann: Lexikon der historischen Krankheitsbezeichnungen. Neustadt an der Aisch: Degener & Co, 1999, S. 11–13. Kaiser schlug eine Einteilung der Krankheitsbegriffe nach ihrer Benennung nach dem Erstbeschreiber, nach Orten/Regionen/Ländern, Berufsgruppen oder nach ihren hervorstechenden Symptomen vor. Lemnius' Vorschlag der Benennung des Nachtwandlers mit *ambulo* fügt sich demnach in die letzte von Kaiser vorgeschlagene Gruppe.

552 Salius Diversus (1584), S. 300.

553 Horst (1595), S. 193.

zeitgenössischen Ärzten, die sich nach Horst mit dem Herumgehen im Schlaf beschäftigten, bald Anklang.[554]

Auffallend ist jedoch, dass sich in den frühen Ausgaben des sehr verbreiteten *Lexicon Medicum Graeco-Latinum* von Bartholomeo Castelli[555] (die erste Ausgabe erschien 1598) weder ein Eintrag zu *noctambulus*, noch zu seinem gräzisierten Pendant oder ihm verwandten Begriffen (*lunaticus*, *Silenus*, *somnus*, *somnambulismus*) findet, obwohl das genannte Lexikon auch sonst nicht ausschließlich antike, sondern auch zeitgenössische Fachausdrücke enthielt. Erst in der Ausgabe von 1682 – knapp neunzig Jahre später nach Horsts Einführung des Begriffes – wurde hier zum ersten Mal auch *noctambulo* als Bezeichnung für Menschen, die im Schlaf herumgingen, erwähnt.[556] Grund hierfür könnte zum einen sein, dass der von Jakob Horst geschaffene Terminus noch nicht weit außerhalb der Landesgrenzen bekannt war. So fällt auf, dass die auf Horst folgenden schriftlichen Auseinandersetzungen zum Nachtwandeln allesamt im deutschsprachigen Raum erschienen. Eine Ausnahme stellten lediglich zum einen eine kurze Erwähnung des Nachtwandelns in der *Historia anatomica* (1599/1600) des französischen

---

554 Sichere Hinweise für die von Horst eingeführte Verwendung des Begriffes *noctambulus* als geläufiger Ausdruck unter Medizinern finden sich spätestens 1597 in Johannes Schenck von Grafenbergs Ausgabe der *Observationum medicarum rariorum*. Auch Andreas Libavius griff in seinen *Singularia* von 1599 wie selbstverständlich auf den von Horst geprägten Begriff des *noctambulus* zurück. Im zeitgenössischen Stil der medizinischen Fachsprache, der vorsah, anatomische Begriffe zu latinisieren und für klinische dagegen das Griechische zu verwenden, gräzisierte Libavius jedoch den lateinischen Terminus: der *noctambulus* wurde dadurch zum *nychobata*, die *noctambulatio* zur *nyktegersia*.

555 Der in Messina wirkende italienische Medizinprofessor Bartolomeo Castelli (bis 1607) schuf mit seinem *Lexicon Medicum Graeco-Latinum* einen weit verbreiteten Klassiker unter den medizinischen Lexika. Zwischen 1598 und 1792 erfuhr das Nachschlagwerk 27 Auflagen, die jeweils Ergänzungen und Aktualisierungen enthielten. Siehe dazu die unpaginierte Einführung von Castelli, Bartolomeo: Castellus renovatus, hoc est lexicon medicum, quondam á Barth. Castello Messanensi. Hrsg. und mit einer Einführung von Michael Stolberg. Erlangen: Fischer, 1994. Zur Geschichte der medizinischen Lexika und Wörterbücher sowie zur Rolle des Castelli siehe Gadebusch Bondio (2007), S. 30–35.

556 Die Castelli Ausgabe von 1682 wurde von dem aus Altdorf stammenden Arzt Jacobus Pancratius Bruno überarbeitet und um ein Vielfaches ergänzt. Als seine Hauptquellen führte dieser u.a. auch den Arzt Andreas Libavius an. Vgl. dazu auch das unpaginierte Vorwort von Stolberg im Castelli (1994).

Arztes André du Laurens (1558–1609)[557] sowie in der *Oneirologia* (1605) des englischen Arztes Richard Haydocke (1569/1570–1642)[558] dar, die beide den Begriff *noctambulus* darin verwandten.[559] Möglicherweise war das lateinische Wort *noctambulus* dem italienischen Verfasser des *Lexicon Medicum Graeco-Latinum* noch nicht bekannt. Auf der anderen Seite handelte es sich zu dieser Zeit beim Nachtwandeln noch nicht um eine anerkannte Erkrankung. Der Krankheitswert war zwar von Jakob Horst benannt worden, wurde aber, wie bereits bei der Auseinandersetzung mit dessen Rezipienten aufgezeigt, von seinen Zeitgenossen nicht kritiklos übernommen, so dass Castelli gegebenenfalls auch aus diesem Grund auf die Aufzählung des Nachtwandlers in seinem Lexikon verzichtete. Und nicht zuletzt spiegeln „Lexika wie das Lexicum medicum […] weniger den ‚Stand der Forschung' einer Epoche als die von der *scientific community* abgesegneten und akzeptierten, aber auch bereits veralteten Meinungen" wieder und „[…] sagen wenig aus über die realen Debatten, die die Wissenschaft einer Zeit beleben."[560] Immerhin lässt jedoch der Eintrag zu *Noctambulo, seu Noctambulus* in dem 1679 erschienenen und ebenfalls populären *Lexicon medicum graeco-latinum*[561] des niederländischen

557 Du Laurens wirkte als Rektor der medizinischen Schule in Montpellier und als Leibarzt des Königs Heinrich IV. Siehe Hirsch (1962, Band 3), S. 693.

558 Richard Haydockes befasste sich in seiner *Oneirologia* neben dem Schlaf und dem Traum auch mit dem Phänomen des Schlafwandelns und vor allem dem Sprechen im Schlaf. Richard Haydockes hatte von sich selbst als vorzüglicher Prediger im Schlaf zur damaligen Zeit reden gemacht, vgl. Gordon, J. E.: Richard Haydocke: Physician, engraver and nocturnal preacher (1570–1642 (c)). Practitioner 1967; 198 (188): 849–854 sowie Höltgen, Karl Josef: Richard Haydocke: Translator, engraver, physician. Library 1978; 33: 15–32. Für eine Ausgabe der *Oneirologia* samt Einführung und Kommentar vgl. Marr, Alexander: Richard Haydocke's Oneirologia: A Manuscript Treatise on Sleep and Dreams, including the "Arguments" of King James I. Erudition and the Republic of Letters 2017; 2: 113–181. http://booksandjournals.brillonline.com/content/journals/10.1163/24055069-00202001 (letzter Zugriff am 03.11.2024).

559 Du Laurens, André: Historia anatomica humani corporis. Frankfurt am Main: Becker, 1599/1600, S. 117–118 bzw. Marr (2017), S. 59.

560 Gadebusch Bondio, Mariacarla: Officinae sanguinis. Theorien zur Hämopoese in der Renaissance. In: Gadebusch Bondio, Mariacarla (Hrsg.): Blood in History and Blood Histories. Florenz: Sismel, Edizioni del Galluzzo, 2005: 137–167: insb. S. 138.

561 Blankaart, Steven: Lexicon medicum graeco-latinum. Amsterdam: Hoorn, 1679, S. 216.

Arztes Steven Blankaart (1650–1704)[562] zumindest den Schluss zu, dass die Verwendung des genannten Terminus schon früher anerkannt war als zu dem Zeitpunkt, als der Begriff 1682 im Castelli aufgenommen wurde.

Hinzu kommt, dass der Terminus *noctambulus* (ähnlich wie Lemnius' Vorschlag des *ambulo*) einigen Zeitgenossen von Jakob Horst als zweideutig erschien: so konnte von der Bezeichnung missverständlich auch auf alle Menschen geschlossen werden, welche nicht schlafend, sondern wach in der Nacht herumgingen, seien es Diebe oder Räuber, Betrunkene, die nach der Zeche nach Hause torkelten, oder sämtliche andere Nachtschwärmer.[563] Auch wurde mit dem Krankheitsnamen nur die breite Masse der Schlafwandler abgedeckt, die in der Nacht dieses sonderbare Verhalten zeigten. Menschen dagegen, die tagsüber einschliefen und dabei schlafwandlerische Episoden erlitten, wurden nicht erfasst. Diesem Umstand sollte schließlich der Fachbegriff *somnambulus* bzw. *somnambulo* (griechisch ὑπνοβάτης) für das deutsche Wort *Schlafwandler* gerecht werden, da er auf jegliches Herumgehen im Schlaf unabhängig von der Tages- oder Nachtzeit angewendet werden konnte. Analog dazu entspricht das Substantiv *somnambulismus* bzw. *somnambulismo* der Beschreibung des Herumgehens im Schlaf an sich. Der Vorschlag für die alternative Benennung stammte von Jakob Horsts Neffen Gregor Horst, der den neuen Begriff, der schnell unter Medizinern Anklang

---

[562] Der niederländische Mediziner Steven Blankaart (1650–1704) veröffentlichte neben dem genannten Lexikon auch zahlreiche andere Werke, darunter ein Kompendium der Chemie (*Theatrum Chemicum*) und verbreitete als Anhänger von René Descartes, Franciscus Sylvius und Johan Baptista van Helmont die Iatrochemie. Vgl. dazu den Artikel von Michael Engel in Gerabek et al. (2005), S. 185–186.

[563] Dies kritisierte zum Beispiel Andreas Libavius, obgleich er den von Horst vorgeschlagenen Terminus selbst benutzte. Vgl. Libavius (1599), S. 251: „Qui enim noctu iter faciunt, aut furandi aliudve damnum inferendi gratia circumeunt instar luporum: aut fugiunt [...] noctambuli hi quidem sunt, sed generaliore vocis ambitu, adeo ut hi κοινῶ, illi κυρίως ab auctoribus nominati existimentur." Noch 1710 kritisierte der junge Mediziner Johannes Jakob Steffani in seiner medizinischen Dissertation, dass der zur damaligen Zeit inzwischen verbreitete Begriff *noctambulo* für Nachtwandler homonym für sämtliche Nachtschwärmer verwendet wurde, was allgemein zu Missverständnissen führen konnte. Vgl. Steffani (1710), S. 58.

fand,[564] etwa um 1606 bildete.[565] Dieser Terminus, der in der Medizin bis weit in das 18. Jahrhundert noch parallel zu Jakob Horsts vorgeschlagenem Begriff Verwendung fand, setzte sich schließlich als Fachausdruck durch und gilt bis heute als medizinischer Fachbegriff für das Schlafwandeln.

Mindestens genauso bedeutend wie der Name selbst ist in der Medizin die Festlegung einer Definition, mittels welcher klar festgehalten wird, welche Erscheinung zu einem bestimmten Terminus gerechnet werden darf und welche nicht. Der Terminus wiederum ersetzt die Definition im Alltag. Eine Definition gibt Experten Sicherheit darüber, sich über den gleichen Sachverhalt auszutauschen. Sie kann aber auch der Vorbeugung dienen, dass Mischphänomene neben der reinen, eigentlich gemeinten und diskutierten Erkrankung entstehen.

Es ist also nicht verwunderlich, dass schon Jakob Horst in seiner medizinischen Abhandlung darum bemüht war, für seinen neu eingeführten Begriff des *noctambulo* eine passende Definition zu finden. Horsts Definition eines Nachtwandlers basierte auf der Pathophysiologie desselben, so definierte er wie folgt:

> „Nachtwandler aber sind Menschen von ungleicher Komplexion, deren Gehirn kalt oder feucht oder beides ist, woraus ein sehr tiefer Schlaf rührt, in dem einige Sinne und Bewegungen gefesselt werden und deren Herz und Leber heiß und trocken sind, so dass sie durch die Hitze des Geblütes und die Schnelligkeit der *spiritus* das Gemüt, Gehirn und andere Organe dazu veranlassen, sich freiwillig zu bewegen und verschiedene Dinge verrichten."[566] „Das Nachtwandeln" wiederum, so Horst,

---

[564] In seinem Brief an Fabricius Hildanus aus dem Jahre 1608 verwandte Gregor Horst den Begriff des *somnambulo* parallel zu *noctambulo*. In seiner Antwort lobte Fabricius Hildanus seinen Kollegen für die neue Wortwahl: „Accepi quoque Observationem tuam de Somnambulone, (eleganter sic a te, non autem ut ab aliis, Noctambulone vocato) raram profecto, & annotatione dignam.", Fabricius Hildanus (1641), S. 290.

[565] In einer Dissertationsschrift des jungen Mediziners Daniel Langius, welcher von Gregor Horst betreut wurde, findet sich 1606 zum ersten Mal der Begriff *ὑπνοβάται* bzw. *somnambulantes* anstelle von *νυχοβάτας* und *noctambulones*. Vgl. dazu Horst und Langius (1606), fehlende Paginierung.

[566] Horst (1595), S. 195: „Noctambulones vero sunt homines inaequalis complexionis, aut frigidioris aut humidioris, aut utriusque simul in cerebro, ut ideo in valde profundo somno sensus & motus nonnulli ferientur, & calidioris sicciorisque cordis & hepatis, ita ut calore sanguinis aestuantis, & agilitate spirituum mens, cerebrum, & organa alia motus in illis ad movendum sese sponte ac varia opera locomotiva peragenda, quam promptissima evadant."

> „ist eine Willkürbewegung des Menschen, in welcher Schlaf und Wachheit gemischt vorliegen und die nicht physiologisch erfolgt.“[567]

An der von Horst vorgeschlagenen Definition wird schnell ersichtlich, dass diese den Zweck der genauen Zuordnung eines beobachteten Phänomens zum Schlafwandeln nicht erfüllen konnte. Denn neben der pathophysiologischen Erklärung, welche Horst hier noch einmal ausführlich darlegte, beschränkte sich seine Definition des Schlafwandels auf eine Umschreibung als eine Bewegung im Schlaf. Diese Definition stieß bereits in Horsts Werk selbst an ihre Grenzen, da Horst damit zwar sämtliche Bewegungen im Schlaf einschloss, jedoch Phänomene wie das bloße Sprechen und Schreien im Schlaf, die mit Bewegungen des Mundes einhergingen, an anderer Stelle nicht mit der *noctambulatio* gleichsetzten wollte. Solche gezeigten Verhaltensweisen, so Horst, seien lediglich dem Nachtwandeln ähnlich (*cognatus*). Da sie jedoch den Betroffenen nicht dazu veranlassen würden, aus dem Bett aufzustehen und herumzugehen, würden sie sich davon doch beträchtlich unterscheiden.[568]

Die vorgestellte Textpassage hebt die, zumindest nach der modernen Betrachtung dieses Phänomens, eigentlichen charakteristischen Merkmale des Nachtwandelns hervor: das Aufstehen und Herumgehen im Schlaf. Diese beiden Symptome setzte Horst offensichtlich für eine nachtwandlerische Episode voraus, sein aber an der Säftelehre und Physiologie des Menschen ausgerichteter Definitionsversuch enthielt sie jedoch (noch) nicht. Es war also nur eine Frage der Zeit, bis wenige Jahre später Andreas Libavius in seinen Ausführungen Nachtwandler als Menschen beschrieb, „die sich nachts im Schlaf aus dem Bett erheben und halbschlafend herumgehen, um irgendetwas zu tun.“[569] Aus dieser Textstelle des Libavius entwickelten schließlich Tobias Tandler und Gregor Horst die erweiterte und sich schließlich in Gelehrtenkreisen durchsetzende Definition des Schlafwandelns als

567 Horst (1595), S. 194: „Noctambulatio est motus hominis voluntarius cum somno & vigilia mixtus nec rite factus.“

568 Horst (1595), S. 199.

569 Libavius (1599), S. 250: „[…] homines qui noctu occasione somnii e lecto consurgunt, & semidormientes ambulant, alicuius rei peragendae gratia.“

> Natürliche Bewegung von Menschen, die in der Nacht aus dem Bett aufstehen, schlafend herumgehen und dabei Diverses zu Wege bringen, verursacht durch die Einbildungskraft, die auf ein Ziel hin ausgerichtet ist.[570]

Die Kriterien, die demnach ein Mensch zu erfüllen hatte, um dem Schlafwandeln zugeordnet werden zu können, waren damit erstens der Zustand des Schlafes,[571] zweitens hatte während des Schlafwandelns ein Positionswechsel (vom Liegen ins Stehen) zu erfolgen und drittens mussten sich im Anfall weitere Handlungen (gleich welcher Art) zeigen. Im weiteren Verlauf geriet aufgrund der vorgestellten Kriterien, die von einem Nachtwandler zu erfüllen waren, das berühmte Beispiel des schlafwandelnden Galen in die Kritik.[572] Schließlich war Galen beim Gehen eingeschlafen und im Schlaf lediglich dem zuvor gemachten Vorsatz, eine Wegstrecke zurückzulegen, gefolgt. Da Galen sich weder vor dem Vorfall zum Schlafen hingelegt hatte, noch darauf aufgestanden und durch ein *phantasma* zum Herumgehen verleitet worden war, verneinte Libavius schließlich dessen Zugehörigkeit zu den eigentlichen Nachtwandlern.[573]

4.2 Zur Diagnostik des Schlafwandelns

Für die Diagnostik des Nachtwandelns, so Horst, sei auf bestimmte Merkmale (*Signa* bzw. *Διαγνωστικὰ*) desselben achtzugeben. Dies sei ein beobachtetes Aufstehen und Gehen im Schlaf oder allgemein ein *verirrtes Tun* (*actio laesa*)

---

[570] Tandler, Tobias und Horst, Gregor: Disputatio de noctisurgio (1602). In: Tandler (1613): 183–200: insb. S. 185–186: „Est motus animalis hominum, noctu e lecto surgentium, dormiendoque ambulantium & varia factitantium, virtute imaginationis concitatus, finis alicuius causa."

[571] Interessant ist an diesem Punkt, dass Gregor Horst, der später die Einführung des Begriffs *somnambulus* damit begründet hatte, Schlafwandeln könnte zu jeder Tageszeit stattfinden, in seiner Definition, welche aus jüngerer Zeit stammte, auf die von Jakob Horst propagierte nächtliche Stunde verwies. Das Kriterium der Nacht, in welcher das Schlafwandeln sich definitionsgemäß ereignen sollte, wurde später aber wieder von Gregor Horst beiseitegelassen.

[572] Vgl. z. B. Libavius (1599), S. 261: „Si generalius ut e vocabulo velis: fuerit sane noctambulo: sin specialiter neutiquam."

[573] Siehe ebenda.

im Schlafzustand.[574] Die Beobachtung des Schlafwandlers musste der Arzt jedoch wahrscheinlich einem Laien überlassen, der den Betroffenen auch tatsächlich während seiner Episode erlebt hatte, da dieser in der Regel von seinen nachtwandlerischen Handlungen keine Erinnerung hatte. In der Tat, so vermutete Horst, würden solche Beobachtungen aber nur selten an einen Arzt herangetragen werden.

> Man kann kaum sagen, auf welche Weise Familien diese körperlichen Mängel leugnen und am liebsten verheimlichen, so dass ich davon überzeugt bin, dass es weit mehr Nachtwandler gibt, als von uns angenommen wird.[575]

beklagte Horst in diesem Zusammenhang. Zur Detektion eines Nachtwandlers riet Horst allgemein, sich auch auf seine Sinne zu verlassen. Höre man zum Beispiel in der Dunkelheit die Stimme eines Menschen oder fände jemanden entgegen der Gewohnheit in der Nacht nicht in seinem Bett vor, so sei an das Vorliegen von Nachtwandeln zu denken.[576] Daneben fügte er noch weitere, mehr medizinische Überlegungen zur Diagnostik an: so könne sich ein Arzt anhand der *excrementa* eines Menschen ein Bild von dessen Lage machen. Passend zu der bereits erläuterten Pathophysiologie des Nachtwandlers meinte Horst, bei einem solchen gewisse Zeichen – wie zum Beispiel ein Übermaß an Galle – im Gesicht ablesen zu können. Ferner würde sich der Kopf des Betroffenen angeschwollen und rot oder gelb als Pendant für ein Zuviel an Blut oder gelber Galle darstellen.[577]

Schließlich sei es auch möglich, seine Schlüsse aus direkter Beobachtung des zum Schlafwandeln neigenden Menschen oder aus den Hinweisen, die sich aus dem Gespräch mit ihm oder Dritten ergäben, zu ziehen, was Jakob Horst unter dem griechischen Wort *ἀναμνησικὸν* zusammenfasste und von Levinus Lemnius übernahm.[578] Unter Verdacht auf Schlafwandeln konnten demnach solche Menschen gestellt werden,

---

[574] Horst (1595), S. 230: „Signa huius affectus sumuntur primum ab actione laesa, quando hominem talem non rite ambulantem, nec prout debet, agentem varia vident."

[575] Horst (1595), S. 230: „Vix dici potest quomodo familiae haec vitia corporis dissimulent atque occultare cupiant, ut noctambulones multo plures nostra opinione esse, mihi persuadeam."

[576] Horst (1595), S. 231.

[577] Ebenda.

[578] Lemnius (1559), S. 115 recto et verso.

> […] die hin- und herlaufen und sonderbare Gesten benutzen, die man aus ihren Augen, aus ihrem Gesichtsausdruck, ihrem Gang, der Kleidung und aus der ganzen Körpergestalt lesen kann. Die einzelnen Gesten mischen sie auf verschiedene Art und Weise und verändern sie und eignen sich dadurch eine andere Gestalt an […].[579]

Der Nachtwandler wird hier als eine exzentrische, auffallende Person mit sonderbarer Wirkung nach außen charakterisiert. Levinus Lemnius schloss von dem merkwürdigen und aufsehenerregenden nächtlichen Verhalten, das ein Nachtwandler zeigte, auf dessen Person im Wachzustand, die ähnlich augenfällig sein sollte. Noch deutlicher wird dies in der Originalstelle bei Levinus Lemnius, die Horst verkürzt in seiner Monographie wiedergab. Dort heißt es überdies von Nachtwandlern, sie wären Wichtigtuer (*ardeliones*) sowie „unruhige und prahlerische Menschen, die sich in sämtliche Angelegenheiten einmischen"[580] und zudem ihre Gestalt von einem Schauspieler in einen Ringer oder einen Marktschreier verwandeln könnten.[581] Der zum Schlafwandeln geneigte Mensch wird zum Possenreiser deklariert, der selbst im Schlaf von dieser Eigenart nicht ablassen kann und alle Aufmerksamkeit auf sich zieht.[582] Durch Lemnius' Schilderungen entsteht das Bild eines aufschneiderischen Menschen, dessen Herumgehen einer Wichtigtuerei entspringt. Dies könnte auch der Grund dafür sein, weshalb Horst Lemnius' Schilderungen nur abgekürzt in seinen diagnostischen Überlegungen mitaufnahm und fasst schon entschuldigend hinzufügte, dass er bezüglich des „*ἀναμνησικὸν* nichts weiter als das […], was Lemnius geschrieben hat, [gefunden hätte]."[583] Jedenfalls verzichtete Horst auf den Vergleich des Nachtwandlers mit Schauspielern etc. und betonte in seinen Fallgeschichten gerne auch die Untadeligkeit und die positiven Vorzüge der Betroffenen: So beschrieb er einen schlafwandelnden Mann als einsichtsvollen Menschen (*iuvenis perspicacis ingenii*),[584] einen

---

579 Horst (1595), S. 231–232: „Homines ultro citroque discursantes mirisque usos gestibus, quos ex oculis deprehendere licet, ex vultu, incessu, vestitu, totoque corporis habitu, quorum singula variis modis componunt, atque immutant, aliamque personam subinde sibi asciscunt […]."

580 Lemnius (1559), S. 115 recto „Ut sunt Ardeliones quidam, hoc est, homines inquieti ac iactabundi, qui omnibus se negotiis ingerunt […]."

581 Lemnius (1559), S. 115 verso: „[…] nempe vel histrionis, vel palaestritae, aut denique agyrthae, hoc est, circumforanei circulatoris, qui ad nugas plebem convocat."

582 Lemnius (1559), S. 115 verso.

583 Horst (1595), S. 231: „ἀναμνησικὸν nullum nisi hoc invenio, quod Lemnius scribit […]."

584 Horst (1595), S. 171.

anderen als vollkommen unbescholtenen Mann (*vir integerrimus*).[585] Dadurch entsteht ein ehrwürdigeres Bild von der Person des Schlafwandlers, die noch bei Lemnius ins Lächerliche gezogen wurde.[586]

4.3 Vorbeugende und kurative Therapieansätze

Therapeutische Überlegungen bei Jakob Horst

Da die Gesundheit aller Menschen das höchste Ziel eines jeden Arztes sei, so Horst, läge dessen besonderes Interesse auf den verschiedenen Therapiemöglichkeiten, die in seiner Praxis Anwendung finden könnten[587] und die seiner Meinung nach auch von den Erkrankten dringend erbeten werden würden.[588] Vor diesem Hintergrund erklären sich Horsts umfangreiche therapeutische Überlegungen in seiner Schlafwandler-Monographie, die zusammen einen Umfang von über zwanzig Seiten in seinem Buch einnehmen und die ausführlichsten Schilderungen zur Therapie des Nachtwandelns aus der Frühen Neuzeit darstellen. Kurative Ratschläge wurden davor schon von Salius Diversus gegeben, dessen Therapieempfehlungen den Konsum bestimmter Lebensmittel, das Anwenden von Umschlägen und Salben für den Kopf, von diversen Ölen und Bädern sowie die Regulierung der Affekte umfassten.[589] Salius Diversus' therapeutische Empfehlungen wurden jedoch nur knapp und oberflächlich gehalten und es oblag allein dem Leser, diese allgemeinen Anregungen auf beliebige Art und Weise umzusetzen. Jakob Horsts Leistung bezüglich der Entwicklung einer Therapie für das Nachtwandeln lag nun darin, dass er konkrete Anweisungen zu dessen Behandlung gab, die nicht nur diätetische, sondern auch pharmazeutische und z.T. chirurgische bzw. interventionelle Maßnahmen umfassten.[590] Seine detaillierten

585 Horst (1595), S. 172.

586 Vgl. dazu auch das Kapitel 5.7 *Der gesellschaftliche Stand des Schlafwandlers.*

587 Horst (1595), S. 232.

588 Horst (1595), S. 234.

589 Vgl. Salius Diversus (1586), S. 306–307.

590 Die Dreiteilung der Medizin in die Therpiebereiche der Diätetik, der Anwendung von Medikamenten und manueller Techniken ist hippokratisch und wurde bei dem römischen Wissenschaftler Aulus Cornelius Celsus (um 25 v. Chr.–50 n. Chr.) beschrieben, vgl. Koelbing, Huldrych M.: Die ärztliche Therapie: Grundzüge ihrer Geschichte. Darmstadt: Wissenschaftliche Buchgesellschaft, 1985, S. 23–24. Zu Celsus vgl. den Artikel von Heinrich Schipperges in Gerabek et al. (2005), S. 235.

Rezepte und therapeutischen Ideen generell waren die ersten dieser Art. Das ist umso bemerkenswerter, als vor Jakob Horst das Nachtwandeln seinen eigenen Aussagen zufolge als unheilbar galt. So beschrieb Horst die hilflose Situation, in der sich seine medizinischen Kollegen sahen:

> Viele sind der Meinung, dass weder vorkehrende Maßnahmen, noch eine Kur für dieses Übel empfohlen werden können, weil sie sich nicht daran erinnern, dass etwas darüber geschrieben wurde.[591]

Um hier Abhilfe zu schaffen, nahm es der Helmstedter Professor selbst in die Hand, Behandlungsmöglichkeiten schriftlich niederzulegen.[592] Jakob Horst unterschied in der Therapie des Schlafwandelns zwei Vorgehensweisen: die *προφυλακτικὴ*, das heißt vorbeugende Maßnahmen[593] sowie die *θεραπευτικὴ specialis*, das heißt kurative Mittel, die im schlafwandlerischen Anfall selbst Anwendung finden konnten oder auch dann, wenn sich der Zustand des Patienten bezüglich schlafwandlerischer Episoden zuspitzte.[594] Horst wies zu Beginn seiner therapeutischen Überlegungen auf die allgemein bekannte Therapie hin, den Schlafwandler mit der Rute oder der Peitsche zu schlagen oder auf andere Art und Weise zu erschrecken. Damit sollte erreicht werden, dass der Verstand seine Aufmerksamkeit wieder auf das tatsächliche Geschehen richtete und der Geschlagene vom Nachtwandeln abließ. Zwar erwies sich diese Methode laut Horst gelegentlich als effektiv im Hinblick auf künftige Episoden. Da er selbst diese Therapieform jedoch als eine Zurechtweisung der Affekte der Seele verstand, empfand er dieses Mittel mehr moralisch, als medizinisch, zumal da das Schlafwandeln mit den Schlägen nicht immer ein Ende fand.[595] Es ging Horst vor allem um probate, medi-

---

591 Horst (1595), S. 233: „[...] huius mali nullam nec praeservativam nec curativam tradi posse, in quam sententiam multi inerunt, cum nihil de iis scriptum meminerint."

592 Horst (1595), S. 233.

593 Horst (1595), S. 232–233. Die Prophylaxe von Erkrankungen nahm bereits in der Antike eine wichtige Stellung ein. Galen von Pergamon widmete ihr gar mit der Schrift *De sanitate tuenda* ein eigenes Buch. In der vom Umfang übersichtlicheren Schrift *Über die Ärztliche Kunst* nannte Galen des weiteren in Hinblick auf den Einfluss auf die Gesundheit sechs wichtige Faktoren, die schließlich später im Mittelalter unter dem Sammelbegriff der *sex res non naturales* zusammengefasst wurden, vgl. dazu Koelbing (1985), S. 24–25.

594 Horst (1595), S. 233.

595 Horst (1595), S. 236–237.

zinische Behandlungsweisen und um eine vernünftige Medizin (*medicina rationalis*), die in seinem Buch niedergeschrieben werden sollte.[596]

Vorbeugende Maßnahmen

Zu dieser vernünftigen Medizin zählte Horst die Einhaltung gewisser – in ihrer Summe 16 – Arzneiregeln, die bei der Anwendung vorbeugender Maßnahmen berücksichtigt werden sollten.[597] So sollten diese Maßnahmen nur außerhalb einer Episode von Schlafwandeln eingesetzt werden, also nicht im Paroxysmus selbst sowie das eigentliche Problem bei seinen Wurzeln packen und nicht lediglich die Symptome lindern. Lagen mehrere Faktoren vor, die das Schlafwandeln begünstigten, so sollte zumindest einer davon medizinisch angegangen werden. Die meisten der übrigen 13 Regeln lassen sich aus der Pathophysiologie des Nachtwandelns herleiten und seien deshalb hier nur in abgekürzter Form dargestellt.

So sollte ein zu feuchtes Gehirn durch geeignete Gegenmaßnahmen getrocknet, ein zu kaltes dagegen gewärmt werden. Diese Vorstellung ließ sich auch auf das zu hitzige und trockene Herz bzw. auf die Leber übertragen, wobei hier kühlende und ggf. auch benetzende Mittel angebracht waren. Vorsicht sah Horst jedoch bei einem von Natur aus schwachen Gehirn geboten sowie bei solchen Menschen, die zur Epilepsie neigten. In solchen Fällen waren zu stark kühlende oder befeuchtende Mittel kontraindiziert. Dagegen riet er bei natürlicher Überhitzung von Herz und Leber dazu, das Gehirn ebenfalls zu erhitzen, um einer Überwärmung der Eingeweide und Fieber vorzubeugen. Prinzipiell mussten schädliche Substanzen ausgeleitet werden. Dies konnte bei einem Übermaß an Schleim, der sich im Gehirn angesammelt hatte, durch sogenannte *Phlegmagoga* geschehen, vorausgesetzt, der Schleim erwies sich nicht als zu zäh. Andernfalls musste der Schleim zuerst verdünnt werden, bevor er ausgeleitet werden konnte. Ein Zuviel an gelber Galle wurde durch *Cholagoga* abgeführt. Ein zu hitziges oder dünnes Blut sowie sehr lebhafte *spiritus* mussten angedickt werden. Generell war es bequemer und sicherer, bei einem komplexen Ungleichgewicht äußere Arzneien anstelle der inneren anzuwenden.

Als präventive Maßnahmen gegen das Nachtwandeln empfahl Horst lediglich den Einsatz diätetischer oder pharmazeutischer Mittel. Interventionelle

[596] Horst (1595), S. 237.
[597] Horst (1595), S. 237–239.

Maßnahmen, z. B. im Sinne des Aderlasses,[598] sollten dagegen nur bei deutlich sanguinischen Patienten zur Anwendung kommen,[599] etwa wenn ein Sanguiniker eine warme und vielleicht noch zusätzlich feuchte Konstitution entwickelt hatte oder sich in seinem Gehirn viel Feuchtigkeit angesammelt hatte, was einen tiefen Schlaf hervorrief. Ein Aderlass konnte in solchen Fällen das sanguinische Temperament wieder ausgleichen sowie kühlend wirken und dadurch heilende Wirkung entfalten.[600]

Unter den diätetischen Maßnahmen verstand Horst, die Aufmerksamkeit auf die Regulierung der *sex res naturales* zu richten. Prinzipiell sollte die Diät im Falle des Nachtwandelns ausgleichend auf das wirken, was zu einer Schleimansammlung im Gehirn, zu übermäßigen Dämpfen, feinen *spiritus* oder gelber Galle geführt hatte.[601] Demnach war einem Nachtwandler insbesondere ein mildes, mäßig kaltes Klima anzuraten. Nebelige, regnerische Wetterlagen sollte er dagegen meiden[602] ebenso wie zu extreme Kälte und Orte, die ähnliche ungünstige klimatische Bedingungen aufwiesen wie etwa ein Keller oder sumpfige Gebiete.[603] Bezüglich der zu konsumierenden Speisen riet Horst zu einem eher deftigen Speiseplan. Auf diesem sollten etwa „Rind-, Hasen- und Hammelfleisch, geröstetes Brot, Rührei, Käse, Birnen, Reis, Tintenfische, Kastanien und viel Gemüse“[604] stehen, während auf Nahrungsmittel, die nach dem diätetischen Wissen zu Kopf stiegen,

598 Der Aderlass war eine in der Frühen Neuzeit häufig angewandte Methode zur Behebung bzw. Vermeidung einer Blutfülle (*Plethora*) oder zur Reinigung des Blutes von gesundheitsschädigenden Substanzen. War eine Krankheit bereits ausgebrochen, konnte ein Aderlass aber auch den Nutzen verfolgen, das Blut dem betroffenen Körperteil zu entziehen und abzuleiten, vgl. Koelbing (1985), S. 70.

599 Horst (1595), S. 240.

600 Horst (1595), S. 254.

601 Horst (1595), S. 240.

602 Die deutsche Übersetzung durch Jakob Horst den Jüngeren fügte außerdem hinzu, dass auch windige Orte von einem Nachtwandler gemieden werden sollten, vgl. Horst (1596 b), S. 276.

603 Horst (1595), S. 240.

604 Ebenda: „Cibus sit paulo crassior, caro bubula, leporina, vervecina, panes tosti, ova frixa, caseus, pyra, oryza, pisces molles, castaneae, & olera multa.“ Hier gibt Horst in abgekürzter Form die bereits für Nachtwandler von Salius Diversus empfohlenen Lebensmittel wieder. Letzter riet außerdem zum Verzehr von Schweinefleisch, Schnecken, hart gekochten Eiern, Nudelgerichten oder Pinienkernen, vgl. Salius Diversus (1586), S. 306–307.

verzichtet werden sollte. Zu der Gruppe dieser verbotenen Lebensmittel gehörten neben Milch und Milchprodukten auch blähende Nahrungsmittel wie Rettich, Zwiebel und Knoblauch.[605] Deren Verzicht sollte der Genese von feinen, ätherischen und besonders agilen *spiritus* vorbeugen. Was alkoholhaltige Getränke betraf, so empfahl Horst einem Nachtwandler, den Bierkonsum gering zu halten und wenn, dann eher auf solches zurückzugreifen, dessen Weizenanteil höher als der der Gerste war. Bei der Wahl des Weines sollte man sich für weißen, wenig adstringierenden Wein entscheiden,[606] während roter Wein schlafwandlerische Episoden eher fördern sollte.

Horsts Empfehlungen hinsichtlich des Schlafes entsprachen großteils dem allgemeinen Konsens in der Diskussion um einen gesunden Schlaf. Der Mittagsschlaf galt ebenso wie der Schlaf, der unmittelbar auf ein Essen folgte, weitläufig als für den Menschen schädlich. Dementsprechend riet auch Horst dem zum Nachtwandeln neigenden Menschen, diese beiden Schlafregeln zu befolgen und weder einen Mittagsschlaf zu pflegen, noch sich sofort nach dem Abendessen zum Schlafen zu legen. Außerdem empfahl Horst dem Nachtwandler, den Schlaf in seiner Quantität und Qualität zu verändern: man solle nämlich insgesamt nur wenig schlafen und außerdem den Schlaf häufig unterbrechen.[607] Inwiefern diese Form der Schlafreduktion dem Schlafwandeln vorbeugen konnte, erläuterte Horst zwar nicht, jedoch steckte vermutlich die Idee dahinter, durch eine quantitative Minderung und regelmäßige Unterbrechung des Schlafes die Schlaftiefe beeinflussen zu können, die durch Störungen und mehrmaliges Aufwachen während der Nacht ggf. nicht ausreichend tief werden konnte, um Nachtwandeln zu ermöglichen. Da schwere körperliche Belastung als fördernd für derartige Paroxysmen galt, sollte diese auf ein Mindestmaß beschränkt, am besten ganz vermieden werden.[608]

Schließlich ging der Helmstedter Professor noch auf die natürliche Befreiung des Körpers von Sekreten ein, deren Ausscheidung über die Nase und den Mund er bei Nachtwandlern als besonders förderlich sah.[609] Horst dürfte bei diesem Punkt wahrscheinlich die Ausscheidung von schleimigen

---

605 Horst (1595), S. 240.
606 Ebenda.
607 Horst (1595), S. 240–241.
608 Horst (1595), S. 241.
609 Ebenda.

Sekreten gemeint haben, die die ohnehin schleimige Konstitution des Gehirns nicht noch vermehren sollten.

Im letzten Schritt widmete Horst sein Augenmerkt dem Gemütszustand des zu therapierenden Menschen. Vorzugsweise sollte dieser munter und besonnen sein. Dagegen würde mit dem Gegenteil, also mit Unbesonnenheit, Zorn, aber auch durch sexuelle Lust das Risiko für das Auftreten etwaiger Paroxysmen stark ansteigen.[610]

Neben den diätetischen Maßnahmen sollten zusätzlich pharmazeutische Mittel eingesetzt werden. Horst legte hierfür eine ausführliche Rezeptsammlung vor. Im Rahmen einer mehrtägigen Kur sollten diese Rezepte unter ärztlicher Evaluation der Reihe nach Verwendung finden. Die einzelnen Rezepte sind – auch in der deutschen Übersetzung – ausschließlich in lateinischer Sprache und in fachterminologischen Abkürzungen gehalten. Sie richteten sich an den ärztlichen Kollegen oder den Apotheker und waren wohl kaum zum selbständigen Gebrauch für den Laien nutzbar. Die einzelnen Rezepte, die die dafür benötigten Ingredienzien (häufig in abgekürzter Form) nacheinander auflisteten, integrierte Horst in seinem Fließtext, in dem er kurz die durch die Mischung beabsichtigte Wirkung beschrieb sowie Angaben über Anwendungsart und -dauer machte.[611]

Als Einstimmung des Körpers auf die eigentliche Kur empfahl Horst, diese mit einem mittelstarken Abführmittel zu beginnen. Dafür sah er ein

---

610 Ebenda.

611 Zur Auflösung der lateinischen Abkürzungen sowie zur Einordnung und Wirkung einzelner Arzneibestandteile wurde das Buch *Onomatologia medica oder Medizinisches Lexicon* der beiden Ärzte Albrecht von Haller (1708–1777) und Johann Peter Eberhard (1723–1779) von 1772 (Erstausgabe von 1755) verwendet. Im Anhang desselben Buches wurden außerdem sämtliche in der Chemie, Medizin und Pharmazie verwandten Symbole aufgelistet und erklärt, die zum Verständnis medizinischer Rezepte beitrugen. Vgl. von Haller, Albrecht und Eberhard, Johann Peter: Onomatologia medica completa oder Medicinisches Lexicon. Ulm: Stettin, 1772. Außerdem diente das noch etwas ausführlichere *Gazophylacium medico-physicum* des Arztes Johann Jacob Woyts von 1722 zur Auflösung von Termini, die nicht im erstgenannten Werk aufgelistet waren, vgl. Woyts, Johann Jacob: Gazophylacium medico-physicum: oder Schatz-Kamer medicin.- u. natürl. Dinge. Leipzig: Lauckischen, 1722 sowie eine Liste häufig in frühneuzeitlichen Rezepten benutzter Wörter mit deutscher Übersetzung in Platter, Felix: Observationes [dt.] Krankheitsbeobachtungen in 3 Büchern. Übers. von Günther Goldschmidt und hrsg. von Heinrich Buess. Bern/Stuttgart: H. Huber, 1963, S. 174–180.

Electuarium vor, eine Arzneiform, die als eine Saft-Zucker-Zubereitung (Latwerge) als Leckmittel Verwendung fand.[612] Als häufig eingesetzte Latwerge kam hier auch das sogenannte *Electuarium Diacatholicum* zum Einsatz, das, wie der Name (*καθολικός* für allgemein) bereits vermuten lässt, bei sämtlichen Körperleiden eingesetzt werden konnte[613] und dessen Hauptbestandteil Cassia-Pulpe darstellte. Zusammen mit Tamarinde, Sennablättern, Tüpfelwurzeln, Anis, Veilchenblüten, Rhababerwurzeln, Zucker, Süßholz und Fenchel wurde es zu einer oral anwendbaren Arzneiform verarbeitet.[614]

Am zweiten Kurtag sah Horst die Anwendung eines Trankes vor, der als *digestivum* den Feuchtigkeitshaushalt des Patienten verändern sollte: die eher feine und von der Galle herrührende Form der Feuchtigkeit, wie sie mit Ausnahme des Gehirns im restlichen Körper vorlag, sollte durch eine würzig-duftende Mischung aus verfeinertem *Aqua acetosa* gekühlt und angedickt werden.[615] Um nun auch dem zähen Schleim, der sich im Gehirn von Nachtwandlern ansammelte, entgegenwirken zu können, sollte dieser Trank durch das Hinzufügen weiterer Substanzen so verändert werden, dass er entsprechende Wirkung entfalten konnte. Die zusätzlichen Ingredienzien bildeten hier zu gleichen Teilen zwei Unzen Betonienwasser, Erdbeerkraut und Sauerampfer zusammen mit zwei Unzen Borretschsirup und einer Unze Betoniensirup.[616] Interessant ist der Einsatz der Betonie, die bereits in den antiken Quellen des Antonius Musa als Mittel gegen das Schlafwandeln erwähnt wurde[617] und auch bei Jakob Horst Eingang in dessen Rezeptsammlung

---

612 Vgl. den Beitrag von Franz-Josef Kuhlen zu Elektuarien in Bautier, Robert-Henri et al. (Hrsg.): Lexikon des Mittelalters. Band 3. München/Zürich: Artemis & Winkler, 1986, S. 1798.

613 Vgl. Dunglison, Robley: Medical Lexicon. Philadelphia: Henry C. Lea, 1868, S. 304.

614 Eine ausführliche Beschreibung für die Zubereitung und Anwendung von *Electuarium Diacatholicum* ist zu lesen bei Zedler (1732, Band 8), S. 733–734.

615 Das Grundrezept für das sogenannte *Aqua acetosa* sah eine Mischung aus zwei Unzen Ochsenzunge (Blutwurz) und Borretsch mit einem Skrupel Sandelholz, roten Rosen und Zimt zu je gleichen Teilen vor. Nach zweimaligem Aufkochen dieses Gemisches und einer Ziehzeit von vier Stunden sollten diesem im zweiten Schritt zwei Unzen Borretsch und eine Unze Veilchensirup hinzugefügt werden. Vgl. Horst (1595), S. 241–242.

616 Ebenda.

617 Vgl. dazu das Unterapitel *Schlafwandler in antiken Quellen* im Kapitel 2.1 *Schlafwandeln in Antike und Mittelalter.*

gefunden hatte. Bei den zahlreichen weiteren Rezeptzutaten, von denen die Betonie also nur eine von vielen darstellte, kann jedoch nicht davon ausgegangen werden, dass die Betonie, die ohnehin bereits in der Antike den Rang eines Allheilmittels innehatte,[618] als ein spezifisches Mittel gegen Nachtwandeln verstanden wurde. Vielmehr wurde der auch hier benutzen Form der Betonie, nämlich dem Betonienwasser, eine besondere Wirkung gegen angehäufte Feuchtigkeit nachgesagt,[619] so dass dessen Verwendung an dieser Stelle bei Horst nachvollziehbar wird.

Die beiden Tränke – der eine gegen die Feuchtigkeit im Körper, der andere gegen den zähen, schlaffördernden Schleim im Gehirn – wurden dem Patienten abwechselnd verabreicht,[620] um auf den gesamten Körper ausgleichend wirken zu können. Dabei sollte der erste Trank über einen Zeitraum von drei Tagen getrunken werden, wobei nach dem zweiten Tag das Rezept um die Zugabe von Betonien-, Borretsch- und Endiviensirup mit Rhababer sowie um Fenchelwasser und Zimt erweitert wurde.

Um nun auch den Körper hinsichtlich der vorherrschenden Galle reinigen zu können, sah Horst einen speziellen Trank vor, dessen Zusammensetzung aus über 20 Bestandteilen, darunter einige bereits bekannte Pflanzen wie Borretsch, Betonie, Rosen, Veilchen und Zimt, sehr komplex erscheint. Ebenfalls aufwendig zeigte sich dessen Zubereitung, die neben Einkochungen auch eine Ruhezeit über Nacht vorsah. Von diesem Trank sollte der Betroffene je die Hälfte auf einmal frühmorgens und vier Stunden vor dem Essen noch warm trinken. Auf das Einnehmen der zweiten Hälfte, die vier Tage später angeordnet wurde, konnte ggf. verzichtet werden, wenn nach dem Urteil eines Arztes bereits durch die einmalige Gabe eine ausreichend abführende Wirkung erzielt worden war.[621]

Nach der gründlichen Reinigung des Körpers von Feuchtigkeit trat die Behandlung und Stärkung von Leber und Gehirn sowie trocknende

---

618 Vgl. Verhoeven, Michael: Stachys officinalis – Eine große Arzneipflanze der traditionellen europäischen Medizin. Ihr historischer Stellenwert und ihre aktuelle Bewertung. Dissertationsschrift aus der Fakultät für Chemie und Pharmazie der Universität Würzburg (2011), S. 54.

619 Vgl. Verhoeven (2011), S. 117.

620 Horst (1595), S. 242–243.

621 Horst (1595), S. 244.

Maßnahmen für das Gehirn in den Mittelpunkt.[622] Dazu eigneten sich laut Horst *Diarhodon Abbatis-Küchlein*, ein vielverwendetes Arzneimittel, das aus getrockneten Rosen zubereitet wurde.[623] Durch den Genuss von täglich zweimal zwei Stunden vor dem Essen verspeister *Diarhodon Abbatis-Küchlein* und ihrer Abwandlungen, für die Horst ein eigenes Rezept aufführte, sollten laut Horst bereits mehrere Nachtwandler von ihrem Leiden befreit worden sein.[624] Zur Variation der in den Arzneiläden (*apothecae*) erhältlichen Küchlein empfahl Horst deren Herstellung aus Perlen, Smaragd, Muskatnussöl, Zucker und Lavendelwasser. Die Zutaten wurden zusammen so lange gekocht, bis das Wasser verdunstet und die entstandene Masse anschließend in die Form von kleinen Rädchen gebracht werden konnte.[625] Die wärmende und trocknende Wirkung auf das Gehirn, die durch die Küchlein neben ihrer stärkenden Wirkung auf Leber und Gehirn auftreten sollte, konnte jedoch bei unrechtmäßigen Verzehr das Blut zu sehr erhitzen und die Galle vermehren,[626] so dass auf die Einhaltung der genau verordneten Dosis Acht zu geben war. Ein etwas besser kalkulierbares Mittel zur Erwärmung und Trocknung des Gehirns, das Horst zu diesem Zweck empfahl, stellte dagegen eine aus Majoran, Betonie, Kamillenblüten und Stöchasblumen[627] hergestellte Lauge dar. Mit dieser sollten warme Tücher getränkt und damit der Kopf des Betroffenen eingerieben werden.[628] Sobald durch diese Prozedur das Gehirn ausreichend erwärmt wurde, riet Horst zum nächsten Schritt, um nun den Schleim aus dem Körper zu entfernen. Dazu sollte ein Kaumittel (*masticatorium*) verwendet werden: Durch das Kauen auf mit bestimmten Zutaten gefüllte Säckchen sollte die Speichelsekretion gefördert und – so die Vorstellung – mit dem Speichel der zu eliminierende Stoff herausgekaut werden. In die Säckchen wurde dazu eine Mischung aus Ammoniaksalz, Stephanskörner, Rhabarber, Pfeffer, Kubeben, Mastixharz, Bertramwurzel und Ingwer gegeben. Die speicheltreibende

622 Horst (1595), S. 245.
623 von Haller (1772), S. 553.
624 Horst (1595), S. 245.
625 Ebenda.
626 Horst (1595), S. 246.
627 Der *Stoechas Arabica* oder den Stoechasblumen wurde eine stärkende Wirkung auf das Gehirn nachgesagt. Vgl. von Haller (1772), S. 1242.
628 Horst (1595), S. 246. Die Bemerkung, dass das Abreiben am Kopf stattfinden sollte, findet sich erst in der deutschen Übersetzung, vgl. Horst (1596 b), S. 283.

Wirkung dieser sehr scharfen, stechend riechenden Kombination lässt sich leicht nachvollziehen. Vermutlich, um wenigstens den Geruch des Kaumittels für den Patienten erträglicher zu machen, empfahl Horst, dem Patienten gleichzeitig den Duft eines Apfels anzubieten, wozu er ebenfalls ein Rezept anführte.[629]

Kurative Maßnahmen

Nach seinen Ausführungen zu prophylaktischen Maßnahmen gegen das Nachtwandeln ging Jakob Horst zur Akutbehandlung betroffener Menschen über. Dabei unterschied er zwischen dem therapeutischen Eingreifen während einer schlafwandlerischen Episode selbst und solchen Therapiemethoden, die direkt nach einem Paroxysmus angewandt werden konnten.[630] Bezüglich der Therapie im Anfall riet Horst dazu, diese flexibel zu gestalten und so, wie es die jeweilige Situation erforderte. Beispielsweise sollten etwaige Gefahrenquellen für den Schlafwandler zuallererst beseitigt werden, auch wenn dies nicht der eigentlichen Therapie entsprach.[631] Die Hauptangriffspunkte der kurativen Therapie waren, ähnlich wie schon bei den vorbeugenden Maßnahmen, die Hitze der *spiritus* und des Blutes sowie der tiefe Schlaf des Betroffenen.[632]

Analog wie im Kapitel zur Prophylaxe stellte Horst für die Akuttherapie Arzneiregeln auf, im Sinne derer bei der Behandlung vorzugehen war. So sollten zu Beginn die feurigen *spiritus* und das erhitzte Geblüt, sofern sie im tiefen Schlaf die Körperglieder beeinflussten, zerstreut und beruhigt werden. Dafür geeignete Maßnahmen durften bei einem gesunden Gehirn sofort, bei einem kränklichen und zur Epilepsie neigenden dagegen erst nach dem beendeten Paroxysmus Anwendung finden.[633] In dieser Anweisung spiegelte sich die weit verbreitete Sorge wieder, Nachtwandeln könnte sich zu einer schwerwiegenderen Krankheit wie die Epilepsie entwickeln bzw. bei bereits disponierten Menschen derartige Anfälle auslösen. Um so schonender sollte in solchen Fällen mit einem Schlafwandler umgegangen werden, um eine Verschlimmerung des Gesundheitszustandes möglichst zu vermeiden. Speziell beim Vorliegen von sehr heißen *spiritus* riet Horst dazu, Hände und

[629] Horst (1595), S. 246–247.
[630] Horst (1595), S. 249.
[631] Ebenda.
[632] Ebenda.
[633] Ebenda.

Füße des Betroffenen zu kühlen, um so die aufgebrachten *spiritus* zu mäßigen. In solchen Fällen sollte sich auch das Erschrecken des Nachtwandlers als wirkungsvolle Kur erweisen, so dass diese hier ebenfalls zur Anwendung kommen konnte.[634] Neben der Beruhigung und Zerstreuung aufgebrachter Lebensgeister und des Blutes stellte für Horst auch das Aufwecken des Nachtwandlers ein wichtiger Therapiebestandteil dar. Dabei war vor allem darauf zu achten, dass sich derselbe in einer sicheren Umgebung befand,[635] damit er nicht etwa auf dem Fenstersims aufwachte und darauf vor Schreck aus dem Fenster fiel. Prinzipiell war den Gefahren, die sich während des Schlafwandelns ergeben konnten, besondere Aufmerksamkeit zu schenken. Hatte sich ein Mensch im Schlaf in eine riskante Situation begeben, dann sollten Außenstehende so schnell und umsichtig wie nur möglich für dessen Sicherheit sorgen und den Nachtwandler von seinen Unternehmungen abhalten.[636] Behutsamkeit war allerdings nicht nur während des Paroxysmus, sondern auch über diesen hinaus erforderlich. So warnte Horst davor, den Nachtwandler nach dem Anfall mit traurigen oder sonderbaren Geschichten zu belasten, da dessen Gemüt durch den Paroxysmus ohnehin schon aufgewühlt wäre. Durch diesem Umstand galt der nachtwandelnde Mensch für Horst als besonders sensibel und es bestand die Angst, betroffene Patienten könnten nach ihren Paroxysmus melancholisch werden.[637]

Die diätetische Akuttherapie gliederte sich in drei Teile. Der erste stellte die Körperbewegung des Nachtwandlers dar, die jedoch nicht aktiv von diesem ausgeführt wurde, sondern passiv durch einen wachen Beobachter, der den Schlafenden zu einen sicheren Ort führen sollte,[638] wodurch im Idealfall schließlich die Sinne aufgeweckt und der Anfall beendet werden sollte. Eine zweite Möglichkeit bestand darin, den Nachtwandler bei seinem Namen zu rufen[639] und die dritte darin, auf das Gemüt des Betroffenen Einfluss zu nehmen.

---

634 Horst (1595), S. 250.
635 Horst (1595), S. 249–250.
636 Horst (1595), S. 250.
637 Ebenda.
638 Ebenda.
639 Horst (1595), S. 251.

Das Rufen des Namens wurde bereits bei Levinus Lemnius[640] als wirksames Mittel betrachtet, um einen Schlafwandler aus seinem Zustand zu befreien und dem Paroxysmus damit schnell ein Ende zu bereiten. Die Bedeutung des Namenrufens und des Namens an sich nahm im Zusammenhang mit Schlafwandlern eine wichtige Rolle ein. Von Jakob Horst erfährt der Leser, dass im Volksglauben allgemein die Vorstellung existierte, ein Schlafwandler sei falsch getauft worden und deshalb für die nächtlichen Exkurse prädestiniert. Jakob Horst verwarf diesen Gedanken allerdings und beurteilte ihn als abergläubisch.[641] Was unter einer fehlerhaften Taufe zu verstehen war, wird im Hexenhammer in einem Kapitel über das Anwenden von Exorzismen näher erläutert: so hielt Kramer für jeden Täufling vor der Taufe die Durchführung eines Exorzismus für nötig.[642] Fehlte dieser, so war die Taufe unvollständig und fehlerhaft. Um dieses Versäumnis nachzuholen, war es offensichtlich nicht ungewöhnlich, einen Schlafwandler erneut und nach dem empfohlenen Ritus zu taufen, um ihn dadurch von seinen Anfällen zu befreien, so heißt es bei Kramer im selben Kapitel weiter:

> Man erzählt auch von solchen Leuten, die zur Nachtzeit und im Traum ohne Schaden zu nehmen gewöhnlich über hohe Gebäude schreiten, was einige durchaus als Werk eines bösen Geistes beurteilen, der solche auf diese Weise dazu bringt. Wenn diese erneut getauft werden, geht es ihnen merklich besser. Und es ist sonderbar, dass sie, sobald sie bei ihren eigenen Namen gerufen werden, sofort zur Erde stürzen, als ob ihnen jener Name bei der Taufe nicht in der gebührenden Art und Weise gegeben worden wäre.[643]

Das Fehlen des vor der Taufe praktizierten Exorzismus konnte also mit einer zweiten Taufe nachgeholt werden. Das Rufen des Namens während des Schlafwandelns kommt dem praktizierten Exorzismus bereits sehr nahe, wo

---

640 Lemnius (1559), S. 113 verso.

641 Vgl. dazu auch das Kapitel 3.4 *Dämonisch, göttlich oder natürlich?*

642 Vgl. Institoris und Sprenger (2006), II/2,6 [174A] S. 536: „Unde cum prima sanctificatio qua homo deo consecratur sit in baptismo, oportet quod etiam homo prius exorcizetur quam baptisetur [...].“

643 Institoris und Sprenger (2006), II/2,6 [176D]: „Fertur etiam de illis qui nocturno tempore in somnis per alta edificia sine lesione solent incedere, quod utique opus esse maligni spiritus tales sic deferentis plures asserunt. Hi cum rebaptizantur, melius habere noscuntur, et mirum quod ubi nominibus propriis annuuntur, subito ad terram colliduntur ac si fortassis illud nomen non debite in baptismo fuerit impositum.“

durch Namensnennung der Dämonen derselbe entmachtet werden und von seinem Opfer loslassen sollte.[644] So heißt es bei Bodin, dass am Ende einer Dämonenaustreibung der Exorzist den Namen des Exorzierten rief, was in dieser Situation als besonders effizient galt. Ebenso sollte im Volksglauben durch das Namenrufen auch der böse Geist aus dem Körper des Schlafwandlers fahren und der Betroffene daraufhin erwachen.

Diese Art der Dämonenaustreibung erfuhr in der Medizin der Frühen Neuzeit eine physiologische Umdeutung: Levinus Lemnius begründete das Fallen des Nachtwandlers, nachdem er bei seinem Taufnamen gerufen wurde, mit einer dadurch herbeigeführten Zerstreuung der *spiritus*, die scheu werden und erschrecken würden. Die *facultas naturalis* sollte schließlich komplett aufgehoben werden und der Schlafwandler zu Boden stürzen. Dieselbe Reaktion konnte gleichermaßen durch eine bekannte oder fremde Stimme erzielt werden.[645] Damit blieb Lemnius zwar der religiösen Vorstellung der Bedeutung und Wirkung des Taufnamens treu, interpretierte den Effekt jedoch nicht als Folge einer Austreibung böser Geister, sondern als Rückzug der leibeigenen *spiritus* von den Gliedmaßen ins Körperinnere. Hinzu kommt, wie Jakob Horst nach Lemnius weiter feststellte, dass das Rufen des Namens nicht immer zum gewünschten Erfolg führen würde, da nicht alle Schlafwandler darauf gleichermaßen reagieren würden. Während die einen nämlich schon durch das Hören ihres Namens aufwachen würden, könnten andere nicht einmal durch Schütteln oder Schläge aus ihrem Zustand ins Wachsein zurückgeholt werden, je nachdem, wie tief der Nachtwandler schlafen würde und wie stark die Sinneswahrnehmungen während des Nachtwandelns eingeschränkt wären.[646]

Als dritte diätetische Maßnahme zählte Horst schließlich noch die Mäßigung der Gemütsbewegungen auf. War der Nachtwandler in seinem Anfall besonders kühn, so sollte er durch Tadel und Schläge gebändigt werden. Zeigte sich dieser dagegen sorg- und teilnahmslos, so musste er mit Drohungen oder diversen Strafen zu einer bedachteren und pflichtbewussteren Lebensweise angehalten werden. Ein von den Affekten her eher

---

644 Vgl. Schneble (1987), S. 4.
645 Lemnius (1559), S. 113 verso.
646 Horst (1595), S. 189.

trauriger Mensch benötigte dagegen tröstende Worte zur Erbauung.[647] All diese Maßnahmen sollten noch im Anfall des Nachtwandelns vorgenommen werden. Horst ging demnach davon aus, dass beim Nachtwandler durchaus eine Wahrnehmung für Tadel, Schläge, Trost usw. vorhanden war, die entweder sofort im Anfall oder für später ihre Wirkung entfalten konnten.[648] Horst vertrat den Einsatz der Rute nicht so sehr zum Zweck des Aufweckens des Nachtwandlers, sondern um eine dauerhafte Kurierung desselben zu erzielen. Wie diese genau funktionierte, erklärte später Horsts Neffe Gregor Horst: Durch die verabreichten Schläge sollte zuallererst erreicht werden, dass der Schlafende erwachte. Man könne, so Gregor Horst, wohl leicht nachvollziehen, wie irritiert und erschrocken ein Schlafwandler sein müsse, wenn er aus seinem Paroxysmus erwachen würde und vielleicht auch noch erkennen müsse, in welcher Gefahr er sich befände. Diesen Schreck machte sich laut Gregor Horst nun die genannte Therapie zunutze. Denn die unangenehmen Folgen, die mit dem Nachtwandeln verbunden waren, sollten sich so besser in das Gedächtnis des Betroffenen einprägen. Das Gedächtnis wiederum würde die Gefahr, die aus den nächtlichen Spaziergängen drohte, in Erinnerung behalten und auch die schmerzhaften Schläge, die sich ebenfalls in das Gedächtnis eingeprägt hatten, sollten dafür sorgen, dass der Nachtwandler von seinen nächtlichen Episoden abließ.[649] Damit wurde die Verwendung der Rute, Peitsche oder des Stockes zum gut gemeinten Denkzettel für den Nachtwandler. Dass dieser Denkzettel häufig von Laien verwendet wurde, zeigt deren Erwähnung in diversen Fallberichten.[650] Manche gingen bei der Züchtigung jedoch anscheinend so hart vor, dass der Schlafwandler dadurch blutige Wunden davontrug, so dass diese Art der Therapie von manchen

---

647 Horst (1595), S. 251.

648 Der Einsatz von Schlägen beim Nachtwandeln fand übrigens schon im 13. Jahrhundert bei dem französischen Geistlichen und Mediziner Bernard de Gordon (ca. 1258–1318) Erwähnung. Vgl. MacLehose (2013), S. 616–617. Bernard de Gordon lehrte als Professor an der medizinischen Fakultät in Montpellier. Sein wohl bedeutendstes Werk stellt seine Schrift *Lilium medicinae* dar, die 1303 in Montpellier fertiggestellt wurde und Ausführungen zu damals wichtigen Infektionserkrankungen wie der Pest, der Tuberkulose oder der Lepra aber auch zu anderen Erkrankungen wie der Fallsucht enthielt. Vgl. den Artikel von Gundolf Keil in Gerabek (2005), S. 169.

649 Vgl. Horst und Köppen Magdeburgensis (1608), *Quaestio* VI, unpaginierte Ausgabe.

650 Vgl. auch die Bemerkung von Gregor Horst, dass die Maßregelung des Nachtwandlers häufig durch Lehrer und Eltern erfolgte: Tandler und Horst (1613), S. 197.

späteren Ärzten mehr als Folter denn als Medizin kritisiert wurde,[651] sich jedoch als probates Mittel noch Ende des 18. Jahrhunderts in Texten über das Nachtwandeln findet.[652]

Neben den diätetischen Therapievorschlägen verriet Horst anschließend einen Trick, den er unter der Kategorie *χειρουργική* beschrieb: als äußerst effektiv sollte sich eine mit kaltem Wasser gefüllte Schüssel oder ein anderes rundes Gefäß eignen, das so vor dem Bett oder im Zimmer aufgestellt werden sollte, dass der Nachtwandler während seiner Episode in dieses hineintrat. Durch das kalte Wasser sollten die hitzigen *spiritus* sowie das Blut des Kranken abgekühlt werden. Der Nachtwandler sollte damit die treibende Kraft in den Extremitäten verlieren, niederfallen und erwachen. Ähnlich wie schon der Einsatz der Schläge sollte auch die nasse Abkühlung zu einem zukünftigen Unterbleiben des Nachtwandelns führen.[653] Der Kunstgriff mit der Wasserschüssel hielt sich – wenn auch mit leichten Modifikationen – noch lange in wissenschaftlichen Büchern und Diskussionen um das Nachtwandeln.[654] So findet sich beispielsweise im Brockhaus aus dem Jahr 1824 die ähnliche Variante, ein feuchtes Tuch vor das Bett des Schlafwandlers zu legen, damit dieser, wenn er aus dem Bett steigen würde, auf dieses treten und davon aufwachen würde.[655] Mitunter wurde die Art der Anwendung des kalten Wassers später auch etwas stärker abgeändert, wie zum Beispiel in einem Fallbericht über Somnambulismus im Dublin Penny Journal von 1834, wo davon die Rede ist, einen Krug mit kaltem Wasser unerwartet über den Kopf

---

651 Vgl. z. B. die Aussagen bei Schenck und Theisner (1671), S. 31: „[...] quae quaeso ista esset insania illorum omni sensu in paroxysmo orbatorum mutilare, virgisque ad sanguinis eruptionem usque lacerare. Hic enim curandi modus carnificina potius videretur, quam medicina."

652 Vgl. z. B. Hennings, Justus Christian: Von den Träumen und Nachtwandlern. Weimar: Hoffmann, 1784, S. 574: „Ich glaube nehmlich einmal, daß eine derbe Peitsche sehr kraftvoll sey, einem Nachtwandler auf immer seine nächtlichen Verrichtungen abzugewöhnen. Denn dieß prägt sich seinem Gedächtniß ein, und die lebhafte unangenehme Empfindung verbindet sich nach dem Gesetze der Einbildungskraft so sehr mit dem Auffstehen aus dem Bette, daß er, durch die Furcht geprügelt zu werden, von den nächtlichen Sitten zurück gehalten wird."

653 Horst (1595), S. 251.

654 Vgl. auch Goltz (1993), S. 322.

655 Allgemeine deutsche Real-Encyclopädie für die gebildeten Stände (Conversations-Lexicon). Band 6. 6. Orig.-Aufl. Leipzig: Brockhaus, 1824, S. 478.

des Nachtwandlers zu schütten und anschließend den durchnässten – und inzwischen vermutlich erwachten – Schlafwandler mit trockenen Tüchern sorgfältig abzureiben.[656]

Wenn auch die pharmakologische Therapie gegen das Nachtwandeln nicht etabliert war, sprach sich Horst für eine solche aus.[657] Speziell sollten, nachdem der Paroxysmus vorüber war, die bereits beschriebenen Küchlein, für welche Horst ein eigenes Rezept aufgeführt hatte, verwendet werden. Durch die sofortige Gabe von zwei dieser süßen Küchlein sollte das Gehirn auch nach dem Anfall getrocknet und gleichzeitig gestärkt werden und damit dem Folgen eines Apoplexes oder der Melancholie vorbeugen.[658] Damit stellte die zuckrige Rosenmasse nicht nur ein Prophylaktikum, sondern auch ein Akutmittel dar mit dem Unterschied, dass es im Akutfall in einer größeren Menge verabreicht werden sollte.

Zur Behandlung des warmen und trockenen Herzens und der Leber sah Horst eine kühlende Salbe (*unguentum*) vor, die im Bereich der Leber auf die Haut gestrichen und eingerieben werden sollte. Sie wurde aus zu je gleichen Teilen aus dem Öl von Wasserlilien, Veilchen und weißen Lilien gewonnen und daraus durch die Zugabe von Galbanumharz und Rosensalbe zu wiederum gleichen Teilen für das eigentliche Arzneimittel gemischt. Zusammen mit Wachs entstand daraus eine feste Paste.[659] Anstelle der Salbe konnte alternativ auch ein kühlender Umschlag auf die entsprechende Stelle gelegt werden. Die dafür verwandten Tücher wurden davor mit einer Mixtur aus Rosen-, Endivien, Sauerampfer und Wermutwasser sowie Rosenessig, Sandelholz und *Diarhodon abbatis* benetzt. Die Salbe sowie die Umschläge dienten jedoch nur der Behandlung der Leber.[660] Um auch das Herz in seiner Wärme auszugleichen, schlug Horst das Benutzen von Herzsäckchen (*sacculi cordiales*) vor, die mit kühlenden Blumen und *Diamargariton*, ein kühlendes Perlenmittel,[661] gefüllt wurden.[662] Das Problem, das Horst in der

656 [Anonymer Autor]: Somnambulism. Dublin Penny Journal 1834; 2 (102): 395–396: 396. Das Übergießen mit kaltem Wasser wird auch bei Hennings (1784), S. 575, erwähnt.
657 Horst (1595), S. 251.
658 Ebenda.
659 Horst (1595), S. 252.
660 Horst (1595), S. 252–253.
661 Vgl. Platter (1963), S. 175.
662 Horst (1595), S. 253.

therapeutischen Änderung des kühlen und feuchten Gehirns sah, bestand nun darin, dass Maßnahmen, die das Gehirn wärmten und trockneten, auf der anderen Seite Herz und Leber erhitzen und damit dem Ziel, nämlich das Nachtwandeln zu kurieren, entgegenwirkten konnten. Um diesen Teufelskreis zu unterbrechen, hielt Horst eine spezielle Rezeptur bereit, die sowohl auf das Gehirn als auch auf Herz und Leber in passender Weise ausgleichend wirken sollte. Dazu sollten Rosen, *Diarhodon*, *Diamargariton*, Moschus, Ambra (eine wächserne Substanz aus dem Verdauungstrakt des Pottwals), Muskatblütenöl und Zucker in Borretschwasser aufgelöst werden und sogenannte Morsellen (*morsuli*) hergestellt werden,[663] ein trockenes, süßes Medikament, das in der Form von viereckigen Täfelchen getrocknet und wegen des hohen Zuckergehalts und der verwandten würzigen Zutaten gerne auch nur als süßer „Schleck" benutzt wurde.[664] Die genaue Dosierung dieser Morsellen findet sich erst in der deutschen Übersetzung von Jakob Horst den Jüngeren, dort heißt es, der Betroffene solle jeden Morgen und Abend eine Stunde vor dem Essen eine solche zu sich nehmen.[665]

Von Horsts ausführlichen therapeutischen und insbesondere pharmakologischen Empfehlungen wurde von späteren Ärzten v.a seine Unterteilung in Akuttherapie und Prophylaxe übernommen.[666] Seine konkreten Rezepte dagegen erfuhren Modifizierungen[667] oder wurden durch andere ersetzt, z. B. durch diverse Bäder[668] oder Schweißpulver.[669] Dadurch gelang es Jakob Horst zwar nicht, therapeutische Maßstäbe in der Behandlung des Nachtwandelns zu setzen, jedoch regte er dazu an, nach Therapien gegen das Schlafwandeln zu suchen und es dadurch zu einer potentiell behandelbaren Erkrankung zu machen.

---

663 Ebenda.

664 Vgl. von Haller und Eberhard (1772), S. 1026.

665 Horst (1596), S. 291.

666 Vgl. z. B. Tandler und Horst (1613), S. 198–200; Sennert (1628), S. 462–463; Schenck und Theisner (1671), S. 26.

667 Besonders ausgeprägt finden sich solche z. B. bei Schenck und Theisner (1671), S. 26–31. Hier sind jedoch die Hauptbestandteile einzelner bei Horst angeführter Rezepte erkennbar, u.a. das von ihm empfohlene *Electuarium Diacatholicum* (S. 26) oder die mit *Diamargariton* verfeinerten Küchlein (S. 28).

668 Vgl. z. B. bei Zacutus, Abraham: Opera in quibus medicorum principum historia explicatur. Tomus 1. Lyon: Huguetan, 1649, S. 28 (obs. XIV: *Noctambulus, balneo curatus*).

669 Vgl. Schenck und Theisner (1671), S. 27.

4.4 Prognostische Einschätzungen

Neben seinen therapeutischen Überlegungen hielt es Horst außerdem für erforderlich, prognostische Angaben hinsichtlich des Nachtwandels zu machen. Die Prognose oder die Voraussagung, wie sich eine Krankheit entwickeln wird und welche Risiken sie birgt, ist nicht nur für den Patienten von Bedeutung, der dadurch Klarheit über seinen Gesundheitszustand erhält und dessen Folgen besser abschätzen kann, sondern auch für den Arzt an sich, der durch verlässliche prognostische Angaben selbst an Ansehen und Vertrauen von Seiten der Patienten gewinnen kann.[670] Das Nachtwandeln schätzte Horst allgemein als einen riskanten Zustand ein. So gefährdeten Menschen beim Herumgehen im Schlaf nicht nur ihre Gesundheit, sondern auch ihr Leben, wenn sie etwa ins Wasser oder ins Feuer gingen oder aus großer Höhe fielen. Allerdings wurde diese allgemeine Prognose nicht jedem Fall von Schlafwandeln gleichermaßen gerecht. Deshalb unterschied Jakob Horst das Nachtwandeln je nach seiner auftretenden Häufigkeit in zwei Gruppen. Solche Menschen, die nur selten schlafwandelten und wenn, dann wenig gefährliches Verhalten dabei zeigten, hätten eine günstigere Prognose: bei ihnen hielt es Horst für wahrscheinlich, dass die Anfälle mit dem Alter seltener werden würden. Für solche empfahl er auch nicht ausdrücklich eine kurative Behandlung. Die zweite Gruppe von Nachtwandlern jedoch, die häufig von ihrem Leid heimgesucht wurden und risikoreichen Tätigkeiten während des Schlafes nachgingen, benötigte unbedingt eine ärztliche Behandlung.[671] Neben der unmittelbaren Gefährdung, die von den unüberlegten Handlungen der Nachtwandler herrührte, fürchtete Horst zusätzliche Schäden, die nach einem Anfall einsetzten konnten: Das Verfallen in Melancholie oder ein Apoplex.[672] Letzteren Zustand hatte Horst selbst bei dem schlafwandelnden Koch beobachtet und ausführlich beschrieben. Um den Nachtwandler nicht unnötig zu erschrecken und damit womöglich

---

[670] Vgl. dazu Porter (2000), S. 62.
[671] Horst (1595), S. 248.
[672] Horst (1595), S. 288–289.

das Auftreten melancholischer Zustände zu begünstigen, riet Horst davon ab, diesem im Detail von etwaigen lebensgefährlichen Handlungen im Paroxysmus zu erzählen.[673] Ärzte nach Horst sahen im Nachtwandeln neben der Melancholie und dem Apoplex weiteres prognostisch ungünstiges Entartungspotential, das vor allem in der Epilepsie[674] und später in der *melancholia hypochondriaca*[675] bestand.

---

673 Horst (1595), S. 225.

674 Vgl. z. B. Sennert (1628), S. 462.

675 Vgl. z. B. de le Boë, Frans: Opera medica. Amsterdam: Elsevir et Wolfgang, 1680, S. 477. Die Stelle ist aus dem zweiten Buch der *Praxeos medicae idea nova* (die erste Auflage erschien 1667 in Leiden) des hessisch-niederländischen Arztes Frans de le Boë (1614–1672) entnommen. Zu ebendiesem siehe den Eintrag von Urs Boschung in Gerabek (2005), S. 1370.

5. Schlafwandler in Fallberichten des 16. und 17. Jahrhunderts

5.1 Frühneuzeitliche medizinische Fallberichte

Nachdem in den vorherigen Kapiteln insbesondere die fachlich-wissenschaftliche Annäherung an das Nachtwandeln aus medizinischer Sicht der Frühen Neuzeit untersucht wurde, sollen in den folgenden Abschnitten diese eher theoretischen Überlegungen durch praktische Aspekte, das heißt durch konkrete Krankheitsfälle, ergänzt werden. Das Aufschreiben und die schriftliche Weitergabe von Fallberichten durch Publikationen fand sich im 16. und 17. Jahrhundert geradezu als Trend wieder.[676] Dabei lag das Hauptaugenmerk solcher Patientenfälle auf der genauen Beschreibung von Symptomen durch eine sorgfältige Beobachtung des Patienten, um damit einen möglichst authentischen Krankenfall präsentieren zu können. Behandlungsvorschläge und auch ein glückliches Gelingen der Kur konnten zusätzlich erwähnt werden. Dieses Vorgehen – das genaue Beobachten und anschließende akribische Beschreiben – war bereits in der Antike ein

[676] Zur Bedeutung und geschichtlichen Einordnung solcher Fallberichte vgl. Pomata, Gianna: Fälle mitteilen: Die *Observationes* in der Medizin der Frühen Neuzeit. In: Wübben, Yyonne und Zelle, Carsten (Hrsg.): Krankheit schreiben: Aufzeichnungsverfahren in Medizin und Literatur. Göttingen: Wallstein Verlag, 2013: 20–63. Vgl. außerdem Pomata, Gianna: Praxis Historialis: The Uses of Historia in Early Modern Medicine. In: Pomata, Gianna (Hrsg.): Historia. Empiricism and Erudition in Early Modern Europe. Cambridge (Mass.): MTI Press, 2005: 105–146. Bezüglich der Vielgestaltigkeit medizinischer *exempla* in der Frühen Neuzeit sowie ihrer Bedeutung hinsichtlich des Sammelns und des Weitergebens von Wissen siehe Gadebusch Bondio (2008). Vgl. auch Stolberg, Michael: Formen und Funktionen ärztlicher Fallbeobachtungen in der Frühen Neuzeit (1500–1800). In: Süßmann, Johannes et al. (Hrsg.): Fallstudien: Theorie – Geschichte – Methode. Berlin: trafo Verlag 2007: 81–95.

wichtiger Bestandteil medizinischer Wissensvermittlung, so beispielsweise auch in den Epidemien des Hippokrates.[677] Die Verwendung und schriftliche Verbreitung von Krankengeschichten erfuhr jedoch ab Mitte des 16. Jahrhunderts einen großen Aufschwung. Betitelt wurden sie mit den lateinischen Namen *observationes*, *curationes medicinales*, *casus* oder *historiae*. Sie dienten als Exempel in der Ausbildung von Studenten und Ärzten, zur medizinischen Wissensvermittlung sowie zur Selbstdarstellung des Arztes, dessen Kur Erfolg gezeigt hatte. Als Aneinanderreihung von einer Krankengeschichte neben der nächsten bildeten solche Fallberichte oft mehrbändige und umfangreiche Bücher, die in der westlichen Welt weite Verbreitung fanden.[678] Sie wurden jedoch auch im ärztlichen Briefverkehr untereinander ausgetauscht.[679] Der Wert solcher Fallberichte aus heutiger wissenschaftlicher Sicht liegt vor allem darin, dass sie nicht nur eine Idee davon vermitteln können, wie bestimmte Krankheiten von Ärzten aufgefasst und behandelt wurden, sondern oft auch, wie diese vom nicht medizinischversierten Laien wahrgenommen wurden.[680] Medizinische Fallsammlungen von Ärzten und Chirurgen wurden schon früh für patientengeschichtliche Ansätze in der Medizingeschichtswissenschaft entdeckt, da diese nicht nur „indirekte Schilderungen der individuellen Erfahrung von Krankheit“, sondern auch „die Gewichtung einer subjektiv empfundenen Gesundheitseinbuße durch den Laien“ erkennen lassen.[681] Frühneuzeitliche

---

677 Hippokrates: Epidemiorum libri I (II 598–717 Littré), II (V 72–139 Littré), III (III 24–149 Littré), IV (V 144–197 Littré), V (V 204–259 Littré), VI (V 266–357 Littré) und VII (V 364–469 Littré).

678 Zur Entwicklung des Genres der *observatio* in der Frühen Neuzeit als Mittel des genau beobachteten Patientenfalls siehe Pomata (2013). Im Anhang findet sich dort auch eine Auflistung von zwischen 1551 und 1676 erschienenen wichtigen Publikationen in der Form der *observationes* und *curationes*.

679 Vgl. hierzu Pomata (2013), S. 20–23.

680 Vgl. Stolberg (2007), S. 81–82.

681 Eckart, Wolfgang Uwe und Jütte, Robert: Medizingeschichte. Eine Einführung. 2. Auflage. Köln/Weimar/Wien: Böhlau, 2014, S. 198. Gerade die Betrachtung eines medizinischen Phänomens aus Patientenperspektive ist eine Forderung der jüngeren Geschichtswissenschaften, vgl. hierzu Porter (1985) sowie Porter (2002), S. 2. Es kann und soll an dieser Stelle nicht Ziel dieser Arbeit sein, zusätzlich vollumfänglich die Patientenperspektive abzudecken. Die angebrachten Ideen in den einzelnen Kapiteln können jedoch Gedanken für eine weitere Beschäftigung mit diesem Thema aus dieser Sicht heraus anstoßen.

medizinische Fallberichte decken prinzipiell das gesamte ärztlich-medizinische Spektrum eines praktisch tätigen Arztes ab, jedoch wurden gerne solche Fälle für Publikationen ausgewählt, die sich von anderen, gewöhnlichen Beispielen darin unterschieden, dass sie besonders selten, einprägsam, neu oder sogar einzigartig waren, während alltäglichere Beispiele aus der ärztlichen Praxis oft nicht der Publikation für wert gehalten wurden.[682] Besonders deutlich wird dieser Fokus, der sich auf das Seltene und Wunderbare richtet, in der bedeutendsten Observationes-Sammlung des 16. Jahrhunderts, die *Observationes medicae rarae, novae, admirabiles et monstrosae* des Mediziners Johannes Schenck von Grafenberg (1531–1598), eine siebenbändige Sammlung von bemerkenswerten Fallgeschichten, die Schenck von zahlreichen Ärzten exzerpiert und umgeordnet hatte und schließlich veröffentlichen ließ.[683] Bereits der Titel verrät, dass es sich hier um eine Zusammenstellung ungewöhnlicher Geschehnisse handelt. Mittels solcher Fallberichte konnte zum einen die unerschöpfliche Mannigfaltigkeit von natürlichen Erscheinungen gezeigt werden, zum anderen dienten sie jedoch auch dazu, die Sensationsgier des Publikums zu stillen und bei noch fehlenden Erklärungen für ein solches Phänomen den Experten herauszufordern.[684] Es mag wenig verwundern, dass Schenck bei seiner Sammlung von sonderbaren Fallberichten auch auf solche stieß, die von im Schlaf herumgehenden Menschen handelten und dass er diese mit in seine Sammlung aufnahm. In einem Kapitel über das Herumgehen im Schlaf zitierte Schenck neben eigenen Fallbeispielen alle die bei Salius Diversus und Jakob Horst im Zusammenhang mit dem Herumgehen im

---

[682] Pomata (2013), S. 45–48.

[683] Der Mediziner Johannes Schenck von Grafenberg wirkte in Straßburg und Freiburg im Breisgau. Er machte sich medizinisch vor allem in den Bereichen von Sprachstörungen und der künstlichen Beatmung verdient. Sein siebenbändiges Werk der *Observationes* enthält Beschreibungen sämtlicher Krankheitsbilder des menschlichen Körpers. Es entstand in den Jahren zwischen 1584 und 1597. Im Laufe des 17. Jahrhunderts kam es zu mehreren Neuveröffentlichungen: Frankfurt am Main 1600, Freiburg 1604, Frankfurt am Main 1609, Lyon 1644, Frankfurt am Main 1665, Frankfurt am Main 1679. Vgl. dazu Pomata (2013), S. 48–50. Zum Werk und Leben des Mediziners vgl. Maier, Rudolf: Johannes Schenck von Grafenberg, seine Zeit, sein Leben, seine Werke: Eine historisch-medicinische Skizze. Freiburg im Breisgau: Druck Poppen, 1878. Bei den in dieser Arbeit verwendeten Ausgaben handelt es sich um die Drucke von 1600 und 1609.

[684] So Stolberg (2007), S. 87.

Schlaf aufgeführten.[685] Bedenkt man die zahlreichen Veröffentlichungen, welche Schencks Sammlung im 17. Jahrhundert erfahren hatte, so darf von einer weiten Verbreitung und Kenntnis der Fallberichte des Salius Diversus und des Jakob Horst ausgegangen werden, was sich letztendlich auch darin zeigt, dass insbesondere diese Fälle von nachfolgenden Medizinern gerne zitiert wurden.[686] Deren Fallberichte sollen deshalb vorrangig in der weiteren Untersuchung berücksichtigt werden. Die bei Salius Diversus und Jakob Horst aufgezählten Fallbeispiele dienten in ihrem Kontext ursprünglich der Illustration des nächtlichen Herumgehens im Schlaf und als Beweis für die Existenz dieses Phänomens aber auch zur Verdeutlichung der Vielfalt nachtwandlerischen Tuns. Die Berichte beider Autoren zeichnen sich durch eine detaillierte Beschreibung der Handlungen der Nachtwandler aus. Auch ist ihnen häufig eine kurze Schilderung der Persönlichkeit oder des Habitus des Betroffenen vorangestellt, genauso wie häufig auch die Nennung dessen Berufes, Standes und seiner alltäglichen Gewohnheiten. Damit lassen diese Fallbeispiele oft ein klares Bild von der betroffenen Person entstehen, deren Skizzierung eine größere Bedeutung als der Schilderung einer möglichen Therapie zukam.

Zusätzlich zu den genannten Quellen wurden für die folgende Untersuchung weitere Fälle aus frühneuzeitlichen medizinischen Abhandlungen zu diesem Thema aus dem Untersuchungszeitraum von Ende des 16. bis Mitte des 17. Jahrhunderts entnommen. Bei diesen ausgewählten Fallberichten über Nachtwandler handelt es sich keineswegs um eine homogene Masse. Im Gegenteil: sie unterscheiden sich voneinander hinsichtlich ihrer Detailliertheit, Länge und ihres manchmal eher nüchternen-sachlichen, manchmal dagegen sensiblen Blicks, der die mit dem Fall in Zusammenhang stehenden Gedanken

---

[685] Schenck von Grafenberg, Johannes: Observationum medicarum, rararum, novarum, admirabilium et monstrosarum. Tomus 1 […]. Frankfurt am Main: E. Paltheniana, 1600, S. 112–122. In der späteren Ausgabe von Frankfurt 1609 werden zwar alle Fallbeispiele des Salius Diversus aufgeführt, jedoch nur eines von Jakob Horst, welches dieser bereits bei Levinus Lemnius über die nachtwandelnden Brüder erwähnt hatte. In dieser Ausgabe wird wohl der Kürze halber zur weiteren Beschäftigung mit dem Nachtwandeln und dazu passenden Fallgeschichten kurzerhand auf Jakob Horsts Traktat *de noctambulis* verwiesen, vgl. Schenck von Grafenberg (1609), S. 74–77.

[686] Nachfolgend werden bei Erläuterung der einzelnen Fallbeispiele auch die Quellenangaben ihrer Rezeption mit angegeben. Diese erheben nicht den Anspruch auf Vollständigkeit.

und Bedenken der Betroffenen mitberücksichtigte. Um dieser Inhomogenität aber auch dem zeitlichen Bogen des Untersuchungszeitraums gerecht zu werden, wurden für diesen Teil der Arbeit insbesondere solche Fallbeispiele ausgewählt, die über den Zeitraum von einhundert Jahren immer wieder eine Rezeption erfahren hatten. So fällt bei der Auseinandersetzung mit ärztlichen Quellen zum Nachtwandeln auf, dass sich im Laufe der knapp 100 Jahre des Untersuchungszeitraums bestimmte Fallbeispiele von Schlafwandlern als Standardbeispiele durchgesetzt hatten. Der Wiedererkennungswert von Fallbeispielen aus Jakob Horsts Werk oder von bei Petrus Salius Diversus erwähnten Exempeln war anscheinend so hoch, dass diese oft in deutlich abgekürzter Form vom Autor wiedergegeben wurden, der davon ausgehen konnte, dass die längere Version dem kundigen Leser bekannt war. Später gingen medizinische Autoren auch dazu über, als Referenz lediglich nur noch Jakob Horst oder andere Fachexperten auf diesem Gebiet namentlich zu nennen und darauf zu verweisen, dass sich Fallbeispiele in deren Werken befänden.[687]

In den nachfolgenden Kapiteln sollen die angekündigten Fallbeispiele auf ihre klassischen Elemente und Motive untersucht werden, um das frühneuzeitliche Bild eines Nachtwandlers und seines Verhaltens zu rekonstruieren. Dabei wird auch auf Unterschiede zwischen den Geschlechtern und Altersklassen eingegangen werden. In den einzelnen Kapiteln soll durch weitere Prüfung dieser Fälle das Bild des Nachtwandlers mit den Reaktionen ergänzt werden, die er bei seiner Umwelt hervorrief, wenn diese mit ihm konfrontiert wurde, aber auch mit der eigenen Reaktion des Betroffenen, wenn er aus seinem Paroxysmus erwachte und Klarheit darüber erlangte, was im Schlaf geschehen war.

5.2 Szenarien und Motive in Fallberichten über Schlafwandler

Salius Diversus sprach im 17. Kapitel seines *De febre pestilenti tractatus et curationes quorundam particularium morborum* von „dormientibus qui vigilantium munia obeunt",[688] das heißt, die Menschen, von denen Salius Diversus hier

[687] Vgl. z. B. Hoffmann und Hofsteter (1695), § IV des unpaginierten Drucks.
[688] Salius Diversus (1586), S. 300.

berichtete, vollführten im Schlaf alltägliche Dinge. Dabei konnte es sich laut Salius Diversus um ganz unterschiedliche Verhaltensweisen handeln: während die einen im Schlaf lediglich Arme und Beine bewegten oder sich von der einen auf die andere Seite warfen, sprachen andere ganz deutlich und laut, riefen antworteten auf Fragen und gaben sogar Geheimnisse preis.[689] Und manchmal, so der Autor, käme es dazu, dass sie aus dem Bett aufstehen, im Wohnbereich nach oben oder nach unten gehen oder das Haus verlassen würden, um dem nachzugehen, wovon sie gerade träumen würden. Im letzten Fall würden sie sich unter Umständen in große Gefahr begeben.[690] Da es sich nach Salius Diversus' Angaben um alltägliche Verhaltensweisen handelte, die im Schlaf gezeigt wurden, bestand seiner Meinung nach die Gefahr nicht per se in diesen Alltagshandlungen, sondern darin, dass diese im Schlafzustand ausagiert wurden.

Veranschaulicht wurde diese Gefahr im ersten Fallbericht, den Salius Diversus nach den bereits bekannten Berichten von Galen und Aristoteles anführte. Er handelt von einem jungen Mann, der im Schlaf davon träumte, auszureiten. So heißt es:

> Ich kannte einen jungen Mann, der träumte, er müsse wegen seiner Geschäfte ausreiten. Er stand aus dem Bett auf, zog sich seine Kleider und Stiefel an und nachdem er die Sporen angelegt hatte, stieg er auf das Fenster (denn er lebte im Obergeschoss) und trieb auf beiden Seiten mit gespreizten Beinen die Wand, als ob sie ein Pferd wäre, mit Rufen und Spornen zum Laufen an. Wie er aus dem Schlaf erwachte, wurde er von einem so großen Schrecken ergriffen, als ihm klar wurde, dass er sich durch den Traum beinahe den Tod im Abgrund geholt hätte. So fragte er mich am nächsten Tag um Rat, wie solche Träume vermieden werden könnten, welche ihn dazu veranlassten, Tätigkeiten auf sich zu nehmen, denen er im Wachzustand nachging.[691]

---

689 Ebenda.

690 Salius Diversus (1586), S. 301.

691 Salius Diversus (1586), S. 302: „Iuvenem novi, qui somnians se propter negotia sua equitaturum esse, e lecto surgens, indutus vestimentis propriis, cothurnisque ac calcaribus appositis, super fenestram (nam in tabulato degebat) conscendit, & hinc indeque divaricatis cruribus parietem, perinde ac si equus esset, & voce & calcaribus ad cursum incitabat: hic ex somno expergefactus, tanto horrore correptus est, cogitans se per somnium mortem fere sibi ex praecipitio conscivisse, ut me die sequenti consuluerit ad prohibenda haec insomnia, quae ipsum ad obeunda vigilantium munia deducebant."

Die Szene des Fensterreiters, der hier als *iuvenis* beschrieben wird, gehört ohne Zweifel zu den eindrücklichsten Fallberichten, die uns die Frühe Neuzeit über nachtwandelnde Menschen überliefert hat. Nicht ohne Grund wurde dieser Fall gerne von nachfolgenden Ärzten aber auch anderen Disziplinen in Verbindung mit dem Nachtwandeln vollständig oder in Teilen wiedergegeben.[692] Das Motiv des reitenden Nachtwandlers, das sich dem Leser dieser Fallgeschichte einprägt, tauchte bereits in mittelalterlichen Quellen auf[693] und fand schließlich – sei es auf dem Fenster oder auf der Dachrinne – in späteren und von Salius Diversus losgelösten Fallberichten Verwendung.[694]

Salius Diversus wusste von dem Vorfall zu berichten, da er nach eigenen Angaben von dem jungen Mann gerufen wurde, nachdem dieser darüber erschrocken war, sich beim Aufwachen aus dem Schlaf in Reiterkleidung im Fenster sitzend vorzufinden. Er erkannte die unmittelbare Gefahr, welche ihm aus seinem nächtlichen Treiben erwachsen konnte. Dabei hatte der Betroffene eine klare Vorstellung von der Ursache für diese beängstigende Merkwürdigkeit: schuld an diesem Vorfall sei seiner Meinung nach ein Traum gewesen, dem er im Schlaf nachgegangen war. Und so bat dieser Mann den Arzt konkret darum, ihm etwas gegen derartige Träume zu empfehlen. Laut

---

692 Sie findet sich bei den Medizinern Schenck von Grafenberg (1609), S. 75; bei dem polnischen Arzt Jan Jonston (vgl. Jonston, Jan: Thaumatographia naturalis. Amsterdam: Guilielmus Blaev, 1632, S. 493); Hoffmann und Hofsteter (1695), § IV des unpaginierten Drucks; Steffani (1710), S. 65; dem Rechtsmediziner Bohn und Vipacher (1760), S. 447; sowie auch bei Juristen (z. B. Crusius (1660), S. 336) und Theologen (z. B. Schott, Kaspar: P Gasparis Schotti Physica curiosa, sive mirabilia naturae et artis libris XII comprehensa. Herborn: Endter & Wolfgang, 1667, S. 448; Pomarius (1649), S. 848; Zahn, Johannes: Specula physico-mathematico-historica notabilium ac mirabilium. Tomus III. Nürnberg: Knorzian, 1696, S. 179; Meier, Georg Friedrich: Versuch einer Erklärung des Nachtwandelns. Halle: Carl Hermann Hemmerde, 1758, S. 7–8).

693 Vgl. das Motiv des reitenden Ritters im Unterkapitel *Schlafwandeln in mittelalterlichen Quellen* im Kapitel 2.1 *Schlafwandeln in Antike und Mittelalter.*

694 Vgl. dazu z. B. den auf der Dachrinne reitenden Schlafwandler bei Knoll (1753), S. 2. Vgl. auch Pockels, Carl Friedrich: Psychologische Bemerkungen über Träume und Nachtwandler. In: Moritz, Carl Philipp (Hrsg.): Gnothi sauton oder Magazin zur Erfahrungsseelenkunde. 7. Band (1789). Neuherausgegeben und mit einem Nachwort versehen von Anke Bennholdt-Thomsen und Alfredo Guzzoni. Lindau i. B.: Antiqua-Verlag, 1979: 74–127: 109; interessant ist auch Hennings' Fall von simuliertem Schlafwandeln, in welchem der Simulant u.a. vorgibt, schlafend zu reiten sowie der bei demselben berichtete Fall eines italienischen Nachtwandlers, der im Schlaf sein Pferd zäumt und losreitet, vgl. Hennings (1784), S. 386 und S. 407–408.

Salius Diversus waren Träume der Hauptgrund für eine ärztliche Konsultation von nachtwandelnden Patienten, die vom Arzt erfahren wollten, wie sie solchen Träumen prophylaktisch entgegenwirken konnten.[695] Der Leser erfährt aus dem Text, dass das Reiten zum Alltag dieses Nachtwandlers gehörte (*obeunda vigilantium munia*) und der Traum eine alltägliche Szene wiedergab. Die Alltagshandlungen werden jedoch dadurch, dass sie im Schlaf geschehen, zu etwas Besonderem. Und selbst wenn es nicht explizit von Salius Diversus benannt, sondern nur in der Angst des jungen Mannes angedeutet wurde, wirkt die Geschichte des Fensterreiters auch dadurch wunderbar, dass dieser bei seinem Ausritt nicht aus dem Fenster stürzte und dabei zu Schaden kam.

Das Fenster stellte nicht nur in diesem Fallbeispiel, sondern auch in zahlreichen weiteren einen von Nachtwandlern häufig aufgesuchten Ort dar. Aufgrund der mit einem Fenster assoziierten Höhe zum Boden wurde das Fenster innerhalb dieser Texte mit Gefahr in Verbindung gebracht. So berichtete Jakob Horst beispielsweise davon, dass auch sein Studienkollege M. Martin Guttenberger, mit dem er im obersten Stockwerk des Hauses das Schlafzimmer teilte, einmal in der Nacht im Schlaf aufstand. Voller Verwunderung und Staunen beobachtete er, wie dieser nackt im Schlaf durch die Kammer ging und schließlich auf ein großes geöffnetes Fenster stieg. Aus Angst, sein Gefährte könnte aus dem Fenster steigen und bei dem Fall umkommen, holte ihn Jakob Horst behutsam vom Fenster zurück und begleitete ihn ins Bett. Dort weckte er ihn schließlich auf. Sein Freund konnte ihm jedoch auf die Frage, weshalb er sich so verhalten hatte, keine Antwort geben und sich an das Vorgefallene nicht erinnern.[696]

Weniger glücklich endete ein Fall, von welchem Andreas Libavius erzählte. Er handelte von einem angetrunkenen Schneider, der in seinem Paroxysmus das Fenster mit seinem Bett verwechselte, auf die Straße fiel und sich dabei schwer verletzte.[697] Schließlich konnte auch Gregor Horst von seinem eigenen Neffen berichten, der im Nachtwandel aus dem Fenster 14 Ellen tief gefallen

695 Salius Diversus (1586), S. 301.

696 Der gesamte Fallbericht findet sich bei Horst (1595), S. 171–172. Der Fallbericht wird zitiert bei Schenck von Grafenberg (1609), S. 119–120; Hoffmann und Hofsteter (1695), § III der unpaginierten Ausgabe; Steffani (1710), S. 61.

697 Libavius (1599), S. 266. Der Fall wird auch bei Bohn und Vipacher (1760), S. 448, erwähnt.

war.[698] Fabricius Hildanus' Berichten zufolge fiel auch ein 40-jähriger Mann, der tüchtig, kräftig und in ausgezeichneter körperlicher Verfassung gewesen sein soll, aus dem Fenster zum Boden, nachdem er dieses im Schlaf bestiegen hatte. Im Gegensatz zu den anderen Unfallberichten blieb dieser Mann jedoch bis auf Abschürfungen der Haut bei dem Sturz unverletzt.[699] Und Friedrich Hoffmann musste miterleben, wie ein sonst anständiger Mann in gesetztem Alter beim Schlafwandeln aus dem Fenster stürzte, dabei einen Schädelbruch erlitt und am nächsten Tag verstarb.[700]

Um das Wesen des Nachtwandlers, wie es in dieser Zeit angenommen wurde, weiter zu untersuchen, soll diesem Fall eine andere Erzählung des Salius Diversus gegenübergestellt werden, die inhaltlich von einem Handwerker berichtet und auf den ersten Blick nur wenige Gemeinsamkeiten mit dem Fensterreiter zu haben scheint:

> Außerdem kannte ich einen Handwerker, der sich im Schlaf aus dem Bett erhob, aus dem Schlafzimmer ging, fast das ganze Haus durchstreifte und ohne Schwierigkeiten die Treppen nach Oben und nach Unten ging. Dieser verließ einmal unbekleidet das Haus und machte sich auf zu seiner Werkstatt, welche er mit den Schlüsseln öffnete. Dann erst wurde er von Freunden, die ihm zufällig begegneten, erweckt. Voll von größter Scham und aus Angst und überzeugt, dass er dadurch für dumm gehalten werden könnte, ging er nicht mehr schlafend, sondern wach zurück.[701]

---

698 Fabricius Hildanus (1641), S. 286–290. Vgl. dazu auch das Unterkapitel *Die Rezeption durch Gregor Horst* des Kapitels 3.6 *Von der Pathophysiologie zur Psychologie des Schlafwandelns: Die Rezeption des Jakob Horst im frühen 17. Jahrhundert.*

699 Fabricius Hildanus (1641), S. 291.

700 Hoffmann und Hofsteter (1695), § V des unpaginierten Drucks. Der Fall wird auch bei Bohn und Vipacher (1760), S. 448, erwähnt sowie bei Hennings (1784), S. 567.

701 Salius Diversus (1586), S. 302: „Praeter hos artificem cognovi, qui dormiens e lecto surgebat, e thalamoque exiens domum fere totam peragrabat, scalasque nullo discrimine ascendebat & descendebat. Hic semel nullis indumentis amictus domo exiens apothecam propriam adivit, eamque clavibus aperuit. A qua demum expergefactus ab amicis, qui ei forte obviam facti fuerunt, maxima cum verecundia & timore, dubitans ne inde stultus existimaretur, non amplius dormiens sed vigilans, redivit." Das Fallbeispiel wird u.a. zitiert bei Libavius (1599), S. 254–255; Schenck von Grafenberg (1609), S. 75; Crusius (1660), S. 336–337; Schott (1667), S. 448; Sennert (1667), S. 410; Pomarius und Fabiger (1686), S. 848; Hoffmann und Hofsteter (1695), § XIV des unpaginierten Drucks; Zahn (1696), S. 179; Bohn und Vipacher (1670), S. 448.

Geschildert wurde hier eine Szene, in welcher ein Mann schlafend das Haus verließ, zu seiner Werkstatt ging und diese mit dem Schlüssel öffnete. Die von dem Handwerker im Schlaf gezeigten Verhaltensweisen, die Salius Diversus' besondere Beachtung fanden und in diesem Fallbeispiel aufgezählt wurden, sind neben dem Treppenauf- und -absteigen das Öffnen einer Tür per Schlüssel. Andere Tätigkeiten, die sich eventuell während des Durchstreifens des Hauses im Schlaf ereigneten, wurden nicht näher thematisiert und der Blick des Lesers wird auf die komplexeren Handlungen des Nachtwandlers gelenkt. Schließlich galt auch Salius Diversus' Aufmerksamkeit dem Sonderbaren, wie bereits der Titel seiner Publikation verrät (*particularium morborum*). Und so dürften wohl das unfallfreie Gehen auf Treppen wie auch die Fähigkeit, Schlüssel im Schlaf zu bedienen, ähnlich wie das sich Bekleiden und Anlegen von Sporen im Schlaf ungewöhnlich erscheinen. Die Reaktion des Handwerkers unterscheidet sich von der des Fensterreiters, der über den Gedanken erschrak, er hätte bei seinem Paroxysmus sterben können, während bei dem Handwerker, der nackt nach Draußen gegangen war, die Scham und die Angst davor, das Geschehene könnte ihn um seinen Ruf bringen und er könnte für verrückt gehalten werden, überwogen.

Die Fähigkeit, im Schlaf Türen aufzuschließen, wurde auch in anderen Fallbeispielen aufgegriffen oder sogar noch übertroffen. Jakob Horst wusste beispielsweise von einem Nachtwandler zu berichten, der in seinen Anfällen regelmäßig Türen und Schlösser öffnete. Der Hausherr ließ daraufhin einmal heimlich ein anderes Schloss anbringen, welches zu öffnen dem Schlafwandler dennoch beim nächsten Mal ohne Probleme gelang.[702]

Neben dem Fensterreiter des Salius Diversus können zwei weitere Fallgeschichten, die bei Jakob Horst erzählt wurden, allein schon aufgrund ihrer häufigen Rezeption zu den Klassikern der Schlafwandlerfälle gerechnet werden. Bei dem einen Fall handelt es sich um die Geschichte dreier Brüder, die auf der Burg Bernstein nächtigten:[703]

---

702 Horst (1595), S. 183.

703 Die Fallgeschichte wird zitiert bei Schenck von Grafenberg (1600), S. 120; Jonston (1632), S. 493; Franco (1661), S. 276; Schott (1667), S. 448; Hoffmann und Hofsteter (1695), § III des unpaginierten Drucks; Zahn (1696), S. 180; Steffani (1710), S. 62; Meier (1758), S. 8; Bohn und Vipacher (1760), S. 446. Bei Bohn findet sich zudem eine ähnliche Geschichte, in welcher ein jugendlicher Nachtwandler ein Sperlingsnest ausräuberte und die Kücken in seine Mütze packte, vgl. Bohn und Vipacher (1760), S. 446.

> [...] drei adelige junge Männer und recht kampflustige Brüder, schlafen im selben Zimmer auf der Burg Bernstein. Einer von ihnen erhebt sich nackt im Schlaf, hält dabei sein Hemd in den Händen, steht aus dem Bett auf, geht ruhig zum Fenster und greift nach dem Strick, der vom Gewinde herunterhängt. Und als er sich auf den Dachgiebel hochzieht, stößt er auf ein Elsternest, welches er zerstört. Dann wickelt er die Kücken in sein Hemd, steigt wieder herab, geht zurück ins Bett, versteckt die Kücken dort in seinem Gewand und schläft gut. Als er am nächsten Morgen erwacht und sich mit seinen Brüdern unterhält, weiß er nichts mehr außer das, was ihm wie ein Traum in Erinnerung geblieben war und erzählt es seinen Brüdern wie folgt: Ich muss euch einen sonderbaren Traum erzählen, ich habe mich selbst aus dem Bett aufstehen, herumgehen und auf den Dachgiebel empor klettern sehen, wo ich ein Elsternest kaputt machte und die Kücken mit mir nahm. Die anderen lachen. Nichtsdestoweniger, als er nach diesem und anderen Gesprächen aufstehen möchte, sucht er im Bett nach seinem Hemd. Jedoch, als er jenes um die Kücken herumgewickelt und die lebenden Kücken vorfindet, gehen alle zum Turm hoch und finden dort das zerstörte und ausgeraubte Nest wieder.[704]

Die Besonderheit dieser Geschichte, die Horst ähnlich wie Salius Diversus detailliert wiedergab, liegt zum einen in der Körperkraft dieses jungen Mannes (auch dieser wird als *iuvenis* bezeichnet), mit der er sich bis zum Dachgiebel an einem Seil hochziehen konnte, zum anderen aber auch in dessen Geschicklichkeit, wie er das Vogelnest ausnahm, die Kücken in sein Hemd wickelte und trotz all dieser Herausforderungen die Jungvögel und sich selbst unbeschadet ins Bett brachte. Und nicht zuletzt fällt auch die Szene auf dem Dach ins Auge, welches der Nachtwandler erklomm.

---

[704] Horst (1595), S. 173–174: „[...] tres nobiles in arce Bernstein iuvenes, & sat bellicosi fratres, in eodem cubiculo dormiunt, quorum unus nudus in somno surgit, indusium manibus secum aufert, e lecto sese subducit, silens pergit ad fenestram, corripit funem e trochlea pendentem, & in domus fastigium prorepens, incidit in nidum picarum, quem diripit ac dissipat, pullos indusio involvit, iterum descendit, ambulat & ad lectum se confert, pullos cum indusio ibidem abscondit & bene dormit. Mane expergefactum cum fratribus loquitur, nihil scit, nisi quod quasi per somnium recordatur, fratribus suis haec verba refert: Narrabo vobis mirabile somnium. Visus sum mihi surgere e lecto, ambulare, penetrare ad domus fastigium, nidum picarum disturbare, pullos aufere mecum: alii ipsum rident. Nihilominus post haec & alia colloquia surrecturus, quaerit in lecto indusium, sed illud pullis circumdatum pullosque vivos invenit, omnes ad turrim accedunt, & nidum fractum expugnatumque vident."

Das Dach wurde, ähnlich wie das Fenster, zu einer oft geschilderten Kulisse in Falldarstellungen von Nachtwandlern.[705] Bei Levinus Lemnius ist das Streben nach der Höhe sogar als definierendes Element für das Herumgehen im Schlaf bereits in der Überschrift zu diesem Kapitel enthalten.[706] Nicht immer blieb der Nachtwandler hier, wie auch schon in Szenen, in denen er sich einem Fenster näherte, unverletzt. Davon zeugt ein weiterer Fallbericht des Jakob Horst, dem zufolge sich ein junger Nachtwandler, als er auf das Dach stieg und herunterfiel, einmal ein Bein gebrochen haben soll.[707]

Unklar bleibt, weshalb der junge Adelige überhaupt zum Dachgiebel strebte, das Nest schien ihm dort, so wie es in der Fallgeschichte beschrieben wurde, eher zufällig zu begegnen. Ebenso wurde die Reaktion der drei Brüder auf die Erkenntnis, dass es sich bei dem berichteten Traum des Nachtwandlers nicht um einen Traum, sondern vermutlich um die Wahrheit gehandelt hatte, im Fallbericht nicht mitaufgenommen. Genauso wenig wird aus den Schilderungen klar, wer beobachtet hatte, wie einer der Brüder sich am Seil des Gewindes zum Dachgiebel hochgezogen hatte. Die Geschichte kannte demnach (ähnlich wie auch schon der Fensterreiter bei Salius Diversus) keinen Augenzeugen, sondern wurde nach dem Traumerinnern rekonstruiert. Der berichtete Traum und das Vorfinden des zerstörten Nestes bzw. der Kücken

---

705 Vgl. z. B. die Erzählung über einen 22-jährigen Mann, der im Schlaf aus dem Fenster stieg, auf Mauern und aufs Hausdach kletterte und eben auch auf der Dachrinne ritt: Knoll (1753), S. 1–4. Vgl. außerdem die Geschichte eines 18-Jährigen Nachtwandlers in Ferrara, der regelmäßig bei Vollmond auf das Dach stieg und dort herumkletterte. Die Erzählung ist nach Hennings' Angaben den *Miscellaneis curiosis Academiae Curiosorum* von 1697 entnommen, vgl. Hennings (1784), S. 409–410. Vgl. denselben (S. 425–427), der aus einer Quelle von einem Mann zu berichten wusste, der schlafend aufs Dach geklettert war und in der Dachrinne einschlief, wo er dann von einem heftigen Gewitter überrascht wurde. Ebendort (S. 427–428) findet sich auch eine Geschichte, die der von dem jungen Mann aus Bernstein ähnelt: ein Goldschmiedjunge machte tagsüber ein Schwalbennest ausfindig, welches er gerne ausnehmen wollte. Im Schlaf stieg er schließlich mittels einer Leiter den Turm hinauf, in welchem sich die Schwalben befanden.

706 Lemnius, (1559), S. 113 recto: „De iis qui subducti lecto, somnoque oppressi ambulant, ac perreptant culmina, aediumque tabulata, multaque perficiunt dormitantes, quae vigilantibus accessu, aditu que sunt difficillima, quaeque summa cura perficere, praestareque nequeant."

707 Horst (1595), S. 172–173. Zitiert bei Schenck von Grafenberg (1600), S. 120 sowie Crusius (1660), S. 329.

im Hemd des vermeintlichen Nachtwandlers schienen Jakob Horst und auch die ihn zitierenden Autoren[708] als Beweis für die Wahrheit der Geschichte auszureichen. Dabei hielt der junge Mann, der seinen Brüdern am nächsten Morgen von seinem merkwürdigen Traum berichtete, dessen Inhalt selbst für höchst sonderbar (*mirabile somnium*) und auch seine Brüder lachten über diesen, als sie zum ersten Mal davon hörten.

Die Beschreibung der drei Brüder als *bellicosi* lässt im Zusammenhang mit den beim Schlafwandeln gezeigten Kräften zumindest die Vermutung zu, dass der junge Mann aufgrund seines kämpferischen Temperaments bereits über gewisse Körperkraft verfügte oder sich durch Mut auszeichnete. Das Verhalten im Nachtwandel lehnte sich damit der Natur des jungen, kampfbereiten Mannes an, übertraf diese jedoch, da er, der sich im Schlaf höchster Gefahr aussetzte und Kräfte aufwies, die ihm im Wachzustand so unglaublich vorkamen, seine Brüder über diese unmögliche Vorstellung zum Lachen brachte. Der Nachtwandler leistete in diesem Fall etwas, was den meisten Menschen an sich und erst recht nicht im Schlaf möglich war und damit etwas, das über die Grenzen des Natürlichen hinausging. Und nicht zuletzt blieb er trotz der Gefahr, der er sich ausgesetzt hatte, tatsächlich unverletzt.

Eine Parallele zu diesen Gedanken lässt sich zu der Geschichte des in den Brunnen gestiegenen Kochs bei Jakob Horst ziehen, die an anderer Stelle bereits paraphrasiert wurde. Hier soll ein Koch schlafwandelnd mit bloßen Händen und Füßen einen Brunnen hinabgestiegen sein, bis er schließlich durch das kalte Wasser im Brunnen erwachte.[709] Anders als bei dem jungen Mann auf der Burg Bernstein wurde über den Charakter des Kochs, der in den Brunnen stieg, keine Auskunft gegeben. Er kam hier auch nicht selbst zu Wort, wohl auch deshalb, da er bald nach seiner Rettung verstummte. Jedenfalls überkam ihn ein großer Schrecken, als er sich nach dem Aufwachen in einem Brunnen wiederfand, so dass er laut um Hilfe rief. Auch wenn sich die Szene auf dem Dachgiebel von der mit dem Brunnen in den gewählten Bildern unterscheidet, ist beiden die schon übernatürlich anmutende Kraft

---

708 Libavius (1599), S. 255–256; Sennert (1628), S. 459; Jonston (1632), S. 493; Pomarius und Fabiger (1686), S. 848–849; Hennings (1784), S. 423; Zahn (1696), S. 180.

709 Horst (1595), S. 176–177. Der Fall wird u.a. wiedergegeben bei Libavius (1599), S. 252; Schenck von Grafenberg (1600), S. 120; Tandler (1613), S. 194; Jonston (1632), S. 493; Schott (1667), S. 448; Pomarius und Fabiger (1686), S. 849; Zahn (1696), S. 180; Steffani (1710), S. 63–64; Bohn und Vipacher (1760), S. 447; Hennings (1784), S. 565–566.

gemeinsam, mit der sich der Koch mit bloßen Händen und Füßen an der Brunnenmauer festhielt. Anders aber als der junge Adelige erlitt der Koch, verursacht durch den großen Schrecken, einen Schaden aus dem Nachtwandeln in Form der *apoplexia*.

5.3 Etablierung eines Schlafwandlertypus anhand des männlichen Schlafwandlers

Die angeführten Fallberichte, die aufgrund ihrer häufigen Rezeption durchaus als Klassiker unter den Schlafwandlererzählungen bezeichnet werden dürfen, lassen, wenn man sie miteinander vergleicht und die Ähnlichkeiten herausarbeitet, das Bild eines Nachtwandlers entstehen, wie es die Vorstellung von einem solchen gegen Ende des 16. Jahrhunderts prägte und im 17. Jahrhundert vorherrschte. Der klassische Nachtwandler scheint zuallererst einmal ein Mann gewesen zu sein. Zumindest konnten sich Fallberichte über nachtwandelnde Frauen, die generell schon deutlich rarer anzutreffen sind als über Männer, im Vergleich zu den vorgestellten „Klassikern" in der weiteren Rezeption nicht längerfristig durchsetzen.[710] Zusätzlich begab sich der männliche Nachtwandler häufig in Gefahr, indem er insbesondere höher gelegene Orte, wie etwa ein Fenster oder Dach, aufsuchte. Besonders aufgrund dieser Tatsache war das Nachtwandeln mit der immanenten Gefahr des Fallens assoziiert, wobei vor allem dann das Wunderbare an diesem Phänomen zum Vorschein trat, wenn trotz einer gefährlichen Situation der Betroffene am Ende unbeschadet aus seinem Paroxysmus erwachte. Weiter zeichnete er sich durch besondere Fähigkeiten aus, die die natürlichen Möglichkeiten übersteigen konnten, so zum Beispiel durch große Kraft oder Geschicklichkeit (z. B. im Rahmen der benutzten Schlüssel). Die waghalsigen Unternehmungen im Nachtwandel verlangten vom Schlafwandler auch eine Gleichgültigkeit gegenüber der Gefahr, bzw. Mut ab.[711] So setzte Jakob Horst für das Nachtwandeln ein mutiges, leidenschaftliches und waghalsiges

---

[710] Vgl. hierzu das Kapitel 5.5 *Schlafwandeln und das weibliche Geschlecht*.

[711] MacLehose betont den Aspekt des Mutes im Zustand des Schlafwandelns bereits in mittelalterlichen Quellen: so wächst der Schlafwandler hier über seine Ängste hinaus und bringt Dinge, vor denen er sich im Wachzustand gefürchtet und geängstigt hat, im Schlafwandel zu Ende. Vgl. MacLehose (2013), S. 614.

Gemüt voraus.[712] Diese Vorstellungen, die den klassischen Nachtwandlerfällen entnommen sind, bildeten einen Nachtwandlertypus, der sich schließlich in allgemeinen Beschreibungen zu Nachtwandlern im 17. Jahrhunderts niederschlug. So zum Beispiel bei Daniel Sennert, der die Meinung vertrat, dass

> Schlafwandler häufig gefährliche und sich am Abgrund befindende Orte besteigen und dorthin gelangen, wohin sie wach weder hingelangen könnten, noch es zu tun wagten, so dass sie selbst, nachdem sie aus dem Schlaf erwachen und die Größe der Gefahr, in welche sie sich schlafend begeben haben, erkennen, ganz erschrecken.[713]

Da der Verstand im Schlaf als ausgeschalten galt, konnte die Gefahr, die dem Schlafwandelnden durch seinen Paroxysmus erwuchs, nicht erkannt werden. Von der Einbildungskraft gelenkt wurde der nachtwandelnde Mensch zu wagemutigen Verhaltensweisen befähigt, zu denen er im Wachzustand nicht in der Lage war. Die Vorstellung von einem mutigen und in seinem Paroxysmus besonders fähigen Schlafwandler findet sich auch weiterhin Ende des 18. Jahrhunderts, so zum Beispiel bei dem Moralphilosophen und Aufklärer Justus Christian Hennings (1731–1815) in seiner Auseinandersetzung *Von den Träumen und Nachtwandlern* (1784):

> Das was uns bey den Nachtwandlern bewundernswerth vorkommt, betrift hauptsächlich folgende Punkte. Sie verrichten im Schlafe eben so gut, und zuweilen noch besser ihre Geschäfte, als im Wachen. Sie gehen, ohne Gefahr zu fallen; sie weichen auch den im Wege stehenden Dingen aus, und gehen an gefährliche Oerter, an welchen man am Tage nicht ohne grose Gefahr gehen kann; sie sprechen und beantworten die an sie geschehene Fragen; sie singen; sie spielen auf dem Klaviere; sticken und nähen, ia sie schreiben sogar, und sollen auch das Geschriebene vorgelesen haben. Ferner haben sie oft früh morgens vergessen, was sie gethan und was sie geträumet haben.[714]

---

712 Horst (1595), S. 207: „Denique animus audax, fervidus et sua natura temerarius evadat."

713 Sennert (1628), S. 459: „[...] somnambuli saepe in praecipitia & loca periculosa adscendunt & feruntur, in quae vigilantes conscendere nec possunt nec audent, ut ipsi postea somno excusso & periculi, in quod dormientes se coniecerunt, magnitudinem attendentes, toti cohorrescant." Vgl. auch Hoffmann und Hofsteter (1695), § I des unpaginierten Drucks: „[...] somnambuli homines, qui in somno de nocte surgunt, stimulante ad id phantasia validiori ambulant, vigilantium opera exercent & periculosissima saepe loca visitant, omnium actorum postmodum ignari."

714 Hennings (1784), S. 460.

Der vorgestellte Schlafwandlertypus etablierte sich schließlich im ausgehenden 17. und beginnenden 18. Jahrhundert nicht nur in solchen Werken, die sich mit dem Thema *Schlafwandeln* beschäftigten, sondern auch in allgemeinen Nachschlagwerken und Enzyklopädien. Unter ihnen ist an erster Stelle die in französischer Sprache gedruckte *Encyclopédie ou Dictionnaire raisonné des sciences, des arts et des métiers* von Denis Diderot (1713–1784) und Jean Baptiste le Rond d'Alembert (1717–1783) zu nennen. Deren sehr ehrgeiziges Projekt bestand darin, in 17 Text- und weiteren 11 Tafelbänden das gesamte Wissen der damaligen Zeit alphabetisch und mit Querverbindungen sowie reich bebildert niederzulegen. Im 15. Band der *Encyclopédie* wird das Schlafwandeln unter dem Lemma *somnambulisme* definiert als

> [...] eine Art Krankheit, ein Leiden oder eine besondere Unannehmlichkeit, die darin besteht, dass die Betroffenen im tiefen Schlaf herumgehen, sprechen, schreiben und verschiedene Handlungen ausführen, so, als ob sie wach wären, manchmal sogar mit mehr Intelligenz und Genauigkeit [...] sie kennen keine anderen Grenzen als die des Möglichen. Und das, was dem wachen Menschen als unmöglich erscheint, ist es für den Schlafwandler manchmal nicht [...].[715]

Und auch in der größten deutschsprachigen Enzyklopädie der Voraufklärung, die von Johann Heinrich Zedler (1706–1751) als *Grosses vollstaendiges Universal-Lexicon aller Wissenschafften und Künste* zwischen 1732 und 1754 herausgegeben wurde, lag der Fokus auf den sonderbaren Fähigkeiten des männlichen Nachtwandlers:

> [...] *Noctambulus* oder besser *Somnambulus* [...] werden diejenigen Leute genennt, welche in Gewohnheit haben, des Nachts aus dem Bette zu steigen, im Schlaffe herum zu gehen, und ihre gewöhnliche Arbeit schlaffende zu verrichten gewohnt sind, als wacheten sie, sie gehen an hohe und gefährliche Oerter, und begeben sich hernach wieder in das Bette, doch thun sie solches mit grosser Behutsamkeit, gerathen auch nicht leichtlich in Lebens-Gefahr [...].[716]

---

[715] Diderot, Denis und d'Alembert, Jean Baptiste le Rond: Encyclopédie, ou Dictionnaire raisonné des sciences, des arts et des métiers. Tome Quinzième. Neufchastel: Samuel Faulche, 1765, S. 340: „[...] à une espece de maladie, d'affection, ou incommodité singuliere, qui consiste en ce que les personnes qui en sont atteintes, plongées dans un profond *sommeil*, se promenent, parlent, écrivent, & font différentes actions, comme si elles étoient bient éveillées, quelquefois même avec plus d'intelligence & d'exactitude [...] elles n'ont d'autres bornes que celles du possible, & encore ce qui paroît impossible à l'homme éveillé, ne l'est point quelquefois pour le *somnambule* [...]."

[716] Zedler (1739, Band 21), S. 1110.

Die Vorstellung von den wundersamen Fähigkeiten eines Nachtwandlers schlug sich noch im 19. Jahrhundert in medizinischen Lehrbüchern nieder. So zählte der deutsche Mediziner Joseph Frank (1771–1842)[717] im zweiten Band seiner *Praxeos medicae universae praecepta* von 1818 folgende Symptome des Somnambulismus auf:

> Ein Mensch, der an Somnambulismus leidet, geht wie ein Gesunder zu Bett und fasst in der Regel einen normalen Schlaf bis er [...] herumgeht und entweder wenig Unbedeutendes macht oder ganz Wunderbares und was die Wachen unmöglich zustandebringen [...].[718]

Und selbst in den Ansätzen der modernen Psychiatrie des deutschen Psychiaters Emil Kraepelin (1856–1926)[719] konnten sich die Vorstellungen zur Art und dem Verhalten des Nachtwandlers, so wie er im 16. Jahrhundert beschrieben wurde, etablieren. So ging Kraepelin davon aus, dass das Schlafwandeln insbesondere bei „nervös disponierten Individuen und im jugendlicheren Lebensalter“ auftreten würde.[720] Und obwohl zumeist „die Handlungen solcher Individuen sehr einfache, durch vielfache Gewöhnung eingeübte“[721] wären, ließ Kraepelin auch nicht das sonderbare Verhalten in solchen Episoden unerklärt:

---

[717] Joseph Frank war ein viel gereister Arzt, der sich sowohl praktisch, zum Beispiel als Leibarzt des russischen Zaren Alexander I. oder durch Gründung eines Impfinstituts in Vilnius, wie auch theoretisch um die Medizin, v. a. um die Pathologie, verdient gemacht hatte. Er gilt als Anhänger des Brownianismus, von dem er sich allerdings später löste. Zu seiner Vita vgl. Müller, Richard: Joseph Frank 1771–1842 und die Brownsche Lehre. Zürich: Juris-Verlag, 1970.

[718] Frank (1818) S. 427: „Homo somnambulismo subjectus veluti sanus cubitum petit, ac somno plerumque normali indulget, donec [...] circumeat, et aut pauca et vilia, aut plura miraculosa et vigilantibus impossibilia moliatur [...].“

[719] Emil Kraepelin gilt als der Begründer unseres heutigen Systems der Klassifizierung psychischer Störungen und als Begründer der modernen Psychopathologie. Auch Entwicklungen innerhalb der modernen Psychopharmakologie gehen auf ihn zurück. Lange fehlte es an einer Biographie zu dieser für die moderne Psychiatrie so bedeutenden Persönlichkeit. Mit der Herausgabe von dessen *Lebenserinnerungen* wurde Emil Kraepelin als Mensch greifbarer, vgl. Kraepelin, Emil: Lebenserinnerungen. Hrsg. von Hanns Hippius et al. Berlin/Heidelberg/New York/Tokyo: Springer, 1983.

[720] Kraepelin, Emil: Compendium der Psychiatrie, zum Gebrauche für Studirende und Aerzte. Leipzig: Abel, 1883, S. 212.

[721] Ebenda.

> Die Sicherheit, mit welcher Nachtwandler sich manchmal in schwierigen Situationen, bei Wanderungen auf den Dächern, bewegen, geht lediglich aus der unvollkommenen Auffassung ihrer Lage hervor, welche ihnen die Gefährlichkeit derselben nicht zum Bewusstsein kommen lässt und somit die Entstehung der ängstlichen Affekte hindert, durch die ja lediglich unsere Unsicherheit bei schwindelerregenden Passagen bedingt wird.[722]

Solche extremen Formen des Schlafwandelns hielt Kraepelin für seltener als im nachtwandlerischen Zustand ausgeführte einfache Alltagsroutinen. Sie seien, so der Psychiater, dann allerdings fast immer als krankhaft zu werten und müssten behandelt werden.[723]

Auf der anderen Seite handelte es sich bei physischer Stärke, Mut und Fertigkeit bzw. Geschicklichkeit nicht um für Nachtwandler spezifische Charakteristika für die Epoche der Frühen Neuzeit. Sie waren vielmehr Teil des männlichen Habitus, so wie er von einem in der Gesellschaft akzeptierten und als solchen anerkannten Mann gefordert wurde.[724] Eigenschaften, die den Nachtwandler im Wachzustand auszeichneten und die in manchen Fallbeispielen extra aufgeführt wurden, z. B. *bellicosus*,[725] *probus*, *robustus* und *optimo corporis habitu praeditus*,[726] wurden von dem Betroffenen auch beim Nachtwandeln gezeigt. Sie waren hier trotz des Schlafzustandes nicht aufgehoben und wurden in diesem zum Teil sogar noch als stärker ausgeprägt beobachtet, wie zum Beispiel die physische Kraft. Der männliche Habitus blieb dem Nachtwandler in diesem Zustand erhalten und wurde in vielen Fallbeispielen zusätzlich betont.

Die Reaktion der den Nachtwandler Beobachtenden in den Fallbeispielen war die des Staunens und sich Wunderns über die Merkwürdigkeit an sich, dass sich ein Schlafender bewegte oder ein Bewundern von dessen besonderer Stärke oder seiner Fähigkeiten. Auf der anderen Seite gesellte sich schnell, sobald das Verhalten des Nachtwandlers gefährlich wurde, die Sorge um diesen hinzu. Da der Betroffene die drohende Gefahr selbst nicht zu erkennen schien und sich nicht schützen konnte, kam es, sofern er beobachtet

---

[722] Kraepelin (1883), S. 213.

[723] Ebenda.

[724] Vgl. hierzu Shepard, Alexandra: Meanings of manhood in early modern England. Oxford: Oxford University Press, 2006, v. a. S. 151.

[725] Horst (1595), S. 173.

[726] Fabricius Hildanus (1641), S. 291.

wurde, zum Einschreiten eines Außenstehenden, der im Falle des jungen Guttenberger den Schlafenden vom Fenster wegzog. Die Reaktion des Betroffenen unterscheidet sich in den Fallgeschichten voneinander. Während der Fensterreiter über sein risikoreiches Verhalten im Schlaf erschrak und sich hilfesuchend an einen Arzt wandte, stand bei dem Handwerker, der von seinen Freunden auf offener Straße angesprochen wurde, die Scham und sie Sorge, für verrückt gehalten zu werden, im Vordergrund. Schließlich wurde die Reaktion des Betroffenen innerhalb der Falldarstellungen allerdings nur selten ausführlich thematisiert.

5.4 Das schlafwandelnde Kind

Die Lebensalter und die Bezeichnung des Kindes

In den Geschichtswissenschaften war lange Zeit die Meinung verbreitet, die Vergangenheit hätte der Kindheit wenig Beachtung geschenkt oder aber Kinder wären als Erwachsene in Klein wahrgenommen worden.[727] Der französische Historiker Philippe Ariès, der Wegbereiter der Kindheitsforschung, stellte die These auf, Kinder wären noch in der Zeit des Mittelalters der Gesellschaft gleichgültig gewesen, was Ariès vor allem auf die hohe Kindersterblichkeit zurückführte.[728] Diese These wurde in der darauffolgenden Zeit von unterschiedlichen Seiten kritisiert und wiederlegt.[729] Die moderne Geschichtsforschung, insbesondere die Kindheitsforschung konnte wiederholt aufzeigen, dass die Kindheit bereits in der Antike und später auch

727 Zu dieser Theorie und ihrer Widerlegung vgl. Eckart, Wolfgang Uwe: Das kranke Kind in der Geschichte – Aspekte der Medikalisierung des jungen Menschen vom Mittelalter bis zur Epoche der Aufklärung. In: Eckart, Wolfgang Uwe und Kneuper, Elsbeth (Hrsg.): Zur sozialen Konzeption des Kindes: Forschungen und Perspektiven verschiedener Wissenschaften. Herbolzheim/Breisgau: Centaurus-Verlag, 2006: 11–26, insb. S. 13–14.

728 Ariès, Philippe: Geschichte der Kindheit. München: Deutscher Taschenbuch-Verlag, 2003, S. 98–99 und S. 209–218.

729 Vgl. zum Beispiel Arnold, Klaus: Kind und Gesellschaft in Mittelalter und Renaissance. Beiträge und Texte zur Geschichte der Kindheit. Paderborn: Schöningh, 1980 sowie Arnold, Klaus: Kindheit im europäischen Mittelalter. In: Martin, Jochen und Nitschke, August (Hrsg.): Zur Sozialgeschichte der Kindheit. Freiburg/München: Alber, 1986: 443–467 und außerdem Sahar, Sulammit: Kindheit im Mittelalter. München/Zürich: Artemis & Winkler, 1991, S. 29–40 und S. 111–112.

in der Frühen Neuzeit als eigener Lebensabschnitt mit seinen speziellen Besonderheiten und Bedürfnissen erkannt und verstanden wurde.[730]

Die Pathophysiologie des Schlafwandelns wurde insbesondere durch das Vorhandensein agiler und feuriger Lebensgeister erklärt. Diese Annahme brachte auch die Ansicht mit sich, dass das Nachtwandeln gerade Menschen im „blühenden und lebhaften Alter“[731] betreffen musste, da insbesondere solche über eine ausreichend große Menge der besagten *spiritus* verfügten. Da zusätzlich deren Anzahl mit steigendem Lebensalter versiegte, diente diese Hypothese auch der Begründung, weshalb mit zunehmendem Alter seltener schlafwandlerische Zustände zu beobachten waren. Daraus leitete sich auch die diesbezüglich günstige Prognose des Nachtwandelns ab, von welchem ausgegangen wurde, dass es mit den Jahren schließlich nachlassen würde. Levinus Lemnius schloss ältere Menschen sogar ganz vom Nachtwandeln aus, „denn die Alten können solches [das Nachtwandeln] nicht bewerkstelligen, da der *spiritus vitalis* bei ihnen entweder ausgelöscht, oder schwach ist, so wie sie auch beim Einsteigen ins Ehebett träge und langsam sind.“[732] Bei Jakob Horst hieß es von einem inzwischen greisen Mann, er wäre als *adolescens* im Schlaf herumgegangen. Dieses Schlafverhalten wäre ausschließlich in diesem Alter aufgetreten, später nie wieder und auch jetzt, in seinen betagten Jahren würde der Genannte unter keinen ähnlichen Paroxysmen mehr leiden.[733] Ein wiederholt verwandtes Fallbeispiel von einem Schlafwandler aus der Frühen Neuzeit widmete sich dem Altern eines Schlafwandlers sowie den mit dem zunehmenden Alter verbundenen Veränderungen des gezeigten Verhaltens im Schlaf. Es handelt sich dabei um eine *observatio* des niederländischen Arztes Henri de

---

[730] Einen Überblick über die sozial- und medizinhistorische Kindheitsforschung seit den 1990er Jahren bietet Ritzmann, Iris: Sorgenkinder. Kranke und behinderte Mädchen und Jungen im 18. Jahrhundert. Köln/Weimar/Wien: Böhlau, 2008, S. 8–10. Eine kurze Zusammenfassung über die vormoderne Kinderheilkunde findet sich ebendort S. 24–39. Zur klassischen Pädiatriegeschichte siehe Henning, Carl: Geschichte der Kinderkrankheiten. In: Gerhardt, Carl (Hrsg.): Handbuch der Kinderkrankheiten. Band 1. Tübingen: Laupp, 1877: 3–50.

[731] Lemnius (1559), S. 113 recto: „Contingit nonnullos in florenti equidem vividaque aetate […].“

[732] Lemnius, S. 113 recto-verso: „[…] nam seniculi utpote spiritu vitali vel extincto, vel flaccido, tale quiddam moliri nequeunt, ut qui etiam in Genialis thori ascensu segnes sunt ac tardiusculi […].“

[733] Horst (1595), S. 176.

Heer[734] aus dessen *Observationes medicae*. De Heer schilderte die Geschichte eines inzwischen greisen Bekannten von ihm, der im Schulalter zu schlafwandeln begonnen und auch als erwachsener Mann damit nicht aufgehört hatte. Während er als Schuljunge im Schlaf Verse niederschrieb, begann er als Familienvater, im Nachtwandeln sein Kind herumzutragen oder verriet der neugierigen und nachfragenden Ehefrau im Schlaf seine Geheimnisse. Im Alter jedoch, so de Heer, hätte sich das gezeigte nächtliche Verhalten verändert. Anstelle des Schlafwandelns traten nun weihsagende Träume und der ehemalige Nachtwandler konnte im Greisenalter nicht nur die Begräbnisse seiner Frau, des Erstgeborenen und seiner Nachbarn vorhersehen, sondern auch Ereignisse, die ihn selbst am nächsten Tag ereilten.[735] Während sich das Schlafwandeln mit dem Alter auswuchs, entwickelte der Betroffene in diesem Fall besondere weihsagende Fähigkeiten. Der noch zu Schulzeiten von seinen Mitschülern im Schlafwandel ausgelachte und als Mann von seiner Frau ausgetrickste Schlafwandler wandelte sich zum Wahrsager und Traumdeuter und erlangte im Alter dadurch eine neue Dimension des Wunderbaren.

Doch in welchem Alter stand der Mensch im vollen Gebrauch seiner Lebensgeister und war deshalb besonders zum Schlafwandeln geneigt? Jakob Horst hielt das Kindes- (*aetas puerilis*) und Jugendalter (*aetas adolescentum*), oder allgemein ein blühendes Alter (*aetas florens*) für geeignet,[736] während Libavius neben der Zeit des Heranwachsens (*aetas iunior*) auch das Mannesalter (*aetas virilis*) als dafür typisch statierte.[737] In diesem Zusammenhang stellt sich die Frage, welches Alter in der medizinischen Literatur der Frühen Neuzeit bei

[734] Der Arzt Henri de Heer (1570–1636) widmete sich insbesondere der Erforschung der Mineralwasserquellen von Spa, einer Stadt in der belgischen Provinz Lüttich. Bekannt wurde er durch seine 1616 veröffentlichte Schrift *Spadacrene*. Seine *Observationes* beinhalten Fallbeispiele, die er mitunter in Spa sammelte. Über seine Biographie ist allgemein nur wenig bekannt, vgl. Jourdan, Antoine Jacques Louis: Dictionnaire des sciences médicales. Biographie médicale. Tome Cinquième. Paris: Panckoucke, 1822, S. 126 und Hembry, Phyllis: The English Spa 1560–1815: A Social History. London: The Athlone Press, 1990, S. 42.

[735] de Heer (1645), S. 52–53.

[736] Horst (1595), S. 206: „Tale est corpus humanum inaequalis complexionis [...] quod ferventis sanguinis atque spirituum subtiliorum eorumque multorum copia abundat, inque aetate vel puerili, vel adolescentum, vel florenti consistit [...].“

[737] Libavius (1599), S. 251: „Nonnulli aetate duntaxat iuniore id patiuntur, quidam etiam virili.“

Verwendung des Begriffes „Kind"[738] bzw. seiner lateinischen Bezeichnungen überhaupt beschrieben wurde.

Die Einteilung eines menschlichen Lebens erfolgte in der Frühen Neuzeit in Stufenmodellen, die sich nicht nur literarisch, sondern auch künstlerisch in frühneuzeitlichen Quellen als Lebenszyklus wiederfanden und die menschlichen Lebensalter in Abschnitte von je 7 bis 10 Jahren aufteilten.[739] Diese Einteilung erfuhr diverse Modifikationen mit Verschiebung der Altersgrenzen. Die lateinischen Begriffe *puer*, *adolescens* oder *iuvenis*, die zur Beschreibung des Entwicklungsstandes eines Schlafwandlers in Fallberichten des 16. und 17. Jahrhunderts verwendet wurden, lassen daher oft keinen sicheren Schluss auf das tatsächliche Alter des Betroffenen zu. Im Gegenteil sind die lateinischen Bezeichnungen sehr unscharf.[740] Das lateinische *puer*

---

738 Martin Dinges hält fest, dass der Begriff *Kinder* in mittelalterlichen und frühneuzeitlichen Quellen ohne konkrete Geschlechtszuordnung verwendet wurde, zumeist jedoch männliche Kinder gemeint waren. Vgl. Dinges, Martin: Männlichkeiten in der Frühmoderne. Körper, Gesundheit und Krankheit (1500–1850). Stand der Forschung und Einleitung. In: Dinges, Martin und Pfütsch, Pierre (Hrsg.): Männlichkeiten in der Frühmoderne. Körper, Gesundheit und Krankheit (1500–1850). Stuttgart: Franz Steiner Verlag, 2020: 9–52, insb. S. 15.

739 Erläuterungen zum Stufenmodell und den menschlichen Lebensaltern finden sich bei Ritzmann (2008), S. 41–44. Die Einteilung des Menschen nach Lebensaltern wurde bereits in der Antike vorgenommen und erfuhr im Mittelalter weitere Bedeutung. Eine klassische Vorgehensweise war es, das Leben in sieben Altersabschnitte einzuteilen und die einzelnen Lebensalter wiederum mit Planeten oder Jahreszeiten in Verbindung zu bringen. Die erste Altersstufe entsprach der Kindheit *infantia* und dauerte vom ersten bis zum siebten Lebensjahr. Darauf folgte die *pueritia* bis zum 14. Lebensjahr. Das dritte Lebensalter stellte die *adolescentia* dar, die je nach Autor bis zum 21. bis 35. Lebensjahr andauern konnte und darauf in die Jugend, *iuventus*, überging, eine Blütezeit des Menschen, die sich mit 45 oder 50 Jahren dem Ende zuneigte. Es folgte eine Zeit der Reife, die in den sechsten Lebensabschnitt, dem Alter überging, welches bis zum 70. Lebensjahr andauerte und vom Greisenalter *senies* abgelöst wurde, welches mit dem Tod endete. Zu dieser mittelalterlichen Art der Einteilung der Lebensalter vgl. Ariès (2003), S. 76–77. Ariès bezieht sich bei dieser Einteilung auf die Ausgabe des *Grand Propriétaire de toutes choses* von 1556, eine lateinische Kompilation aus dem 13. Jahrhundert.

740 Vgl. dazu auch Ariès (2003), S. 81–86, der hier nicht nur auf die Unschärfe des lateinischen, sondern auch des französischen und englischen Vokabulars dieser Zeit hinweist.

konnte beispielsweise noch bis zum 25. Lebensjahr Verwendung finden.[741] Dazu kommt, dass medizinische Texte, die Empfehlungen zur Behandlung von Kindern geben, häufig auf Altersangaben verzichteten und anstelle des Alters einen gewissen körperlichen Entwicklungsgrad wie etwa *größer*, *älter* oder *kräftiger* für ihre Empfehlung voraussetzten. Die Angabe eines exakten Alters spielte in diesem Kontext eine vergleichsweise geringe Rolle.[742] Allerdings kann festgehalten werden, dass mit großer Übereinstimmung in der medizinischen Literatur die Begriffe *infans* und *puer* zur Bezeichnung von Kindern Verwendung fanden, die in etwa das 14. Lebensjahr noch nicht überschritten hatten und diesen Kindheitsphasen das Jugend – und nicht das Erwachsenenalter – folgte.[743] Von diesen Feststellungen ausgehend können bei der Untersuchung von schlafwandelnden Kindern und Jugendlichen Texte herangezogen werden, die die genannten lateinischen Begriffe *infans*, *puer* und *adolescens* zur Bezeichnung des Schlafwandlers verwendeten. Eine klare Aussage darüber, welche genaue Altersspanne als für das Nachtwandeln günstig galt, kann jedoch nicht getroffen werden.

Immerhin enthalten einige wenige Fallberichte tatsächlich auch konkrete Altersangaben. So wissen wir von Gregor Horsts Verwandten, der 14 Ellen tief vom dritten Stock aus gefallen war, dass dies im Alter von 15 Jahren passierte.[744] Dieser spezielle Fall verrät jedoch auch, dass Horsts Verwandter hier nicht zum ersten Mal schlafwandelte, sondern bereits als Kind (*in infantia*) dieses Verhalten gezeigt hatte und vermutlich, da sich Gregor Horst sofort besorgt zeigte, als der Jugendliche nachts nicht im Bett war, sich schon als Kind im Schlafwandel potentiellen Gefahren ausgesetzt hatte. Gefährliche

---

741 So Fitzon, Thorsten: *Zehn Jahre ein Kind*. Das Kind in Lebensaltermodellen der Frühen Neuzeit. In: Bergdolt, Klaus (Hrsg.): Das Kind in der Renaissance. Wiesbaden: Harrassowitz, 2008: 197–220, insb. S. 203.

742 Vgl. hierzu Newton, Hannah: The sick child in early modern England: 1580–1720. Oxford: Oxford University Press, 2012, S. 73: „Authors were usually imprecise in their instructions – they rarely stated what constituted a 'bigger', 'elder', or 'stronger' child. [...] it may have seemed illogical to set an exact age on the grounds that children grew at different rates."

743 Vgl. Ritzmann (2008), S. 44.

744 Fabricius Hildanus (1641), S. 285.

Höhen oder Fenster scheinen also nicht nur für erwachsene Nachtwandler ein Risiko dargestellt zu haben.[745]

Aus beiläufigen Erwähnungen oder den in den Berichten beschriebenen Umständen lässt sich aus anderen Erzählungen wiederum oft das Alter des Nachtwandlers abschätzen. So zum Beispiel bei dem bei Jakob Horst erzählten Fall eines jungen Nachtwandlers in Blankenburg. Von diesem heißt es, dass er als „Jugendlicher, oder Junge, der noch die Schule in Blankenburg im Harz besuchte" gewöhnlich schlafwandelte und dabei allerhand anstellte.[746] Weiter wusste Jakob Horst von dem inzwischen erwachsenen Familienvater Georg von Schleinitz zu berichten, der selbst wie auch seine beiden Brüder häufig schlafwandelte. Einer der Brüder sei den Erzählungen zufolge einmal im Schlafwandel, als er auf das Hausdach gestiegen sei, von dort heruntergefallen und hätte sich ein Bein gebrochen. In der weiteren Schilderung heißt es schließlich, dass die schlafwandelnden Brüder von ihrem Lehrer dabei beobachtet wurden, wie auch sie im Schlaf auf die Dächer stiegen.[747] Der Vorfall ereignete sich in Leipzig, als der verunfallte Bruder gerade *literis operam daret*,[748] so dass in dem vorliegenden Fall nicht mehr von einem jungen Kindesalter auszugehen ist. Aus einer Vielzahl von Fallberichten ist jedoch selbst eine grobe Einschätzung nicht möglich und der Leser muss sich mit dem lateinischen *iuvenis*, *adolescens* oder seltener *puer* oder auch *vir* begnügen.

---

745 Aus dem Fenster stürzte nach Angaben von Fabricius Hildanus im Schlaf auch ein dreijähriges Mädchen, zu dessen Behandlung er gerufen und welches durch seine Behandlung wieder gesund wurde. Vgl. Fabricius Hildanus (1641), S. 291–292. Die Erzählung über das verunfallte Mädchen findet sich in Hildanus' Antwortschreiben auf den von Gregor Horst geschilderten Fall über seinen jungen Verwandten. Er wurde in der nachfolgenden Zeit als Beispiel eines schlafwandelnden Kindes von Autoren verwendet, obwohl das Mädchen nicht eindeutig mit dem Substantiv einer *noctambula* oder *somnambula* bezeichnet wurde.

746 Vgl. Horst (1595), S. 174: „Quarto, adolescens, vel puer adhuc frequentans scholam Blanckenburgi in radice Hercinia, saepe in somno ambulare, & varia opera peragere solebat."

747 Horst (1595), S. 172–173. Der Fall wurde in geänderter Form bei Crusius (1660), S. 329, nacherzählt.

748 Horst (1595), S. 172.

Die Natur des Kindes

Die kindliche Konstitution wird in frühneuzeitlichen Quellen als feucht und warm beschrieben.[749] Damit einhergehend wurde für das Kind eine gewisse Zartheit und Schwäche angenommen. Diese Vorstellung entsprach der der antiken Humoralpathologie, die bereits den Sonderstatus der Kinder in der Medizin berücksichtigte.[750] Im Sinne einer Veränderung des Temperaments mit zunehmendem Alter wurde gemäß der Humoralpathologie davon ausgegangen, dass mit der Geburt zunächst ein warmes Temperament vorlag. Mit den Jahren sollte ein Kind bis zum Erreichen der Jugend kontinuierlich an Wärme dazugewinnen. Während mit dem Jugendalter der Höhepunkt eines warmen Temperaments erreicht wurde, nahm der Anteil der Wärme mit steigendem Alter wieder ab. Mit der Feuchtigkeit verhielt es sich genau anders herum: bei einem Neugeborenen noch am stärksten ausgeprägt, nahm sie im Laufe des Lebens immer weiter ab. Ein Versiegen der Feuchtigkeit bedeutete schließlich den Tod. Jugendliche wurden aufgrund der Hitze, die bei ihnen ihr Maximum erreichte, nicht nur als heißer, sondern auch als trockener und kräftiger als ein Kind verstanden. Ein Erwachsener wiederum gewann aufgrund der weiteren Veränderung der Säfte zusätzlich an Stärke. Die Natur des Kindes galt in der Frühen Neuzeit aufgrund seiner feuchten und warmen Konstitution an sich nicht nur als weniger kräftig wie die eines Erwachsenen, sondern auch als krankheitsanfälliger.[751] Erst das Erreichen des Erwachsenenalters ging mit der Erlangung eines gesunden Körpers einher.[752] Dabei war die kindliche Konstitution nicht nur mit einem im Vergleich zum älteren Menschen schwächeren Körper, sondern auch mit einer leichteren und ungünstigen Beeinflussung der mentalen Funktionen und der Affekte

---

749 Vgl. dazu beispielsweise die Ausführungen bei dem später noch in dieser Arbeit erwähnten Arzt Girolamo Mercuriale, der mit der zu Krankheiten begünstigenden Konstitution des Kindes die ärztliche Fürsorge, die diesen gelten sollte, rechtfertigte: Mercuriale, Girolamo: De morbis puerorum tractatus locupletissimi. Venedig: Paolo Meieti, 1583, S. 1 verso–2 verso.

750 Vgl. dazu Ritzmann (2008), S. 25–28.

751 Seidler, Eduard: Das kranke Kind. Historische Modelle einer medizinischen Anthropologie des Kindesalters. In: Martin und Nitschke (1986), 685–709: 693–699.

752 Vgl. dazu Ritzmann (2008), S. 39.

verbunden.[753] So galten Kinder, da bei diesen die Vernunft als noch nicht ausgebildet angenommen wurde, als besonders leidenschaftlich und emotional.[754] Eine häufig auf das Mehr an Feuchtigkeit aber auch auf das ausgeprägte Gefühlsleben bei Kindern zurückgeführte Erkrankung stellte die Epilepsie bzw. die Fallsucht dar.[755]

Doch nicht nur wegen ihrer genannten Konstitution wurden Kinder und vor allem Neugeborene als besonders krankheitsanfällig angesehen. Als für das Kind schädlich wurde auch der Einfluss der Mutter, den diese während der Schwangerschaft auf den Organismus des Ungeborenen ausübte, diskutiert. Zu erwähnen seien an dieser Stelle Diskussionen über die *imaginatio* und die Theorie, das Ungeborene könnte durch starke Gefühlsregungen, Sinneseindrücke oder Fehlverhalten der Schwangeren im Mutterleib negativ geformt werden.[756] Diese Vorstellung wurde zur Erklärung von Missbildungen oder Fehlgeburten herangezogen.[757] Dazu kam die Annahme, das Kind könnte aufgrund des unreinen mütterlichen Blutes, das sich aufgrund der fehlenden Menstruation während der Schwangerschaft und durch eine fehlerhafte Diät anstaute, geschädigt werden.[758] Nach der Geburt konnten wiederum durch das Stillen ansteckende Krankheiten aber auch negative Charakterzüge oder mentale Schwächen von der Mutter oder der Amme an das Kleinkind

---

753 Vgl. hierfür Newton (2012), S. 31–45. Newtons Forschungsergebnisse basieren insbesondere auf der Quellenarbeit mit Schriften des dänischen Arztes Franciscus Sylvius (1614–1672).

754 Vgl. Newton (2012), S. 54–55.

755 Vgl. Newton (2012), S. 54.

756 Vgl. Ritzmann (2008), S. 33.

757 Eine reich bebilderte Abhandlung hierzu bietet der französische Chirurg Ambroise Paré (um 1510–1590) in *Des monstres et prodiges*. Paré, Ambroise: Des monstres et prodiges. Genf: Droz, 1971. Eine englische Ausgabe erschien 1982: Paré, Ambroise: On monsters and marvels. Chicago/London: The University of Chicago Press, 1982. Auch Jakob Horst, der die *Occulta naturae miracula* des Levinus Lemnius ins Deutsche übersetzt hatte, war von der Stärke der weiblichen Einbildungskraft und deren Einfluss auf das Ungeborene überzeugt, vgl. Lemnius (1588), S. 542: „Denn die einbildung ist so starck, das, so bald ein weib augen und gedancken auff ein glied hefftig wirfft, die ganze krafft der natürlichen bildung auff diß glied gewandt wirdt, alles geblüt und feuchtigkeit mit hauffen dahin zufleust und dardurch ungewöhnliche gestalt, gedupپelte glieder und angehengte gewechs geboren werden."

758 So Newton (2012), S. 50–51.

weitergegeben werden.[759] Die Kindheit erschien vor diesem Hintergrund als ein sehr zu Störungen neigendes Alter.

Die vorherrschende Feuchtigkeit machte das Kind aber auch besonders empfänglich für den Einfluss des Mondes und dessen Wirkung auf Wasser und Feuchtigkeit. Gleichzeitig wurde die feuchte Konstitution als Erklärung dafür verwendet, weshalb Kinder, insbesondere die Kleinsten, einen Großteil des Tages mit Schlaf verbringen würden.[760] Schließlich gingen Feuchtigkeit und aufsteigende Dämpfe in der Humoralpathologie mit Schläfrigkeit einher. Als weitere Begründung dafür, weshalb Kinder so viel schlafen würden, wurde die Erklärung herangezogen, Kinder würden sich an den im Mutterleib bereits geübten langen Schlaf erinnern, sobald sie geboren wären und in der Absicht diesen fortzuführen den Großteil des Tages schlafen. In *Ein Regiment der jungen Kinder* von Bartholomäus Metlinger (ca. 1440–1491/1492),[761] die erste auf Deutsch gedruckte Schrift der Kinderheilkunde, befindet sich eine kurze, jedoch interessante Stelle, in welcher Müttern empfohlen wurde, das Neugeborene in den ersten sechs Wochen von Mondstrahlen abzuschirmen, damit es keinen Schaden davon nehmen würde.[762] Von welchem Schaden Metlinger hier konkret ausging, wurde nicht explizit erklärt. Es ist jedoch bekannt, dass der Mond und seine Wirkung auf den Feuchtigkeitshaushalt des Körpers als möglicher Auslöser für epileptische Zustände verantwortlich gemacht wurden. Daneben wurde auch das Nachtwandeln mit einer

---

759 Vgl. hierzu Ritzmann (2008), S. 33.

760 Vgl. Newton (2012), S. 43–44.

761 Bartholomäus Metlinger war ein deutscher, in Augsburg praktizierender Arzt. 1473 veröffentlichte er sein *Kinderbüchlein*, das ein Jahr später unter dem Titel *Ein Regiment der jungen Kinder* in Augsburg gedruckt wurde. Metlinger gibt in seinem kinderheilkundlichen Werk Ratschläge zum Stillen, Ernähren und Pflegen des Kindes sowie therapeutische Verhaltensanweisungen bei einzelnen Kinderkrankheiten. Vgl. die deutsche, gekürzt wiedergegebene Ausgabe: Metlinger, Bartholomäus: Das Kinderbuch des Bartholomäus Metlinger 1457–1476. Ein Beitrag zur Geschichte der Kinderheilkunde im Mittelalter von Ludwig Unger. Leipzig/Wien: Franz Deuticke, 1904. Zu Metlinger selbst und dessen Büchlein vgl. v. a. S. 5–7.

762 Metlinger (1904), S. 10.

frühkindlichen Aussetzung gegenüber dem Mondstrahlen in Verbindung gebracht.[763]

Der kindliche Schlaf und seine Störungen in frühneuzeitlichen Drucken

Die besonderen, das Kindesalter betreffenden Umstände machten eigene diätetische Empfehlungen für Kinder erforderlich, die ab der Erfindung des Buchdrucks in kleineren Abhandlungen nicht nur für Ärzte, sondern auch für den Laien zugänglich gemacht wurden. Zusätzlich erfreuten sich kinderheilkundliche Druckschriften seit Beginn des Buchdrucks allgemein großer Beliebtheit.[764] Sie konzentrierten sich insbesondere auf Maßnahmen, die die *sex res non naturales* betrafen und gaben von der Geburt bis zum Ende der ersten kritischen Lebensjahre eines Kindes diesbezügliche Empfehlungen. Für diese Drucke typische Themen waren neben Anleitungen zur allgemeinen kindlichen Diätetik die Ammenwahl sowie ausgewählte, vor allem Kinder befallende Krankheiten, z. B. Aphten, Epilepsie, Krämpfe, Schlaflosigkeit, Husten, Durchfall, Erbrechen, Wurmerkrankungen und Bettnässen.

Der Schlaf des Kleinkindes erfuhr im Rahmen der *sex res non naturales* besondere Bedeutung. Manche Ärzte meinten, vom Schlafverhalten des Kindes gar auf dessen gesundheitlichen Zustand schließen zu können.[765] Insbesondere die anhaltende Schlaflosigkeit beim Kind wurde in den frühen kinderheilkundlichen Drucken als ernst zu nehmender Aspekt beschrieben. Die Sorge

---

763 Der deutsche Mediziner Gottfried Möbius meinte diesbezüglich „Einige sind der Ansicht, dieses Leiden [das Schlafwandeln] würde dadurch entstehen, wenn ein Kleinkind, dessen Schädelknochen noch nicht ausreichend hart sind, des öfteren unter dem Schein des Mondes schlafen würde.“, vgl. Möbius (1663), S. 255. Diese Annahme findet sich auch noch in Texten des 18. Jahrhunderts, vgl. zum Beispiel Knoll (1753), S. 17.

764 Als eines der ersten gedruckten Bücher der Kinderheilkunde überhaupt gilt das *Libellus de Aegritudine infantum* von Paulus Bagellardus a Flumine (ca. 1410–1494). Es wurde 1472 gedruckt und gilt neben den später erschienenen Werken *Ein Regiment der jungen Kinder* (1473) von Bartholomäus Metlinger sowie *Libellus de egritudinum infantium* (1483/1484) von Cornelius Roelans von Mecheln als eines der von Karl Sudhoff bezeichneten *Erstlinge der pädiatrischen Literatur* (Sudhoff, Karl: Erstlinge der pädiatrischen Literatur: drei Wiegedrucke über Heilung und Pflege des Kindes. München: Münchner Drucke, 1925).

765 Vgl. hierzu Newton (2012), S. 56–57.

galt hier nicht nur dem sozialen Umfeld, das durch das anhaltende Wachsein des Kindes und dessen Lärm selbst in der Nachtruhe gestört wurde, sondern vor allem der Annahme, aus der Schlaflosigkeit könnten andere Krankheiten entstehen oder diese könnte der Vorbote von solchen sein.[766] Insomnie erschien vor diesem Hintergrund als behandlungsbedürftig Krankheit, für die eine unzureichende Milchqualität oder angesammelte Feuchtigkeit im Gehirn – verursacht durch eine zu große Menge an aufgenommener Milch oder eine unvollständige Verdauung – verantwortlich gemacht wurden.[767] Neben solchen natürlichen Ursachen der kindlichen Insomnie konnte diese auch Zeichen von übernatürlichem Wirken sein[768] und mit Hexen- oder Dämonenglaube in Verbindung gebracht werden.

Die Durchsicht der frühen kinderheilkundlichen Schriften bezüglich der Erwähnung des Nachtwandelns blieb trotz der Rolle des kindlichen Schlafes in diesen ergebnislos. Dies könnte zum einen damit zusammenhängen, dass die „Erstlinge der pädiatrischen Literatur" vor Jakob Horsts Monographie erschienen, also zu einer Zeit, in der auch das Schlafwandeln beim Erwachsenen kaum Berücksichtigung in medizinischen Quellen gefunden hatte. Zum anderen konzentrierten sich die genannten Drucke auf die Erkrankungen und die Behandlung vor allem des Neugeborenen und Kleinkindes, bei denen aufgrund der fehlenden Mobilität typisches Nachtwandeln nicht beobachtet werden konnte. Letzterem Punkt sei entgegen gesetzt, dass sich ebenso wenig in dem weit verbreiteten pädiatrischen Werk *De morbis puerorum tractatus locupletissimi* mit Erstdruck von 1583 des italienischen Arztes Girolamo Mercuriale (1530–1606), das typische Kinderkrankheiten bis zum Alter von 14 Jahren behandelte, eine eindeutige Beschreibung des Nachtwandelns finden lässt.[769] Mercuriales Werk erfuhr mehrere Auflagen. 1605 erschien auch eine deutsche Übersetzung in Frankfurt am Main durch den dortigen

---

766 Vgl. hierzu Manzke, Walter Martin: Remedia pro infantibus: Arzneiliche Kindertherapie im 15. und 16. Jahrhundert, dargestellt anhand ausgewählter Krankheiten. Dissertationsschrift aus der pharmazeutischen Fakultät der Universität Marburg (2008), S. 90–101.

767 Manzke (2008), S. 91.

768 Vgl. dazu Rivière (2017), S. 138–139.

769 Vgl. Manzke (2008), S. 59.

Stadtarzt Peter Uffenbach (1566–1635), der den Originaltext an vielen Stellen paraphrasiert wiedergab.[770]

Im Unterschied zu den vor ihm publizierten pädiatrischen Werken widmete Mercuriale auch den Störungen des *sensus communis* ein eigenes Kapitel in seiner Abhandlung. Störungen des *sensus communis*, so Mercuriale, würden in Krankheiten und Gebrechen münden, die den Schlaf und das Wachsein betreffen würden. So könnten Kinder beim Vorliegen einer entsprechenden Störung „gar nicht / bißweil aber nicht genug und wie sie billich solten schlaffen / oder sie schlaffen anderst / als sonsten ihr Natur ist."[771] In diesen Fällen sei von einem krankhaften Zustand auszugehen. Schließlich diene der Schlaf allen Lebewesen der Erholung, weshalb er „billich [...] still und ruhig sein"[772] sollte. Ein krankhafter Schlaf sei daran zu erkennen, „wenn man siehet / daß die Kinder in dem Schlaff schreyen / die Glieder an sich zucken / und erschrecken. Und wenn man sie auffweckt / fangen sie noch mehr an zu weynen / und laut zu schreyen / und lassen sich schwärlich stillen."[773] Die Ursache solcher Beobachtungen erklärte Mercuriale in dem Auftreten von Albträumen, die durch traurige Phantasien und eine gestörte Verdauung bzw. generell durch eine fehlerhafte Ernährung des Kindes entstanden.[774] Neben den im Schlaf auftretenden Ängsten wurden die damit verbundenen Bewegungen bzw. Zuckungen sowie das Schreien im Schlaf von dem italienischen Arzt als krankhaft gewertet. Mercuriale bezeichnete solche Phänomene in Anlehnung an Hippokrates als *somni terrifici*.[775] Solche Zustände wurden – wenn auch nicht so ausführlich – bereits im *Libellus egritudinum infantium* (1483/1484) des flämischen Arztes Cornelius Roelans von Mecheln (1450–1525) in dem

[770] Mercuriale, Girolamo: Von den Schwachheiten und Gebrechen der jungen Kinder und ihrer Cur. In: Uffenbach, Peter (Hrsg.): Ein Newes Artzney Buch. Frankfurt am Main: Palthenius, 1605. Mercuriales Werk wurde hier dem Buch *Ein Newes Artzney Buch* des italienischen Arztes Hieronymus Fabricius ab Aquapendente (1537–1619) nachgeschaltet.

[771] Mercuriale (1605), S. 101.

[772] Ebenda.

[773] Mercuriale (1605), S. 102.

[774] Ebenda.

[775] Vgl. Mercuriale (1583), S. 63 verso.

Kapitel *de timore in somniis puerorum vel de somniis terribilibus* beschrieben.[776] Bewegungen, die über die Reaktion auf schreckhafte Träume hinausgingen und bei Kindern auftreten konnten, blieben allerdings unerwähnt.

Schlafwandeln und der *pavor nocturnus*

Andreas Libavius stellte in seinen *Singularia* im Kapitel über das Nachtwandeln zum ersten Mal eine Verbindung zwischen den bei Kindern beobachteten Schreckzuständen im Schlaf und dem Nachtwandeln her. „Einige richten sich nur im Bett auf [...] und weinen [...]".[777] Ein solches Verhalten sei vor allem bei melancholischen Jungen (*pueri μελανχολικώτεροι*) zu beobachten.

> Wenn du sie befragst, antworten sie auch mit offenen Augen, dass ihnen etwas weggenommen worden sei, der Magen schmerze oder etwas anderes [vorgefallen sei]. Bald schlafen sie wieder ein und wissen davon am nächsten Morgen nichts mehr.[778]

Diese Kinder befänden sich in einem halbschlafenden Zustand (*semisopiti*). Sie seien beunruhigt durch ihre Träume oder Sorgen und würden sich deshalb so verhalten.[779] Auch wenn solche Kinder nicht das Bett verließen oder herumgingen, ließ Libavius den beschriebenen Zustand als Erscheinungsform des Nachtwandelns gelten und dehnte damit Horsts Nachtwandlerdefinition auch auf weitere, dem Nachtwandeln ähnliche Zustände aus. So sei es nach Libavius nicht unbedingt erforderlich, dass der beschriebenen Gemütsbewegung eine tatsächliche Bewegung oder ein Herumgehen im Schlaf folgte. Menschen würden sich eben voneinander unterscheiden und die einen wären vom Typ

---

776 Roelans von Mecheln, Cornelius: Libellus egritudinum infantium. Löwen: Johann Velender, 1483/1484, 9. Kinderkrankheit, 99 recto–100 recto. Zu Roelans knapper Biographie, seinem Verdienst in der Kinderheilkunde sowie seinem Werk vgl. Kahlert, Uta: Rhazes über Kinderkrankheiten. Übersetzung des Liber de morbis infantium in den Opera exquisitiora (Basel 1544) und Sammlung der Rezepturen für zusammengesetzte Arzneimittel im Kontext lateinischer pädiatrischer Wiegendrucke und ausgewählter pharmazeutischer Fachliteratur des 16. Jahrhunderts. Dissertationsschrift aus der mathematisch-naturwissenschaftlichen Fakultät der Universität Bonn (2015), S. 69–75.

777 Libavius (1599), S. 259: „Nonnulli tantum se erigunt in lecto [...] illacrimantur [...]."

778 Ebenda: „Si interroges etiam respondent oculis apertis, sibi ademptu aliquid esse ventrem dolere & alia. Mox iterum obdormiscunt, nec quicquam eorum mane sciunt."

779 Ebenda.

her eher mutiger und würden sich deshalb bereitwilliger im Schlaf bewegen, während die anderen eher ängstlich im Bett liegen bleiben würden.[780]

Daniel Sennert ging im vierten Band seiner *Practicae medicinae libri* mit dem Übertitel *De mulierum & infantium morbis* von 1632 bei der Behandlung häufiger Kinderkrankheiten auf das Phänomen des *pavor in somno* ein, zu dessen Beschreibung er ein eigenes Unterkapitel erforderlich hielt. Dieses Übel, von dem zu befürchten war, dass es in epileptische Störungen überging und welches aus diesem Grund zu behandeln war, könne leicht von Außenstehenden erkannt werden, nämlich:

> [...] wenn Kinder im Schlaf laut weinen oder seufzen, zusammenschrecken und plötzlich panisch in Geschrei ausbrechen. Aus dem Mund strömt manchmal gleichzeitig ein warmer und übel riechender Atem.[781]

Solche Paroxysmen, die mit ungünstigen Ausdünstungen nach falscher Nahrungsaufnahme erklärt wurden, die *spiritus animales* durcheinander brachten und furchterregende Traumbilder erzeugten, ähneln einem Krankheitsbild, welches in der heutigen Medizin als *Pavor nocturnus* bezeichnet wird. Da sich eine Beschreibung der nächtlichen Angst im Schlaf bei Kindern – wie vorhin angemerkt – bereits bei Cornelius Roelans von Mechlen finden lässt, muss die in der historischen Schlafforschung bestehende Meinung, der *Pavor nocturnus* wäre erst ab dem 17. Jahrhundert in medizinischen Büchern zur Sprache gekommen,[782] abgeändert werden, wenn auch diesem Phänomen erst ab dem 19. Jahrhundert vermehrt in kinderheilkundlichen Lehrwerken Platz eingeräumt wurde.[783] Gleichfalls muss in Hinblick auf die vorgestellte

---

780 Ebenda.

781 Sennert, Daniel: Practicae Medicinae Liber Quartus. De Mulierum & Infantium Morbis. Wittenberg: Schürer, 1632, Tractatus de Morbis Infantium, S. 45: „[...] cum infantes in somno plorent, vel gemant, & concutiantur, ac subito exterrefacti in clamorem erumpant. Ex ore plerumque simul calidus vapor, isque foetidus exhalat."

782 So Schulz, Hartmut und Salzarulo, Piero: The development of sleep medicine: a historical sketch. J. Clin. Sleep Med. 2016; 12 (7): 1041–1052, insb. S. 1045. Die erste Monographie über den Pavor nocturnus stammt laut Schulz und Salzarulo von dem deutschen Arzt Carl Gustav Hesse, vgl. Hesse, Carl Gustav: Ueber das nächtliche Aufschrecken der Kinder im Schlafe und die psychisch-gerichtliche Bedeutung des Aufschreckens in den späteren Lebensaltern. Altenburg: H. A. Pierer, 1845.

783 Vgl. hierzu Nissen, Gerhardt: Kulturgeschichte seelischer Störungen bei Kindern und Jugendlichen. Stuttgart: Klett-Cotta, 2005, S. 158.

Textstelle bei Libavius der Annahme, Schlafwandeln bei Kindern wäre erst ab dem 18. Jahrhundert erwähnt worden,[784] widersprochen werden. Zwar gingen kinderheilkundliche Schriften des 16. und 17. Jahrhunderts nicht explizit, z. B. in einem eigens dafür vorgesehenen Kapitel auf das Problem von nachtwandelnden Kindern ein, jedoch wurden solche, wie aufgezeigt wurde, im Zusammenhang mit erwachsenen Schlafwandlern in medizinischen Traktaten erwähnt und – wie sich später noch zeigen wird – auch in Sammlungen von Fallbeispielen nicht übergangen.

Zur Altersverteilung des Nachtwandelns meinte Libavius in seinen *Singularia* „Manche leiden freilich nur in jungen Jahren darunter, manche auch im Mannesalter."[785] Der Arzt Friedrich Hoffmann (1660–1742) machte später mit Verweis auf Jakob Horst, Daniel Sennert und Levinus Lemnius etwas präzisere Angaben:

> [...] so sehen wir, dass Heranwachsende, junge Männer und Erwachsene häufiger von diesem Zustand betroffen sind als Kleinkinder, Kinder und Männer im fortgeschrittenem Alter.[786]

Als Begründung für seine Aussage legte Hoffmann das für das Nachtwandeln geeignetere Temperament (warm und trocken) der bevorzugt betroffenen Gruppe zu Grunde.[787] Die genannten Textstellen zeigen auf der einen Seite, dass das Vorkommen von Nachtwandeln bei Kindern (und auch bei älteren Menschen) zwar für selten gehalten wurde, auf der anderen Seite wird hier aber auch deutlich, dass Kinder von dieser Erscheinung nicht ausgeschlossen waren.

Im Folgenden soll anhand von Fallbeispielen der Umgang von Ärzten und Laien mit dem nächtlichen Umhergehen bei Kindern im Schlaf genauer untersucht werden.

---

[784] So Schulz und Salzarulo (2016), S. 1047.

[785] Libavius (1599), S. 258: „Nonnulli aetate duntaxat iuniore id patiuntur, quidam etiam virili."

[786] Hoffmann und Hofsteter (1695) § XI des unpaginierten Drucks: „[...] sic videmus adolescentes, iuvenes & viros crebrius affectu hoc corripi, quam infantes, pueros, vel profectioris aetatis viros."

[787] Ebenda.

Fallbeispiele von schlafwandelnden Kindern

Neben den bereits zitierten Fallbeispielen, in denen nachtwandelnde Kinder erwähnt werden, sollen im Folgenden weitere angeführt werden. Dabei wurden solche Exempel oder Observationen ausgewählt, in denen die Nachtwandler als *puer* oder *adolescens* beschrieben wurden sowie solche, aus deren Schilderung der Umstände (z. B. Schulbesuch des Nachtwandlers) von einem Schlafwandler ausgegangen werden kann, der noch nicht das Erwachsenenalter erreicht hatte. Die Fallbeispiele stammen aus den bereits vorgestellten Werken des Jakob Horst, Fabricius Hildanus und Andreas Libavius. Aufgrund ihrer gemeinsamen Besonderheit und wohl deshalb auch häufigen Rezeption sollen diesen Fallbeispielen zusätzlich drei weitere angehängt werden: das bereits kurz erwähnte Fallbeispiel von Henri de Heer, danach eine Fallgeschichte aus dem 1683 erschienenen Buch *Aufgang der Artzney-Kunst* – der deutschen Ausgabe des *Ortus Medicinae* des flämischen Arztes und Naturwissenschaftlers Johan Baptista van Helmont (1580–1644)[788] – sowie eine Observation des deutschen Arztes Gabriel Clauder (1633–1691).[789] Diese letzten drei Fallbeispiele sollen den Blick auf das nachtwandelnde Kind komplettieren. Anhand der Fälle soll der Frage nach dem Verhalten schlafwandelnder Kinder während ihres Paroxysmus, der Reaktion von Umstehenden auf das gezeigte Verhalten sowie etwaigen Besonderheiten des schlafwandelnden Kindes nachgegangen werden.

---

[788] Der flämische Arzt und Naturwissenschaftler Johan Baptista van Helmont (1580–1644) galt als Anhänger des Paracelsus und der Alchemie und als Wegbereiter der iatrochemischen Schule des 16. und 17. Jahrhunderts. Sein Sohn Franciscus Mercurius (1614–1699) veröffentlichte vier Jahre nach dem Tod seines Vaters 1648 unter dem Titel *Ortus Medicinae* das Gesamtwerk seines Vaters in lateinischer Sprache. 1683 erschien in Sulzbach mit der Ausgabe *Aufgang der Artzney-Kunst* die deutsche Übersetzung des *Ortus Medicinae*, an der maßgeblich der deutsche Schriftsteller und Übersetzer Christian Knorr von Rosenroth (1636–1689) und Franciscus Mercurius van Helmont beteiligt waren. Dieser Arbeit liegt die Ausgabe von 1971 zugrunde: van Helmont, Jan Baptista: Aufgang der Artzney-Kunst. Nachdruck der Ausgabe Sulzbach 1683. Band I und II. München: Kösel, 1971 a–b. Zu van Helmonts Werk und Leben sowie zur deutschen Ausgabe und seinen Übersetzern s. van Helmont (1971 b), S. III–XXXI.

[789] Gabriel Clauder praktizierte als Arzt in Altenburg. Er war Anhänger der Alchemie und ab 1677 Mitglied der Leopoldina. Vgl. Neigebaur, Johann Daniel Ferdinand: Geschichte der kaiserlichen Leopoldino-Carolinischen deutschen Akademie der Naturforscher während des zweiten Jahrhunderts ihres Bestehens. Jena: Friedrich Prommann, 1860, S. 192.

Die Beschreibung der Tätigkeiten nachtwandelnder Kinder fielen bei Jakob Horst im Vergleich zu seinen übrigen, mehr ausgeschmückten Fallbeispielen über erwachsene männliche Schlafwandler eher knapp und ohne Detail aus. So wusste Jakob Horst von einem inzwischen erwachsenen Mann zu berichten, der als Jugendlicher im Schlaf aufstand, das Bett verließ und später dorthin wieder zurückkehrte:

> [...] ein gewisser Mann [...] hat mir selbst erzählt, dass er als Jugendlicher [im Schlaf] aufgestanden wäre, vom Bett weggegangen und dorthin aus eigenem Antrieb wieder zurückgekehrt wäre. Von dieser Sache hätte er keinerlei Kenntnis gehabt, wenn ihm nicht seine Eltern während des Nachtwandelns gefolgt wären und ihm davon erzählt hätten.[790]

Beschrieben wurde an dieser Stelle das einfache Herumgehen im Schlaf sowie das Zurückfinden ins Bett. Darüberhinausgehende Tätigkeiten, wie sie gerne in anderen Fallbeispielen auf spektakuläre Weise erzählt wurden, wurden nicht geschildert. Dafür erfährt der Leser, dass beide Eltern des Betroffenen – sei es aus Sorge oder aus Neugierde – ihrem nachtwandelnden Sohn folgten und ihm später davon berichteten. Außerdem bemerkte Jakob Horst zu diesem Fall, dass das Nachtwandeln bei dem genannten Jugendlichen nur in diesem Alter und später nicht mehr auftrat, es sich also nur um eine vorübergehende Schlafstörung handelte.[791]

Ferner erzählte Jakob Horst von einem *adolescens, vel puer*, der „häufig im Schlaf herumging und verschiedene Aufgaben verrichtete."[792] Die verschiedenen Tätigkeiten des Jungen wurden allerdings auch hier nicht näher erläutert. Jedoch erwähnte Horst als Besonderheit dieses Nachtwandlers, dass dieser auch tagsüber, vor allem nach dem Essen in einen tiefen Schlaf verfiel, aus welchem er weder durch Ansprache noch durch kräftige Berührungen leicht erweckt werden konnte und dass, sobald er doch aufwachte und darauf ins Bett gebracht wurde, dort wieder einschlief. Am nächsten Morgen

790 Horst (1595), S. 176: „[...] vir quidam [...] mihi ipse narravit, sese adolescentem surrexisse, lecto se subduxisse, & ad illum sponte rediisse: quod ille prorsus nescivit, nisi quod parentes eius inter dormiendum ambulantem secuti sunt, & ei narraverunt." Zitiert bei Schenck von Grafenberg (1600), S. 121.

791 Horst (1595), S. 176.

792 Horst (1595), S. 174: „Quarto, adolescens, vel puer [...] saepe in somno ambulare, & varia opera peragere solebat." Zitiert bei Schenck von Grafenberg (1600), S. 120–121.

konnte er sich an nichts von dem, was vorgefallen war, erinnern.[793] Neben dieser ausgesprochenen Schläfrigkeit kam die außergewöhnliche Kraft des Jungen hinzu:

> Und dazu kommt, dass er, sobald er in einen solchen tiefen Schlaf versunken war, alles, was er angefasst hatte, sei es der Tisch, ein Nagel an der Wand, ein Messer oder ein Kleidungsstück, so sehr fest hielt, dass man kaum zu zweit oder zu dritt seine Hand öffnen und den Gegenstand entwenden konnte, so dass häufig die Kleidung in seinen Händen lieber gelassen und zusammen mit ihm ins Bett gebracht wurde, solange bis er erwachte und sie von sich aus wieder losließ, als dass man so viel Kraft gegen ihn aufgewendet hätte.[794]

Das nächtliche Herumgehen des beschriebenen Jungen stellte nur eine von vielen seiner Besonderheiten dar. Dass Nachtwandler über ungewöhnliche Kräfte verfügten, ist bereits aus den genannten Fallbeispielen von erwachsenen Schlafwandlern bekannt. Diese ausgeprägte Kraft war anscheinend aber nicht ausschließlich kennzeichnend für einen erwachsenen (männlichen) Schlafwandler, sondern konnte auch beim schlafwandelnden Kind beobachtet werden und wurde an dieser Stelle von Jakob Horst nicht gesondert in Frage gestellt. Daneben ist das Fallbeispiel auch dahingehend interessant, insofern dass es durchscheinen lässt, wie viele Mühen die Angehörigen des Jungen mit diesem hatten, die versuchten, ihn mit Rufen und durch Schütteln zu erwecken, ihn ins Bett zurückbrachten, mit diesem um die festgehaltenen Gegenstände rangen und schließlich fast schon resigniert aufgaben, dies zu tun.

Andreas Libavius schrieb von einem Bekannten, der ihm erzählt hatte, er hätte einmal als Junge geträumt, er müsste zu seinem Onkel gehen. Also sei er im Schlaf aufgestanden und nackt bis zum Tor gegangen. Als er dieses verschlossen vorgefunden habe, habe er kehrt gemacht.[795] Und Fabricius Hildanus kannte wiederum einen inzwischen 28 Jahre alten Bürger, der bereits seit

793 Vgl. Horst (1595), S. 174–175.

794 Horst (1595), S. 175: „Ac quod magis est, tam profundo somno oppressus, quicquid apprehendit, sive mensam, sive clavum in pariete, sive mantile, sive vestem tam firmiter tenuit, ut manus eius vix duo aut tres aperire, ac inde auferre possent, ita, ut saepe vestis illi in manibus potius relinqueretur, & una cum ipso in lectulum deportaretur, donec expergefactus, sponte dimitteret, quam tantum laboris cum ipso insumeretur."

795 Libavius (1599), S. 260.

Kindheit schlafwandelte und der als Junge häufig in der Nacht schlafend aufgestanden und durch die Gassen spaziert sei, dabei gerufen und verständlich gesprochen habe.[796]

Im Vergleich zu Fällen, die sich auf das bloße Aufstehen, Herumgehen und Rückkehren des Nachtwandlers ins Bett beschränken, wirkt die Darstellung des durch die Gassen wandernden und dabei sprechenden Jungen bei Fabricius Hildanus – wie auch die von dem Jungen mit den übernatürlichen Kräften bei Jakob Horst – wunderbar. Es mangelt auch nicht an weiteren fantastisch anmutenden Beispielen von nachtwandelnden Kindern und Jugendlichen. So sollen Jakob Horsts Bekannter Georgius von Schleinitz und dessen zwei Brüder als Schüler häufig im Schlaf herumspaziert und auf Hausdächer hochgeklettert sein. Einer der Brüder hatte sich sogar nach einem Sturz von einem Hausdach einmal ein Bein gebrochen.[797] Auch das waghalsige Verhalten, welches bereits bei erwachsenen Nachtwandlern thematisiert wurde, scheint bei Kindern im Nachtwandel gezeigt worden zu sein. In der weiteren Schilderung dieses Fallbeispiels heißt es ferner, dass ein Lehrer der Jungen mit diesem Fall betraut wurde und dass dieser

> [...] die anderen Brüder, die im Schlaf herumgingen und auf Hausdächer stiegen, in der Nacht beobachtete und darauf wartete, bis sie wieder ins Bett zurückkehrten. Und als sich diese in Sicherheit befanden, schlug er so lange mit dem Stock zu, bis sie endlich erwachten. Nachdem dies zwei oder dreimal geschah, nachtwandelten sie nicht mehr.[798]

Im vorliegenden Fall kam es nicht nur zum Beobachten, sondern auch zum Eingreifen des Lehrers in das Geschehen. Vielleicht aus allgemeiner Vorsicht, vielleicht aber auch aufgrund des Wissens um den bereits sich ereigneten Unfall eines der nachtwandelnden Brüder lauerte der Lehrer seinen Schülern im Schlaf auf, wartete, bis sich diese außerhalb einer Gefahrenzone befanden und schlug auf diese ein. Diese Form der Kur erinnert an eine pädagogische Maßregelung von frechen Schuljungen durch ihren Lehrer.

---

796 Fabricius Hildanus (1641), S. 291. Erwähnt bei Bohn und Vipacher (1760), S. 448.

797 Horst (1595), S. 172–173.

798 Horst (1595), S. 173: „[...] praeceptorem vero eorum hoc periculo adductum alios fratres in somno ambulantes, & eos redeuntes ad lectum expectasse, atque cum in tuto essent, virgis tamdiu cecidisse, donec expergeficerent sponte, quod cum bis terve factum esset, numquam amplius in somno ambulaverunt."

Wenn auch die Einstellung des Lehrers zu dem nächtlichen Herumgehen der Brüder nicht eindeutig beschrieben wurde, so entsteht der Eindruck, als wäre das Nachtwandeln als unziemlich und frech verstanden worden und dass dieses Verhalten mit Stockschlägen gezüchtigt werden musste.[799] Diese Kur kam ganz ohne Hilfe eines erfahrenen Arztes aus, der in den beschriebenen Fällen diesbezüglich auch nicht konsultiert wurde.

Im Rahmen des Wundersamen, das viele Falldarstellungen von Nachtwandlern mit sich bringen, fügen sich drei weitere Berichte von nachtwandelnden Kindern. Diesen drei Berichten ist gemein, dass sie alle die besonderen Fähigkeiten von Schülern thematisieren und deshalb zur Vervollständigung des Bildes eines nachtwandelnden Kindes an dieser Stelle genannt werden sollen. So wusste Henri de Heer von einem Bekannten zu erzählen, dessen Gedanken sich als Jugendlicher, der in einer Akademie tätig war, tagsüber um das Schmieden von Versen drehten und der im Schlaf ein sonderbares Verhalten zeigte:

> [...] in der Nacht stand er auf, öffnete das Pult, schrieb und las häufig noch einmal laut vor, was er geschrieben hatte: dann spendete er sich selbst mit lautem Lachen Beifall und forderte auch seinen Gefährten zum Beifall auf. Nachdem er Schuhe und Kleidung abgelegt, das Pult geschlossen und die Schriftstücke so, wie er sie am Vorabend hinterlassen hatte, wieder zurückgelegt hatte, ging er zurück ins Bett und schlief weiter, bis er aufgeweckt wurde.[800]

Von alle dem, was in der Nacht vorgefallen war, hatte der Junge am nächsten Morgen keine Erinnerung mehr. Und so zeigte er sich, als er sich am darauffolgenden Tag wie gewohnt an die Arbeit machte und entdeckte, dass die noch am Vortag unvollständigen Verse mit seiner eigenen Schrift vervollständigt worden waren, gleichermaßen verwundert und erschrocken, unklar dessen,

---

799 Auch Jakob Horst bewertete die Anwendung von Schlägen in der Kur von Nachtwandlern eher als moralisches denn als medizinisches Mittel, zumal da solche Zustände durch Schläge nicht immer kuriert werden konnten, vgl. Horst (1595), S. 236–237.

800 de Heer (1645), S. 49: „[...] noctu surgens, pluteum aperuit, scripsit, saepius alta voce, quod scripserat, relegit: demum cum risu, & cachinno sibi ipsi adplausit, atque contubernalem, ut secum plauderet, hortatus est, positisque sandaliis & veste, clauso pluteo chartisque, ut vesperi fecerat, repositis, lectum repetiit, somnumque dum excitaretur, protraxit." Der Fall wurde u.a. wiedergegeben bei Steffani (1710); S. 69–70; Meier (1758), S. 9; Bohn und Vipacher (1760), S. 445–446; Hennings (1784), S. 392–395.

ob es sich dabei um das Werk eines guten oder bösen Geistes handeln würde.[801] In der Geschichte heißt es weiter, dass die Kameraden des Schlafwandlers, die diesen während seines nächtlichen Tuns beobachtet hatten, laut vor dem verwunderten Gefährten zu lachen begannen und ihm von dem Vorgefallenen berichteten. Da er seinen Freunden jedoch nicht glaubte, erlaubten sich diese einen Streich mit ihm: als er nämlich in der darauffolgenden Nacht wieder schlafwandelte, führten sie ihn in ein fremdes Bett, legten die Kissen um und ließen ihn schlafend und immer noch bekleidet dort zurück, bevor sie sich noch vor Sonnenaufgang um ihn herum versammelten, um ihn, als er schließlich aufwachte, nun doch von den sonderbaren Umständen zu überzeugen. Der Nachtwandler glaubte den Umstehenden letztendlich.[802]

Ähnlich wie der bei Henri de Heer beschriebene Nachtwandler erschrak auch ein anderer Schüler, der sich aus Gewohnheit seine Lateinhausaufgaben immer für die Morgenstunden aufhob und eines Morgens, als er sich an seine Hausaufgaben machen wollte, diese aus unerklärlichem Grund bereits fertig vor sich liegen sah. Aus Angst, der Teufel könnte hinter den erledigten Hausaufgaben stecken, wandte er sich besorgt an den Schulleiter.[803] Dieser beauftragte zwei seiner Kommilitonen dazu, auf den Schüler während der Schlafenszeit Acht zu geben. In einer darauffolgenden Nacht konnten diese den Nachtwandler bei seinen Unternehmungen beobachten:

> So geschah es und jener gesunde Kranke erhob sich, nachdem er die eine und andere Stunde geschlafen hatte, geht in die Bibliothek, erledigt unbewusst die Lateinhausaufgaben und begibt sich wieder ins Bett, um weiter zu schlafen.[804]

Der Arzt Gabriel Clauder wurde schließlich mit der Behandlung dieses Jungen betraut und hielt es für notwendig, das gezeigte Leiden medikamentös anzugehen, „da dieses Leiden häufig größere Übel ankündigt […].“[805] Er entschied

---

[801] Vgl. de Heer (1645), S. 49–50.

[802] Vgl. de Heer (1645), S. 50.

[803] Vgl. Clauder, Gabriel: Rara somnambuli historia. In: Miscellanea curiosa sive ephemeridum medico-physicarum Germanicarum Academiae Caesareo-Leopoldinae Naturae Curiosorum. Annus Quintus 1686 (1687). [Wechselnde Verlagsorte], 1687: 380–381. Auch Steffani (1710), S. 64 und Meier (1758), S. 10–11 verwiesen auf die Geschichte.

[804] Vgl. Clauder (1687), S. 380: „Dictum factum, sanus ille aeger una alteraque hora somno usus surgit, museum ingreditur, latinitatis specimina inscius conficit, ac lecto sese reddit, pro ulteriori somno capessendo.“

[805] Clauder (1687), S. 380: „Cum maiora mala minetur saepius hic affectus […].“

sich zur Anwendung von sogenannten *universalia*, für Laxantien und schweißtreibende Mittel und für *aperientia* gegen Hypochondrie und empfahl hierfür die Anwendung einer Tinktur aus Tartrat und *Vitriolum Martis* (Eisenvitriol) sowie eine Tinktur aus Eisenvitriol und *Saccharum Saturni* (Bleizucker). Zur Stärkung des Gehirns riet Clauder zur Verwendung von Bibergeil, Bernstein und Zinnober.[806]

Das Ergebnis eines nächtlichen Paroxysmus, in den letzten beiden Fällen konkret die erledigten Hausaufgaben bzw. die vollendeten Verse, verwunderten und beunruhigten im ersten Augenblick den Betroffenen, da hier ein diabolisches Mitwirken von diesem nicht ganz ausgeschlossen wurde.[807] Nicht das Herumgehen im Schlaf an sich, sondern das, was dabei zustande kam, wurde vom Kind bzw. Jugendlichen als bedrohlich empfunden. Erst durch das Beobachtet-Werden durch Gefährten und durch deren Erzählungen, denen der junge Nachtwandler Glauben schenken musste, kam er in Kenntnis dessen, was tatsächlich in der Nacht vor sich gegangen war. Dies erschien dem Nachtwandler in dem von Henri de Heer beschriebenen Fall als so unglaublich, dass er den Schilderungen seiner Freunde vorerst nicht trauen wollte und sie erst später durch mehrere Beweise für wahr halten konnte.

Als letztes Fallbeispiel sei ein durch van Helmont geschilderter Bericht von einem Nachtwandler aufgeführt, den er selbst als Augenzeuge zu Schulzeiten erlebt hatte:

> Als ich noch in die Schule gieng / hatte ich einen Stuben-Gesellen / der von ehrlichen Eltern geboren war. Der pflog mit verschlossenen Augen des Nachts mehrentheils aufzustehen und herumb zu wandeln: Er nahm aber den Schlüssel mit sich / und machte das Schloß hinter sich zu / schloß es auch wann er wieder kam / wieder auf. Eins mals nun stund ich des Abends auf und versteckte den Schlüssel heimlich unter das Küssen.[808]

---

806 Ebenda.

807 Besessenheit durch einen Dämon konnte für den Betroffenen sowohl ein Mehr an Kraft oder Fähigkeiten bedeuten als auch Zerstörung, z. B. durch Krankheit. Zum Teufelsglauben und zur Besessenheit bei Kindern sowie zum Wesen der Dämonen vgl. Weber, Hartwig: Die besessenen Kinder: Teufelsglaube und Exorzismus in der Geschichte der Kindheit. Stuttgart: Jan Thorbecke Verlag, 1999, S. 47–62.

808 van Helmont (1971 a), S. 184.

Van Helmont, dem das regelmäßig nächtliche Treiben seines Mitbewohners bereits bekannt war und der sich daran offensichtlich schon gewöhnt hatte, reagierte gelassen, ja fast schon belustigt. Er wollte dem Schlafwandler einen Streich spielen und versteckte den Schlüssel unter dem Kopfkissen. Vielleicht war es aber auch einfach nur pure Neugierde, was wohl im Falle von Nachtwandeln passieren würde, wenn sich der Schlüssel nicht an seinem gewohnten Platz befinden würde. Das Verhalten des Schlafwandlers wird hier als unterhaltsame Szene beinahe ungeduldig erwartet.

> Der aber stund im Schlaff auf / nahm den versteckten Schlüssel zu sich / (als wenn er ihn gesehen hätte /) und gieng davon. Ich nahm den Schlaff=Rock und folgete ihm nach: Er aber stieg auf eine alte Mauer am Ende des *Collegii* [...]. Der Mond war voll / und die Nacht war voll Reiff. Mir stunden die Haar zu Berge / als ich ihn sahe/ und trieb mich die Kälte wieder zurück. Mein Camerade kam alsobald wieder / und steckte den Schlüssel so hurtig in das Schlüssel=Loch / daß es kaum ein Sehender bey hellem Mittage so ordentlich thun könte.[809]

Unbeeindruckt von dem versteckten Schlüssel wusste der Schlafwandler seltsamerweise, wo sich dieser befand und setzte seinen nächtlichen Spaziergang fort. Hier findet sich wieder das bereits bekannte Motiv der vom Schlafwandler erstrebten Höhe. So stieg van Helmonts Kamerad auf eine Mauer. Im Gegensatz zu Horst jedoch versuchte van Helmont nicht, den Schlafwandler von der Mauer zurückzuholen, obwohl ihm selbst „die Haar[e] zu Berge [standen], als [er] ihn [auf der Mauer stehen] sah[...]“,[810] sondern ging zurück ins Haus, da es ihm inzwischen kalt geworden war. Zwar schien van Helmont die Höhe, welche sein Gefährte genommen hatte, zu ängstigen, die in anderen Fallbeispielen deutlich spürbare Sorge um das Wohl des Betroffenen liegt in diesem Fall jedoch nicht vor. Vielleicht war mit den gehäuften Episoden des Betroffenen bereits eine Gewöhnung an dessen Verhalten bei van Helmont aufgetreten sowie die Zuversicht, dass dieser auch ohne sein Eingreifen wohlbehalten ins Bett zurückkehren würde. Der junge van Helmont wunderte sich vielmehr, wie der Kamerad mit geschlossenen Augen zum einen den Schlüssel unter dem Kopfkissen finden und zum anderen, wie er diesen so präzise ins Schloss führen konnte. Hier zeigt sich

---

809 Ebenda.
810 Ebenda.

wieder die Faszination, die dem Schlafwandler und dessen außergewöhnlichen Fähigkeiten, die nahezu hellseherischen Gaben entsprachen, entgegengebracht wurde. Unter dem gleichen Blick ist wohl auch das Schmieden exzellenter Verse durch die Schuljungen zu sehen. Gleichzeitig wurde dem Nachtwandler aber auch eine unterhaltende Rolle zuteil, den van Helmont auszutricksen versucht hatte.

Existierende Fallberichte über schlafwandelnde Kinder wie die eben angeführten zeigen, dass das nächtliche Herumgehen im Schlaf bei Kindern in der Frühen Neuzeit beobachtet wurde und dass solche Umstände als der Erwähnung wert verstanden wurden. Wenn auch das Alter der vermutlich jungen Nachtwandler aus den bekannten Fallbeispielen nicht immer eindeutig festzustellen ist, so liefern uns die Texte doch wertvolle Hinweise dafür, wie nachtwandelnde Kinder oder Jugendliche auf ihre Umwelt – ihre Eltern, Geschwister oder Mitschüler – wirkten und wie diese darauf reagierten. Teilweise lässt sich dadurch aber auch das Fühlen des Nachtwandlers selbst, nachdem dieser erwachte und erfuhr, was vorgefallen war, erahnen. Es fällt auf, dass das Motiv der Höhe genauso wie die ausgesprochene Körperkraft und die besonderen Fähigkeiten nicht ausschließlich dem erwachsenen Nachtwandler zugeschrieben wurden, sondern sich ebenso beim Kind fanden. Dieses zeigte sich zu besonderen kognitiven Leistungen wie das Verseschmieden, Übersetzen oder zu hellseherischen Fähigkeiten in der Lage. Zu erwähnen ist hier jedoch, dass auch die Fallbeispiele von nachtwandelnden Kindern und Jugendlichen hauptsächlich von Jungen berichteten und deshalb zumindest den nachtwandelnden Jungen ähnliche Merkmale wie den erwachsenen Männern zugeschrieben werden konnten. Anders als beim Erwachsenen gestaltete sich allerdings die Art des Eingreifens von Umstehenden in das Geschehen. Während Kinder anderen Kindern offenbar gerne einen Streich spielten (wie etwa bei de Heer und bei van Helmont) und die Reaktion des Nachtwandlers gespannt und neugierig erwarteten, investierten Angehörige und Lehrer zum Teil viele Mühen, um dem nachtwandelnden Kind zu folgen oder beauftragten andere dazu, dies für sie zu tun. Andere trugen Sorge dafür, dass diese Anfälle ein Ende nahmen, indem zum Beispiel der Lehrer selbst zum Stock griff oder im Falle von Gabriel Clauder, einen Arzt zur Behandlung des Kindes dazu gerufen wurde. Spezifische auf Kinder zugeschnittene Handlungsempfehlungen lassen sich nicht ableiten, obwohl sich bereits in den frühen kinderheilkundlichen

Drucken eigene pharmazeutische Anleitungen im Umgang mit diversen Erkrankungen bei Kindern finden lassen.[811] Selbst das Schlagen und damit das pädagogisch anmutende Austreiben der schlechten Gewohnheit wurden nicht ausschließlich als Kur für Kinder empfohlen, sondern fanden, wie bereits an anderer Stelle in dieser Arbeit aufgezeigt wurde, unabhängig vom Alter des Nachtwandlers Anwendung.[812]

5.5 Schlafwandeln und das weibliche Geschlecht

Frauen – dämonisch und hysterisch?

Die Geschichte des Kindes ist mit der der Frau eng verbunden. So gehören die Geburt und die Geburtshilfe unweigerlich zum Frauenkörper und die Gesundheit des Kleinkindes hing von der der nährenden Mutter ab. Und selbst wenn Frauen des 16. und 17. Jahrhunderts durchaus auch Aufgaben übernahmen, die weit über das Muttersein und den Haushalt hinausgingen,[813] so blieb deren soziale Hauptrolle, die ihnen von der Gesellschaft auferlegt wurde, doch die der Mutter und Ehefrau.[814] In der Medizingeschichte der Frühen Neuzeit zeigt sich nicht nur hinsichtlich ihrer lebensspendenden und -erhaltenden Fähigkeiten für das Kind eine enge Verwobenheit zwischen Frau und Kind. Denn während Frauen auf der einen Seite als liebende und sorgende Mütter auftraten, übten sie auf der anderen Seite einen schädlichen Einfluss auf das Kind aus: sei es, dass sie durch ihre Neigung zur *imaginatio* Fehl- und Wundergeburten selbst herbeiführen[815] oder durch das Stillen Krankheiten,

---

811 Vgl. hierzu Manzke (2008), insb. S. 227–243.

812 Vgl. Horst (1595), S. 236–237.

813 Zum öffentlichen Auftreten von Frauen in der Frühen Neuzeit vgl. z. B. Wunder, Heide: Herrschaft und öffentliches Handeln von Frauen in der Gesellschaft der Frühen Neuzeit. In: Gerhard, Ute (Hrsg.): Frauen in der Geschichte des Rechts. Von der Frühen Neuzeit bis zur Gegenwart. München: C. H. Beck, 1997: 27–54.

814 Toulalan, Sarah: Bodies, Sex and Sexuality. In: Capern, Amanda L. (Hrsg.): The Routledge History of Women in Early Modern Europe. New York: Routledge, 2020: 29–52. Darauf lief auch die medizinische Funktionalisierung des Frauenkörpers im 16. Jahrhundert hinaus. Vgl. Simon, Manuel: Heilige – Hexe – Mutter: Der Wandel des Frauenbildes durch die Medizin im 16. Jahrhundert. Berlin: Dietrich Reimer Verlag, 1993, S. 79–81.

815 Bzgl. des *Versehens* der schwangeren Frau und die Auswirkung auf das Ungeborene vgl. Ritzmann (2008), S. 80–82.

Unmoral und weitere negative Einflüsse an das Neugeborene weitergeben sollten.[816] Schließlich war es auch ihr Geschlecht, das in Gestalt einer Hexe vor allem in der Nacht sein Unwesen trieb und nicht nur Kindern schadete. Nach hexentheoretischen Annahmen des 16. und 17. Jahrhunderts war es gerade die Frau, die in der Nacht das Haus verließ, um dem Hexensabbat beizuwohnen. Berichte über nächtliche Ausflüge und Eskapaden von Frauen finden sich sogar schon weit vor der Massenverfolgung von Hexen in diversen mittelalterlichen Quellen.[817] Die teuflische Verführung von Frauen, die schließlich Gott abschworen, sich freiwillig zum Satan bekannten und ihm auf den Hexensabbat folgten, war Kernpunkt und Legitimation der späteren Hexenprozesse der Frühen Neuzeit. Die Vergehen, die den Frauen vorgeworfen wurden, reichten von Schadenszaubern bis zum Kindsmord. Allgegenwärtig im Rahmen des Hexenwahns waren außerdem sexuelle Ausschweifungen der Frauen, die in der Buhlschaft mit dem Teufel ihren Höhepunkt fanden und heute noch Einblicke in das damalige misogyne Frauenbild liefern.[818] Im Hexenhammer wurde das Herumgehen im Schlaf mit dem Hexenflug – eine

---

[816] Vgl. Ritzmann (2008), S. 33.

[817] So Broedel (2003), S. 102. Bereits im 10. Jahrhundert wird von dem Glauben berichtet, Frauen würden sich in der Nacht aus dem Haus stehlen, um an einer Prozession einer Göttin teilzunehmen. Bei der besagten Göttin handelte es sich häufig um die römische Göttin Diana, die in der Antike als Göttin der Frauen, der Geburt, der Jagd aber auch des Mondes verehrt wurde. Die Jagd, die mit Diana verbunden wurde und ursprünglich eine männliche Angelegenheit darstellte, wurde auf nächtliche, im Mondschein stattfindende Ausschreitungen von Frauen übertragen und mündete später in der Vorstellung des Hexensabbats. Eine der ältesten Überlieferungen dieser Vorstellung findet sich im *Canon episcopi*, enthalten in dem für Bischöfe bestimmten Handbuch *De synodalibus causis et disciplinis ecclesiasticis*. Der Autor Regino von Prüm (ca. 840–915), Abt der Abtei Prüm, bewertete den Glauben an solche nächtlichen Prozessionen als heidnisch. Frauen, die dennoch einen solchen Glauben vertraten, sollten eine Kirchenstrafe erleiden, vgl. Bautz (1994, Band 7), S. 1483–1487. Zur geschichtlichen Entwicklung des Hexensabbats siehe beispielsweise Ginzburg, Carlo: Hexensabbat. Entzifferung einer nächtlichen Geschichte. Berlin: Wagenbach, 1990. Broedel zeichnet außerdem den Prozess der Vermischung der ursprünglich harmlosen Dianaanhängerinnen mit den bösen nächtlichen Wanderinnen, die nachts in Häuser einbrechen und Kinder in Stücke zerreißen sollten, nach, der etwa im 15. Jahrhundert einsetzte. Siehe Broedel (2003), S. 101–115.

[818] Vgl. dazu auch Pregesbauer (2009).

essentielle Eigenart der Hexe – in Verbindung gebracht.[819] Und schließlich galt der Flug durch die Luft in hexentheoretischen Annahmen der Frühen Neuzeit eher als weibliche Domäne.[820] Mit der Schöpfungsgeschichte als Grundlage lässt sich der christlich-theologische Blick der Frühen Neuzeit auf das weibliche Geschlecht und der ihm zugeschriebenen Stellung in der gesellschaftlichen Hierarchie herleiten. Die Frau galt als dem Mann, aus dessen Rippe sie geschaffen wurde, untergeordnet. Und sie wurde nicht nur als diesem körperlich, sondern auch geistig unterlegen verstanden.[821] Letztlich war es auch Eva, die die Frucht vom verbotenen Baum entgegennahm und Adam reichte. Die Frau, die als gefühlsgeleitet, lüstern und leicht vom Glauben abtrünnig zu machen galt, war besonders empfänglich für dämonische Täuschungen und Illusionen.

Aus medizinischer Sicht waren nächtliche Täuschungen, z. B. in Form von Träumen oder auch des Nachtwandelns auf eine gesteigerte Einbildungskraft zurückzuführen. Schon früh wurde eine starke Einbildungskraft mit den Besonderheiten des Frauenkörpers und den weiblichen Emotionen in

---

[819] Judith Venjakob zeigt auf, dass der Hexenflug fester Bestandteil des Hexereibegriffs des 15.–18. Jahrhunderts wurde. Venjakob, Judith: Der Hexenflug in der frühneuzeitlichen Druckgrafik – Entstehung, Rezeption und Symbolik eines Bildtypus. Petersberg: Michael Imhof Verlag, 2017, S. 26. Gerade die Fokussierung auf die Frau ist, so Barbara Becker-Cantarino, essentieller Bestandteil des Prozesses im Hexenwissen der Frühen Neuzeit, vgl. Becker-Cantarino, Barbara: Kulturelles Wissen zwischen Glaube und Aberglaube: Zum „Hexensabbat“ bei Martin del Rio, Pierre de Lancre und Johannes Praetorius. In: Burkard, Thorsten et al. (Hrsg.): Natur – Religion – Medien: Transformation frühneuzeitlichen Wissens. Berlin: Akademie Verlag, 2013: 117–134: 131.

[820] Während Frauen eher das Fliegen durch die Luft angehängt wurde, wurde Männern die Verwandlung in Tiere, z. B. Wölfe, zugedacht. Vgl. dazu die Ausführungen von Labouvie, Eva: Perspektivenwechsel: Magische Domänen von Frauen und Männern in Volksmagie und Hexerei aus Sicht der Geschlechtergeschichte. In: Ahrendt-Schulte, Ingrid et al. (Hrsg.): Geschlecht, Magie und Hexenverfolgung. Bielefeld: Verlag für Regionalgeschichte, 2002: 39–56, insb. S. 45.

[821] Vgl. hierzu Wunder, Heide: What made a man a man? Sixteenth- and seventeenth-century findings. In: Rublack, Ulinka (Hrsg.): Gender in Early Modern German History. Cambridge: Cambridge University Press 2002: 21–48, insb. S. 21.

Verbindung gebracht,[822] denn im Gegensatz zum Mann, der lediglich über eine einzige Produktionsstätte der Einbildungen verfügte, besaß die Frau neben der Milz noch eine zweite: die Gebärmutter.[823] Sie war Ausgangspunkt eines typischerweise mit Weiblichkeit in Zusammenhang gebrachten Krankheitsbildes, der Hysterie.[824] Solche vom Uterus herrührende *Weibs-Bilder* konnten zerstörerische Auswirkungen auf den Frauenkörper, zumindest aber eine Beeinträchtigung von deren Wohl, zur Folge haben.[825] Klassische Symptome des frühneuzeitlichen Krankheitsbildes der Hysterie waren Blässe, Schwäche, Gehstörungen, Kurzatmigkeit und Gefühlsstörungen. Manche dieser Symptome wie z. B. Erstickungsanfälle oder Gefühlsstörungen konnten als typische Zeichen von Hexerei oder Besessenheit gewertet werden,[826] was Frauen zusätzlich gefährdete, solcher Phänomenen bezichtigt zu werden.

Die weibliche Konstitution und das Schlafwandeln

Im Gegensatz zur männlichen warmen und trockenen Konstitution zeichnete sich die Frau nach humoralpathologischen Theorien durch Kälte und Feuchtigkeit aus.[827] Auch war sie in der Vorstellung frühneuzeitlicher Ärzte im Vergleich zum Mann weicher und schwächer[828] und besaß weniger

---

[822] Zur Rolle der *imaginatio* in der Frühen Neuzeit und insbesondere bei der Frau siehe Fischer-Homberger, Esther: Aus der Medizingeschichte der Einbildungen (1978). In: Fischer-Homberger, Esther (Hrsg.): Krankheit Frau und andere Arbeiten zur Medizingeschichte der Frau. Bern/Stuttgart/Wien: Hans Huber, 1979: 106–129.

[823] Diese Theorie von der Einbildungskraft ist van Helmont entnommen, vgl. dazu die Ausführungen von Fischer-Homberger (1979), S. 108–110.

[824] Zur Hysterie in der Frühen Neuzeit vgl. Churchill, Wendy D.: Female patients in Early Modern Britain: Gender, Diagnosis, and Treatment. Farnham: Ashgate, 2012, S. 185–189. Zur Hysteriegeschichte siehe Veith, Ilza: Hysteria: the history of a disease. Chicago: University of Chicago Press, 1965.

[825] Vgl. Fischer-Homberger (1979), S. 115–117.

[826] Vgl. Fischer-Homberger, Esther: Hysterie und Misogynie – ein Aspekt der Hysteriegeschichte (1969). In: Fischer-Homberger (1979): 32–48, insb. S. 34–36.

[827] Zur frühneuzeitlichen Theorie der Pathophysiologie der Frau vgl. insbesondere Maclean, Ian: The Renaissance Notion of Woman. A Study in the Fortunes of Scholasticism and Medical Science in European Intellectual Life. Cambridge: Cambridge University Press, 1980: 28–46. Vgl. auch Churchill (2012), S. 95.

[828] Kreienberg, Richard und Ludwig, Hans: 125 Jahre Deutsche Gesellschaft für Gynäkologie und Geburtshilfe. Werte, Wissen, Wandel. Berlin/Heidelberg: Springer 2011, S. 98.

psychische Widerstandsfähigkeit als ihr männlicher Konterpart.[829] Bezüglich ihrer Konstitution war die Frau damit dem Kind ähnlich. Durch die monatliche Menstruation konnte sich die erwachsene Frau jedoch im Gegensatz zum Kind des Überflusses an Feuchtigkeit entledigen. Diese monatliche Reinigung der Frau wurde als Voraussetzung der Erhaltung der Gesundheit und Gebärfähigkeit einer Frau verstanden.[830] Zusätzlich galt die Natur der Frau als emotional und besonders störanfällig in Bezug auf starke Gefühle und deren Auswirkungen auf den Körper und das Ungleichgewicht im Säftehaushalt.[831] Die feuchte und kalte Konstitution machte die Frau theoretisch für einen besonders tiefen Schlaf empfänglich, der in der Annahme von Jakob Horst das Nachtwandeln begünstigen sollte.[832] Eben diese Konstitution der Frau prädisponierte aber auch zu einer Neigung zur Melancholie, die mit einer ausgeprägten Einbildungskraft einherging.[833]

Aus diesen Gründen – den dämonologischen Vorstellungen der Zeit, dem tiefen Schlaf und der ausgeprägten Fähigkeit zur Einbildung – mag eine gewisse Prädisposition der Frau zum Nachtwandeln in der Frühen Neuzeit angenommen werden. Es wird also interessant sein zu untersuchen, inwiefern Nachtwandeln in der Frühen Neuzeit auf den Frauenkörper übertragen wurde. Hier ist gleich zu Beginn festzustellen, dass sich bei den frühen Autoren zu diesem Thema, also bei Petrus Salius Diversus, Levinus Lemnius und Jakob Horst keine Diskussion bezüglich der Geschlechterverteilung beim Nachtwandeln findet. Auch wurden keine Unterschiede in der Art des Nachtwandelns zwischen Mann und Frau aufgezählt oder bei der Terminusfindung auf die Möglichkeit einer weiblichen Form des *noctambulus* hingewiesen. Die frühen Autoren, die über das Nachtwandeln schrieben, übergingen mögliche

[829] Churchill (2012), S. 205.

[830] Ebenda, S. 93–106.

[831] Ebenda, S. 191–192.

[832] Vgl. Horst (1595), S. 207.

[833] Vgl. Maclean (1980), S. 42. Johann Weyer schrieb sogar sämtlichen Frauen die Diagnose einer Melancholie zu. Vgl. Wilkin, Rebecca May: Women, imagination and the search for truth in early modern France. Aldershot: Ashgate, 2008, S. 10. Tatsächlich wurden Frauen von ärztlicher Seite seltener als diejenigen verstanden, die primär unter einem melancholischen Temperament litten, obwohl in der Praxis Frauen gleichermaßen wie Männer davon betroffen waren. Vgl. MacDonald, Michael: Women and Madness in Tudor and Stuart England. Soc. Res. 1986; 53 (2): 261–281, insb. S. 268. Vgl. außerdem die Ausführungen von Churchill (2012), S. 202–207.

Abweichungen zwischen den Geschlechtern beim Nachtwandeln komplett, obwohl im 16. Jahrhundert durchaus geschlechtsspezifische Unterschiede bei Erkrankungen und deren Therapien gemacht wurden.[834] Doch auch ein Blick in Horsts umfangreiche therapeutische Empfehlungen verrät nichts über die Behandlung speziell von nachtwandelnden Frauen, für die aufgrund der mit ihrem Geschlecht auftretenden besonderen Umstände wie Menstruation, Schwangerschaft, Wochenbett oder Menopause differenzierte Behandlungsansätze erwartet werden konnten.

Eine Untersuchung typischer Eigenheiten von Nachtwandlerinnen erfordert vor diesem Hintergrund eine Beschäftigung mit Fallbeispielen, die nachtwandelnde Frauen darstellen. Bei der Sichtung von Fallberichten über Nachtwandler fällt allerdings ein Ungleichgewicht hinsichtlich der Fallzahlen männlicher und weiblicher Schlafwandler ins Auge. Beobachtungen von Männern, die im Schlaf herumgingen und allerlei Unternehmungen wagten, sind deutlich häufiger anzutreffen, als die Schilderung solcher Vorkommnisse bei Frauen. So steht bei Petrus Salius Diversus eine einzige Falldarstellung über eine nachtwandelnde Frau denen von drei Männern gegenüber. Bei Jakob Horst ist diese Diskrepanz noch auffälliger: während alle sieben Exempel, mit denen Horst zu Beginn seiner Monographie seine Leser von der Existenz des Nachtwandelns überzeugen wollte, von Männern handeln, erwähnte er noch zwei Fallbeispiele von Frauen. Diese beiden Fälle findet der Leser allerdings nicht im Zusammenhang mit den sieben anderen Erzählungen, sondern erst sechs Kapitel später. Die beiden Beispiele erscheinen hier eher eingestreut und dienten an dieser Stelle nicht als Beweis für das Vorkommen von Nachtwandeln, sondern lediglich der Veranschaulichung, dass das nächtliche Fehlen eines Angehörigen in seinem Bett darauf hindeuten könnte, dass der oder die Betroffene eventuell ein Nachtwandler war. Trotz dieser Diskrepanz vertrat zumindest Andreas Libavius die Ansicht, dass prinzipiell beide Geschlechter vom Nachtwandeln betroffen sein konnten.[835] Er selbst wusste neben den bereits bei Salius Diversus und Horst

---

[834] Vgl. hierzu beispielsweise Gadebusch Bondio, Mariacarla und Förg, Manuel. *De mulierum morbis* – Frühneuzeitliche Beiträge zu einer geschlechterspezifischen Medizin. In: Höfele, Andreas und Kellner, Beate (Hrsg.): Natur Geschlecht Politik. Denkmuster und Repräsentationsformen vom Alten Testament bis ins 18. Jahrhundert. Paderborn: Brill, 2020: 217–244. Zur Behandlung frauenspezifischer Erkrankungen sowie Erkrankungen des Gemüts in der Frühen Neuzeit vgl. zum Beispiel Churchill (2012).

[835] Libavius (1599), S. 251: „Nec solum viris id evenit, sed & foeminis."

gefundenen Beispielen und zwei eigenen über männliche Nachtwandler auch ein Exempel von einer Nachtwandlerin zu erzählen.

Bei späteren Medizinern, die über das Thema Nachtwandeln schrieben, wurde häufig ganz auf die Darstellung von Frauen verzichtet, so dass die Frage aufkommt, weshalb Frauen im 16. und 17. Jahrhundert deutlich seltener als Männer als Schlafwandelnde auftraten. Dieses Missverhältnis in der Geschlechtsverteilung fiel später Medizinern selbst auf. Zumindest stellte sich der bereits erwähnte Mediziner Friedrich Hoffmann dieselbe Frage. In einer von ihm betreuten Dissertation *Dissertatio medica de somnambulis* von 1695 suchte er schließlich in der unterschiedlichen Physiologie zwischen Mann und Frau die Antwort auf dieses Phänomen: So würden Frauen seltener als Männer vom Schlafwandeln betroffen sein, da ihr Blut aufgrund der reichlichen Feuchtigkeit weniger Materie für die feinen *spiritus* liefern würde. Hinzu käme, dass Frauen von Natur aus mit trägen und weniger aktiven Gliedmaßen als Männer ausgestattet wären, was dem nächtlichen Verlassen des Bettes zusätzlich erschwerend im Wege stünde.[836] Diese Meinung wurde von dem Rechtsmediziner Johann Bohn (1640–1718) 1717 noch einmal aufgegriffen und erweitert: nicht nur die faulen und weniger mobilen Glieder der Frauen wären dem Nachtwandeln hinderlich, sondern zusätzlich auch die Tatsache, dass Frauen ihren Pflichten, sofern sie denn welche hätten, mit weniger Aufmerksamkeit nachkommen würden als dies Männer gewöhnlich täten und da das weibliche Geschlecht sich nur schwerfällig Gedanken über die unterschiedlichsten, fremden oder verborgenen Angelegenheiten machen würde.[837] Diese frauenfeindlichen Annahmen über die weibliche Faulheit, Unzuverlässigkeit, Nachlässigkeit und Schwerfälligkeit wie sie bei Johann Bohn als Deutung für das seltenere Auftreten von Nachtwandeln bei Frauen auf die Spitze getrieben wurde, haben andere Medizinern nicht übernommen oder erwähnt. Wohl aber dienten die Vorstellung der fehlenden hitzigen *spiritus* sowie der mangelnde Mut und die geringere Bewegungsbereitschaft der

[836] Hoffmann und Hofsteter (1695), § XI des unpaginierten Drucks: „Deinde observamus quoque, viros hoc affectu facilius tentari ipsis foeminis, quarum sanguis propter humidi diffluentiam materiam spiritibus pauciorem suppeditat. Adde quod foeminae semper membra habeant ignaviora, minori prae viris agilitate imbuta."

[837] Bohn und Vipacher (1760), S. 458: „[…] quod officiis, si quae habent, suis non ea, qua viri utplurimum solent, attentione satisfaciant, nec facile variis aut alienis, aut abstrusioribus rebus cogitationes consecrent."

Frau vielen nachfolgenden Medizinern als ausreichende Erklärung dafür.[838] Der deutsche Arzt Johann Knoll (1726–1757) erklärte in seiner *Abhandlung vom Nachtwandeln* von 1753 die nachtwandelnde Frau für leichter kurierbar als den nachtwandelnden Mann, da sich Frauen zum einen durch die Menstruation selbständig von zu heißen, feurigen Lebensgeistern reinigen könnten und zum anderen zumeist doch zartere Körperfasern hätten, in denen das Blut weniger stark in Wallung versetzt werden könnte, als bei ihrem männlichen Pendant.[839] Gegenentwürfe zu dieser Vorstellung oder eine weitreichendere kritische Auseinandersetzung mit dem Thema der Geschlechterverteilung unter Nachtwandlern fehlen allerdings in den medizinischen Texten aus dieser Zeit.

Schlafwandlerinnen in Fallbeispielen

Ein ausführliches Fallbeispiel bietet eine Stelle bei Petrus Salius Diversus. Es handelt von einer jungen Frau (*adolescentula*) und Mutter von 19 Jahren, deren Familie das nächtliche Treiben beobachtete und besorgt den Arzt hatten holen lassen:

> [...] ich wurde herbeigerufen, um eine junge Frau von 19 Jahren anzusehen, die am zehnten Tag nach der Niederkunft mitten in der Nacht, als sie träumte, sie müsse gewisse Hausarbeiten erledigen, bei einem tobenden Unwetter unbekleidet aus dem Bett aufstand. Als sie, von diesem Traumbild geleitet, vom Schlafzimmer in die unteren Teile des Hauses gehen wollte, erwachte ihre Mutter, die mit ihrer Tochter im selben Bett schlief, durch ein Geräusch, welches sie beim Öffnen der Türe verursacht hatte. Die Mutter wunderte sich über den ungewöhnlichen Vorfall, rief die Tochter mit lauter Stimme beim Namen und schimpfte mit ihr. Da wachte die Tochter selbst auf, kehrte ins Bett zurück und beteuerte, sie hätte, wäre sie nicht aus dem Schlaf aufgeweckt worden, das Schlafzimmer verlassen [...].[840]

---

[838] Richter (1756), S. 15; Knoll (1753), S. 16–17.

[839] Knoll (1753), S. 19.

[840] Salius Diversus (1586), S. 302–303: „[...] accersitus sum ad invisendam adolescentulam, annum decimum nonum agentem, quae decima die a puerperio media nocte, somnians se quaedam domestica negotia acturam esse, e lecto hyeme saeviente, nullis indumentis amicta, surrexit, & cum e thalamo hac imaginatione ducta in partes domus inferiores descendere vellet, strepitu facto dum ostium aperiret, matrem quae una cum filia in eodem lecto decumbebat, expergefecit. Quae mater, novitatem rei admirans, filiam alta voce clamans, eam increpando vocavit: ex qua voce expergefacta ipsa filia ad lectum rediit, affirmans se, nisi a somno excitata fuisset, e thalamo exciturам esse." Zitiert bei Schenck von Grafenberg (1600), S. 114–115.

Beschrieben wurde hier eine nachtwandelnde Frau, die vor Kurzem ein Kind geboren hatte und davon träumte, sie müsste ihren Haushaltspflichten nachkommen. Das vorgestellte Fallbeispiel enthält die Reaktion der Mutter der Schlafwandlerin, die sich über das ungewöhnliche Verhalten ihrer Tochter wunderte, da sie, ohne sich etwas überzuziehen, bei einem tobenden Sturm das Bett verließ. Die Mutter rief die Schlafwandlerin bei ihrem Namen und schimpfte mit ihr, bis die Tochter schließlich davon erwachte und zu ihr ins Bett zurückkehrte. Weiter heißt es bei Salius Diversus, dass es danach nicht bei diesem einen Vorfall blieb:

> [...] als sie beim Ehemann schlief und auf ähnliche Weise etwa um die neunte Stunde der Nacht plötzlich vom Bett aufstand und zur Tür eilte, wurde sie von ihrem Mann aufgeweckt, der laut nach ihr rief. Weinend und zitternd kam sie darauf ins Bett zurück und erzählte, sie hätte geträumt, sie hätte aus einem Bett fliehen wollen, um aus der Gewalt eines Mannes zu entkommen, der von ihr den Geschlechtsverkehr eingefordert hätte. Da diese häufig unter ähnlichen Träumen litt und fürchtete, dass ihr daraus ein Übel erwachsen könnte, rief sie mich zu ihr, um sie zu behandeln.[841]

Die Fortsetzung des Fallbeispiels macht ein Stück weit deutlich, was das Vorgefallene bei der Betroffenen selbst ausgelöst hatte: so weinte diese und zitterte, nachdem sie von ihrem Mann aus dem Paroxysmus aufgeweckt wurde. Der Trauminhalt und die Furcht vor einer Vergewaltigung wurde von der jungen Frau als emotional belastend erlebt und machte ihr Angst, so dass sie im Traum und damit im Schlaf aus dem Bett eilte. Später sorgte

---

841 Salius Diversus (1586), S. 303: „[...] cum marito dormiens, similiter circa nonam noctis horam subito e lecto exiliens, & ad ostium properans, expergefacta a viro, eam alta voce vocante, flens & tremens ad lectum regressa est; narrans se somniasse, fugere ex lecto tunc temporis voluisse, ad evitandam vim sibi illatam ab homine, Venerem ab ea expetente. Haec eadem cum similia insomnia saepius passa sit, & hinc timeat, ne quid mali ei ex hoc contingat, me ad eam curandam accersivit." Die gesamte Geschichte der schlafwandelnden jungen Frau wurde bei Theodor Craanen ohne Quellenangabe und mit leichten Abweichungen sehr ausführlich nacherzählt und detailliert auf das Phänomen des Schlafwandelns hin untersucht, vgl. Craanen, Theodor: Opera omnia [...] tomus alter continens Observationes, quibus emendatur & illustratur Henrici Regii. Praxis medica, medicationum exemplis demonstrata. Antwerpen: Verdussen, 1689, S. 95–100. Die Geschichte wurde ebenfalls bei Bohn und Vipacher (1760), S. 465, nacherzählt.

sich die Betroffene über ihren gesundheitlichen Zustand, insbesondere deshalb, da es nicht bei dem einen Vorfall blieb, sondern dieselbe Frau laut Salius Diversus noch häufiger danach schlafwandelte. Die junge Frau zeigte sich verunsichert darüber, dass sich das Schlafwandeln und die Träume, die sie dazu veranlassten, zu einem größeren Unheil entwickeln und ihr daraus Schaden entstehen konnte. Um dies zu verhindern und um sich behandeln zu lassen, wandte sie sich schließlich an den Arzt Salius Diversus. In diesem Fall stellte nicht so sehr das Schlafwandeln an sich den Grund dafür dar, einen Arzt zu konsultieren, als vielmehr die Sorge, dieses könnte ein Vorbote einer schlimmeren Erkrankung sein.

Jakob Horst erwähnte zwei Vorfälle von Nachtwandeln bei Frauen. Beide Schilderungen wurden im Vergleich zu den übrigen Fallberichten bei Horst kurz gehalten und verraten nur wenige Details über die Lebensumstände der Nachtwandlerinnen. Bei dem einen Fallbeispiel handelte es sich nach Horsts Angaben um eine junge Frau (*virgo*)[842] aus einer adeligen Familie einer berühmten Stadt, deren genauer Namen nicht verraten wurde. Der Bruder der jungen Frau, durch den Horst in Kenntnis des Falls gekommen war, hatte seine Schwester dabei beobachtet, wie diese in der Nacht das Bett verlassen hatte

> Als in der Nacht die Lichter im entlegenen Teil des großen Schlafzimmers brannten, sah der Bruder, wie die junge Frau ihr Bett verließ und mit geschlossenen Augen und wie eine Betrunkene herumging, bald hierhin, bald dorthin im Gehen schwankte und sich der brennenden Kerze näherte, diese auspustete, mit den Fingern die Glut ganz löschte und danach wieder ins Bett zurückkehrte. Am nächsten Morgen, als die junge Frau vom Bruder gefragt wurde, weshalb sie sich in der Nacht so verhalten hatte, wusste sie davon nichts.[843]

---

[842] Eine genaue Zuordnung der Betroffenen zum Mädchen- oder Erwachsenenalter ist an dieser Stelle aufgrund fehlender weiterer Angaben nicht möglich.

[843] Horst (1595), S. 231: „Virginem frater, qui mihi ipse retulit, noctu cum in amplo cubiculo lumina ex remotiori parte arderent, vidit de lecto suo surgentem, ambulantem, clausis oculis, & quidem veluti ebriam, modo huc, modo illuc inter eundum nutantem, ad candelam ardentem accedentem, ex afflatu sui oris hanc extinguentem ac digitis prioribus plane delentem, atque ad lectum redeuntem. Mane a fratre virgo interrogata, cur noctu talia peregisset, nihil horum scivit."

Bemerkenswert an dieser Erzählung ist die Erwähnung der geschlossenen Augen sowie der unsichere Gang der Nachtwandlerin, die den Bruder an eine Betrunkene erinnerte. Dadurch unterscheidet sich diese Erzählung von den anderen Fallbeispielen über männliche Nachtwandler, in denen das nächtliche Herumgehen von großer Präzision und Gangsicherheit zeugt. Nichtsdestotrotz gelang es der jungen Frau, die brennende Kerze zu finden und diese zu löschen. Der Bruder, der hier die Rolle des Beobachters einnahm, griff nicht in das Geschehen ein. Er wunderte sich über das Verhalten seiner Schwester, die für das Vorgefallene – wie schon bei so vielen anderen Schlafwandlerfällen – eine Amnesie entwickelt hatte. Das zweite Exempel einer nachtwandelnden Frau in der deutschen Übersetzung von Jakob Horsts Buch ist das der Ehefrau eines angesehenen Mannes, dessen Name ebenfalls nicht genannt wurde:

> Die obgemelte fraw stehet aus ihrem bette auff / leget sich zur schwester ins andere bett / weis nicht darumb wie sie erwachet / das sie solches bey nacht gethan hat.[844]

Die beschriebene Frau zog in der Nacht von ihrem Bett in das der Schwester um. Auch hier wird wieder von einer Amnesie für das Vorgefallene berichtet. Weitere Angaben zu der Umgebung und dem Beobachter fehlen allerdings.

Die Gemeinsamkeit der angeführten Fallbeispiele beider Autoren liegt darin, dass die Nachtwandlerin jeweils in ihrem gewohnten Umfeld blieb. So bewegte sich diese in den Räumlichkeiten der Schlafumgebung, bis sie entweder von selbst wieder ins Bett zurückkehrte oder aber von Angehörigen durch Rufe geweckt und so am Verlassen des Raumes gehindert wurde. Beobachter waren Personen des gleichen Haushalts, mit denen die Schlafwandlerin ihr Bett oder zumindest die Schlafkammer teilte. In den aufgeführten Fällen reagierten die Angehörigen verwundert. In dem Exempel von Salius Diversus wurde die Frau beide Male durch lautes Rufen geweckt. Ihrem schlafwandlerischen Zustand wurde damit von außen schnell ein Ende gesetzt. Die Mutter und später der Ehemann waren in der Lage, Einfluss auf die Nachtwandlerin

---

[844] Horst (1596 b), S. 265–266. In der lateinischen Ausgabe von 1595 wird dieses Exempel von Jakob Horst zwar angekündigt, dann aber scheinbar von diesem vergessen aufzuführen. Es findet sich schließlich in der deutschen Übersetzung von Jakob Horst dem Jüngeren.

und das weitere Geschehen zu nehmen. Im Gegensatz zu Fallbeispielen, in denen Männer im Schlaf mehr gefährliche Unternehmungen wagten, erscheint das Herumgehen der schlafenden Frauen als eher harmlos und entstand aus einer Sorge oder Angst heraus. Das Schimpfen der Mutter, die ihre Tochter schließlich weckte und die Nachfrage des Bruders an die Schwester am nächsten Morgen, weshalb sie sich so im Schlaf verhalten hatte, gibt den Handlungen der Frauen ein gewisses Maß an Unsinnigkeit aber auch Maßregelung. Von anderer Qualität ist ein Fallbericht über eine schlafwandelnde Magd bei Andreas Libavius, der kurz als *Ridicula historia famulae cuiusdam* angekündigt wird:

> Ich kannte eine, der, als sie die ganze Nacht im Bad verbracht hatte und fest schlief, die Phantasie einbildete, dass der Knecht nach dem Vieh rief. Und schnell sprang sie mit aufgequollenen Füßen, die kaum noch ihren Dienst taten, nackt aus der Wanne und streckte ihren Kopf durch das Fenster, nachdem dessen Scheiben durch den heftigen Gegenstoß zerbrochen waren. Dann erst wachte sie ganz auf.[845]

Bereits die Ankündigung der Erzählung als *lächerliche* Geschichte lässt das Verhalten der schlafenden Magd als großen Unsinn dastehen. Die Magd war wohl im Bad eingeschlafen, so dass ihre Füße vom Wasser ganz aufgequollen waren, als sie durch das vermeintliche Vernehmen des Rufes des Knechts schnell zum Fenster eilen wollte. Hier wurde mit den bereits bei Libavius in Bezug auf das Nachtwandeln aufgefallenen weiblichen Klischees[846] gespielt: die Faulheit und Unbekümmertheit der Frau, die sich im Bad vergaß und dort einschlief. Zusätzlich wurde die Magd durch ihre prompte und heftige Reaktion auf den Knecht, durch die sogar die Fensterscheiben zu Bruch gingen, ins Lächerliche gezogen und nicht zuletzt durch die Tatsache, dass sie nackt im Fenster stand, gedemütigt. Auf der anderen Seite erweckt die Nacktheit der Frau – auf sie wird bereits explizit auch bei der jungen Mutter bei Salius Diversus hingewiesen – einen verführerischen Eindruck. An dieser

---

[845] Libavius (1599), S. 259: „Novi quae, cum somno occupata in balneo totam peregisset noctem, subiretque phantasia bubulcum cantu exposcere pecora, repente ex labro pedibus iam tumefactis & vix officium facientibus, nuda prosiliret, caputque per fenestram obviam effractis impetuose vitris, exerens tunc primum penitus evigilaret.“ Die Geschichte wurde auch von Steffani (1710), S. 79 und Bohn und Vipacher (1760) aufgegriffen.

[846] Vgl. dazu Kapitel 5.5 *Schlafwandeln und das weibliche Geschlecht*.

Stelle sei jedoch bemerkt, dass auch bei männlichen Nachtwandlern deren Nacktheit[847] bzw. deren lediglich leichte Bekleidung[848] beschrieben wurde und bei der Betonung der Nacktheit deshalb nicht von einer frauenspezifischen Begebenheit beim Nachtwandeln gesprochen werden kann, sondern dies eher der Tatsache geschuldet war, dass eine Nachtbekleidung zur damaligen Zeit untypisch war, das unbekleidete Verlassen des Bettes und des Schlafzimmers jedoch mindestens genauso ungewöhnlich. Umstehende, die den Nachtwandler beobachteten, wurden, wie auch der Leser der Fallberichte, zum Zeugen dieser unpassenden Nacktheit. Dadurch erhielt das Nachtwandeln eine erotische Komponente. Im Falle der Magd wird diese auch dadurch deutlich, dass sie, sobald sie sich einbildete, den Knecht zu hören, möglichst schnell bei diesem sein wollte und schließlich nackt im Fenster stand. Zur Komplettierung dieses Eindrucks sei zusätzlich auf ein kurzes Fallbeispiel aus der Exemplasammlung des Fabricius Hildanus hingewiesen, die dieser an Gregor Horst geschickt hatte. So habe Fabricius Hildanus von einem adeligen Mann erfahren,

> [...] dass er [...] eine Bäuerin, die schlafwandelte, gekannt habe und dass jene in der Nacht aufgestanden sei und im Schlaf das Familienvermögen verwaltet habe und sogar manchmal auf die Felder zu den Arbeitern gegangen sei. Und er versicherte mir, dies mit eigenen Augen gesehen zu haben.[849]

Die Bäuerin kümmerte sich im Schlaf nicht nur um das Gut der Familie, sondern machte sich ab und zu in der Nacht auch zu den Arbeitern aufs Feld auf. Wozu sie dies tat und was auf dem Feld bei den Arbeitern passierte oder wie diese reagierten, dazu machte Fabricius Hildanus keine Angaben und so bleibt die Antwort darauf der Phantasie des Lesers überlassen.

Die Sexualisierung des Nachtwandelns der Frau fällt vor allem in den beiden Beispielen auf, in denen sich die Nachtwandlerin Menschen zuwandte, die sich außerhalb des Hauses befanden. Der Leser wird zum Voyeur einer

---

847 Z. B. bei Horst (1595), S. 171 und 173.

848 Z. B. Horst (1595), S. 176.

849 Fabricius Hildanus (1641), S. 291: „Idem nobilis vir [...] mihi retulit, se [...] paganam somnambulonem cognovisse, illamque noctu surrexisse, & dormiendo rem familiarem administrasse: imo & aliquando in campos ad operarios exspatiatam fuisse. Idque se suis vidisse oculis, mihi affirmavit." Die Geschichte wird erwähnt bei Steffani (1710), S. 63 und Bohn und Vipacher (1760), S. 448.

Frau, die sich außerehelich einem Mann oder Männern annäherte. Zwar kamen der Frau in der Frühen Neuzeit auch Aufgaben außerhalb des eigenen Haushaltes zu,[850] vornehmlich war deren Aufgabenkreis und damit Aufenthaltsort jedoch für Innen bestimmt.[851] Sie kümmerte sich um die Belange der Haushaltsführung sowie um die Kinder, während der Mann die Familie offiziell nach außen hin vertrat, Verträge schloss, über andere Männer Kontakte mit deren Familien hielt und den Besitz durch Kauf oder Verkauf regulierte.[852] In einer Gesellschaft, in der weibliche Ehre in großem Rahmen durch deren sexuelle Moral bestimmt wurde,[853] handelte eine Frau, die im Schlaf nach draußen ging, gegen das allgemeine Bild einer keuschen Frau und gegen die der Frau gesetzten Grenzen. Diese Unanständigkeit wurde im Beispiel der jungen Schlafwandlerin bei Salius Diversus nicht nur von der Mutter bemerkt und getadelt, sondern ihr wurde auch ein Ende gesetzt, indem die Nachtwandlerin erweckt und ins Bett zurückgeholt wurde. Die Ehre der Frau, die auf der Vorstellung von Keuschheit und Treue beruhte, durfte hier nicht befleckt werden, während im Vergleich dazu die Ehre eines (schlafwandelnden) Mannes nicht mit seiner Sexualehre, sondern mit dem sozioökonomischen Status und dessen Auftreten in Verbindung gebracht wurde.[854]

---

[850] Zu Arbeitsbereichen, die Frauen auf dem Land und in den Städten der Frühen Neuzeit zugeschrieben wurden, vgl. Spicksley, Judith M.: Work in Countryside, Cities and Towns. In: Capern (2020): 135–180.

[851] Zur „Domestizierung“ der Frau und deren Rolle im Hausinneren im 16. Jahrhundert vgl. Simon (1993), S. 110–223.

[852] Vgl. dazu van Dülmen, Richard: Kultur und Alltag in der frühen Neuzeit: Das Haus und seine Menschen, 16.–18. Jahrhundert. 4. Auflage. München: Beck 2005, S. 38–39. Spicksley (2020), S. 135.

[853] Vgl. dazu Gowing, Laura: Domestic Dangers: Women, Words, and Sex in Early Modern London. Oxford: Clarendon Press, 1996, S. 2.

[854] Zur unterschiedlichen Auffassung von Ehre zwischen Mann und Frau in der Frühen Neuzeit sowie der Rolle der Keuschheit vgl. Eder, Franz X.: Kultur der Begierde: eine Geschichte der Sexualität. 2. Auflage. München: Beck, 2009, S. 60. Zur Sexualehre und den geschlechtertypischen Elementen frühneuzeitlicher Ehre vgl. Dinges, Martin: Ehre und Geschlecht in der Frühen Neuzeit. In: Backmann, Sibylle et al. (Hrsg.): Ehrkonzepte in der Frühen Neuzeit. Identitäten und Abgrenzungen. Berlin: Akademie Verlag, 1998: 123–147.

5.6 Verbrecherisches Potential im Schlafwandel

Im Vergleich zu Frauen, die für zu ängstlich gehalten wurden, das Bett im Schlaf zu verlassen, zeichnete sich der klassische männliche Nachtwandler, wie bereits anhand eigener Fallbeispiele aufgezeigt werden konnte, durch seine Stärke und seinen Hang zu waghalsigen Unternehmungen im Nachtwandel aus. Die heiße und trockene Konstitution des in der Blüte seiner Kraft stehenden Mannes, sollte diesen mitunter zu übernatürlicher Stärke, bemerkenswerter Geschicklichkeit, ja gar traumwandlerischer Sicherheit wie etwa beim Erklimmen von Dächern und Wänden mit bloßen Händen und Füßen befähigen. Die mutige Entschlossenheit eines männlichen Nachtwandlers, die diesen zu seinen Unternehmungen befeuerte, konnte für ihn aber auch eine große Gefahr, manchmal sogar eine Lebensgefahr, bedeuten. Und schließlich war es genau die Sorge um die eigene Unversehrtheit, die den männlichen Schlafwandler dazu veranlasste, Rat bei einem Arzt einzuholen. Was aber, wenn das hitzige und aggressive Potential eines Mannes im Schlaf nicht vordergründig zu dessen Eigengefährdung, sondern zu einer Fremdgefährdung führte? Tatsächlich wurde diese Eventualität gelegentlich in frühneuzeitlichen Fallbeispielen aufgegriffen. So berichtete beispielsweise Salius Diversus von einem Mann, der wiederholt im Schlaf zu den Waffen griff:

> Ich habe einen anderen geheilt, der von Natur aus zänkisch war und bei anderen Streit suchte. Und so träumte er sehr häufig davon, mit jemanden zu kämpfen. Dann stieg er aus dem Bett, griff zu den Waffen, schwang wild mit dem Schwert, das er aus der Scheide gezogen hatte und durchbohrte, so als ob er mit einem Feind kämpfen würde, überall Wände und das, was herumstand.[855]

Der Arzt erkannte die Gefahr, die von dem im Schlaf tobenden Mann ausging und verordnete entsprechende Sicherheitsvorkehrungen: So ordnete er an, dass dieser für sich allein eine Schlafkammer zu nutzen hatte, die in der Nacht verschlossen werden musste. Auch sollten sämtliche Waffen außerhalb der Reichweite des Betroffenen aufbewahrt werden, damit er

---

855 Salius Diversus (1586), S. 302: „Alterum curavi, qui cum natura iurgiosus & contentiosus cum aliis foret, ut plurimum somniabat se cum aliquo manum conferre, indeque surgens e lecto arma capiebat, gladiumque evaginatum furiose vibrabat, perindeque ac cum inimico pugnans, undique parietes & circumstantia loca percutiebat." Das Fallbeispiel wird wiedergegeben bei Zahn (1696), S. 180 und Bohn und Vipacher (1760), S. 447.

nicht sich selbst oder andere im Schlaf versehentlich schädigen konnte. Diese Maßnahmen sollten so lange eingehalten werden, wie der Patient unter derartigen Träumen litt.[856] Über die genaue Kur des Betroffenen sowie den weiteren Krankheitsverlauf wird der Leser nicht unterrichtet, wohl aber soll es nach Salius Diversus' Angaben zu einer Heilung des Nachtwandlers gekommen sein. Ebenso wusste der Arzt Johannes Schenck von Grafenberg aus seiner Sammlung *Παρατηρήσεων sive Observationum medicarum* in kurzen Sätzen von einem Mann zu berichten, einen Hilfsgesellen, der in einzelnen Nächten unwissend (*inscius*) aufstand und sich in der Kampfkunst übte.[857]

Zwar stellte das Ergreifen einer Waffe während eines nachtwandlerischen Paroxysmus nicht das vorherrschende Motiv frühneuzeitlicher Falldarstellungen dar, allein jedoch die immanente Möglichkeit einer Fremdgefährdung durch einen Nachtwandler und die damit einhergehende Frage, wie rechtlich in einem solchen Fall vorzugehen war, veranlasste eine gerichtsmedizinische Beschäftigung mit diesem Thema. Eine genauere ärztliche Auseinandersetzung mit im Schlafwandel verübter Gewalt nahm der italienische Mediziner Paolo Zacchia (1584–1659) in seinen *Quaestiones medico-legales* vor. Er griff dazu auf bereits vorhandene Aussagen der Juristen Giacomo Menochio (1532–1607)[858] und André Tiraqueau (1488–1558)[859] zurück, die sich schon früher zur Bestrafung von im Nachtwandel verübten Taten geäußert hatten. Paolo Zacchia gilt als der Begründer der modernen Rechtsmedizin.[860] Er wirkte in Rom als päpstlicher Leibarzt für Papst Innozenz X. und Alexander VII. und als Berater der Rota Romana, dem höchsten Gerichtshof der katholischen Kirche. Sein ursprünglich siebenbändiges und später auf neun Bände erweitertes Werk der *Quaestiones medico-legales*

---

856 Salius Diversus (1586), S. 302.

857 Schenck von Grafenberg (1609), S. 77.

858 Menochio, Giacomo: De arbitrariis iudicum quaestionibus et causis libri duo. Köln: Gymnich, 1615, S. 453.

859 Tiraqueau, André: Opera omnium Dn. Andreae Tiraquelli. Band 7. Frankfurt am Main: Bringer, 1616, S. 18–20.

860 Über Einzelheiten von Paolo Zacchias Leben ist nur wenig bekannt. Einen Überblick zu seiner Vita, seinem Werk und dem Aufbau der *Quaestiones medico-legales* bietet die Einleitung bei: Bajada, Joseph: Sexual Impotence: The contribution of Paolo Zacchia (1584–1659). Roma: Editrice Pontificia Università Gregoriana, 1988, S. 23–41.

erschien ab 1621.[861] Der lateinische Text der *Quaestiones* erfuhr seit dem späteren 18. Jahrhundert auch außerhalb von Italien weitere Auflagen, so in Deutschland (Frankfurt und Nürnberg), den Niederlanden und in Frankreich. Das umfangreiche Werk Zacchias bietet eine breite Abhandlung rechtsmedizinischer Fragestellungen des 17. Jahrhunderts. Das zweite Buch der *Quaestiones medico-legales* beschäftigt sich in 23 Kapiteln mit Zuständen der *amentia* bzw. *dementia*, unter die nach Paolo Zacchia nicht nur geistige Behinderungen, Gehörlosigkeit, Lethargie und Coma zu rechnen waren, sondern auch Zustände wie Melancholie, Verliebtheit, Betrunkenheit und eben das Nachtwandeln. Der Begriff der *dementia* umfasste für Zacchia eine Vielzahl geistiger Verwirrtheitszustände und alle solchen Zustände, in denen der uneingeschränkte Vernunftgebrauch durch den Betroffenen nicht möglich war.[862] Der Schlaf gehe, so Zacchia, mit Verblendung und einer Verzerrung des Verstandes einher, so dass auch dieser Zustand zwangsläufig dem Überbegriff der *dementia* zuzuordnen sei.[863] Da Schlaf jedoch einem natürlichen Vorgang entsprach, wollte Zacchia nicht so weit gehen und den Schlafenden mit sämtlichen anderen Formen der *dementia* gleichsetzen. Also schrieb er diesem Zustand einen Sonderstatus zu: So handelte es sich beim ihm um eine *dementia naturalis*, wenn gleich rein rechtlich betrachtet der schlafende Mensch unter die Wahnsinnigen und den geistig Abwesenden gezählt wurde.[864] Nun sollte es jedoch Fälle geben, so Zacchia in der 12. *Quaestio* seines 2. Buches, welche er mit *De Dormientibus, & Noctambulis* betitelte, in denen „Schlafende auch reden und emsig ihren Tagesgeschäften nachgehen, ja sogar, wenn man sie fragt, manchmal darauf antworten [...].“[865] Bis hierhin lässt sich bei Zacchia noch keine rechtsmedizinische Fragestellung erkennen, doch weiter heißt es, es könne passieren, dass Menschen in einem solchen Zustand Verträgen zustimmen, sich zu

---

861 Eine detaillierte Liste der frühen und späteren Ausgaben der *Quaestiones* des Paolo Zacchia findet sich bei Duffin, Jacalyn: Questioning medicine in seventeenth-century Rome: the consultations of Paolo Zacchia. Can. Bull. Med. Hist. 2011; 28 (1): 149–170, insb. S. 151–152.

862 Vgl. dazu Zacchia (1688), S. 151.

863 Zacchia (1688), S. 181.

864 Ebenda: „[...] unde iure Legumperiti etiam *dormientes* inter *dementes* connumerant, eos enim furioso, & absenti aequ parant [...].“

865 Ebenda: „Quinetiam sunt, qui dormientes etiam loquuntur, & de negotiis diurnis sedulo agunt, quinimo & interrogati interdum ad rem respondent [...].“

etwas verpflichten oder eigene Vergehen zugeben könnten.[866] In diesen Fällen stelle sich die Frage, ob z. B. solche Verträge rechtsgültig seien oder ob das Geständnis eines Schlafenden diesem zum Nachteil gereichen könnte. Noch diffiziler gestalteten sich Vorfälle solcher Schlafenden, die nicht nur im Schlaf redeten und antworteten,

> [...] sondern die, die manchmal das Bett verlassen, den Haushalt erledigen, Türen öffnen, sich wie gewöhnlich kleiden, auch zu den Waffen greifen und solche, von denen sie sich einbilden, sie wären Feinde oder mit denen sie zu streiten glauben, verletzen [...].[867]

Als Quellen für solche Vorkommnisse gab Zacchia u.a. die bereits von Johannes Schenck von Grafenberg wiedergegebene Stelle an und verwies auch auf eine bei vielen Autoren erwähnte Geschichte über einen Schlafwandler aus Pisa, der dort bewaffnet durch die Straßen gezogen sein sollte und dessen Geschichte bei der Leserschaft als ausreichend bekannt vorausgesetzt wurde, so dass Zacchia diese nur als Schlagwort benutzte ohne sie nachzuerzählen (*habent historiam cuiusdam Pisani*).[868] Wenngleich bei Zacchia nicht erwähnt, jedoch häufig im Zusammenhang mit dem Nachtwandler aus Pisa genannt und aus diesem Grund sicherlich auch Zacchia bekannt, war der Fall eines mordenden Mannes in Paris. Dieser soll im Schlaf aufgestanden, sich mit dem Schwert bewaffnet und damit die Seine durchschwommen haben, um schließlich den Mann zu töten, den umzubringen er sich noch im Wachzustand vorgenommen hatte, um nach begangener Tat wieder nach

---

866 Zacchia (1688), S. 181–182.

867 Zacchia (1688), S. 182: „[...] sed qui e lecto interdum exurgant, domestica negotia gerant, fores aperiant, indumentis consuetis sese muniant, arma quoque capessant, & obvios quosque, quos vel inimicos imaginantur, vel cum quibus rixari se putant, offendant [...].“

868 Ebenda. Die Geschichte wird u.a. erwähnt in den *Dies caniculares* des italienischen Bischofs und Kanonisten Simeone Maiolo (1520–1597), dessen Werk nach Ersterscheinung 1597 zahlreiche Auflagen erfuhr und als frühneuzeitliches Nachschlagwerk gelten darf, vgl. Maiolo (1642), S. 66. Zu Simeone Maiolo siehe Ottermann, Annelen: Die Mainzer Karmelitenbibliothek: Spurensuche – Spurensicherung – Spurendeutung. 2. überarbeitete Auflage. Berlin: Logos-Verlag, 2018, S. 632–633. Die Geschichte wird auch genannt bei Zahn (1696), S. 180 und Steffani (1710), S. 62.

Hause zurück zu kehren.[869] Ähnlich mutet ein weiterer Fall an, in dem es heißt, ein Mann in Paris habe im Schlaf das Haus verlassen und auch weiter entfernte Orte aufgesucht. Als er noch schlafend zur Seine gekommen war, soll er einen dort herumgehenden Jungen umgebracht haben und danach weiter schlafend ins Bett zurückgekehrt sein.[870]

Derlei Fallberichte von gewaltsamen, mordenden Nachtwandlern haben mit den Wundererzählungen gleichenden Berichten von auf das Dach kletternden Nachtwandlern insofern Ähnlichkeit, als dass auch deren Taten fantastisch wirken. Schließlich waren die in den letzten Fällen geschilderten Männer im Schlaf genauso wie der Adelige aus Bernstein bei Jakob Horst oder der Handwerker bei Salius Diversus[871] zu beachtlichen Leistungen in der Lage, indem sie etwa ihre Waffen anlegten, diese richtig und tödlich zu gebrauchen wussten oder einen Fluss durchschwammen. Tödliche Ausgänge durch Nachtwandeln verliehen dieser Erscheinung jedoch, wie die gerichtsmedizinische Auseinandersetzung mit diesem Thema zeigt, die Note des Unberechenbaren und Gefährlichen. Der schlafende Nachtwandler befand sich in einem Zustand der *dementia* und hatte in diesem keinen uneingeschränkten Zugriff mehr auf seinen Verstand. Dabei war der Verstand das, was den erwachsenen, gesunden Menschen gegenüber den Tieren auszeichnete und auch das, was den Mann neben seiner körperlichen Stärke gegenüber der Frau im frühneuzeitlichen Denken überlegen machte.[872]

---

869 Die ursprüngliche Quelle soll angeblich aus den Kommentaren zu Hippokrates' *De aere, aquis & locis* des Pariser Arztes Adrian Aleman entnommen worden sein, findet sich hier jedoch bei genauer Durchsicht nicht. Die Fallgeschichte wird schließlich genannt bei Schenck von Grafenberg (1609), S. 77; Jonston (1636), S. 493; Schott (1667), S. 448; Zahn (1696), S. 180; Fricke (1773), S. 13 und Hennings (1784), S. 569.

870 Erzählt von Maiolo (1642), S. 66; Crusius (1660), S. 334; Zahn (1696), S. 180; Steffani (1710), S. 80; Thomasius, Christian: Tractatio iuridica de iure circa somnum et somnia. Vom Recht des Schlaffs und der Träume. Halle: Krebs, 1723, S. 78; Schott (1667), S. 448; Hennings (1784), S. 569–570.

871 Zu deren Fallberichten vgl. Kapitel 5.2 *Szenarien und Motive in Fallberichten über Schlafwandler* in dieser Arbeit.

872 Vgl. hierzu Foyster, Elizabeth: Manhood in Early Modern England. Honour, Sex and Marriage. London & New York: Routledge, 2014, S. 28–31. Foyster zeigt hier für die Epoche der Frühen Neuzeit u.a. auf, dass der Verstand und damit ebenso die Männlichkeit z. B. durch Alterungsprozesse verloren gehen konnte. Männlichkeit war dadurch etwas Wandelbares, das nicht durch das natürliche Geschlecht allein, sondern durch das Vorhandensein eines gewissen Denk- und Handelsvermögen bestimmt war.

Aufgrund der Unberechenbarkeit und der daraus resultierenden möglichen Eigen- und Fremdgefährdung empfahl Salius Diverus seinem Patienten, bestimmte Vorkehrungen zu treffen, nämlich alleine in einem Zimmer zu schlafen und Waffen außerhalb der Reichweite des Schlafenden aufzubewahren. Auch Zacchia forderte im Rahmen der Feststellung der Schuldfähigkeit eines Nachtwandlers von diesem ein gewisses Maß an Eigenverantwortung ein, insbesondere dann, wenn bereits in früheren Episoden beim Nachtwandler Aggressionspotential aufgefallen war. So durfte sich ein Nachtwandler, sollte er Rachefantasien gegen einen anderen hegen oder sich in eine Frau verliebt haben, nicht mit dem Feind oder der begehrten Frau unter einem Dach oder sogar im selben Zimmer schlafen. Hinter dieser Forderung stand die Idee, dass Nachtwandler insbesondere starken emotionalen Gedanken, denen sie tagsüber ausgesetzt waren, im Schlaf nachgingen. Die Überlegung beispielsweise, jemanden umzubringen, sollte im Schlaf den nach Mord Sinnenden nicht loslassen und diesen in einem Zustand aufgehobenen Verstandes, das heißt im Schlafwandel, zur Tat schreiten lassen. Deutlich wird dieser Gedanke in einem Fallbericht aus dem späten 16. Jahrhundert, den Zacchia wie die übrigen Fälle nicht vollumfänglich zitierte, sondern lediglich die Quellenangabe dazu anführte.[873] Dabei handelte es sich um ein Fallbeispiel des spanischen Jesuiten Martin Anton Delrio (1551–1608), der sich als Hexentheoretiker mit sämtlichen bedeutenden Traktaten über Hexerei und Magie, darunter dem Hexenhammer und der Arbeit von Jean Bodin, auseinandersetzte und sie in seinem Werk *Disquisitionum magicarum libri sex* (1599–1600) zusammenfasste. Im ersten Buch, welches den Aberglauben zum Thema hat, finden sich auch Delrios Ausführungen zum Nachtwandeln und eben dieser Fall:

> Es gab einen Laienbruder, der gewöhnlich tagsüber die Jungen mit dem Katechismus vertraut machte. Im Schlaf kam er auf eben dieselben Gedanken zurück, so dass er auch in seinen Träumen rezitierte, lehrte und die Jungen gleichermaßen laut und eifrig ermahnte und sie schimpfte, wie er es tagsüber tat. So störte er den Schlaf der Nachbarn. Deshalb ermahnte ihn häufig ein anderer Laienbruder, der ihm am

---

[873] Auch bei diesem Fallbeispiel handelt es sich um ein häufig zitiertes Beispiel, vgl. Hennings (1784), S. 568; Schott (1667), S. 448–449; Zahn (1696), S. 180. Es wird noch 1881 im Lehrbuch der Gerichtlichen Psychopathologie in etwas abgeänderter Form wiedergegeben, vgl. dazu von Krafft-Ebing, Richard: Lehrbuch der gerichtlichen Psychopathologie. Mit Berücksichtigung der Gesetzgebung von Österreich, Deutschland und Frankreich. 2. Auflage. Stuttgart: Enke, 1881, S. 270.

nächsten war. Einmal drohte er ihm scherzhaft, sollte er weiterhin so schreien, würde er des Nachts aufstehen, zu seiner Schlafkammer gehen und ihm mit einer Peitsche diesen Übermut austreiben. Aber was tat unser Gundisalvus? So nannte man ihn nämlich. Etwa um Mitternacht steht er schlafend auf und geht so, wie er sich hingelegt hatte, im Nachtgewand hinaus, um in das Zimmer des anderen Bruders zu gehen. In der Hand trug er eine Schere, die er vor sich herhielt und eilte in Richtung des Ruhelagers des anderen, der ihm gedroht hatte. Sieh nur die göttliche Vorsehung. Der Mond schien, die Nacht war wolkenlos und dieser Bruder war wach. Er sah den Herannahenden und warf sich schnell unter das Bett, da wo die Wand einigermaßen weiter weg stand. Der Nachtwandler stach, als er neben dem Bett stand, mit der Schere drei oder viermal auf die Matratze ein und ging danach eiligst dorthin zurück, von wo er gekommen war. Am nächsten Morgen, als man ihn zu seiner Tat befragte, verneinte er, sich daran zu erinnern oder jemals im Sinn gehabt zu haben, dies leichtfertig zu tun. Er hatte so sehr darüber nachgedacht, den anderen, wenn dieser zu ihm mit der Peitsche kommen würde, mit entgegengerichteter Schere zu erschrecken und zu vertreiben.[874]

---

[874] Delrio, Martin Antonio: Disquisitionum Magicarum Libri Sex: In Tres Tomos Partiti. Mainz: Albinus, 1603, S. 13: „Erat laicus unus, solitus interdiu pueros rudimentis Catechismi imbuere: cogitationes eaedem dormienti recurrebant, ita ut in somnis & praecineret, & doceret, & hortaretur, & increparet pueros aeque clamose & ferventer, ac solebat interdiu: sic turbabat vicinorum somnum. Itaque qui propinquior illi habebat alius laicus, & saepe monuerat; quodam die illi per iocum minatur, si pergat hos clamores edere, surrecturum se noctu, & ad thalamum eius iturum, & flagello ex funiculis intemperies hasce abacturum. Quid noster Gundisalvus? Sic enim vocabatur, surgit circa noctis medium dormiens, & egressus, ut decubuerat, in indusio cubiculum fratris collegae ingreditur, manu forfices ferens & praetentans, & recta ad lectulum alterius, qui fuerat interminatus contendit. Vide Dei providentiam. Luna lucebat, & nox innubis erat, & frater iste vigilabat: videt accedentem & celeriter se de lecto deiicit, qua paries erat nonnihil remotior. Noctambulus lectulo proximus forficibus culcitam ter quaterve petit, & confestim redit unde venerat. Mane facto interrogatus, negat se meminisse, neque id facere umquam in animum vel leviter induxisse. Tantum cogitasse, si alter cum flagello ad se accederet, illum intentatis forficibus perterrefacere, & abigere." Der Fall wurde ebenfalls berichtet bei Crusius (1660), S. 332–334. Bei seinen Überlegungen zum Nachtwandeln griff Delrio auf die Ausführungen des Arztes Andreas Libavius zurück. Dies dürfte kein Zufall sein, schließlich galt Delrios Interesse auch der Goldsynthese. Möglicherweise wurde er beim Studium des Kapitels über den Goldzahn in Libavius' *Singularia* auf das Nachtwandeln aufmerksam. Vgl. dazu Moran (2007), S. 71–72. Zu Delrios Leben sowie Werk s. Nagel, Petra: Die Bedeutung der „Disquisitionum magicarum libri sex" von Martin Delrio für das Verfahren in Hexenprozessen. Frankfurt am Main: Lang, 1995.

Damit heftige Emotionen nicht im negativen Sinne durch den schlafenden Nachtwandler ausgelebt wurden, verlangte Zacchia einem solchen Selbstmäßigung ab: Wenn auch der Schlafende nicht Herr seines freien Willens sei, so sei er dies durchaus im Wachzustand, in welchem er, sofern Mordgedanken oder Begierde aufkommen sollten, diese im Keim ersticken müsse, um einem Vergehen vorzubeugen.[875] Der Nachtwandler wurde damit für seine unmoralischen Gedanken zur Verantwortung gezogen. Im Falle eines verübten Verbrechens sollte neben der auferlegten Selbstmäßigung auch geprüft werden, ob diverse Hindernisse in der Schlafkammer des Nachtwandlers oder der des Opfers vom Täter zu überwinden waren und ob gefährliche Gegenstände, allen voran Waffen, sorgfältig und auf eine für den Nachtwandler nur schwer zu erreichende Weise verwahrt worden waren.[876]

Zu Zacchias Zeit war gemeinhin die Annahme verbreitet, dass ein Schlafender nicht sündigen und dadurch auch ein Mord, der im Schlafwandel verübt wurde, nicht bestraft werden konnte. Diese Forderung findet sich bereits in den *Clementinae*, die als Bestandteil des *Corpus Iuris Canonici* bis in die Neuzeit als grundlegende Rechtsquelle der katholischen Kirche galten.[877] Zacchia modifizierte in Anlehnung an andere Rechtsgelehrte diese allgemeine Freisprechung allerdings und machte sie mitunter davon abhängig, ob die genannten Vorsichtsmaßnahmen vom Nachtwandler eingehalten worden waren.[878]

---

875 Zacchia (1688), S. 182.

876 Zacchia (1688), S. 182–183. Zu Paolo Zacchias Anschauungen zum Nachtwandeln, seinen Forderungen nach Vorsichtsmaßnahmen sowie seiner Einstellung gegenüber der Bestrafung von straftätigen Nachtwandlern vgl. Hofer, Eva Maria: Wer schläft, sündigt nicht? Gerichtsmedizinische Betrachtung des Schlafwandelns in der Frühen Neuzeit am Beispiel eines Falls aus Kiel. In: Gadebusch Bondio, Mariacarla et al. (Hrsg.): Menschennatur in Zeiten des Umbruchs. Das Ideal des politischen Arztes in der Frühen Neuzeit, Oldenburg: De Gruyter, 2020: 215–240.

877 Clemens V., Papa: Clementinae Clementis Quinti constitutiones, quas Clementinas vocant. Lyon: a Porta, 1550. Clem. 5.4.1: „Si furiosus, aut infans seu dormiens, hominem mutilet vel occidat, nullam ex hoc irregularitatem incurrit." Zu den *Clementinae* als Teil des *Corpus Iuris Canonici* s. den Beitrag von Thomas Duve in Katz, Stanley N. (Hrsg.): The Oxford International Encyclopedia of Legal History. Vol. 2. Oxford: Oxford University Press, 2009, S. 218–225.

878 Vgl. hier auch Hofer (2020), S. 227–229.

Frühneuzeitliche Falldarstellungen von Nachtwandlern, die in ihrem Paroxysmus Verbrechen begingen, handelten ausschließlich von nachtwandelnden Männern. In den bisherigen Exempla lag der Fokus auf dem Staunen über die ungewöhnlichen, im Schlaf gezeigten Fähigkeiten des Nachtwandlers. Wie vorhin dargelegt, entsprachen die Besonderheiten, die Nachtwandler in den Fallberichten auszeichneten, den zeitgenössischen Vorstellungen von Männlichkeit im Sinne von Kraft, Mut und Ausdauer sowie den eher männlichen Betätigungen wie Reiten oder der Jagd.[879] Die feurigen *spiritus*, die die Konstitution des Mannes bedingten, verliehen diesem nicht nur seine physische Stärke und körperliche Überlegenheit gegenüber dem weiblichen Geschlecht, sondern begünstigten eine durch Hitze bedingte und vor allem dem Mann zugeschriebene Emotion: die Wut.[880] Wut, bzw. Aggression und Kampflust wurden in der Gesellschaft der Frühen Neuzeit zu einem gewissen Maß als Teil der Vorstellung von Männlichkeit akzeptiert und dienten dazu, die eigene Position innerhalb des gesellschaftlichen Gefüges und des eigenen Haushaltes zu wahren, Besitzansprüche zu markieren oder Ehrkonflikte[881] zu lösen. Kleinere Handgreiflichkeiten unter Männern wie sie sich z. B. in der Bereitschaft zur Prügelei, etwa im Wirtshaus oder anderen Szenen zur gewaltsamen Konfliktlösung zeigten, gehörten zum Alltag der Frühen Neuzeit.[882] Dagegen wurde ungezügelte Wut bis Raserei, insbesondere dann, wenn sie in der Öffentlichkeit ausgetragen wurde, als unkultiviert

---

879 Zur männlichen Identitätsbildung und v. a. bezüglich des Gebrauchs unterschiedlicher Arten der Gewalt von Männern und unter Männern vgl. Shepard (2006), S. 127–151.

880 Zur individuellen Neigung zu bestimmten Emotionen in Abhängigkeit der Konstitution bzw. des Säfteverhältnisses vgl. Stolberg, Michael: Emotions and the Body in Early Modern Medicine. Emotion Review 2019; 11 (2): 113–122.

881 Zum Verhältnis von verletzter Ehre und der Anwendung von Gewalt vgl. Frank, Michael: Ehre und Gewalt im Dorf der Frühen Neuzeit: Das Beispiel Heiden (Grafschaft Lippe) im 17. und 18. Jahrhundert. In: Schreiner, Klaus und Schwerhoff, Gerd (Hrsg.): Verletzte Ehre. Ehrkonflikte in Gesellschaften des Mittelalters und der Frühen Neuzeit. Köln/Weimar/Wien: Böhlau Verlag, 1995: 320–338.

882 Zum Gefühl der Wut und dem darin liegenden Risiko eines Aggressionspotentials als dem Mann typische Eigenart aber auch dem Wandel der gesellschaftlichen Forderung hin zur Mäßigung der eigenen Wut als Zeichen von Kultiviertheit in der Frühen Neuzeit vgl. Foyster, Elizabeth: Boys will be Boys? Manhood and Aggression, 1660–1800. In: Hitchcock, Tim und Cohen, Michèle (Hrsg.): English Masculinities 1660–1800. London/New York: Longman, 1999: 151–166.

bewertet.[883] Die männliche Körperkraft des Nachtwandlers, gepaart mit dessen aggressivem Potential stellte in den genannten Fällen eine Gefährdung für die Umwelt dar. Zacchia forderte deshalb zur Selbstmäßigung auf und machte einen Mann, der tagsüber Mordgedanken hegte, zu einem Teil für einen Mord, der dann im Nachtwandel ausgeübt wurde, verantwortlich. Nachtwandeln entschuldigte damit wenn überhaupt nur für die Ausführung, jedoch nicht für die der Tat zugrunde liegende Gesinnung.

5.7 Der gesellschaftliche Stand des Schlafwandlers

Die Protagonisten der vorgestellten Fälle wurden von den Autoren, die von ihnen berichteten, unterschiedlich detailliert beschrieben. Manche der Fälle boten neben der Aufzeichnung des Verhaltens im Schlaf auch Hintergrundinformationen wie etwa zum Beruf und gesellschaftlichem Stand des Nachtwandlers oder charakterisierten diesen mit wenigen Adjektiven. Dies trifft jedoch kaum für Fälle von Nachtwandlerinnen zu, die generell schon rar sind und wie vorhin aufgezeigt wurde, oft wenig ausführlich geschildert wurden. Deshalb können für die weiteren Überlegungen hinsichtlich des gesellschaftlichen Standes oder gegebenenfalls der Stigmatisierung des Nachtwandlers ausschließlich männliche Nachtwandler berücksichtigt werden.

Aus den Zusatzinformationen der berichteten Fallbeispiele geht hervor, dass das Nachtwandeln Männer und Kinder unterschiedlicher Standesklassen betraf. So befanden sich unter den Betroffenen genauso Handwerker wie Schüler, Studenten und Adelige.[884] Bei den meisten Fällen wurde jedoch der aktuelle Ausbildungsstand oder Beruf nicht genannt. In wenigen Beispielen wurde auf den Charakter oder eine bestimmte Begabung des Betroffenen hingewiesen. So handelte es sich bei Jakob Horsts „Vogelnesträuber" um einen

---

883 Ebenda.

884 Hier sei bemerkt, dass bei der Auswertung der wenigen Beispiele von nachtwandelnden Frauen auffiel, dass auch bei Frauen unterschiedliche Standesklassen vertreten waren: Bei den Fällen von Nachtwandlerinnen handelte es sich in einem Fall von Jakob Horst um eine junge Frau von adeliger Abstammung, bei Andreas Libavius um eine Magd und bei Fabricius Hildanus um eine Bäuerin.

bellicosus,[885] bei einem Fall von Fabricius Hildanus um einen *vir probus*[886] und bei Jakob Horsts Studienkollegen Guttenberger um einen jungen Mann von *perspicacis ingenii*.[887] Manchmal begünstigten die Charaktereigenschaften das beim Nachtwandeln gezeigte Verhalten. So griff eine von Salius Diversus als zänkisch und streitsüchtig beschriebene Person in ihrem Paroxysmus zu den Waffen,[888] während der zur Jagd geneigte Mann bei Jakob Horst ein Vogelnest ausnahm.[889]

Besonders Jakob Horst verwies auf die gute berufliche oder gesellschaftliche Entwicklung ehemaliger Nachtwandler. Im Falle seines Studienkollegen betonte er etwa, dass dieser später zum Arzt promovierte und langjährig in Rothenburg ob der Tauber praktizierte.[890] Der adelige Georg von Schleinitz, der als Kind schlafwandelte, war inzwischen ein *vir integerrimus*, der als Berater vieler angesehener Männer auftrat.[891] Und schließlich galt auch ein anderer greiser Mann, der ebenfalls als Kind nachtwandelte, als *vir quidam clarissimus ingenio praestanti & doctrina excellenti*,[892] so dass er inzwischen im Dienste des Staates stand. Bei den genannten Fällen sistierte das Nachtwandeln mit der Zeit. Zumindest nach diesen Beschreibungen zu urteilen schienen solche Paroxysmen den Werdegang des Betroffenen nicht negativ beeinflusst zu haben. Für die wenigen Fallbeispiele, in denen auch der Familienstand dieser Personen angegeben wurde, lässt sich sagen, dass zumindest diese Nachtwandler nicht von der Heirat ausgeschlossen waren. Der Adelige von Schleinitz war selbst mittlerweile Familienvater. Und sogar in dem von Fabricius Hildanus geschilderten Fall, in dem der durch die Straßen ziehende Nachtwandler in der Stadt für dieses Verhalten bekannt war, stand diese Besonderheit einer Ehe offenbar nicht im Wege, da es von diesem heißt, er sei später noch von seiner Ehefrau während eines Paroxysmus im Bett zurückgehalten worden.[893] Auch Henri de Heer konnte für seinen

---

885 Horst (1595), S. 173.
886 Fabricius Hildanus (1641), S. 291.
887 Horst (1595), S. 171.
888 Salius Diversus (1586), S. 302.
889 Horst (1595), S. 173.
890 Horst (1595), S. 171.
891 Horst (1595), S. 172.
892 Horst (1595), S. 176.
893 Fabricius Hildanus (1641), S. 291.

nachtwandelnden Bekannten feststellen, dass dieser später verheirateter Familienvater war.[894] Für diese „aktiven“ wie ehemaligen Nachtwandler galt, dass sie in der Gesellschaft integriert blieben und eine Position als Hausherr oder auch eine andere Form gesellschaftlicher Anerkennung erlangen und behalten konnten. Es dürfte jedoch schwierig sein, allein aufgrund dieser Fallbeispiele darauf zu schließen, dass es zu keiner Stigmatisierung bei den verschiedenen Formen des Nachtwandelns kam. In zwei der genannten Fälle von nachtwandelnden Jungen wird der nächtliche Paroxysmus von den Gleichaltrigen, wie zuvor beschrieben wurde, fast schon gespannt erwartet und befriedigte die Neugierde der Zuschauer, die dem Nachtwandler unter Umständen einen Streich spielten. Auch glichen manche Beispiele von nachtwandelnden Männern einem Spektakel, das zur Unterhaltung des Lesers beitragen konnte. Schließlich hielt sich Jakob Horst noch in seiner ersten Veröffentlichung von Nachtwandlerfällen hinsichtlich des Nennens der Namen der Nachtwandler der „ehrn wegen“[895] bedeckt. Später jedoch löste sich Jakob Horst aus dieser Verschwiegenheit und gab oft den vollen Namen des Betroffenen an. Zumindest in diesen Fällen, die nach Horsts Angaben diesem zum Teil persönlich vom Betroffenen mitgeteilt wurden, ist es unwahrscheinlich, dass bei Veröffentlichung ihrer Namen mit einem Ehrverlust durch Bekanntmachen des nachtwandlerischen Zustandes zu rechnen war.

Der männliche Nachtwandler scheint vor diesem Hintergrund großteils für seine Taten im Nachtwandel als Kuriosität betrachtet und bewundert worden zu sein. Er verlor, wie in den vorherigen Kapiteln aufgezeigt werden konnte, in diesem Zustand nicht die Aspekte seiner Männlichkeit und erhielt sich trotz wiederholten oder anhaltenden Nachtwandelns seinen gesellschaftlichen Stand.

---

894 de Heer (1645), S. 52–53.
895 Lemnius (1572), 2. Buch, 5. Kapitel, unpaginierte Ausgabe.

Fazit und Ausblick

Die Beschäftigung mit dem Schlafwandeln zwischen dem 16. und 17. Jahrhundert fiel in eine Zeit, in der Ärzte und Gelehrte ihren Blick dem besonders Anmutenden, den Obskuritäten und Wundern zuwandten, solche als Idee an sich und in Erzählungen sammelten und es als Herausforderung sahen, für das Unglaubliche eine wissenschaftliche, theoretische Erklärung zu finden. Gleichzeitig ging die Auseinandersetzung mit dem Themenfeld des Schlafens und Träumens in der Frühen Neuzeit auch immer mit einer Konfrontation mit der Seele, dem Seelenleben des Schlafenden und der Einbildungskraft einher. Das Herumgehen im Schlaf, das heißt: ein Verlassen des Bettes, manchmal nackt, manchmal nur leicht bekleidet und damit häufig auch das Zurücklassen des Schutzes eines Hauses mitten in der Nacht mit all ihren drohenden Gefahren, wurde zuallererst einmal als ein von der Norm abweichendes Verhalten betrachtet. Zu diesem risikohaften Betragen kamen Erzählungen über die übermenschlichen Kräfte und die Furchtlosigkeit von Schlafwandelnden hinzu, die in ihrem Paroxysmus Dächer erkletterten oder immense Kräfte entwickeln konnten.

1593 veröffentlichte der Helmstedter Universitätsprofessor und Arzt Jakob Horst der Ältere mit dem Werk *De natura, differentiis et causis eorum, qui dormientes ambulant* eine 145-seitige Monographie über das Schlafwandeln. In seiner Veröffentlichung, die über das 17. Jahrhundert hin das Standardwerk zum Schlafwandeln blieb, statierte Jakob Horst das Nachtwandeln als ärztlichen Gegenstand, indem er es von übernatürlichen oder dämonischen Bewegungen abgrenzte, den Fachterminus des *noctambulus* für einen Nachtwandler einführte, diesen definierte, die Pathophysiologie erklärte und anschließend ausführliche therapeutische Überlegungen zu vorbeugenden und kurierenden Maßnahmen anstellte. Das wundersame Phänomen wurde dadurch zu einer konkreten, sich von anderen Erscheinungen abgrenzenden und therapierbaren Erkrankung.[896] Der Prozess der Pathologisierung des Schlafwandelns setzte demnach nachweislich viel früher ein, als von den Geschichtswissenschaften bisher angenommen wurde.[897] Jakob Horst beurteilte das Herumgehen im Schlaf als Symptom einer körperlichen Störung und betonte den Krankheitswert des Schlafwandelns hinsichtlich der aus ihm drohenden Gefahren für die menschliche Gesundheit. Als ursächlich für das verirrte Tun eines Nachtwandlers sah er eine krankhafte Körperkonstitution, die schließlich zu einem Mischzustand aus Schlaf und Wachsein führen konnte. Horsts Interesse am Nachtwandeln fußte auf seiner Beschäftigung mit Wundern und Wundererzählungen. Jakob Horsts Leistung besteht vor allem darin, dass er trotz seiner Beschäftigung mit Wundererscheinungen und obwohl er das Nachtwandeln als etwas Wunderbares darstellte, dieses dennoch von abergläubischen Erscheinungen abgrenzte und medizinische Erklärungen dafür aufstellte. Durch hexentheoretische Annahmen, wie sie im Hexenhammer oder bei Jean Bodin dargestellt wurden, konnte das Herumgehen im Schlaf mit dem Wirken böser Geister oder niederer Engel in Verbindung gebracht werden und als Unterform der Besessenheit in gefährliche Nähe zur Hexerei geraten. Jakob Horst entzog mit seinen Überlegungen zur Pathophysiologie des Nachtwandelns den zu krank erklärten Nachtwandler der Obhut von Theologen und Hexentheoretikern und führte ihm eine medizinisch begründete pharmakologische und diätetische

[896] So kann Hunters Feststellung in Bezug auf das Schlafwandeln bestätigt werden, dass Mediziner in der Frühen Neuzeit den Glauben an das Übernatürliche konterkarierten, indem sie physiologische Erklärungsansätze für diese Anomalität lieferten. Dabei konnte der Glaube an das Übernatürliche im Volksglauben dennoch parallel fortbestehen. Vgl. Hunter (2022), S. 116.

[897] So müssen manche in der medizinischen Historiographie kursierenden Deutungen präzisiert bzw. korrigiert werden: Etwa Goltzs Auffassung der frühneuzeitlichen Schlafwandler als „[…] Grenzphänomene der natürlichen Welt zwischen Hexen, Dämonen und Nachtalp […].“, welche die sehr präzise ärztliche Aufarbeitung, die Ende des 16. Jahrhunderts stattfand, übergeht (vgl. Goltz (1993), S. 324–325) oder Garniers Überzeugung, dass erst zu Beginn des 19. Jahrhunderts eine intensivere medizinische Auseinandersetzung mit Schlafwandlern stattgefunden habe (vgl. dazu Garnier (2013), S. 205).

Behandlung zu. Übernatürliche Kräfte wirkten in Jakob Horsts Werk nur noch insofern auf seine schlafwandelnden Patienten ein, dass die göttliche Leitung den Nachtwandler bei seinen riskanten Wanderungen vor größeren Schäden bewahrte oder ihn mit außerordentlichen Fähigkeiten während seiner Episode auszeichnete.

Andreas Libavius entfernte sich von komplexen pathophysiologischen Herleitungen des Nachtwandelns und machte allgemein psychische Belastungen, z. B. in Form von Sorgen oder Emotionen, dafür verantwortlich, die Phantasie zu beflügeln und den Menschen dadurch zum Schlafwandeln zu verleiten. Im Mischzustand aus Schlaf und Wachsein, in dem der vernünftige Seelenteil nur wenig Kontrolle über die gezeigten Körperregungen besaß, konnten, so Libavius' Theorie, die gut gehüteten Geheimnisse und Wünsche eines Menschen offenbart und das eigentliche Wesen desselben ans Licht gebracht werden. Nicht mehr das Schlafwandeln an sich wurde als behandlungsbedürftig verstanden, sondern die daraus drohende Gefahr hinsichtlich verhängnisvoller Konsequenzen: Die Weiterentwicklung zu einer schwerwiegenderen Erkrankung, körperliche Verletzungen, Rufschädigung oder seelische Dysbalancen, die nach einer schlafwandlerischen Episode auftreten konnten, galt es vorzubeugen. Schließlich rückte die Phantasie als alleinige Verursacherin des Schlafwandelns in den Mittelpunkt medizinischer Theorien. Losgelöst von der schlafenden Vernunft sollte der von Trugbildern geleitete Mensch zu Bewegungen im Schlaf veranlasst werden. Begünstigt werden sollten solche Episoden durch eine krankhafte Disposition und einem Missverhältnis im Säftehaushalt, das vor allem das Gehirn betraf. Die initial vor allem auf konstitutionelle und diätetische Ursachen zurückzuführende Pathophysiologie des Schlafwandelns wurde damit mit der Kraft der Einbildung, die durch Emotionen und Stress beflügelt wurde, erweitert.

In der Tradition frühneuzeitlicher medizinischer Fallberichte etablierte sich im ausgehenden 16. und beginnenden 17. Jahrhundert ein Bild des klassischen Schlafwandlertypus. So war ein Schlafwandler männlich, mutig und zeichnete sich durch besondere Kraft oder andere Fähigkeiten während seines Paroxysmus aus. Der Nachtwandlertypus, der sich nicht nur beim erwachsenen Mann, sondern auch beim schlafwandelnden Kind (allesamt Jungen) wiederfand, entsprach damit dem männlichen Habitus der damaligen Zeit. Die Vorstellung von einem den Gefahren trotzenden, männlichen Schlafwandler, dessen Fähigkeiten im Schlaf die im Wachzustand übertrafen, hielt sich nachweislich bis ins 18. Jahrhundert und wurde vereinzelt auch in späteren medizinischen Lehrbüchern aufrechterhalten. Während das Schlafwandeln eines Mannes, gepaart mit aggressivem Potential als mögliche Gefahr für seine Umwelt diskutiert wurde und gerichtsmedizinische Überlegungen befeuerte, blieben frühneuzeitliche Falldarstellungen zu Schlafwandlerinnen rar. Auch existierte keine frauenspezifische Therapieempfehlung für dieses Leiden. Aus medizinischer Sicht sollten Frauen, deren Aufgabenkreis gemäß allgemeiner gesellschaftlicher Erwartungen in der Familie und im Inneren des Hauses lag, im Vergleich zu Männern deutlich seltener schlafend das Bett verlassen. Diese Annahme wurde von der Schwäche, Feigheit und Trägheit der Frau, die sich aus der weiblichen Konstitution erklären lassen sollte, abgeleitet.

Die diachrone und synchrone Betrachtung des Schlafwandelns als kulturell und medizinisch geprägtes Phänomen ermöglicht es, Veränderungen in seiner Konzeptualisierung hervorzuheben. Der zeitlichen Gebundenheit zum Trotz erinnern viele Aspekte frühneuzeitlicher Nachtwandler an das heutige Bild eines solchen. Das Konzept eines frühneuzeitlichen Schlafwandlers muss dennoch als historisches Krankheitsbild vom modernen Schlafwandeln abgegrenzt werden.[898] Trotzdem darf und soll an dieser Stelle, ohne Gefahr zu laufen, der retrospektiven Diagnosestellung bezichtigt zu werden, auf einzelne, die Zeit überdauernde gemeinsame Punkte hingewiesen werden. So ist der Anfang des 17. Jahrhunderts gebildete Terminus des *Somnambulismus* die bis heute in der Medizin fachlich korrekte Bezeichnung für ein Herumgehen im Schlaf respektive Schlafwandeln. Daneben spiegeln sich frühneuzeitliche Kategorien, die zur Definition des Nachtwandelns herangezogen wurden, in den heutigen Diagnosekriterien des Schlafwandelns wider: So setzt die Verwendung der Bezeichnung für einen Schlafwandler damals wie heute voraus, dass dieser das Bett im Schlaf verlässt, herumgeht und häufig eine Amnesie für sein im Schlaf gezeigtes Verhalten nach dem Paroxysmus besteht. Ebenso wurde in der Frühen Neuzeit ein Mischzustand aus Wachsein und Schlaf als Basis für schlafwandlerische Zustände diskutiert, von deren Kombination Mediziner heute im Falle von Schlafwandeln ausgehen. Der wohl deutlichste Unterschied zwischen dem historischen Bild eines Schlafwandlers und der heutigen Definition eines solchen liegt

[898] So betont auch Hunter, dass die Auffassung eines *noctambulus* nicht synonym zu der heutigen des *Somnambulismus* ist, vgl. Hunter (2022), S. 102.

in dem klassischen Schlafwandlertypus des 16. und 17. Jahrhunderts. Dieser erlebte in der Medizin des 21. Jahrhunderts eine entscheidende Veränderung: dem „modernen“ Schlafwandler wird neben einer verminderten Reaktionsfähigkeit auch eine geringere Geschicklichkeit als im Wachzustand nachgesagt. Schließlich trifft das typische Schlafwandeln unserer Zeit häufiger Kinder als Erwachsene und das männliche Geschlecht gleichermaßen wie das weibliche. Das Wundersame, das dem Schlafwandeln in frühneuzeitlichen ärztlichen, juristischen wie theologischen Auseinandersetzungen anhaftete, fand keinen Eingang in heutigen medizinischen Klassifikationssystemen. Und dennoch lebt das Bild des klassischen Nachtwandlers, welches sich spätestens Mitte des 17. Jahrhunderts herauskristallisierte, bis heute in der Vorstellung eines Schlafwandlers in vielen Köpfen, in Film, Literatur und Kunst fort. Nicht zuletzt wandern hier Schlafwandler mit vor sich ausgestreckten Händen und bei Vollmond auf dem Dach, ein Topos, der bereits in der Antike seinen Ausgangspunkt nahm.

In der frühneuzeitlichen ärztlichen, theologischen und juristischen Diskussion stellte sich das Schlafwandeln als multidimensionales Misch- und Grenzphänomen dar. So bewegte sich diese Erscheinung nicht nur zwischen den beiden Polen des Wachseins und Schlafens, sondern auch zwischen den Kategorien krank oder gesund, dämonisch, göttlich und natürlich und vereinigte zugleich alle diese Anteile in sich. Es war aber auch ein Grenzphänomen, das zwischen den rein körperlichen und organisch erklärten Bewegungen auf der einen Seite und den geistig-mentalen Regungen der Seele auf der anderen Seite anzusiedeln war. Zu einer Zeit, zu der normalerweise alle anderen schliefen, trat der Nachtwandler auf und weckte seine Mitmenschen, die dadurch zu seinen Beobachtern wurden. Sein Erscheinen und Verhalten versetzten in Bewunderung und Schrecken. Das von außen Beobachtete erschöpfte sich dabei nicht in den sichtbaren motorischen Bewegungen eines nackten Menschen. Auch die innerpsychischen Vorgänge des Schlafwandlers, seine tiefsten Sehnsüchte, sein Gewissen, ungeahnte Persönlichkeitszüge und Verborgenes offenbarten sich nach außen. In diesem Zustand wurde der ganze Mensch in der Dunkelheit der Nacht augenscheinlich.

Begreift man Schlafwandeln als frühneuzeitliches Grenzphänomen, stellt es den Ausgangspunkt für diverse weiterführende Fragestellungen für die Frühe Neuzeitforschung und darüber hinaus dar. Aus- und vorausblickend könnte es aus medizin- und kulturhistorischer sowie ethischer Perspektive ertragreich sein, der Weiterentwicklung frühneuzeitlicher „Grenzgänger" Topoi zu folgen. Ebenso würde sich der Wandel in der Auffassung der schlafwandelnden Geschlechter für eine an genderspezifische Fragen interessierte, geschlechtersensible historische Forschung als weiter zu verfolgendes Forschungsthema anbieten. Während die schlafwandelnde Frau in den Texten des 16. und 17. Jahrhunderts noch eine Seltenheit darstellte, erschien sie im 18. Jahrhundert und spätestens beim künstlichen Somnambulismus ganz selbstverständlich auf der Bildfläche. Auch die Psychologisierung des schlafwandelnden Menschen und das Interesse an den unbewussten Vorgängen der Seele im Schlaf könnten gewinnbringend mit späteren Vorstellungen dazu aber auch mit der zunehmenden Feminisierung des Somnambulismus in Beziehung gebracht werden. Hierfür bedarf es einer die Epochen überspannenden Erweiterung der Diskursanalyse. Besonders erkenntnisreich könnte eine Untersuchung nicht nur medizinischer, sondern auch philosophischer und literarischer Texte des 18. Jahrhunderts, z. B. unter Einbeziehung von Justus Christian Hennings (1731–1815), Georg Friedrich Meiers (1718–1777) und Johann Gottlob Krügers (1715–1759) Annahmen zum Schlafwandeln sein, die alle drei ausführliche Darlegungen zum Schlafwandeln schrieben. In der Literatur existieren bereits einzelne Bemühungen, bestimmte Aspekte des Schlafwandelns insbesondere aus philosophischer Sicht der Aufklärung zu untersuchen. So wurde für das 18. Jahrhundert die Übertragung der Vorstellung des moralisch schlafenden Menschen auf den Schlafwandler festgehalten, der entgegen der Maximen der Aufklärung nicht mit Vernunft und Tugend, sondern von den Träumen geleitet, handelte und sich dadurch sowohl versündigen konnte, als auch als „gläserner Mensch" auf sein Inneres blicken ließ.[899] Diese Annahme des sich offenbarenden Nachtwandlers oder auch die Frage nach Erklärungsansätzen für das Wunderbare im Nachtwandel wie zum Beispiel für die nachtwandlerische Sicherheit ist, wie Parallelen mit frühneuzeitlichen Ansätzen in dieser Arbeit zeigen, kein neuer Gedanke der

[899] Vgl. dazu Stahlhoff (2008), S. 53–58. Ingo Uhlig zeichnete anhand Leibniz Ideen der Perzeption, Aufmerksamkeit und verschiedener Schlafzustände den zu diesen Modellen im Widerspruch stehenden Schlafwandler nach, der im Zustand geistiger Umnachtung Grandioses zu leisten im Stande ist und sich dabei nicht einmal verletzt, vgl. Uhlig (2015), S. 129–156.

Aufklärung, dessen Rezeptionsstränge spannend zu verfolgen wären. Und schließlich könnte auch eine intensive patientengeschichtliche Untersuchung des Schlafwandelns Aufschluss darüber geben, welche praktische Relevanz die Pathologisierung dieser Krankheitsentität im ärztlichen Alltag und in der Gesellschaft hatte und wie häufig Schlafwandelnde von Ärzten behandelt wurden oder welche abergläubischen, ggf. noch dämonologischen Aspekte im Volksglauben dazu verankert blieben und neben den medizinischen Erklärungsansätzen bestehen konnten.

Quellen und Bibliographie

Editionen, Gesamtausgaben und Indices

Albertus Magnus

Parva naturalia. De somno et vigilia. In: Borgnet, Augustus (Hrsg.): Opera omnia ex editione Lugdunensi religiose castigata, et pro auctoritatibus ad fidem Vulgatae versionis accuratiorumque patrologiae textuum revocata, auctaque B. Alberti vita ac bibliographia operum a PP. Quétif et Echard exaratis, etiam revisa et locupletata. Cura ac labore Augusti Borgnet. Band 9. Paris: Vivès, 1890: 121–212.

Antonius Musa

De herba vettonica liber. (Zusätzlich enthalten: Pseudoapulei herbarius. Anonymi de taxone liber. Sexti Placiti liber medicinae ex animalibus). Hrsg. von Ernestus Howald und Henricus E Sigerist. Leipzig/Berlin: Teubner, 1927.

Aristoteles

De anima. Übers., eingel. und komm. von Thomas Buchheim. Mit dem griechischen Originaltext in der Oxfordausgabe von Ross (1956). Darmstadt: Wissenschaftliche Buchgesellschaft, 2016.

De generatione animalium. Liatsē, Maria: Aristoteles: Buch V. Einleitung und Kommentar. Trier: Wissenschaftlicher Verlag Trier, 2000.

De insomniis, De divinatione per somnum. Übers. und erl. von Philip J. van der Eijk. Berlin: Akademie-Verlag, 1994.

Generation of animals. Übers. von Arthur Leslie Peck. Cambridge (Mass.)/ London: Harvard University Press, 1953.

Index Aristotelicus. In: Bonitz, Hermann (Hrsg.): Aristotelis Opera. Band 5: Nachdruck der Ausgabe Berlin 1870. Berlin: De Gruyter, 1961.

Kleine naturwissenschaftliche Schriften (Parva naturalia). Übers. und hrsg. von Eugen Dönt. Stuttgart: Philipp Reclam junior, 1997.

On Sleep and Dreams. Übers., komm. und hrsg. von David Gallop. Oxford: Oxbow Books, 2015 (Reprint der Neuauflage der Ausgabe von 1996).

Parts of Animals. Übers. von Arthur Leslie Peck. Movement of Animals. Progression of Animals. Übers. von Edward Seymour Forster. Cambridge (Mass.)/London: Harvard University Press, 1961.

Parva naturalia. Eingef. und komm. von Sir David Ross. Oxford: Clarendon Press, 1955.

Parva naturalia. Übers. und komm. von Paolo Cosenza. Band 1–3. Napoli: Loffredo, 2013.

Averroes

Compendium librorum Aristotelis qui Parva naturalia vocantur. In: Wolfson, Harry Austryn; Fobes, Francis Howard; Kurland, Samuel; Crawford, Frederick Stuart; Shields, Emily Ledyard; Blumberg, Harry (Hrsg.): Corpus commentariorum Averrois in Aristotelem. Band 7. Cambridge (Mass.): Mediaeval Acad. of America, 1949.

Bodin, Jean

De la démonomanie des sorciers. Hrsg. von Virginia Krause, Christian Martin und Eric MacPhail. Genève: Librairie Droz, 2016.

Caesarius <Heisterbacensis>

Caesarii Heisterbacensis Monachi ordinis Cisterciensis Dialogus miraculorum. Hrsg. von Josef Strange. Köln/Bonn/Brüssel: Heberle, 1851.

Castelli, Bartolomeo

Castellus renovatus, hoc est lexicon medicum, quondam á Barth. Castello Messanensi. Hrsg. und mit einer Einführung von Michael Stolberg. Erlangen: Fischer, 1994.

Corpus Hippocraticum

Die hippokratische Schrift „Über die heilige Krankheit“ (De morbo sacro, gr. u. dt.), übers. und erl. von Hermann Grensemann. Berlin: De Gruyter, 1968.

Index Hippocraticus. Kühn, Josef-Hans und Fleischer, Ulrich (Hrsg.). Cui elaborando interfuerunt sodales THESAURUS LINGUAE GRAECAE Hamburgensis. Curas postremas adhibuerunt K. Alpers, A. Anastassiou, D. Irmer, V. Schmidt. Band 1–4. Göttingen: Vandenhoeck & Ruprecht, 1986–1989.

Œuvres complètes d'Hippocrate. Hrsg. von Émile Littré. Traduction nouvelle, avec le texte grec en regard. 10 Bände. Paris: Baillière, 1839–1861.

Diogenes Laertius

Leben und Lehre der Philosophen. Eingel., übers. und hrsg. von Fritz Jürß. Stuttgart: Reclam, 1998.

Lives of eminent philosophers. Hrsg. und eingel. von Tiziano Dorandi. New York: Cambridge University Press, 2013.

Ephesius, Michael

In Aristotelis Parva Naturalia commentaria. Hrsg. von P. Wendland. Berlin: Reimer, 1903.

Fabricius Hildanus, Wilhelm

Ausgewählte Observationes Wilhelm Fabry's von Hilden (Fabricius Hildanus). Unveränderter Nachdruck der Ausgabe Leipzig 1914, übers. von Romanus J. Schaefer, eingel. von Karl Sudhoff. Leipzig: Zentralantiquariat der Dt. Demokratischen Republik, 1968.

Fernel, Jean

Fernel's On the Hidden Causes of Things: Forms, Souls, and Occult Diseases in Renaissance Medicine. Hrsg. und übers. von John M Forrester. Einführung und Anmerkungen von John Henry und John M. Forrester. Leiden: Brill, 2005.

The physiologia of Jean Fernel (1567). Übers. und hrsg. von John M. Forrester. Philadelphia: American Philosophical Society, 2003.

Fracastoro, Girolamo

Turrius oder über das Erkennen / Turrius sive de intellectione. Hrsg., übers. und eingel. von Michaela Boenke. München: Wilhelm Fink Verlag, 2006.

Galen

Claudii Galeni opera omnia. Hrsg. von Karl Gottlob Kühn. Leipzig: Knobloch, 1821–1833.

De dignotione ex insomniis. Demuth, Gernot: Ps-Galeni De dignotione ex insomniis. Ausgabe mit Übersetzung und Kommentar. Dissertationsschrift aus der philosophischen Fakultät der Universität Göttingen (1972).

De dignotione ex insomniis. Guidorizzi, Giulio: L'opuscolo di Galeno *De dignotione ex insomniis*. In: Accademia Nazionale dei Lincei, Bollettino del Comitato per la Preparazione dell'Edizione Nazionale dei Classici Greci e Latini. Band 21. Roma: Reale Accademia d'Italia, 1973: 81–105.

De motu musculorum. Übers., komm. und hrsg. von Pietro Rosa. Pisa: F. Serra, 2009.

Galeni in Hippocratis Epidemiarum librum I commentariorum I–III versio Arabica. Hrsg., übers. und komm. von Uwe Vagelpohl mit Hilfe von Simon Swain. Warschau/Berlin: De Gruyter, 2015.

Index in Galeni Libros. Von Assmann, Friedrich Wilhelm. In: Kühn, Karl Gottlob (Hrsg.): Claudii Galeni opera omnia. Band 20. Leipzig: Knobloch, 1833.

Τοῦ μεγάλου Ἱπποκράτους ἅπαντα. Magni Hippocratis opera omnia. 3 Bände. Hrsg. von Karl Gottlob Kühn. Leipzig: Knobloch, 1825–1827.

Über die Verschiedenheit der Symptome: De symptomatum differentiis. Hrsg., übers., und erl. von Beate Gundert. Berlin: Akademie-Verlag, 2009.

Haydocke, Richard

Oneirologia. Von Marr, Alexander: Richard Haydocke's A Manuscript Treatise on Sleep and Dreams, including the "Arguments" of King James I. Erudition and the Republic of Letters 2017; 2: 113–181. http://booksandjournals.brillonline.com/content/journals/10.1163/24055069-00202001 (letzter Zugriff am 03.11.2024).

van Helmont, Jan Baptista

Aufgang der Artzney-Kunst. Übersetzt von Christian Knorr von Rosenroth. Mit Beiträgen von Walter Pagel und Friedhelm Kemp. Nachdruck der Ausgabe Sulzbach 1683. Band I. München: Kösel, 1971 a.

Aufgang der Artzney-Kunst. Übersetzt von Christian Knorr von Rosenroth. Mit Beiträgen von Walter Pagel und Friedhelm Kemp. Nachdruck der Ausgabe Sulzbach 1683. Band II. München: Kösel, 1971 b.

Institoris, Heinrich und Sprenger, Jakob

Der Hexenhammer. Malleus maleficarum. Neu aus dem Lat. übertr. von Wolfgang Behringer, hrsg. und eingel. von Günter Jerouschek. München: Deutscher Taschenbuch-Verlag, 2000.

Malleus maleficarum. Band 1–2. Hrsg. und übers. von Christopher S. Mackay. Cambridge/New York/Melbourne: Cambridge University Press, 2006.

Libavius, Andreas

Die Alchemie des Andreas Libavius. Ein Lehrbuch der Chemie aus dem Jahre 1597, hrsg. von Friedemann Rex. Weinheim: Verlag Chemie, 1964.

Metlinger, Bartholomäus

Das Kinderbuch des Bartholomäus Metlinger 1457–1476. Ein Beitrag zur Geschichte der Kinderheilkunde im Mittelalter von Ludwig Unger. Leipzig/Wien: Franz Deuticke, 1904.

Paré, Ambroise

On monsters and marvels. Translated with an introduction and notes by Janis L. Pallister. Chicago/London: The University of Chicago Press, 1982.

Pico della Mirandola, Gianfrancesco

Über die Vorstellung. De imaginatione. Lateinisch-deutsche Ausgabe mit einer Einleitung von Charles B. Schmitt und Katharine Park. Hrsg. von Eckard Keßler. München: Wilhelm Fink Verlag, 1997.

Platon

Timaios. In: Burnet, John (Hrsg.): Platonis Opera. Band 4. Tetralogiam 8 continens: insunt Clithopho, Timaeus, Critias, seorsum impressi e tomo quarto. Oxford: Typ. Clarendoniano, 1905.

Platter, Felix

Observationes [dt.] Krankheitsbeobachtungen in 3 Büchern. Übers. von Günther Goldschmidt und hrsg. von Heinrich Buess. Bern/Stuttgart: H. Huber, 1963.

Plautus, Titus Maccius

Komödien. Lateinisch und deutsch. Miles gloriosus, Mostellaria, Persa. Hrsg., übers. und komm. von Peter Rau. Darmstadt: Wissenschaftliche Buchgesellschaft, 2008.

Regimen sanitatis Salerni und Salernitanisches Gedankengut

Das medizinische Lehrgedicht der Hohen Schule zu Salerno (Regimen sanitatis Salerni). Aus dem Lateinischen ins Deutsche übertragen von Paul Tesdorpf und Therese Tesdorpf-Sickenberger. Berlin/Stuttgart/Leipzig: Kohlhammer, 1915.

Regimen Sanitatis Salerni sive Scholae Salernitanae de conservanda bona valetudine praecepta. Ackermann, Johann Christian Gottlieb (Hrsg.). Stendal: Franzen/Grosse, 1790.

The Prose Salernitan Questions. Edited from a Bodleian Manuscript (Auct. F.3.10). An anonymous collection dealing with science and medicine written by an Englishman c. 1200; with an appendix of ten related collections. Hrsg. von Brian Lawn. London: Oxford University Press, 1979.

Urso <Salernitanus>: Die medizinisch-naturphilosophischen Aphorismen und Kommentare des Magister Urso Salernitanus. Nach Handschriften lat. und dt. hrsg. von Rudolf Creutz. Berlin: Julius Springer, 1936.

Rhazes

Über Kinderkrankheiten. Kahlert, Uta: Rhazes über Kinderkrankheiten. Übersetzung des Liber de morbis infantium in den Opera exquisitiora (Basel 1544) und Sammlung der Rezepturen für zusammengesetzte Arzneimittel im Kontext lateinischer pädiatrischer Wiegendrucke und ausgewählter pharmazeutischer Fachliteratur des 16. Jahrhunderts. Dissertationsschrift aus der mathematisch-naturwissenschaftlichen Fakultät der Universität Bonn (2015).

Shakespeare, William

Macbeth. Zweisprachige Ausgabe. Neu übers. und mit Anmerkungen versehen von Frank Günther. München: Deutscher Taschenbuch-Verlag, 2015.

Handschriften und Drucke

Albertus Magnus: Beati Alberti Magni, Ratisbonensis Episcopi, Ordinis Praedicatorum, Parva Naturalia. Recognita per R.A.P.F. Petrum Jammy. Lyon: Prost/Rigaud/DeLaGarde/Hugetan, 1651.

Alderotti, Taddeo: Thaddei Florentini expositiones in arduum aphorismorum Ipocratis volumen […]. Joannis Baptiste Nicollini salodiensis opera in lucem emisse. Venedig: L. A. Junta (Florentina), 1527.

[Anonymer Autor]: Etliche Sendbrieffe zum Zeugnis, das der Güldene Zahn noch heutiges tages gülden und kein betrug sey. Leipzig: Voegelin, 1596.

Bayerische Akademie der Wissenschaften, 2024: Frühneuzeitliche Ärztebriefe des deutschsprachigen Raums (1500–1700). https://aerztebriefe.badw.de/datenbank.html (letzter Zugriff am 03.11.2024).

Bayerische Staatsbibliothek München und Herzog August Bibliothek Wolfenbüttel, 2024: Johann Heinrich Zedlers Grosses vollständiges Universal-Lexicon aller Wissenschafften und Künste 1731–1754. https://www.zedler-lexikon.de (letzter Zugriff am 03.11.2024).

Blankaart, Steven: Lexicon medicum graeco-latinum. Amsterdam: Hoorn, 1679.

Bodin, Jean: De magorum Daemonomania libri IV. Basel: Thomas Guerin, 1581.

de le Boë, Frans: Opera medica. Amsterdam: Elsevir et Wolfgang, 1680.

Bohn, Johann und Vipacher, David: Casus aegri noctambulationis morbo laborantis resolutus (Leipzig 1717). In: Haller, Albrecht (Hrsg.): Disputationes ad morborum historiam et curationem facientes tomi septimi pars II. Priorum voluminum supplementum. Lausanne: Arnay, 1760: 438–468.

Cardano, Girolamo: De propria vita liber. Amsterdam: Ravenstein, 1654.

Clauder, Gabriel: Rara somnambuli historia. In: Miscellanea curiosa sive ephemeridum medico-physicarum Germanicarum Academiae Caesareo-Leopoldinae Naturae Curiosorum. Annus Quintus 1686 (1687). [Wechselnde Verlagsorte], 1687: 380–381.

Clemens V., Papa: Clementinae Clementis Quinti constitutiones, quas Clementinas vocant, ab Aegidio Perrino officiali de losayo, diligenter recognitae. Lyon: a Porta, 1550.

Craanen, Theodor: Opera omnia, nunc demum coniunctim edita: tomus alter continens Observationes, quibus emendatur & illustratur Henrici Regii. Praxis medica, medicationum exemplis demonstrata. Antwerpen: Verdussen, 1689.

Crusius, Jakob Andreas: De nocte et nocturnis officiis, tam sacris, quam prophanis, lucubrationes historico-philologico-juridicae. Bremen: Köhler, 1660.

Crusius, Jakob Andreas: Disquisitio de nocte, eiusque divisione, commodis & incommodis nocturnis. Bremen: Berger, 1652.

Delrio, Martin Antonio: Disquisitionum Magicarum Libri Sex: In Tres Tomos Partiti. Mainz: Albinus, 1603.

Diderot, Denis und d'Alembert, Jean Baptiste le Rond: Encyclopédie, ou Dictionnaire raisonné des sciences, des arts et des métiers. Tome Quinzième. Neufchastel: Samuel Faulche, 1765.

Dodoens, Rembert: Medicinalium observationum exempla rara, recognita & aucta. Köln: Cholinus, 1581.

Ettmüller, Michael: Opera omnia in quinque tomos distributa. Tomus Secundus. Neapel: Sumtibus Societatis, 1728.

Fabricius Hildanus, Wilhelm: Christliche Abmahnung von der Trunckenheit. Frankfurt am Main: Bry, 1623.

Fabricius Hildanus, Wilhelm: Christlicher Schlafftrunck. Frankfurt am Main: Bry, 1624.

Fabricius Hildanus, Wilhelm: Observationum & curationum chirurgicarum centuriae nunc primum simul in unum opus congestae, ac in duo volumina distributae. Band 1. Lugdunum: Huguetan, 1641.

Fernel, Jean: Joannis Fernelii Ambiani de abditis rerum causis libri duo. Paris: Wechel, 1551.

Fernel, Jean: Universa medicina. Paris: Lutetia Parisiorum, 1567.

Franco, Gaspar dos Reis: Elysius iucundarum quaestionum campus, omnium literarum amoenissima varietate refertus. Brüssel: Vivien, 1661.

Frank, Joseph: Praxeos medicae universae praecepta. Partis secundae volumen primum, sectio prima. Continens doctrinam de morbis systematis nervosi in genere, et de iis cerebri in specie. Leipzig: Kühn, 1818.

Fricke, Johann Heinrich: Commentatio de noctambulis. Halle: Hendel, 1773.

von Haller, Albrecht und Eberhard, Johann Peter: Onomatologia medica completa oder Medicinisches Lexicon. Ulm: Stettin, 1772.

de Heer, Henri: Observationes medicae oppido rarae in Spa & Leodii animadversae cum medicamentis aliquot selectis &, ut volunt secretis. Leipzig: Kühn, 1645.

Hennings, Justus Christian: Von den Träumen und Nachtwandlern. Weimar: Hoffmann, 1784.

Hesse, Carl Gustav: Ueber das nächtliche Aufschrecken der Kinder im Schlafe und die psychisch-gerichtliche Bedeutung des Aufschreckens in den späteren Lebensaltern. Altenburg: H. A. Pierer, 1845.

Hoffmann, Friedrich und Hofsteter, Johannes Christopherus: Disputatio solennis medica de somnambulatione. Halle: Salfeldius, 1695.

Hornung, Johannes (Hrsg.): Cista medica, qua in epistolae clarissimorum Germaniae medicorum […] asservantur. Nürnberg: Halbmayr, 1626.

Horst, Gregor: De natura humana libri duo. Frankfurt am Main: Kempfer, 1612.

Horst, Gregor: Observationes medicinales singulares libri IV. Ulm: Jona Savrius, 1625.

Horst, Gregor und Köppen Magedburgensis, Ioachim: Problematum medicorum decas, gravissimorum capitis affectuum cognitionem & curationem illustrans. In: Gregor, Horst (Hrsg.): Problematum medicorum θεραπευτικῶν. Wittenberg: Gormann, 1608.

Horst, Gregor und Langius, Daniel: Ἐξέτασις Φυσικὴ. De somno et somniis. Wittenberg: Meisner, 1606.

Horst, Gregor und Müller, Jakob: De natura motus animalis & voluntarii exercitatio singularis, ex principiis physicis, medicis, geometricis & architectonici deducta. Gießen: Chemlin, 1617.

Horst, Jakob: De natura, differentiis et causis eorum, qui dormientes ambulant, vigilantium opera, eaque difficilima perficiunt, & aliquando culmina tabulataque aedium perreptant. Leipzig: Voegelin, 1593.

Horst, Jakob: Ein Vorwarnung der Krancken vor ihrem selbst eigenen Schaden und Vorseumnuß. Görlitz: Fritsch, 1574.

Horst, Jakob: Iacobi Horstii de aureo dente maxillari pueri Silesii, primum, utrum eius generatio naturalis fuerit, nec ne; Deinde an digna eius interpretatio dari queat. Et De noctambulonum natura, differentiis & causis, eorumque tam praeservativa quam etiam curativa, denuo auctus liber. Leipzig: Voegelin, 1595.

Horst, Jakob: Iacobi Horstii Epistolae philosophicae et medicinales. Leipzig: Voegelin, 1596 a.

Horst, Jakob: Iacobi Horstii Zwey Bücher: Eins von dem güldenen Zahn so einem Knaben in Schlesien gewachsen […] verdeutscht durch Georgium Coberum. Das Ander Von den Nachtwanderern welche im Schlaff umbgehen […] verdeutschet durch Iacobum Horstium den Jüngeren. Leipzig: Voegelin, 1596 b.

Horst, Jakob: Jacobi Horstii Doctoris der Artzeney, und Professoris in der Julius Universität zu Helmstädt: Ein Büchlein von den Nachtwanderern, welche im Schlaff umbgehen, die Wände und Dächer hinnan steigen viel wunderbares Dings vorhaben was ihr Natur, Unterscheidt und Ursachen seyn, oder wie man die Gebrechen verhüten und gar abhelffen könne. Hamburg: Kleinhansen, 1636.

Horst, Jakob: Theses de apoplexia. Helmstedt: Lucius, 1592.

Ingolstetter, Johannes: De aureo dente silesii pueri: responsio Iohannis Ingolstetteri Noribergensis […]. Leipzig: Lantzenberger, 1596.

Innichenhöfer, Heinrich: Hypnologia. Wittenberg: Tham, 1624.

Institoris, Heinrich: Malleus maleficarum: in tres divisus partes. Venedig: Bertanus, 1576.

Jonston, Jan: Thaumatographia naturalis. Amsterdam: Guilielmus Blaev, 1632.

Knoll, Johann Christian Gerhard: Abhandlung vom Nachtwandeln. Quedlinburg: Schwan, 1753.

Köhler, Johann David: Schlesische Kern-Chronicke. Oder Kurtze jedoch gründliche Geographisch-Historisch- und Politische Nachricht von dem Herzogthum Schlesien […]. Band 2. Nürnberg: Buggel, 1711.

du Laurens, André: Historia anatomica humani corporis. Frankfurt am Main: Becker, 1599/1600.

Lemnius, Levinus: Occulta naturae miracula. Antwerpen: Guilielmus Simonis, 1559.

Lemnius, Levinus: Occulta naturae miracula. Wunderbarliche Geheimnisse der Natur in des Menschen Leibe und Seel, auch in vielen anderen natürlichen Dingen, als Steinen, Ertzt, Gewechs und Thieren. Herausgegeben, übersetzt und vermehrt von Jacob Horst. Leipzig: Steinmann, 1588.

Lemnius, Levinus: Von den wunderbarlichen Geheimnissen der Natur, und derselben fruchtbarlichen Betrachtung, nicht allein nützlich, sondern auch lieblich zulesen. Aus dem Latein in die deutsche Sprache [...] verfertigt. Durch Jacobum Horscht [...]. Leipzig: Steinmann, 1572.

Libavius, Andreas: Singularium Andreae Libavii. Pars secunda. Frankfurt am Main: Kopffius, 1599.

Liddel, Duncan: Tractatus de dente aureo. Nunc primum editus ex Museo Ioachimi Morsii. Hamburg: Frobenius, 1628.

Maiolo, Simeone: Dierum Canicularum Tomi VII. Frankfurt am Main: Schönwetter, 1642.

Marcello, Christoforo: Christophori Marcelli Protho. Apos. Patricii Veneti Universalis de Anima Traditionis Opus. Venedig, 1508.

Meier, Georg Friedrich: Versuch einer Erklärung des Nachtwandelns. Halle: Carl Hermann Hemmerde, 1758.

Menochio, Giacomo: De arbitrariis iudicum quaestionibus et causis libri duo. Köln: Gymnich, 1615.

Mercuriale, Girolamo: De morbis puerorum tractatus locupletissimi. Venedig: Paolo Meieti, 1583.

Mercuriale, Girolamo: Von den Schwachheiten und Gebrechen der jungen Kinder und ihrer Cur. In: Uffenbach, Peter (Hrsg.): Ein Newes Artzney Buch. Frankfurt am Main: Palthenius, 1605.

Metlinger, Bartholomäus: Ein Regiment der jungen Kinder. Augsburg: Johann Bämler, 1474.

Möbius, Gottfried: Epitome institutionum medicarum. Jena: Krebs, 1663.

Muratori, Lodovico Antonio: Della forza della fantasia umana. Venedig: Pasquali, 1745.

Niceron, Jean Pierre: Memoires pour servir a l'histoire des hommes illustres dans la republique des lettres : avec un catalogue raisonné de leurs ouvrages. Band 1–40. Paris: Briasson, 1729–1740.

Paré, Ambroise: Des monstres et prodiges. Édition critique et commentée par Jean Céard. Genf: Droz, 1971.

Pockels, Carl Friedrich: Psychologische Bemerkungen über Träume und Nachtwandler. In: Moritz, Carl Philipp (Hrsg.): Gnothi sauton oder Magazin zur Erfahrungsseelenkunde. 7. Band (1789). Neuherausgegeben und mit einem Nachwort versehen von Anke Bennholdt-Thomsen und Alfredo Guzzoni. Lindau i. B.: Antiqua-Verlag, 1979: 74–127.

Pomarius, Samuel: De noctambulis disputatio prior. Wittenberg: Wendt, 1649.

Pomarius, Samuel: De noctambulis disputatio posterior. Wittenberg: Wendt, 1650.

Pomarius, Samuel und Fabiger, Johannes: De noctambulis disputatio prior quam Wittebergae ad D. XXIIX. Septembris A. C. MDCXLIX. disquisitioni sistunt publicae Praeses M. Samuel Pomarius, Silesius, et Respondens Johannes Fabiger, Wittebergensis. Editio quarta. Wittenberg: Schrödter, 1686.

Richter, Georg Gottlob: Disputatio solemnis de statu mixto somni et vigiliae quo dormientes multa vigilantium munera obeunt. Göttingen: Luzac, 1756.

Roelans von Mecheln, Cornelius: Libellus egritudinum infantium. Löwen: Johann Velender, 1483/1484.

Ruland, Martin: De dente aureo pueri silesi: adversus responsionem M. Iohannis Ingolstetteri Norimbergensis. Frankfurt am Main: Johann Sauer, 1597.

Ruland, Martin: Nova et in omni memoria omnino inaudita historia de Aureo Dente, qui nuper in Silesia puero cuidam septenni sucrevisse, magna omnium admiratione animadversus est [...]. Frankfurt am Main: Kopffius, 1595.

Sächsische Landesbibliothek – Staats- und Universitätsbibliothek Dresden: Handschriften, 2024: Zwinger, Theodor und Horst, Jakob. Fragmenta literarum de Studio Methodi – Mscr. Dresd. C.383: Abschriften des 17. Jahrhunderts, [1568–1574]. https://digital.slub-dresden.de/werkansicht/dlf/103784/5 (letzter Zugriff am 03.11.2024).

Salius Diversus, Petrus: Petri Salii Diversi De febre pestilenti tractatus et curationes quorundam particularium morborum, quorum tractatio ab Ordinariis Practicis non habetur. Frankfurt am Main: Wechel, 1584.

Salius Diversus, Petrus: Petri Salii Diversi De febre pestilenti tractatus et curationes quorundam particularium morborum, quorum tractatio ab Ordinariis Practicis non habetur. Frankfurt am Main: Wechel, 1586.

Schenck, Johannes Theodor und Theisner, Johannes Jacob: Dissertatio medica de ambulatione in somno. Jena: Müller, 1671.

Schenck von Grafenberg, Johannes: Observationum medicarum, rararum, novarum, admirabilium et monstrosarum. Tomus 1, in quibus, quae Medici Doctissimi & exercitatissimi, abdita, vulgo incognita, gravia, periculosaque in harum partium conformationibus, eorundemque morborum caussis [...] exhibetur [...]. Frankfurt am Main: E Paltheniana, sumtibus Ionae Rhodii Bibliopolae, 1600.

Schenck von Grafenberg, Johannes: Παρατηρήρσεων sive observationum medicarum rararum, novarum, admirabilium, & monstrosarum. Frankfurt am Main: Hoffmann, 1609.

Schott, Kaspar: P Gasparis Schotti Physica curiosa, sive mirabilia naturae et artis libris XII comprehensa. Herborn: Endter & Wolfgang, 1667.

Sennert, Daniel: Institutionum medicinae libri quinque. Wittenberg: Schürer, 1667.

Sennert, Daniel: Practicae Medicinae Liber Primus. Wittenberg: Schürer, 1628.

Sennert, Daniel: Practicae Medicinae Liber Secundus. Wittenberg: Schürer, 1629.

Sennert, Daniel: Practicae Medicinae Liber Quartus. De Mulierum & Infantium Morbis. Wittenberg: Schürer, 1632.

Steffani, Johannes Jakob: De somnambulis. In: Zwinger, Theodor (Hrsg.): Fasciculus dissertationum medicarum selectiorum. Basel: Mechel, 1710: 56–86.

Tandler, Tobias: Dissertationes physicae-medicae. Wittenberg: Schürer, 1613.

Tandler, Tobias und Horst, Gregor: Disputatio de noctisurgio (1602). In: Tandler (1613): 183–200.

Thomasius, Christian: Tractatio iuridica de iure circa somnum et somnia. Vom Recht des Schlaffs und der Träume. Halle: Krebs, 1723.

Tiraqueau, André: Opera omnium Dn. Andreae Tiraquelli, regii in curia Parisiensi senatoris. Band 7. Frankfurt am Main: Bringer, 1616.

Woyts, Johann Jacob: Gazophylacium medico-physicum: oder Schatz-Kamer medicin.- u. natürl. Dinge. Leipzig: Lauckischen, 1722.

Zacchia, Paolo: Quaestionum medico-legalium tomi tres. Frankfurt am Main: Bencard, 1688.

Zacutus, Abraham: Opera in quibus medicorum principum historia explicatur. Tomus 1. Lyon: Huguetan, 1649.

Zahn, Johannes: Specula physico-mathematico-historica notabilium ac mirabilium. Tomus III. Nürnberg: Knorzian, 1696.

Zedler, Johann Heinrich (Hrsg.): Grosses vollständiges Universal-Lexicon aller Wissenschafften und Künste [...]. Band 1–64. Leipzig/Halle: Zedler, 1731–1754.

Sekundärliteratur

d'Afflitto, Eustachio: Memorie degli scrittori del regno di Napoli. Napoli: Stamperia Simoniana, 1782.

Ahlheim, Hannah: Der Traum vom Schlaf im 20. Jahrhundert: Wissen, Optimierungsphantasien und Widerständigkeit. Göttingen: Wallstein Verlag, 2018.

Ahlheim, Hannah (Hrsg.): Kontrollgewinn – Kontrollverlust: Die Geschichte des Schlafes in der Moderne. Frankfurt/New York: Campus Verlag, 2014.

Ahrens, Sabine: Die Lehrkräfte der Universität Helmstedt 1576–1810. Helmstedt: Landkreis Helmstedt, Amt für Schule, Kultur und Sport, 2004.

von Albrecht, Michael: Geschichte der römischen Literatur. Von Andronicus bis Boethius. Mit Berücksichtigung ihrer Bedeutung für die Neuzeit. Band 1. 2. Auflage. München/New Providence/London/Paris: K. G. Saur, 1994.

Allgemeine deutsche Real-Encyclopädie für die gebildeten Stände (Conversations-Lexicon). 6. Orig.-Aufl. Leipzig: Brockhaus, 1824.

Alschner, Uwe: Universitätsbesuch in Helmstedt 1576–1810. Modell einer Matrikelanalyse am Beispiel einer norddeutschen Universität.

Braunschweig: Selbstverlag des Braunschweigischen Geschichtsvereins, 1998.

Alt, Peter-André: Der Schlaf der Vernunft: Literatur und Traum in der Kulturgeschichte der Neuzeit. München: Beck, 2011.

American Academy of Sleep Medicine: International Classification of Sleep Disorders. 3rd edn. Diagnostic and coding manual. Darien: AASM, 2014.

American Psychiatric Association: Diagnostisches und statistisches Manual Psychischer Störungen DSM-5®. Hrsg. von Peter Falkai und Hans-Ulrich Wittchen. Göttingen [u.a.]: Hogrefe, 2015.

Andersen, Monica L.; Poyares, Dalva; Alves Rosana S. C.; Skomro Robert und Tufik Sergio. Sexsomnia: Abnormal sexual behavior during sleep. Brain Res. Rev. 2007; 56 (2): 271–282.

Angelis, Simone: Anthropologien: Genese und Konfiguration einer „Wissenschaft vom Menschen" in der Frühen Neuzeit. Berlin/New York: De Gruyter, 2010, S. 213–268.

[Anonymer Autor]: Somnambulism. Dublin Penny Journal 1834; 2 (102): 395–396.

Ariès, Philippe: Geschichte der Kindheit. Mit einem Vorwort von Hartmut von Hentig. Aus dem Französischen von Caroline Neubaur und Karin Kersten. München: Deutscher Taschenbuch-Verlag, 2003.

Arnold, Klaus: Kind und Gesellschaft in Mittelalter und Renaissance. Beiträge und Texte zur Geschichte der Kindheit. Paderborn: Schöningh, 1980.

Arnold, Klaus: Kindheit im europäischen Mittelalter. In: Martin, Jochen und Nitschke, August (Hrsg.): Zur Sozialgeschichte der Kindheit. Freiburg/München: Alber, 1986: 443–467.

Aserinsky, Eugene und Kleitman, Nathaniel: Regularly occuring periods of eye motility, and concomittant phenomena, during sleep. Science 1953; 118: 273–274.

Bähr, Andreas: Der grausame Komet. Himmelszeichen und Weltgeschehen im Dreißigjährigen Krieg. Reinbeck: Rowohlt, 2017.

Bajada, Joseph: Sexual Impotence: The contribution of Paolo Zacchia (1584–1659). Roma: Editrice Pontificia Università Gregoriana, 1988.

Balbiani, Laura: La magia naturalis di Giovan Battista della Porta: lingua, cultura e scienza in Europa all'inizio dell'età moderna. Bern/Lausanne: Lang, 2001.

Ball, Philipp: Curiosity: How science became interested in everything. London: The Bodley Head, 2012.

Bastholm, Eyvind Borge Martin Marius: The history of muscle physiology: from the natural philosophers to Albrecht von Haller. A study of the history of medicine. With a summary in Danish. Kopenhagen: Munksgaard, 1950.

Bautier, Robert-Henri; Lutz, Liselotte; McLellan, Joyce M.; Mattejiet, Ulrich; Weyrich, Frank und Avella-Widhalm, Gloria (Hrsg.): Lexikon des Mittelalters. Band 3. Codex Wintoniensis bis Erziehungs- und Bildungswesen. München/Zürich: Artemis & Winkler, 1986.

Bautz, Friedrich Wilhelm (Hrsg.): Biographisch-Bibliographisches Kirchenlexikon. Band 1–42. Hamm/Herzberg/Nordhausen: Traugott Bautz, 1975–2021.

Becker, Joachim: „Wenn unser Bett erzählen könnte…" Kulturgeschichte des Bettes – Wissenswertes – Kurioses. Wachenheim: J. Becker, 2011.

Becker-Cantarino, Barbara: Kulturelles Wissen zwischen Glaube und Aberglaube: Zum „Hexensabbat" bei Martin del Rio, Pierre de Lancre und Johannes Praetorius. In: Burkard, Thorsten; Hundt, Markus; Martus, Steffen; Ohlendorf, Steffen und Ort, Claus-Michael (Hrsg.): Natur – Religion – Medien: Transformation frühneuzeitlichen Wissens. Berlin: Akademie Verlag, 2013: 117–134.

Benedict, Barbara M.: Curiosity. A cultural history of early modern inquiry. Chicago/London: The University of Chicago Press, 2001.

Berns, Joerg Jochen: Wunderzeichen am Himmel und auf Erden. Der frühneuzeitliche Prodigiendiskurs und dessen medientechnische Bedingungen. In: Jaumann, Herbert und Stiening, Gideon (Hrsg.): Neue Diskurse der Gelehrtenkultur in der Frühen Neuzeit. Ein Handbuch. Berlin/Boston: De Gruyter, 2016.

Bietenholz, Peter und Deutscher, Thomas: Contemporaries of Erasmus: a biographical register of the Renaissance and Reformation. Band 3: N–Z. Toronto/Buffalo/London: University of Toronto Press, 1987.

Bojadžiev, Cočo C.: Die Nacht im Mittelalter. Würzburg: Königshausen & Neumann, 2003.

Bologne, Jean-Claude: Nacktheit und Prüderie. Eine Geschichte des Schamgefühls. Weimar: Böhlau, 2001.

Böttcher, Hans-Joachim: Bedeutende historische Persönlichkeiten der Dübener Heide. Leipzig: Arbeitsgemeinschaft für mitteldeutsche Familienforschung e.V. (AMF), 2014.

Brednich, Rolf Wilhelm (Hrsg.): Enzyklopädie des Märchens. Handwörterbuch zur historischen und vergleichenden Erzählforschung. Band 8: Klerus – Maggio. Berlin/Boston: De Gruyter, 1996.

Brentini, Pietro: Die Institutiones medicinae des Daniel Sennert (1572–1637). Dissertationsschrift aus der medizinischen Fakultät der Universität Zürich (1971).

Broedel, Hans Peter: The Malleus Maleficarum and the construction of witchcraft. Theology and popular belief. Manchester/New York: Manchester University Press, 2003.

Bronfen, Elisabeth: Tiefer als der Tag gedacht: eine Kulturgeschichte der Nacht. München: Hanser, 2008.

Bruck, Walther: Die Historie vom güldenen Zahn eines schlesischen Knaben <1593>. Berlin: Meusser, 1920.

Brunt, Lodewijk und Steger, Brigitte (Hrsg.): Worlds of Sleep. Berlin: Frank Timme, 2008.

Bumb, Jan M.; Schredl, Michael und Dreßing, Harald: Strafrechtliche Implikationen schlafassoziierter Verhaltensstörungen. Fortschr. Neurol. Psychiatr. 2015; 83 (11): 621–627.

Bundy, Murray Wright: The Theory of Imagination in Classical and medieval Thought. Illinois: The University of Illinois, 1927.

Bydén, Börje: Introduction: The Study and Reception of Aristotle's Parva naturalia. In: Bydén, Börje und Radovic, Filip (Hrsg.): The Parva naturalia in Greek, Arabic and Latin Aristotelianism. Supplementing the Science of the Soul. Cham: Springer, 2018: 1–50.

Bynum, William F und Bynum, Helen (Hrsg.): Dictionary of medical biography. Band 1–5. Westport (Conneticut): Greenwood Press, 2006.

Carlano, Annie und Sumberg, Bobbie (Hrsg.): Sleeping around: the bed from antiquity to now. Santa Fe, NM: Museum of International Folk Art, 2006.

Cambiano, Giuseppe: Figure, macchine, sogni: saggi sulla scienza antica. Rom: Edizioni di Storia e Letteratura, 2006.

Carter, Gregory S.: The Pharmacology of Parasomnias and Movement Disorders of Sleep. In: Larrivee, Denis (Hrsg.): Sleep Medicine and the Evolution of Contemporary Sleep Pharmacotherapy. London: IntechOpen, 2021. DOI: 10.5772/intechopen.100472.

Carus, Friedrich August: Geschichte der Psychologie. Reprintausgabe, eingeleitet von Rolf Jeschonnek. Berlin: Springer, 1990.

Castelnovo, Anna; Riedner, Brady A.; Smith, Richard F.; Tononi, Giulio; Boly, Melanie und Benca, Ruth M.: Scalp and Source Power Topography in Sleepwalking and Sleep Terrors: A High Density EEG Study. Sleep 2016; 39: 1815–1825.

Cavallo, Sandra und Storey, Tessa. Healthy living in the late Renaissance Italy. Oxford: Oxford University Press, 2013.

Chisholm, Hugh (Hrsg.): The Encyclopaedia Britannica. 11. Auflage. Band 26. Cambridge: Cambridge University Press, 1911.

Churchill, Wendy D.: Female patients in Early Modern Britain: Gender, Diagnosis, and Treatment. Farnham: Ashgate, 2012.

Clark, Stuart: Thinking with demons. The Idea of Witchcraft in Early Modern Europe. Oxford: Clarendon Press, 1997.

Classen, Albrecht (Hrsg.): Imagination and Fantasy in the Middle Ages and Early Modern Time: Projections, dreams, monsters and illusions. Berlin/Boston: De Gruyter, 2020.

Creutz, Rudolf: Urso, der Letzte des Hochsalerno. Arzt, Philosoph, Theologe. Berlin: Ebering, 1934.

Crisciani, Chiara: *Exempla* in Medicina. Epistemologia, insegnamento, retorica (Secoli XIII–XV). Una proposta di ricerca. In: Gadebusch Bondio, Mariacarla und Ricklin, Thomas (Hrsg.): Exempla medicorum: Die Ärzte und ihre Beispiele (14.–18. Jahrhundert). Florenz: Sismel, Edizioni del Galluzzo, 2008: 89–108.

Dachrodt, Daniela: Architektur der Sachlichkeit: Das chemische Gebäude von Andreas Libavius. In: Laube, Stefan (Hrsg.): Goldenes Wissen: die Alchemie – Substanz, Synthesen, Symbolik [Ausstellung der Herzog-August-Bibliothek Wolfenbüttel (Bibliotheca Augusta: Augusteerhalle, Schatzkammer, Kabinett) vom 31. August 2014 bis zum 22. Februar 2015]. Wiesbaden: Harrassowitz, 2014.

Dacome, Lucia: To What Purpose Does It Think? Dreams, Sick Bodies and Confused Minds in the Age of Reason. Hist. Psychiatry 2004; 15 (4): 395–416.

Dannenfeldt, Karl H.: Sleep: Theory and Practice in the Late Renaissance. J. Hist. Med. Allied Sci 1986; 41 (4), 415–441.

Darnton, Robert: Mesmerism and the end of the enlightenment in France. Cambridge: Harvard University Press, 1968.

Daston, Lorraine und Park, Katharine: Wonders and the order of nature, 1150–1750. New York. Zone Books, 1998.

Deichgräber, Karl: Die Epidemien und das Corpus Hippocraticum: Voruntersuchungen zu einer Geschichte der Koischen Ärzteschule. Berlin: De Gruyter, 1933.

Desjardins, Marie-Eve; Baril, Andrée-Ann; Soucy, Jean-Paul; Dang-Vu Thien Thanh; Desautels, Alex; Petit, Dominique; Montplaisir, Jacques und Zadra, Antonio: Altered brain perfusion patterns in wakefulness and slow-wave sleep in sleepwalkers. Sleep 2018; 41 (5): 1–9.

Deutsche Gesellschaft für Schlafforschung und Schlafmedizin: Kompendium Schlafmedizin für Ausbildung, Klinik und Praxis. Hrsg. von Peter Geisler, Svenja Happe und Andrea Rodenbeck. Begründet von Hartmut Schulz. Landsberg: ecomed Medizin, 2022.

Dewender, Thomas: Zur Rezeption der Aristotelischen Phantasialehre in der lateinischen Philosophie des Mittelalters. In: Dewender, Thomas und Welt, Thomas (Hrsg.): Imagination – Fiktion – Kreation. Das kulturschaffende Vermögen der Phantasie. München/Leipzig: K. G. Saur, 2003: 141–160.

Dibie, Pascal: Ethnologie de la chambre à coucher. Paris: Grasset, 2014.

Die Bibel: Einheitsübersetzung Altes und Neues Testament. Herausgegeben im Auftrag der Bischöfe Deutschlands, Österreichs, der Schweiz, des Bischofs von Luxemburg, des Bischofs von Lüttich, des Bischofs von Bozen-Brixen. 1980 Katholische Bibelanstalt GmbH, Stuttgart. Lizenzausgabe. Freiburg im Breisgau: Herder, 2001.

Di Fabio, Nadia; Poryazova, Rosita; Oberholzer, Michael; Baumann, Christian R und Bassetti, Claudio L.: Sleepwalking, REM Sleep Behaviour Disorder and Overlap Parasomnia in Patients with Parkinson's Disease. Eur. Neurol. 2013; 70: 297–303.

Dinges, Martin: Ehre und Geschlecht in der Frühen Neuzeit. In: Backmann, Sibylle; Künast, Hans-Jörg; Ullmann, Sabine und Tlusty, B. Ann (Hrsg.): Ehrkonzepte in der Frühen Neuzeit. Identitäten und Abgrenzungen. Berlin: Akademie Verlag, 1998: 123–147.

Dinges, Martin: Männlichkeiten in der Frühmoderne. Körper, Gesundheit und Krankheit (1500–1850). Stand der Forschung und Einleitung. In: Dinges, Martin und Pfütsch, Pierre (Hrsg.): Männlichkeiten in der Frühmoderne. Körper, Gesundheit und Krankheit (1500–1850). Stuttgart: Franz Steiner Verlag, 2020: 9–52.

Donati, Silvia: Albert the Great as a Commentator of Aristotle's De somno et vigilia. The Influence of the Arabic Tradition. In: Bydén, Börje und Radovic, Filip (Hrsg.): The Parva naturalia in Greek, Arabic and Latin Aristotelianism. Supplementing the Science of the Soul. Cham: Springer, 2018: 169–210.

Donato, Verardi: Logica e magia: Giovan Battista della Porta e i segreti della natura. Lugano: Agorà & Co, 2017.

Duffin, Jacalyn: Questioning medicine in seventeenth-century Rome: the consultations of Paolo Zacchia. Can. Bull. Med. Hist. 2011; 28 (1): 149–170.

van Dülmen, Richard: Kultur und Alltag in der frühen Neuzeit: Das Haus und seine Menschen, 16.–18. Jahrhundert. 4. Auflage. München: Beck 2005.

Dunglison, Robley: Medical Lexicon. Philadelphia: Henry C. Lea, 1868.

Eamon, William: Science and the secrets of nature. Books of secrets in medieval and early modern culture. Princeton/New Jersey: Princeton University Press, 1994.

Ebrahim, Irshaad O und Shapiro, Colin M.: Medico-legal consequences of parasomnias. In: Thorpy, Michael J. und Plazzi, Giuseppe (Hrsg.): The Parasomnias and Other Sleep-Related Movement Disorders. Cambridge: Cambridge University Press, 2010, S. 81–98.

Eckart, Wolfgang Uwe: Antiparacelsismus, okkulte Qualitäten und medizinisch-wissenschaftliches Erkennen im Werk Daniel Sennerts. In: Buch, August (Hrsg.): Die okkulten Wissenschaften in der Renaissance. Wiesbaden: Harrassowitz, 1992: 139–157.

Eckart, Wolfgang Uwe: Das kranke Kind in der Geschichte – Aspekte der Medikalisierung des jungen Menschen vom Mittelalter bis zur Epoche der Aufklärung. In: Eckart, Wolfgang Uwe und Kneuper, Elsbeth (Hrsg.): Zur sozialen Konzeption des Kindes: Forschungen und Perspektiven verschiedener Wissenschaften. Herbolzheim/Breisgau: Centaurus-Verlag, 2006: 11–26.

Eckart, Wolfgang Uwe und Jütte, Robert: Medizingeschichte. Eine Einführung. 2. Auflage. Köln/Weimar/Wien: Böhlau, 2014.

Eckart, Wolfgang Uwe: Wahrheitsbegriff, Autoritätskritik und Sensualistische Erkenntnistheorie des Konziliators Daniel Sennert (1572–1637). Dissertationsschrift aus der medizinischen Fakultät der Universität Münster (1978).

Eckart, Wolfgang Uwe und Gradmann, Christoph (Hrsg.): Ärztelexikon. Von der Antike bis zum 20. Jahrhundert. Heidelberg: Springer, 2006.

Eder, Franz X.: Kultur der Begierde: eine Geschichte der Sexualität. 2. Auflage. München: Beck, 2009.

van der Eijk, Philip J.: Divination, Prognosis and Prophylaxis. The Hippocratic Work "On Dreams" (De Victu 4) and its Near Eastern background. In: Horstmanshoff, Herman F. J. und Stol, Marten (Hrsg.): Magic and Rationality in Ancient Near Eastern and Graeco-Roman Medicine. Leiden/ Boston: Brill, 2004.

Eisenreich, Ulf: Die „contagiösen" Krankheiten im Werk des Gregor Horstius (1578–1636). Dissertationsschrift aus der medizinischen Fakultät der Universität Gießen (1995).

Ekirch, A. Roger: At day's close: night in times past. New York/London: W. W. Norton & Company, 2005.

Ekirch, A. Roger: The Modernization of Western Sleep: Or, Does Insomnia Have a History? Past Present 2015; 226: 149–192.

Ekirch, A. Roger und Shneerson, John M.: Nineteenth-Century Sleep Violence Cases: A Historical View. In: Pressman, Mark (Hrsg.): Parasomnias. Sleep Medicine Clinics 2011; 6 (4): 483–492.

Emrich, Birgit: Zwischen Disziplinierung und Distinktion: Der Schlaf in der Frühen Neuzeit. WerkstattGeschichte 2003; 34: 53–75.

von Engelhardt, Dietrich (Hrsg.): Biographische Enzyklopädie deutschsprachiger Mediziner. Band 1 und 2. München: K. G. Saur, 2002.

von Engelhardt, Dietrich: Pathographie – historische Entwicklung, zentrale Dimensionen. In: Fuchs, Thomas; Jadi, Inge; Brand-Claussen, Bettina und Mundt, Christoph (Hrsg.): Wahn Welt Bild. Die Sammlung Prinzhorn. Beiträge zur Museumseröffnung. Heidelberg: Springer, 2002: 199–212.

Ewinkel, Irene: De monstris. Deutung und Funktion von Wundergeburten auf Flugblättern im Deutschland des 16. Jahrhunderts. Tübingen: Max Niemeyer Verlag, 1995.

Fechner, A. W. (Hrsg.): Chronik der Evangelischen Gemeinden in Moskau. Zum dreihundertjährigen Jubiläum der Evangelisch-Lutherischen St. Michaelis-Gemeinde. 2. Band. Moskau: Deubner, 1876.

Fischer-Homberger, Esther: Aus der Medizingeschichte der Einbildungen (1978). In: Fischer-Homberger, Esther (Hrsg.): Krankheit Frau und andere Arbeiten zur Medizingeschichte der Frau. Bern/Stuttgart/Wien: Hans Huber, 1979: 106–129.

Fischer-Homberger, Esther: Hysterie und Misogynie – ein Aspekt der Hysteriegeschichte (1969). In: Fischer-Homberger (1979): 32–48.

Fitzon, Thorsten: *Zehn Jahre ein Kind*. Das Kind in Lebensaltermodellen der Frühen Neuzeit. In: Bergdolt, Klaus (Hrsg.): Das Kind in der Renaissance. Wiesbaden: Harrassowitz, 2008: 197–220.

Flashar, Hellmut: Hippokrates: Meister der Heilkunst. Leben und Werk. München: C. H. Beck, 2016.

Fossel, Viktor: Aus den medizinischen Briefen des Pfalzgräfischen Leibarztes Johannes Lange. AGM 1913; 7 (4): 238–252.

Foyster, Elizabeth. Boys will be Boys? Manhood and Aggression, 1660–1800. In: Hitchcock, Tim und Cohen, Michèle (Hrsg.): English Masculinities 1660–1800. London/New York: Longman, 1999: 151–166.

Foyster, Elizabeth: Manhood in Early Modern England. Honour, Sex and Marriage. London & New York: Routledge, 2014.

Frank, Michael: Ehre und Gewalt im Dorf der Frühen Neuzeit: Das Beispiel Heiden (Grafschaft Lippe) im 17. und 18. Jahrhundert. In: Schreiner, Klaus und Schwerhoff, Gerd (Hrsg.): Verletzte Ehre. Ehrkonflikte in Gesellschaften des Mittelalters und der Frühen Neuzeit. Köln/Weimar/Wien: Böhlau Verlag, 1995: 320–338.

Gadebusch Bondio, Mariacarla und Förg, Manuel. *De mulierum morbis* – Frühneuzeitliche Beiträge zu einer geschlechterspezifischen Medizin. In: Höfele, Andreas und Kellner, Beate (Hrsg.): Natur Geschlecht Politik. Denkmuster und Repräsentationsformen vom Alten Testament bis ins 18. Jahrhundert. Paderborn: Brill, 2020: 217–244.

Gadebusch Bondio, Mariacarla: Officinae sanguinis. Theorien zur Hämopoese in der Renaissance. In: Gadebusch Bondio, Mariacarla (Hrsg.): Blood in History and Blood Histories. Florenz: Sismel, Edizioni del Galluzzo, 2005: 137–167.

Gadebusch Bondio, Mariacarla: Von der Vielfalt der Exempla in frühneuzeitlichen medizinischen Texten. In: Gadebusch Bondio, Mariacarla und Ricklin, Thomas (Hrsg.): Exempla medicorum: Die Ärzte und ihre Beispiele (14.–18. Jahrhundert). Florenz: Sismel, Edizioni del Galluzzo, 2008: 129–170.

Gadebusch Bondio, Mariacarla und Bettin, Hartmut. Lingua Medica. Lehrbuch zur medizinischen und zahnmedizinischen Terminologie. Berlin: Logos-Verlag, 2007.

Gallini, Clara: La sonnambula meravigliosa: magnetismo e ipnotismo nell'Ottocento italiano. Mailand: Feltrinelli, 1983.

Gallo, Ermanno: Il marchio della strega. Malleus maleficarum, il manuale dell'inquisizione sulla caccia alle streghe e sue applicazioni. Casale Monferrato (Alessandria): Piemme, 2005.

Gantet, Claire: Der Traum in der Frühen Neuzeit: Ansätze zu einer kulturellen Wissenschaftsgeschichte. Berlin/New York: De Gruyter, 2010.

Garnier, Guillaume: L'oubli des peines: Une histoire du sommeil (1700–1850). Préface de Frédéric Chauvaud et Michel Porret. Rennes: Presses Universitaires de Rennes, 2013.

Gaudreau, Hélène; Joncas, Steve; Zadra, Antonio und Montplaisir, Jacques: Dynamics of Slow-Wave Activity during the NREM Sleep of Sleepwalkers and Control Subjects. Sleep 2000; 23 (6): 755–760.

Gentilcore, David: Food and Health in Early Modern Europe: Diet, Medicine and Society, 1450–1800. London: Bloomsbury Academic, 2016.

Gerabek, Werner E.; Haage, Bernhard D.; Keil, Gundolf und Wegner, Wolfgang (Hrsg.): Enzyklopädie Medizingeschichte. Berlin/New York: De Gruyter, 2005.

di Giammatteo, Laura: Liddel's *Ars Medica* (1607): The Effective Method as Foundation of Medical Knowledge and of Ethics. In: Omodeo, Pietro Daniel (Hrsg.): Duncan Liddel (1561–1613): Networks of Polymathy and the Northern European Renaissance. In collaboration with Karin Friedrich. Leiden/Boston: Brill, 2016: 130–147.

Gippert, Jost: Wortformenindex zu den Schriften Galens. Band 1–2. Dettelbach: Röll, 1997.

Gilly, Carlos: Zwischen Erfahrung und Spekulation. Theodor Zwinger und die religiöse und kulturelle Krise seiner Zeit. 2. Teil. Basler Zeitschrift für Geschichte und Altertumskunde 1979; 79: 125–223.

Ginzburg, Carlo: Hexensabbat. Entzifferung einer nächtlichen Geschichte. Berlin: Wagenbach, 1990.

Golder, Werner: Hippokrates und das Corpus Hippocraticum. Eine Einführung für Philologen und Mediziner. Würzburg: Königshausen & Neumann, 2007.

Goldstine, Herman Heine: New and full moons 1001 b.C. to A. D. 1651. Philadelphia: American Philosophical Society, 1973.

Goltz, Dietlinde: Nachtwanderei, Mondsucht und Somnambulismus – Eine Nachtseite der Medizingeschichte. Medizinhist. J. 1993; 28 (H4): 321–343.

Gordon, J. E.: Richard Haydocke: Physician, engraver and nocturnal preacher (1570–1642 (c)). Practitioner 1967; 198 (188): 849–854.

Gowing, Laura: Domestic Dangers: Women, Words, and Sex in Early Modern London. Oxford: Clarendon Press, 1996.

Graf, Fritz: Heiligtum und Ritual. Das Beispiel der griechisch-römischen Asklepieia. In: Schachter, Albert und Bingen, Jean (Hrsg.): Le Sanctuaire Grec. Genève: Fondation Hardt, 1992. (Entretiens sur l'Antiquité classique, 37).

Grellard, Christophe: La réception médiévale du De somno et vigilia. Approche anthropologique et épistémologique du rêve, d'Albert le Grand à Jean Buridan. In: Grellard, Christophe und Morel, Pierre-Marie (Hrsg.): Les Parva naturalia d'Aristote. Fortune antique et médiévale. Paris: Publications de la Sorbonne, 2010: 221–237.

Groebner, Valentin: Der Schein der Person: Steckbrief, Ausweis und Kontrolle im Europa des Mittelalters. München: C. H. Beck, 2004.

Gundel, Wilhelm: Sterne und Sternbilder im Glauben des Altertums und der Neuzeit. Hildesheim: Olms, 1981.

Guthmüller, Marie und Schmidt-Hannisa, Hans-Walter (Hrsg.): Das nächtliche Selbst: Traumwissen und Traumkunst im Jahrhundert der Psychologie. Band 1: 1850–1900. Göttingen: Wallstein Verlag, 2016.

Guthmüller, Marie und Schmidt-Hannisa, Hans-Walter (Hrsg.): Das nächtliche Selbst: Traumwissen und Traumkunst im Jahrhundert der Psychologie. Band 2: 1900–1950. Göttingen: Wallstein Verlag, 2020.

Hagen, Axel: „De vettonica herba", deutsch: Der „Batungentraktat" in südostdeutschen Überlieferungen des Spätmittelalters. III. Nachträge, auch aus anderen deutschen Sprachlandschaften. Einleitung, Text. Dissertationsschrift aus der medizinischen Fakultät der Universität Würzburg (2001).

Handley, Sasha: Deformities of Nature: Sleepwalking and Non-Conscious States of Mind in Late Eighteenth-Century Britain, J. Hist. Ideas 2017; 78 (3): 401–425.

Handley, Sasha: Sleep in Early Modern England. New Haven: Yale University Press, 2016.

Handley, Sasha: Sleepwalking, Subjectivity and the Nervous Body in Eighteenth-Century Britain. Eighteenth-Century Studies 2012; 35 (3): 305–323.

Handley, Sasha: Sociable Sleeping in Early Modern England, 1660–1760. History 2013; 98 (329): 79–104.

Harms, Wolfgang (Hrsg.): Deutsche illustrierte Flugblätter des 16. und 17. Jahrhunderts. Band 1–7. Tübingen: Max Niemeyer Verlag, 1985–2005.

Harms, Wolfgang und Schilling, Michael: Das illustrierte Flugblatt der frühen Neuzeit. Traditionen, Wirkungen, Kontexte. Stuttgart: Hirzel, 2008.

Hartung, Ingeborg Henrike Lore: Die Geschichte der männlichen Hysterie bis zum Ende des 19. Jahrhunderts. Dissertationsschrift aus der medizinischen Fakultät der Universität Tübingen (2006).

te Heesen, Kerstin: Das illustrierte Flugblatt als Wissensmedium der Frühen Neuzeit. Opladen/Farmington Hills: Budrich University Press, 2011.

Heidbreder, Anna: Arousal-Störungen. In: Pollmächer, Thomas; Wetter, Thomas-Christian; Bassetti, Claudio L. A.; Högl, Birgit; Randerath, Winfried und Wiater, Alfred (Hrsg.): Handbuch Schlafmedizin. München: Elsevier 2020: 317–323.

Heidbreder, Anna; Stefani, Ambra; Brandauer, Elisabeth; Steiger, Ruth; Kremser, Christian; Gizewski, Elke R.; Young, Peter; Poewe, Werner; Högl, Birgit und Scherfler, Christoph: Gray matter abnormalities of the dorsal posterior cingulate in sleep walking. Sleep Med. 2017; 36: 152–155.

Heidbreder, Anna; Frauscher, Birgit; Mitterling, Thomas; Boentert, Matthias; Schirmacher, Anja; Hörtnagl, Paul; Schennach, Harald; Massoth, Christina; Happe, Svenja; Mayer, Geert; Young, Peter und Högl, Birgit: Not only sleepwalking but NREM parasomnia irrespective of the type is associated with HLA DQB1*05:01. J. Clin. Sleep Med. 2015; 12: 565–570.

Hembry, Phyllis: The English Spa 1560–1815: A Social History. London: The Athlone Press, 1990.

Hennig Nina und Mehl, Heinrich (Hrsg.): Bettgeschichte(n): zur Kulturgeschichte des Bettes und des Schlafens. Herausgegeben im Auftrag des Schleswig-Holsteinischen Landesmuseums – Volkskundliche Sammlungen. Schleswig: Schleswig-Holsteinisches Landesmuseum, 1997.

Henning, Carl: Geschichte der Kinderkrankheiten. In: Gerhardt, Carl (Hrsg.): Handbuch der Kinderkrankheiten. Band 1. Tübingen: Laupp, 1877: 3–50.

Henning, Frank: „De vettonica herba", deutsch: Der „Batungentraktat" in südostdeutschen Überlieferungen des Spätmittelalters. I. Die Wiener Fassung. Einleitung, Text. Dissertationsschrift aus der medizinischen Fakultät der Universität Würzburg (1998).

Hergemöller, Bernd-Ulrich: Schlaflose Nächte: der Schlaf als metaphorische, moralische und metaphysische Größe im Mittelalter. Hamburg: HHL-Verlag, 2002.

Hirai, Hiro: Medical Humanism and Natural Philosophy: Renaissance Debates on Matter, Life and the Soul. Leiden: Brill, 2011.

Hirsch, August (Hrsg.): Biographisches Lexikon der hervorragenden Ärzte aller Zeiten und Völker. 3. Auflage. Band 1–5. München: Urban & Schwarzenberg, 1962.

Höltgen, Karl Josef: Richard Haydocke: Translator, engraver, physician. Library 1978; 33: 15–32.

Hofer, Eva Maria: Wer schläft, sündigt nicht? Gerichtsmedizinische Betrachtung des Schlafwandelns in der Frühen Neuzeit am Beispiel eines Falls aus Kiel. In: Gadebusch Bondio, Mariacarla; Kaiser, Christian und Förg, Manuel (Hrsg.): Menschennatur in Zeiten des Umbruchs. Das Ideal des politischen Arztes in der Frühen Neuzeit, Oldenburg: De Gruyter, 2020: 215–240.

Hoffmann, Lothar: Kommunikationsmittel Fachsprache. Eine Einführung. 2. Auflage. Tübingen: Narr, 1985.

Hoffmann-Axthelm, Walter: Die Geschichte der Zahnheilkunde. 2. Auflage. Berlin: Die Quintessenz, 1985.

Hofmann-Randall, Christina: Monster, Wunder und Kometen: Sensationsberichte auf Flugblättern des 16. bis 18. Jahrhunderts. Eine Ausstellung der Universitätsbibliothek, 19. November–12. Dezember 1999. Erlangen: Universitäts-Bibliothek Erlangen-Nürnberg, 1999.

Hofmeister, Hermann: Die medizinische Fakultät der Universität Helmstedt in den Jahren 1576–1713. In: Zimmermann, Paul (Hrsg.): Jahrbuch des Geschichtsvereins für das Herzogtum Braunschweig, Band 9. Wolfenbüttel: Zwißler, 1910.

van Hoorn, Carel Maaijo: Levinus Lemnius: 1505–1568. Zestiende-eeuws Zeeuws geneesheer. Klosterzande: J. Duerinck-Krachten, 1978.

Hublin, Christer; Kapiro, Jaakko; Partinen, Markku; Heikkilä, Kauko und Koskenvuo, Markku: Prevalence and genetics of sleepwalking. A population-based twin study. Neurol. 1997; 48: 177–181.

Hughes, John R.: A review of sleepwalking (somnambulism): The enigma of neurophysiology and polysomnography with differential diagnosis of complex partial seizures. Epilepsy. Behav. 2007; 11 (4): 483–491.

Hühn, Helmut und Krieger, Verena (Hrsg.): Die Entdeckung der Nacht: Wirklichkeitsaneignungen im Prozess der europäischen Aufklärung. Jena: VDG, 2020.

Hulskamp, Maithe: The Value of Dream Diagnosis in the Medical Praxis of the Hippocratics and Galen. In: Oberhelman, Steven M. (Hrsg.): Dreams, healing and medicine in Greece: from antiquity to the present. Farnham: Ashgate, 2013: 33–68.

Hunter, Elizabeth: The *Noctambuli*: tales of sleepwalking and secrets of the body in seventeenth century England. The Seventeenth Century 2022; 37 (1): 99–124.

Irmak, Kenan Holger: Verurteilt, seziert, erzählt – verfilmt: Tier-Mensch-Verwandlungswesen als Gegenstand der Justiz, Medizin, Pädagogik – und der Unterhaltungsindustrie. In: Irmak, K.H. (Hrsg.): Magie Märchen Mutation. Tier-Mensch-Wesen und die neuzeitlichen Wissenschaften [Begleitbuch zur gleichnamigen Wanderausstellung des Westfälischen Museumsamtes LWL Münster]. Münster: Landschaftsverband Westfalen-Lippe, 2000: 30–47.

Jancke, Gabriele: Gastfreundschaft in der frühneuzeitlichen Gesellschaft: Praktiken, Normen und Perspektiven von Gelehrten. Göttingen: Vandenhoeck & Ruprecht unipress, 2013.

Januszko, Piotr; Niemcewicz, Szymon; Gajda, Tomasz; Wołyńczyk-Gmaj, Dorata; Piotrowska, Anna Justyna; Gmaj, Bartłomiej; Piotrowski, Tadeusz und Szelenberger, Waldemar: Sleepwalking episodes are preceded by arousal related activation in the cingulate motor area: EEG current density imaging. Clin. Neurophysiol. 2016; 127: 530–536.

Jaumann, Herbert: Handbuch Gelehrtenkultur der Frühen Neuzeit. Band 1. Bio-bibliographisches Repertorium. Berlin/New York: De Gruyter, 2004.

Jöcher, Christian Gottlieb (Hrsg.) Allgemeines Gelehrten-Lexicon. Band 1–4. Leipzig: Gleditsch, 1750–1751.

Jourdan, Antoine Jacques Louis: Dictionnaire des sciences médicales. Biographie médicale. Tome Cinquième. Paris: Panckoucke, 1822.

Jütte, Robert: Ein Wunder wie der goldene Zahn: Eine „unerhörte" Begebenheit aus dem Jahre 1593 macht Geschichte(n). Ostfildern: Thorbecke, 2004.

Jütte, Robert: Über Krankheit und Gesundheit in der Frühen Neuzeit. Stuttgart: Kohlhammer, 2014.

Kalter, Isolde: Alchemie und Sauerbrunnen: der Coburger Naturwissenschaftler Andreas Libavius ca. 1558–1616. Ausstellung in der Landesbibliothek Coburg 10.09.2016–25.03.2017. Coburg: Landesbibliothek Coburg, 2016.

Katz, Stanley N. (Hrsg.): The Oxford International Encyclopedia of Legal History. Vol. 2. Oxford: Oxford University Press, 2009.

Kauertz, Claudia: Wissenschaft und Hexenglaube. Die Diskussion des Zauber- und Hexenwesens an der Universität Helmstedt (1576–1626). Bielefeld/Gütersloh: Verlag für Regionalgeschichte, 2001.

Kiesewetter, Karl: Franz Anton Mesmer's Leben und Lehre. Nebst einer Vorgeschichte des Mesmerismus, Hypnotismus und Somnambulismus. Cambridge: Cambridge University Press, 2011.

Kinzler, Sonja. Das Joch des Schlafes: der Schlafdiskurs im bürgerlichen Zeitalter. Köln/Weimar/Wien: Böhlau, 2011.

Klibansky, Raymond; Panofsky, Erwin; Saxl, Fritz und Buschendorf, Christa: Saturn und Melancholie: Studien zur Geschichte der Naturphilosophie und Medizin, der Religion und der Kunst. Frankfurt am Main: Suhrkamp, 1990.

Klug, Gabriele: Wol ûf, wir sullen slâfen gâan!: der Schlaf als Alltagserfahrung in der deutschsprachigen Dichtung des Hochmittelalters, Frankfurt am Main: Lang 2007.

Koch, Hans-Theodor: Die Universitätsausbildung und frühen akademischen Jahre Gregor Horsts (1578–1636). In: Enke, Ulrike (Hrsg.): Die Medizinische Fakultät der Universität Gießen: Institutionen, Akteure und Ereignisse von der Gründung 1607 bis ins 20. Jahrhundert. Stuttgart: Steiner, 2007 a: 25–37.

Koch, Hans-Theodor: Die Wittenberger Medizinische Fakultät (1502–1652). Ein biobibliographischer Überblick. In: Oehmig, Stefan (Hrsg.): Medizin und Sozialwesen in Mitteldeutschland zur Reformationszeit. Leipzig: Evangelische Verlagsanstalt, 2007 b.

Kocziszky, Eva: Der Schlaf in Kunst und Literatur: Konzepte im Wandel der Antike zur Moderne. Berlin: Dietrich Reimer Verlag, 2019.

Koelbing, Huldrych M.: Die ärztliche Therapie: Grundzüge ihrer Geschichte. Darmstadt: Wissenschaftliche Buchgesellschaft, 1985.

Kraepelin, Emil: Compendium der Psychiatrie, zum Gebrauche für Studirende und Aerzte. Leipzig: Abel, 1883.

Kraepelin, Emil: Lebenserinnerungen. Herausgegeben von Hanns Hippius, Gerd Peters und Detlev Ploog unter Mitarbeit von P Hoff und A Kreuter. Berlin/Heidelberg/New York/Tokyo: Springer, 1983.

von Krafft-Ebing, Richard: Lehrbuch der gerichtlichen Psychopathologie. Mit Berücksichtigung der Gesetzgebung von Österreich, Deutschland und Frankreich. 2. Auflage. Stuttgart: Enke, 1881.

Kreienberg, Rolf und Ludwig, Hans: 125 Jahre Deutsche Gesellschaft für Gynäkologie und Geburtshilfe. Werte, Wissen, Wandel. Berlin/Heidelberg: Springer 2011.

Kreutel, Margit: Die Opiumsucht. Stuttgart: Deutscher Apotheker Verlag, 1988.

Kryger, Meir H.; Roth, Thomas und Dement, William C. (Hrsg.): Principles and practice of sleep medicine. Philadelphia: Elsevier, 2017.

Kuhlen, Franz-Josef: Zur Geschichte der Schmerz-, Schlaf- und Betäubungsmittel im Mittelalter und früher Neuzeit. Stuttgart: Deutscher Apotheker-Verlag, 1983.

Kühlmann, Wilhelm (Hrsg.): Killy-Literaturlexikon. Autoren und Werke des deutschsprachigen Kulturraumes. Berlin/New York: De Gruyter, 2008–2012.

Kühlmann, Wilhelm und Telle, Joachim (Hrsg.): Der Frühparacelsismus. Dritter Teil / 1. Berlin/Boston: De Gruyter, 2013.

Kühnert, Herbert: Das Gold-Rubin-Glas im Lichte der „Alchemie" des Andreas Libavius. In: Jahrbuch der Coburger Landesstiftung, Band 13. Coburg: Seitz, 1968: 197–220.

Labouvie, Eva: Perspektivenwechsel: Magische Domänen von Frauen und Männern in Volksmagie und Hexerei aus Sicht der Geschlechtergeschichte. In: Ahrendt-Schulte, Ingrid; Bauer, Dieter R.; Lorenz, Sönke und Schmidt, Jürgen Michael (Hrsg.): Geschlecht, Magie und Hexenverfolgung. Bielefeld: Verlag für Regionalgeschichte, 2002: 39–56.

Laehr, Heinrich: Die Literatur der Psychiatrie, Neurologie und Psychologie von 1459–1799. Band 1: Die Literatur von 1459–1699. Berlin: Reimer, 1900 a.

Laehr, Heinrich: Die Literatur der Psychiatrie, Neurologie und Psychologie von 1459–1799. Band 2: Die Literatur von 1700–1799, 1. Hälfte. Berlin: Reimer, 1900 b.

Laehr, Heinrich: Die Literatur der Psychiatrie, Neurologie und Psychologie von 1459–1799. Band 2: Die Literatur von 1700–1799, 2. Hälfte. Berlin: Reimer, 1900 c.

Laehr, Heinrich: Die Literatur der Psychiatrie, Neurologie und Psychologie von 1459–1799. Band 3: Register der Bände 1 und 2. Berlin: Reimer, 1900 d.

Lauer, Hans H.: Schlafdiätetik im Mittelalter. Somnologie 1998; 2 (4): 151–162.

Lawn, Brian: The Rise and Decline of the Scholastic "Quaestio disputata": with Special Emphasis on its Use in the Teaching of Medicine and Science. Leiden/Boston: 1993.

Le Goff, Jacques: Les rêves dans la culture et la psychologie collective de l'Occident médiéval. In: Le Goff, Jacques (Hrsg.): Pour un autre Moyen Age. Temps, travail et culture en Occident : 18 essais. Paris: Gallimard, 1977: 299–306.

Leibbrand, Werner und Wettley, Annemarie: Der Wahnsinn. Geschichte der abendländischen Psychopathologie. Freiburg/München: Karl Alber, 1961.

Leven, Karl-Heinz (Hrsg.): Antike Medizin: Ein Lexikon. München: C. H. Beck, 2005.

Leven, Karl-Heinz: Krankheiten – historische Deutung versus retrospektive Diagnose. In: Paul, Norbert und Schlich, Thomas (Hrsg.): Medizingeschichte: Aufgaben, Probleme, Perspektiven. Frankfurt/New York: Campus Verlag, 1998: 153–181.

Loewenfeld, Leopold: Somnambulismus und Spiritismus. 2. verm. Auflage. Wiesbaden: Bergmann, 1907.

Lopes, Marília dos Santos: Writing New Worlds: The Cultural Dynamics of Curiosity in Early Modern Europe. Aus dem Portugiesischen übersetzt von Kevin Rose. Newcastle upon Tyne: Cambridge Scholars Publishing, 2016.

MacDonald, Michael: Women and Madness in Tudor and Stuart England. Soc. Res. 1986; 53 (2): 261–281.

Maclean, Ian: Humanismus und Späthumanismus im Spiegel der juristischen und medizinischen Fächer. In: Hammerstein, Notker (Hrsg.): Späthumanismus: Studien über das Ende einer kulturhistorischen Epoche. Göttingen: Wallstein, 2000: 227–244.

Maclean, Ian: Logic, Signs and Nature in the Renaissance. The case of learned medicine. Cambridge: Cambridge University Press, 2002.

Maclean, Ian: The Renaissance Notion of Woman. A Study in the Fortunes of Scholasticism and Medical Science in European Intellectual Life. Cambridge: Cambridge University Press, 1980.

MacLehose, William: Captivating thoughts: nocturnal pollution, imagination and the sleeping mind in the twelfth and thirteenth centuries. J. Mediev. Hist. 2020; 46 (1): 98–131.

MacLehose, William: Sleepwalking, Violence and Desire in the Middle Ages. Cult. Med. Psychiatry 2013; 37 (4): 601–624.

Maier, Rudolf: Johannes Schenck von Grafenberg, seine Zeit, sein Leben, seine Werke: Eine historisch-medicinische Skizze. Freiburg im Breisgau: Druck Poppen, 1878.

Mańko-Matysiak, Anna: Das Teufelsmotiv in der schlesischen Wunderzeichenliteratur der Frühen Neuzeit. Marburg: N. G. Elwert Verlag, 2000.

Manzke, Walter Martin: Remedia pro infantibus: Arzneiliche Kindertherapie im 15. und 16. Jahrhundert, dargestellt anhand ausgewählter Krankheiten. Dissertationsschrift aus der pharmazeutischen Fakultät der Universität Marburg (2008).

Matentzoglu, Silvia: Zur Psychopathologie in den hippokratischen Schriften. Dissertationsschrift aus der medizinischen Fakultät der Universität Erlangen-Nürnberg (2011).

Mayer-Tasch, Peter: Jean Bodin. Eine Einführung in sein Leben, sein Werk und seine Wirkung. Mit einer Bibliographie zum geistes- und sozialwissenschaftlichen Schrifttum über Bodin zwischen dem Jahr 1800 und dem Jahr 2000. Düsseldorf: Parerga, 2000.

Mazliak, Paul: Jean Fernel, premier physiologiste de la Renaissance. Paris: Hermann, 2016.

Mejer, Jørgen: Diogenes Laertius and his Hellenistic background. Wiesbaden: Steiner, 1978.

Messerli, Alfred und Schilling, Michael (Hrsg.): Die Intermedialität des Flugblattes in der Frühen Neuzeit. Stuttgart: Hirzel, 2016.

Metzger, Nadine: Battling demons with medical authority: werewolves, physicians and rationalization. Hist. Psychiatry 2013; 24 (3): 341–355.

Metzger, Nadine: Wolfsmenschen und nächtliche Heimsuchungen: Zur kulturhistorischen Verortung vormoderner Konzepte von Lykanthropie und Ephialtes. Remscheid: gardez! Verlag, 2011.

Metzke, Hermann: Lexikon der historischen Krankheitsbezeichnungen. Neustadt an der Aisch: Degener & Co, 1999.

Midelfort, H. C. Erik: Johann Weyer in medizinischer, theologischer und rechtsgeschichtlicher Hinsicht. In: Lehmann, Hartmut und Ulbricht, Otto (Hrsg.): Vom Unfug des Hexen-Processes. Gegner der Hexenverfolgung von Johann Weyer bis Friedrich Spee. Wiesbaden: Harrassowitz, 1992: 53–64.

Miller, Patricia Cox: Dreams in late antiquity: studies in the imagination of a culture. Princeton/New Jersey: Princeton University Press, 1994.

Mondini, Alberto: Vita di Gerolamo Cardano. Pavia: Edizioni Cardano, 2001.

Montplaisir, Jacques; Petit, Dominique; Pilon, Mathieu; Mongrain, Valérie und Zadra, Antonio: Does sleepwalking impair daytime vigilance? J. Clin. Sleep Med. 2011; 7 (2): 219–219.

Moran, Bruce T.: Andreas Libavius and the Transformation of Alchemy: Separating Chemical Cultures with Polemical Fire. Sagamore Beach: Science History Publications, 2007.

Morhmann, Ruth-Elisabeth: Zur Geschichte des Schlafes in volkskundlich-ethnologischer Sicht. Rheinisch-westfälische Zeitschrift für Volkskunde 2012; 57: 15–34.

Müller, Richard: Joseph Frank 1771–1842 und die Brownsche Lehre. Zürich: Juris-Verlag, 1970.

Müller-Jahncke, Wolf-Dieter: Andreas Libavius im Lichte der Geschichte der Chemie: zur kritischen Einordnung des Coburger Universalgelehrten. In: Jahrbuch der Coburger Landesstiftung, Band 17. Coburg: Seitz, 1972: 205–230.

Murken, Axel Hinrich: Lehrbuch der Medizinischen Terminologie. Grundlagen der ärztlichen Fachsprache. 5. Auflage. Stuttgart: Wissenschaftliche Verlagsgesellschaft Stuttgart, 2009.

Nagel, Petra: Die Bedeutung der „Disquisitionum magicarum libri sex“ von Martin Delrio für das Verfahren in Hexenprozessen. Frankfurt am Main: Lang, 1995.

Nagy, Doreen E.: Popular medicine in seventeenth-century England. Bowling Green: Bowling Green State University Press, 1988.

Natali, Carlo: Aristotle. His life and school. Princeton/Oxford: Princeton University Press, 2013.

Neigebaur, Johann Daniel Ferdinand: Geschichte der kaiserlichen Leopoldino-Carolinischen deutschen Akademie der Naturforscher während des zweiten Jahrhunderts ihres Bestehens. Jena: Friedrich Prommann, 1860.

Newman, William R.: The alchemical sources of Robert Boyle's corpuscular philosophy. Annales of Science 1996; 53 (6): 567–585.

Newton, Hannah: The sick child in early modern England: 1580–1720. Oxford: Oxford University Press, 2012.

Nissen, Gerhardt: Kulturgeschichte seelischer Störungen bei Kindern und Jugendlichen. Stuttgart: Klett-Cotta, 2005.

Noll, Marcus: An anatomy of sleep: die Schlafbildlichkeit in den Dramen William Shakespeares. Würzburg: Königshausen und Neumann, 1994.

Oberhelman, Steven M.: Galen, On Diagnosis from Dreams. J. Hist. Med. Allied Sci. 1983; 38 (1): 36–47.

Ohayon, Maurice M.: Epidemiology of parasomnias. In: Thorpy, Michael J. und Plazzi, Giuseppe (Hrsg.): The Parasomnias and Other Sleep-Related

Movement Disorders. Cambridge: Cambridge University Press, 2010, S. 7–12.

Omodeo, Pietro Daniel (Hrsg.): Duncan Liddel (1561–1613): Networks of Polymathy and the Northern European Renaissance. In collaboration with Friedrich K. Leiden/Boston: Brill, 2016.

Opitz-Belakhal, Claudia: Das Universum des Jean Bodin: Staatsbildung, Macht und Geschlecht im 16. Jahrhundert. Frankfurt/New York: Campus-Verlag, 2006.

Osten, Philipp: Das Tor zur Seele: Schlaf, Somnambulismus und Hellsehen im frühen 19. Jahrhundert. Paderborn: Ferdinand Schöningh, 2015.

Ottermann, Annelen: Die Mainzer Karmelitenbibliothek: Spurensuche – Spurensicherung – Spurendeutung. 2. überarbeitete Auflage. Berlin: Logos-Verlag, 2018.

Ottner-Diesenberger, Christine: Dem gemeinen Wesen zum besten: Verwalten von Krankheit und Gesundheit in Krems an der Donau und Österreich unter der Enns (1580–1680). St. Pölten: Selbstverlag des NÖ Institut für Landeskunde, 2003.

Park, Katharine: Picos De imaginatione in der Geschichte der Philosophie. In: Keßler, Eckhard (Hrsg.): Gianfrancesco Pico della Mirandola: Über die Vorstellung. De imaginatione. Lateinisch-deutsche Ausgabe mit einer Einleitung von Charles B Schmitt und Katharine Park. München: Wilhelm Fink Verlag, 1997: 21–62.

Pennuto, Concetto: Simpatia, fantasia e contagio: il pensiero medico e il pensiero filosofico di Girolamo Fracastoro. Rom: Ed. di Storia e Letteratura, 2008.

Penzel, Thomas und Schöbel, Christoph: Messung von Schlaf und Schläfrigkeit. In: Pollmächer, Thomas; Wetter, Thomas-Christian; Bassetti, Claudio L. A.; Högl, Birgit; Randerath, Winfried und Wiater, Alfred (Hrsg.): Handbuch Schlafmedizin. München: Elsevier 2020: 21–30.

Pies, Eike: Wilhelm Fabry (1560–1634). Ein rheinisch-bergischer Chirurg von europäischer Bedeutung. Sprockhövel: Pies, 2010.

Pilon, Mathieu; Zadra, Antonio; Joncas, Steve und Montplaisir, Jacques: Hypersynchronous Delta Waves and Somnambulism: Brain Topography and Effect of Sleep Deprivation. Sleep 2006; 29 (1): 77–84.

Pollmächer, Thomas; Wetter, Thomas-Christian; Bassetti, Claudio L. A.; Högl, Birgit; Randerath, Winfried und Wiater, Alfred (Hrsg.): Handbuch Schlafmedizin. München: Elsevier 2020.

Pomata, Gianna: Fälle mitteilen: Die *Observationes* in der Medizin der Frühen Neuzeit. In: Wübben, Yvonne und Zelle, Carsten (Hrsg.): Krankheit schreiben: Aufzeichnungsverfahren in Medizin und Literatur. Göttingen: Wallstein Verlag, 2013: 20–63.

Pomata, Gianna: Praxis Historialis: The Uses of Historia in Early Modern Medicine. In: Pomata, Gianna (Hrsg.): Historia. Empiricism and Erudition in Early Modern Europe. Cambridge (Mass.): MTI Press, 2005: 105–146.

Porter, Roy: Die Kunst des Heilens. Eine medizinische Geschichte der Menschheit von der Antike bis heute. Aus dem Engl. übers. von Jorunn Wissmann. Mit einem Geleitwort von Dietrich von Engelhardt. Heidelberg/Berlin: Spektrum Akademischer Verlag, 2000.

Porter, Roy: Introduction. In: Porter, Roy (Hrsg.): Patients and practitioners. Lay perceptions of medicine in pre-industrial society. Cambridge: Cambridge: University Press, 2002: 1–22

Porter R.: The Patient's View. Doing Medical History from below. Theory Soc. 1985; 14 (2): 175–198.

Porter, Roy: The popularization of medicine 1650–1850. London/New York: Routledge, 1992.

Pregesbauer, Helga: Irreale Sexualitäten. Zur Geschichte von Sexualität, Körper und Gender in der europäischen Hexenverfolgung. Wien: Löcker, 2009.

Pressman, Mark R und Broughton, Roger: NREM Arousal Parasomnias. In: Chokroverty, Sudhansu und Billiard, Michel (Hrsg.): Sleep Medicine. A Comprehensive Guide to Its Development, Clinical Milestones, and Advances in Treatment. New York: Springer, 2015: 375–389.

Pschyrembel, Willibald: Pschyrembel Klinisches Wörterbuch. Mit klinischen Syndromen und Nomina anatomica. Hrsg. von Christoph Zink. 256., neu bearbeitete Auflage. Reprint 2020. Berlin/Boston: De Gruyter, 2022.

Ragheb, Claudia: Die Pathologie des Gregor Horstius im Vergleich zu den Galenisten seiner Zeit, erläutert am Beispiel Jean Fernels. Dissertationsschrift aus der medizinischen Fakultät der Universität Gießen (1996).

Remmen, Hans: Die Beziehung des Fabricius Hildanus zu Köln an Hand seiner Observationes et Curationes. Dissertationsschrift aus der medizinischen Fakultät der Universität Köln (1965).

Ricklin, Thomas: Der Traum der Philosophie im 12. Jahrhundert: Traumtheorien zwischen Constantinus Africanus und Aristoteles. Leiden/Boston/Köln: Brill, 1998.

Ritzmann, Iris: Sorgenkinder. Kranke und behinderte Mädchen und Jungen im 18. Jahrhundert. Köln/Weimar/Wien: Böhlau, 2008.

Rivière, Janine: Dreams in Early Modern England: "Visions of the Night". New York: Routledge, 2017.

Rivière, Janine: Demons of Desire or Symptoms of Disease? Medical Theories and Popular Experiences of the "Nightmare" in Premodern England. In: Plane, Ann Marie und Tuttle, Leslie (Hrsg.): Dreams, Dreamers and Visions: The Early Modern Atlantic World. Mit einem Vorwort von Anthony F. C. Wallace. Philadelphia: University of Pennsylvania Press, 2013: 49–71.

Sachs, Michael: Geschichte der operativen Chirurgie. Band 1–5. Heidelberg: Kaden, 2000–2005.

Sachs, Michael: Historisches Ärztelexikon für Schlesien. Biographisch-bibliographisches Lexikon schlesischer Ärzte und Wundärzte (Chirurgen). Bearbeitet von Michael Sachs. 3. Band (H–K). Frankfurt am Main: Sachs, 2002.

Sahar, Sulammit: Kindheit im Mittelalter. München/Zürich: Artemis & Winkler, 1991.

Samhaber, Friedrich: Krötengift und Hexenkraut: die astrologischen und alchemistischen Wurzeln der Arzneikunde. Katalog und Begleitbuch zur Ausstellung 2006 im Schloss Peuerbach. Raab: Wambacher-Voggenhuber, 2006.

Sandgruber, Roman: Genußmittel. Ihre reale und symbolische Bedeutung im neuzeitlichen Europa. Jahrbuch für Wirtschaftsgeschichte / Economic History Yearbook 1994; 35 (1): 73–88.

Schenda, Rudolf: Der „gemeine Mann" und sein medikales Verhalten im 16. und 17. Jahrhundert. In: Telle, Joachim (Hrsg.): Pharmazie und der gemeine Mann: Hausarznei und Apotheke in deutschen Schriften der frühen Neuzeit. Ausstellung der Herzog-August-Bibliothek Wolfenbüttel in der Halle des Zeughauses vom 23. August 1982 bis März 1983. Wolfenbüttel: Herzog-August-Bibliothek, 1982: 9–20.

Schilling, Michael: Bildpublizistik der frühen Neuzeit. Aufgaben und Leistungen des illustrierten Flugblattes in Deutschland bis um 1700. Tübingen: Max Niemeyer Verlag, 1990.

Schilling, Michael: Curiositas, Buchmarkt und Literatur in der frühen Neuzeit. In: Standke, Jan und Düllo, Thomas (Hrsg.): Theorie und Praxis der Kulturwissenschaften. Berlin: Logos-Verlag, 2008: 130–146.

Schlegel, Birgit und Schlegel, Kristian. Polarlichter zwischen Wunder und Wirklichkeit. Kulturgeschichte und Physik einer Himmelserscheinung. Heidelberg: Spektrum Akademischer Verlag, 2011.

Schmidt, Markus H.; Lippert, Julian; Adamantidis, Antoine und Huber, Reto: Die normale Schlafphysiologie. In: Pollmächer, Thomas; Wetter, Thomas-Christian; Bassetti, Claudio L. A.; Högl, Birgit; Randerath, Winfried und Wiater, Alfred (Hrsg.): Handbuch Schlafmedizin. München: Elsevier, 2020: 5–19.

Schmidt-Hannisa, Hans-Walter: Das eiserne Szepter des Schlafes. Über die Unzurechnungsfähigkeit von Schlaftrunkenen, Nachtwandlern und Träumern im 18. Jahrhundert. In: Niehaus, Michael (Hrsg.): Unzurechnungsfähigkeiten. Diskursivierungen unfreier Bewusstseinszustände seit dem 18. Jahrhundert. Frankfurt am Main: Lang, 1998: 57–83.

Schneble, Hansjörg: Krankheit der ungezählten Namen. Ein Beitrag zur Sozial-, Kultur- und Medizingeschichte der Epilepsie anhand ihrer Benennungen vom Altertum bis zur Gegenwart. Bern: Huber, 1987.

Schneider-Hiltbrunner, Verena: Wilhelm Fabry von Hilden 1560–1634. Verzeichnis der Werke und des Briefwechsels. Bern: Huber, 1976.

Scholer, Othon: Der Hexer war's / die Hexe / ja vielleicht sogar der Dämon höchstpersönlich. Von der Nutzung der Hexenideologie zur Verdeckung und Vertuschung von Peinlichkeiten, Unarten, Vergehen und Verbrechen, nebst einer Reihe von höchst informativen Vor-, Zwischen- und Nachspielen zu Nutz und Frommen der Spätgeborenen. Trier: Paulinus Verlag, 2007.

Schöpf, Karl: Der Schlaf aus medizinischer Sicht im 18. und frühen 19. Jahrhundert. Dissertationsschrift aus der medizinischen Fakultät der Universität München (1987).

Schott, Heinz: Heilkräfte aus der Maschine. Elektrische und Magnetische Kuren im 18. Jahrhundert, Gesnerus 1987; 44 (1–2): 55–66.

Schott, Heinz: „Lutherus medicorum": Wege und Irrwege der Paracelsus-Rezeption. In: Oehmig, Stefan (Hrsg.): Medizin und Sozialwesen in

Mitteldeutschland zur Reformationszeit. Leipzig: Evangelische Verlagsanstalt, 2007: 273–288.

Schott, Heinz: Über den „thierischen Magnetismus“ und sein Legitimationsproblem. Zum 250. Geburtstag von F. A. Mesmer (1734–1815), Medizinhist. J. 1986; 21 (1/2): 104–112.

Schredl, Michael: Parasomnien. In: Stuck, Boris A.; Maurer, Joachim T.; Schlarb, Angelika A.; Schredl, Michael und Weeß, Hans-Günter (Hrsg.): Praxis der Schlafmedizin. Berlin: Springer, 2018: 217–239.

Schredl, Michael: Researching Dreams: The Fundamentals. Cham: Springer International Publishing, 2018.

Schredl, Michael: Traum. München/Basel: Ernst Reinhardt, 2008.

Schredl, Michael: Träume: Unser nächtliches Kopfkino. Berlin/Heidelberg: Springer Spektrum, 2013.

Schuchardt, Ortwin: Anima rationalis und höhere Sinnesfunktionen: Theorien des „deutschen Äskulap“ Gregor Horstius. Dissertationsschrift aus der medizinischen Fakultät der Universität Gießen (1994).

Schulz, Hartmut: The history of sleep research and sleep medicine in Europe. J. Sleep Res. 2022; 31 (4): e13602. DOI: 10.1111/jsr.13602.

Schulz, Hartmut und Salzarulo, Piero: The development of sleep medicine: a historical sketch. J. Clin. Sleep Med. 2016; 12 (7): 1041–1052.

Schulze, Winfried (Hrsg.): Ego-Dokumente: Annäherung an den Menschen in der Geschichte. Berlin: Akademie Verlag, 2009.

Schütz, Bernd: „De vettonica herba“, deutsch: Der „Batungentraktat“ in südostdeutschen Überlieferungen des Spätmittelalters. II. Die Debreziner Fassung. Einleitung, Text. Dissertationsschrift aus der medizinischen Fakultät der Universität Würzburg (1998).

Schweikardt, Christoph Johannes: Theoretische Grundlagen galenistischer Therapie im Werk des Gießener Arztes und Professors Gregor Horst (1578–1636). Ein Vergleich zu Jean Fernel (1497–1558), dem Leibarzt des französischen Königs Heinrich II. Dissertationsschrift aus der medizinischen Fakultät der Universität Gießen (1995).

Seidler, Eduard: Das kranke Kind. Historische Modelle einer medizinischen Anthropologie des Kindesalters. In: Martin, Jochen und Nitschke, August (Hrsg.): Zur Sozialgeschichte der Kindheit. Freiburg/München: Alber, 1986: 685–709.

Shackelford, Jole: A philosophical path for Paracelsian medicine. The ideas, intellectual context, and influence of Petrus Severinus: 1540–1602. Kopenhagen: Museum Tusculanum, 2004.

Sharpless, Brian A und Doghramji, Karl: Sleep paralysis: historical, psychological, and medical perspectives. Oxford: Oxford University Press, 2015.

Shepard, Alexandra: Meanings of manhood in early modern England. Oxford: Oxford University Press, 2006.

Sherrington, Charles: The endeavour of Jean Fernel. With a list of the editions of his writings. Cambridge: Cambridge University Press, 1946.

Simon, Manuel: Heilige – Hexe – Mutter: Der Wandel des Frauenbildes durch die Medizin im 16. Jahrhundert. Berlin: Dietrich Reimer Verlag, 1993.

Siraisi, Nancy G.: Giovanni Argenterio and Sixteenth-Century Medical Innovation: Between Princely Patronage and Academic Controversy. Osiris 1990; 6: 161–180.

Siraisi, Nancy G.: Taddeo Alderotti and His Pupils. Two Generations of Italian Medical Learning. Princeton: Princeton University Press, 2019.

Siraisi, Nancy G.: The Clock and the Mirror: Girolamo Cardano and Renaissance Medicine. Princeton: Princeton University Press, 1997.

Söhner, Felicitas: Vom Lauinger Stadtphysikus zum kaiserlichen Leibarzt. Der Alchemist Martin Ruland der Jüngere. München: Grin-Verlag, 2011.

Soldan, Wilhelm Gottlieb und Heppe, Heinrich: Geschichte der Hexenprozesse. Neu bearb. u. hrsg. von Max Bauer. Hanau: Müller & Kiepenheuer, 1968.

Solère, Jean-Luc: Les images psychiques selon S. Augustin. In: Lories, Danielle und Rizzerio, Laura (Hrsg.): De la *phantasia* à l'*imagination*. Louvain/Namur/Paris/Dudley, 2003: 103–136.

Spanos, Nicholas P und Gottlieb, Jack: Demonic possession, mesmerism and hysteria. A social psychological perspective on their historical interrelations. J. Abnorm. Psych. 1979; 88: 527–546.

Spicksley, Judith M.: Work in Countryside, Cities and Towns. In: Capern, Amanda L. (Hrsg.): The Routledge History of Women in Early Modern Europe. New York: Routledge, 2020: 135–180.

Spode, Hasso: Alkohol und Zivilisation. Berauschung, Ernüchterung und Tischsitten in Deutschland bis zum Beginn des 20. Jahrhunderts. Berlin: Tara-Verlag, 1991.

Stahlhoff, Frank: Nachtwandel in Anthropologie und Literatur im 18. Jahrhundert. Diskursives Schrifttum und medizinische Beschreibungsliteratur. Saarbrücken: VDM Verlag, 2008.

Steger, Florian: Medizinische Terminologie. 3. Auflage. Göttingen: Vandenhoeck & Ruprecht, 2017

Sterly, Marita: Duncan Liddel (1561–1613): ein Professorenleben zwischen Aberdeen und Helmstedt. Helmstedt: Landkreis Helmstedt, 2013.

Stolberg, Michael: Emotions and the Body in Early Modern Medicine. Emotion Review 2019; 11(2): 113–122.

Stolberg, Michael: Formen und Funktionen ärztlicher Fallbeobachtungen in der Frühen Neuzeit (1500–1800). In: Süßmann, Johannes; Scholz, Susanne und Engel, Gisela (Hrsg.): Fallstudien: Theorie – Geschichte – Methode. Berlin: trafo Verlag 2007: 81–95.

Stolberg, Michael: Gelehrte Medizin und ärztlicher Alltag in der Renaissance. Oldenbourg: De Gruyter, 2021.

Stolberg, Michael: Homo patiens: Krankheits- und Körpererfahrung in der Frühen Neuzeit. Köln/Weimar/Wien: Böhlau, 2003.

zu Stolberg-Wernigerode, Otto (Hrsg.): Neue deutsche Biographie. Band 5: Falck-Fyner. Berlin: Duncker & Humblot, 1961.

Strobl, Petra: Die Macht des Schlafes in der griechisch-römischen Welt: eine Untersuchung der mythologischen und physiologischen Aspekte der antiken Standpunkte. Hamburg: Kovač, 2002.

Strunz, F.: Der Traum als Mittel der Diagnose, der Heilung und der Lebensorientierung in der antiken Welt, Fortsch. Neurol. Psychiatr. 1994; 62 (10): 389–398.

Stuck, Boris A.; Maurer, Joachim T.; Schlarb, Angelika A.; Schredl, Michael und Weeß, Hans-Günter (Hrsg.): Praxis der Schlafmedizin. Berlin: Springer, 2018.

Stückrath, Katrin: Bibelgärten: Entstehung, Gestalt, Bedeutung, Funktion und interdisziplinäre Perspektiven. Göttingen: Vandenhoeck & Ruprecht, 2012.

Sudhoff, Karl: Erstlinge der pädiatrischen Literatur: drei Wiegedrucke über Heilung und Pflege des Kindes. München: Münchner Drucke, 1925.

Summers-Bremner, Eluned: Insomnia: A Cultural History. London: Reaktion Books, 2008.

Thörnqvist, Christian Thomsen: Sleepwalking Through the Thirteenth Century: Some Medieval Latin Commentaries on Aristotle's *De somno et vigilia* 2.456 a 24–27. Vivarium 2016; 54: 286–310.

Thorndike, Lynn: A history of magic and experimental science. Band 5. The sixteenth century [1]. 2. Auflage. New York: Columbia University Press, 1951.

Thorndike, Lynn: A history of magic and experimental science. Band 6. The sixteenth century [2]. 2. Auflage. New York: Columbia University Press, 1951.

Thorndike, Lynn: A history of magic and experimental science. Band 8. New York: Columbia University Press, 1958.

Toulalan, Sarah: Bodies, Sex and Sexuality. In: Capern, Amanda L. (Hrsg.): The Routledge History of Women in Early Modern Europe. New York: Routledge, 2020: 29–52.

Triebs, Michaela: Die Medizinische Fakultät der Universität Helmstedt (1576–1810). Eine Studie zu ihrer Geschichte unter besonderer Berücksichtigung der Promotions- und Übungsdisputationen. Wiesbaden: Harrassowitz, 1995.

Tshisuake, Barbara I.; Fernel, Jean. In: Gerabek, Werner E.; Haage, Bernhard D.; Keil, Gundolf und Wegner, Wolfgang (Hrsg.): Enzyklopädie Medizingeschichte. Berlin/New York: De Gruyter, 2005: 394.

Tubbs, R. Shane; Song, Young-Bin; Loukas, Marios; Shoja, Mohammadali M. und Cohen Gadol, Aaron A.: Wilhelm Fabricius von Hilden (Guilhelmus Fabricius Hildanus) 1560–1634: pioneer of early neurosurgery. Childs Nerv. Syst. 2012; 28 (5): 657–659.

Tutini, Camillo: Dell' origine e fundazione de'seggi di Napoli, del tempo in che furono istituiti […]. Napoli: Gessari, 1754.

Uhlig, Ingo: Traum und Poiesis: produktive Schlafzustände 1641–1810. Göttingen: Wallstein Verlag, 2015.

Umanath, Sharda; Sarezky, Daniel und Finger, Stanley: Sleepwalking through History: Medicine, Arts, and Courts of Law. J. Hist. Neurosci. 2011; 20 (4): 253–276.

Veith, Ilza: Hysteria: the history of a disease. Chicago: University of Chicago Press, 1965.

Venjakob, Judith: Der Hexenflug in der frühneuzeitlichen Druckgrafik – Entstehung, Rezeption und Symbolik eines Bildtypus. Petersberg: Michael Imhof Verlag, 2017.

Verhoeven, Michael: Stachys officinalis – Eine große Arzneipflanze der traditionellen europäischen Medizin. Ihr historischer Stellenwert und ihre aktuelle Bewertung. Dissertationsschrift aus der Fakultät für Chemie und Pharmazie der Universität Würzburg (2011).

Vogt, Katja Maria (Hrsg.): Pyrrhonian skepticism in Diogenes Laertius. Introduction, text, translation, commentary and interpretative essays. Tübingen: Mohr Siebeck, 2015.

Volkmann, Herbert: Medizinische Terminologie. Ableitung und Erklärung der gebräuchlichsten Fachausdrücke aller Zweige der Medizin und ihrer Hilfswissenschaften. 33. Auflage. Berlin/München: Urban & Schwarzenberg, 1947.

Weber, Georg: Kaiser, Träume und Visionen in Prinzipat und Spätantike. Stuttgart: Franz Steiner Verlag, 2000.

Weber, Hartwig: Die besessenen Kinder: Teufelsglaube und Exorzismus in der Geschichte der Kindheit. Stuttgart: Jan Thorbecke Verlag, 1999.

Weeß, Hans-Günter: Diagnostische Methoden. In: Stuck, Boris A.; Maurer, Joachim T.; Schlarb, Angelika A.; Schredl, Michael und Weeß Hans-Günter (Hrsg.): Praxis der Schlafmedizin. Berlin: Springer, 2018: 23–85.

Wenzel, Horst: Spiegelungen: Zur Kultur der Visualität im Mittelalter. Berlin: Schmidt, 2009.

Weyer, Jost: Geschichte der Chemie. Band 1: Altertum, Mittelalter, 16. bis 18. Jahrhundert. Berlin: Springer Spektrum, 2018.

Wijsenbeek-Wijler, Henriette: Aristotele's concept of soul, sleep and dreams. Amsterdam: Hakkert, 1978.

Wilhelm, Isabel: Krankheiten von Gehirn und Sinnesorganen in Kasuistiken des Gießener Arztes Gregor Horstius (1578–1636). Dissertationsschrift aus der medizinischen Fakultät der Universität Gießen (1994).

Wilkin, Rebecca May: Women, imagination and the search for truth in early modern France. Aldershot: Ashgate, 2008.

Wittern, Renate: Der Schlaf als medizinisches Problem am Beginn der Neuzeit. Hochschulschrift der LMU München (1978).

Wittmer-Butsch, Maria Elisabeth: Zur Bedeutung von Schlaf und Traum im Mittelalter. Krems: Medium Aevum Quotidianum, 1990.

Wöhrle, Georg: Hypnos, der Allbezwinger: eine Studie zum literarischen Bild des Schlafes in der griechischen Antike. Stuttgart: Steiner, 1995.

Wolf-Meyer, Matthew J.: The Slumbering Masses: Sleep, Medicine, and Modern American Life. Minneapolis: University of Minnesota Press, 2012.

Wunder, Heide: Herrschaft und öffentliches Handeln von Frauen in der Gesellschaft der Frühen Neuzeit. In: Gerhard, Ute (Hrsg.): Frauen in der Geschichte des Rechts. Von der Frühen Neuzeit bis zur Gegenwart. München: C. H. Beck, 1997: 27–54.

Wunder, Heide: What made a man a man? Sixteenth- and seventeenth-century findings. In: Rublack, Ulinka (Hrsg.): Gender in Early Modern German History. Cambridge: Cambridge University Press 2002: 21–48.

Young, Peter: Genetic aspects of parasomnias. Somnologie 2008; 12 (1): 7–13.

Young, Peter und Möddel, Gabriel: Schlafwandeln und andere Non-REM-Parasomnien. Aktuelle Neurol. 2014; 41 (04): 225–231.

Zimmermann, Paul: Album Academiae Helmstadiensis. Band 1: Album Academiae Juliae. Abteilung 1: Studenten, Professoren etc. der Universität Helmstedt von 1574–1636 [...]. Hannover: Selbstverlag der Historischen Kommission, 1926.

Personenregister

Sachregister

Medizingeschichte im Kontext

Herausgegeben von Karl-Heinz Leven, Mariacarla Gadebusch Bondio,
Hans-Georg Hofer, Livia Prüll und Nadine Metzger

Die Reihe *Medizingeschichte im Kontext* veröffentlicht Studien, die Themen aus der Geschichte der Medizin und des Gesundheitswesens in wissenschafts- und kulturhistorischer Perspektive betrachten. Die Reihe versteht sich zugleich als Fortsetzung der von Ludwig Aschoff 1938/39 mit zwei Heften begründeten, von Eduard Seidler 1971-1994 mit 17 Bänden weitergeführten *Freiburger Forschungen zur Medizingeschichte*. Die Bände 1 bis 11 (1999 bis 2004) wurden von Karl-Heinz Leven und Ulrich Tröhler herausgegeben.

Band 1 Christine Hummel: Das Kind und seine Krankheiten in der griechischen Medizin. Von Aretaios bis Johannes Aktuarios (1. bis 14. Jahrhundert). 1999.

Band 2 Cécile Mack: Henriette Hirschfeld-Tiburtius (1834-1911). Das Leben der ersten selbständigen Zahnärztin Deutschlands. 1999.

Band 3 Susanne Mende: Die Wiener Heil- und Pflegeanstalt *Am Steinhof* im Nationalsozialismus. 2000.

Band 4 Bernhard Gessler: Eugen Fischer (1874-1967). Leben und Werk des Freiburger Anatomen, Anthropologen und Rassenhygienikers bis 1927. 2000.

Band 5 Jochen Binder: Zwischen Standesrecht und Marktwirtschaft. Ärztliche Werbung zu Beginn des 20. Jahrhunderts im deutsch-englischen Vergleich. 2000.

Band 6 Cécile Mack: Die badische Ärzteschaft im Nationalsozialismus. 2001.

Band 7 Beate Waigand: Antisemitismus auf Abruf. Das Deutsche Ärzteblatt und die jüdischen Mediziner 1918-1933. 2001.

Band 8 Georg Schomerus: Ein Ideal und sein Nutzen. Ärztliche Ethik in England und Deutschland 1902-1933. 2001.

Band 9 Barbara Rabi: Ärztliche Ethik – Eine Frage der Ehre? Die Prozesse und Urteile der ärztlichen Ehrengerichtshöfe in Preußen und Sachsen 1918-1933. 2002.

Band 10 Bernd Grün / Hans-Georg Hofer / Karl-Heinz Leven (Hrsg.): Medizin und Nationalsozialismus. Die Freiburger Medizinische Fakultät und das Klinikum in der Weimarer Republik und im „Dritten Reich“. 2002.

Band 11 E. Caroline Jagella: Ignaz Schwörer (1800–1860). Freiburger Geburtshelfer zwischen Romantik und Positivismus. Ein Beitrag zur Geschichte der medizinischen Ethik im 19. Jahrhundert. 2004.

Band 12 Stephan Anis Towfigh: Das Bahá'ítum und die Medizin. Ein medizinhistorischer Beitrag zum Verhältnis von Religion und Medizin. 2006.

Band 13 Nils Kessel: Geschichte des Rettungsdienstes 1945–1990. Vom „Volk von Lebensrettern“ zum Berufsbild „Rettungsassistent/in“. 2008.

Band 14 Jette Sophia Jung: Erfolg und Scheitern der Hegar-Operation. Eine wissenschaftsgeschichtliche Untersuchung über die Kastration der Frau im 19. Jahrhundert. 2007.

Band 15 Jasmin Beatrix Mattes: Die Stationsbenennungen des Klinikums der Albert-Ludwigs-Universität Freiburg im Breisgau. Erinnerungskultur, kollektives Gedächtnis und Umgang mit nationalsozialistischer Vergangenheit. 2008.

Band 16 Simon Reuter: Im Schatten von Tet. Die Vietnam-Mission der Medizinischen Fakultät Freiburg (1961–1968). 2011.

Band 17 Ute Caumanns / Fritz Dross / Anita Magowska (Hrsg. / red.): Medizin und Krieg in historischer Perspektive. Beiträge der XII. Tagung der Deutsch-Polnischen Gesellschaft für Geschichte der Medizin, Düsseldorf 18.-20. September 2009. Medycyna i wojna w perspek-tywie historycznej. Prace XII. konferencji Polsko-Niemieckiego Towarzystwa Historii Medycyny, Düsseldorf 18 do 20 września 2009 r.. 2012.

Band 18 Philipp Rauh / Karl-Heinz Leven: Ernst Wilhelm Baader (1892-1962) und die Arbeitsmedizin im Nationalsozialismus. 2013.

Band 19 Eva Brinkschulte / Mariacarla Gadebusch Bondio (Hrsg.): Norm als Zwang, Pflicht und Traum. Normierende versus individualisierende Bestrebungen in der Medizin. Festschrift zum 60. Geburtstag von Heinz-Peter Schmiedebach. 2015.

Band 20 Eva Brinkschulte / Fritz Dross / Anita Magowska / Marcin Moskalewicz / Philipp Teichfischer (Hrsg./red.): Medizin und Sprache – Die Sprache der Medizin. Medycyna i język – język medycyny. 2016.

Band 21 Jessica Tannenbaum: Medizin im Konzentrationslager Flossenbürg 1938 bis 1945. Biografische Annäherungen an Täter, Opfer und Tatbestände. 2017.

Band 22 Simone Kahlow: Archäologie des Hospitals. Pauperes et *infirmi* in Fürsorgeinstitutionen nördlich der Alpen vom 12. bis zum 19. Jahrhundert. 2020.

Band 23 Dana Derichs: Die Medizinstudentinnen der Universität Erlangen in der Weimarer Republik und im Nationalsozialismus. 2022.

Band 24 Robert Davidson: Gustav Kolb und die Reformpsychiatrie in Erlangen 1911–1934. 2022.

Band 25 Jan Esse: Malaria in Südwest-Afrika Deutsche Kolonialmedizin 1884–1915. 2022.

Band 26 Georg-Benedict Brand: The Origins and Development of Roger J. Williams' Concept of Biochemical Individuality. 2024.

Band 27 Eva Maria Hofer: Bei Vollmond auf dem Dach. Medizin- und Kulturgeschichte des Schlafwandelns in der Frühen Neuzeit. 2026.

www.peterlang.com

www.ingramcontent.com/pod-product-compliance
Ingram Content Group UK Ltd.
Pitfield, Milton Keynes, MK11 3LW, UK
UKHW041826290926
8980IPUK00002B/91

9 783631 935606